JN423668

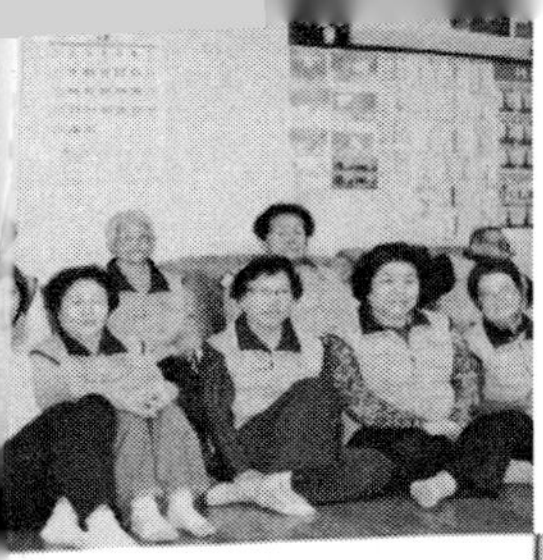

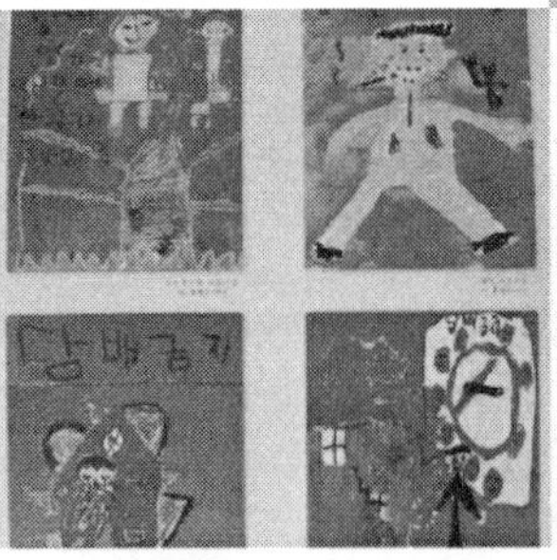

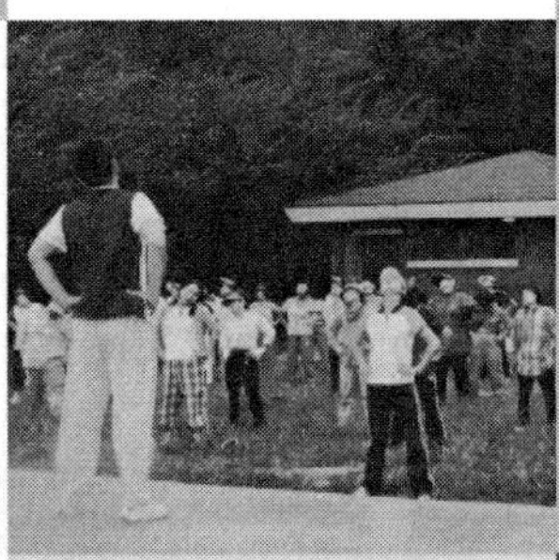

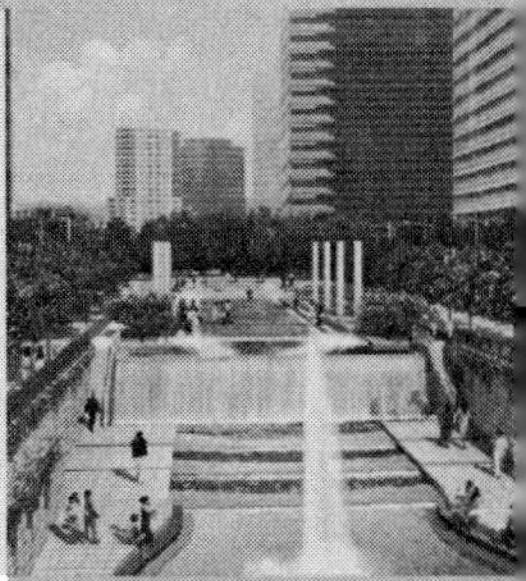

건강증진의 이론과 접근방법

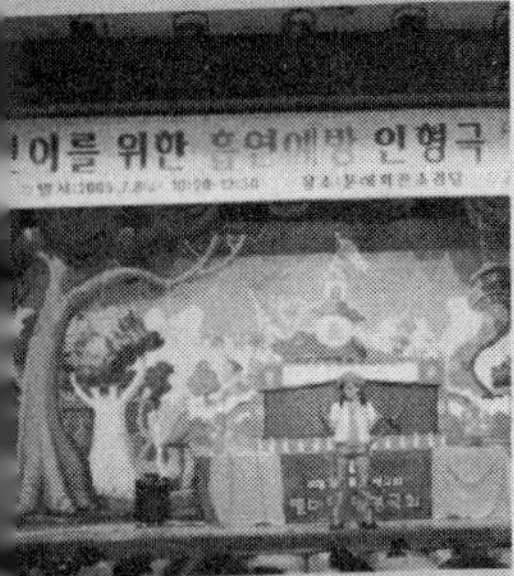

배 상 수 저

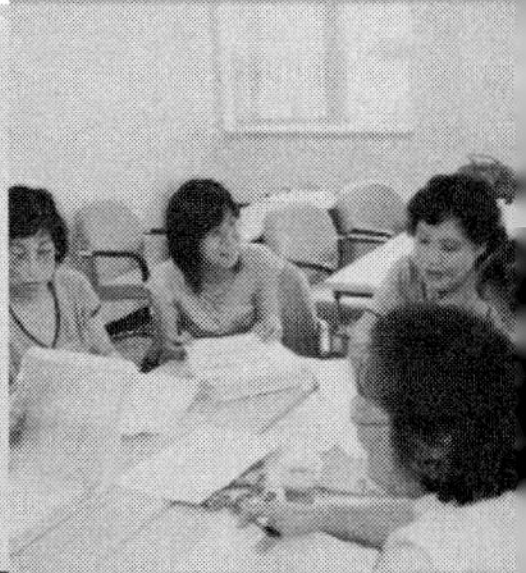

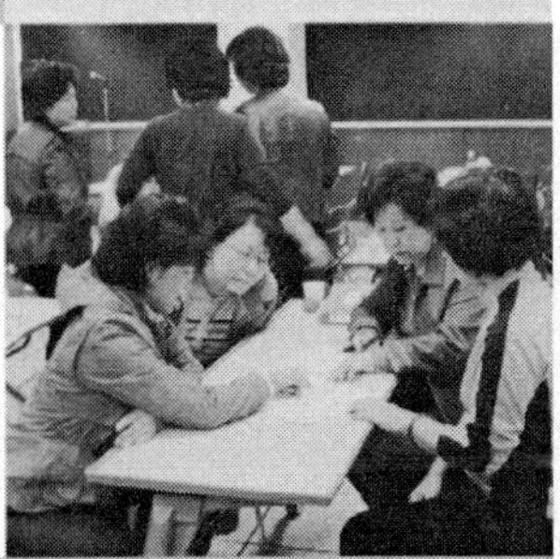

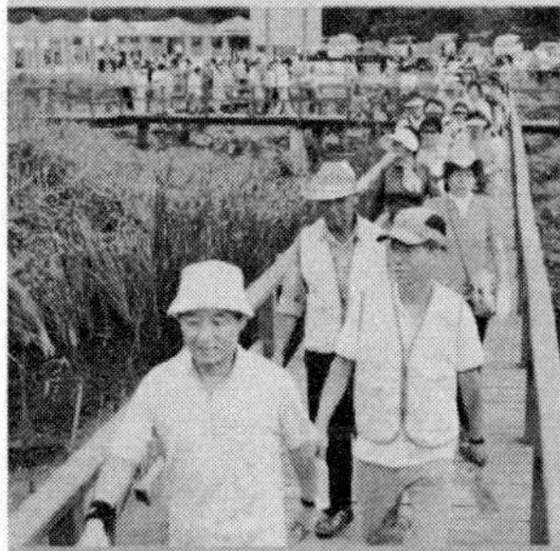

계축문화사

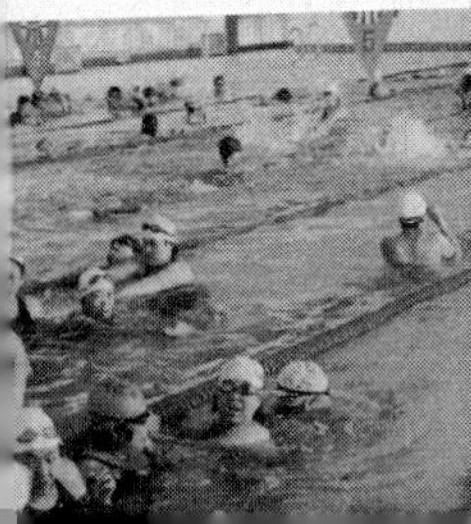

머 리 말

건강증진이 국가의 주요 정책의제가 된지도 이미 20년이 되어간다. 일반 국민들 사이에서 일상의 관심사가 된 것은 아마 더 오래되었을 것이다. 그럼에도 불구하고 우리 사회에서는 아직 건강증진과 관련된 전문 서적을 발견하기가 어렵다. 그나마 지금까지 발간된 책들은 생활습관의 중요성이나 이의 개선을 위한 개입방법을 기술한 것들이 대부분이다. 단순히 생활습관을 개선함으로써 건강증진이 가능하지 않다는 많은 실증적 경험에도 불구하고 우리나라에서는 아직 건강증진을 생활습관 개선과 동일시하는 풍토가 만연해 있다.

1986년 세계보건기구의 제1차 건강증진회의의 결과인 오타와 헌장(Ottawa charter)에서는 건강증진을 “사람들로 하여금 그들의 건강에 대한 통제력을 증가시키고 건강수준을 개선시킬 수 있는 능력을 배양시키는 과정”이라고 정의하였다. 건강증진에 대한 이러한 정의는 건강증진이 질병관리와 비교할 때 단순히 대상문제나 개입방법이 다른 것이 아니라 관리의 주체와 기본 철학이 상이함을 보여준다.

다행스럽게 필자는 정부가 건강증진사업을 전국 보건소에 확대한 2005년 이후 건강증진의 현장에서 우리나라 건강증진사업의 진전을 목격할 수 있었다. 그리고 건강증진에 대한 올바른 이해의 부족 때문에 정책이 표류하고, 현장에서 헌신하는 분들의 노력이 제대로 성과를 거두지 못하고 있다는 나름대로의 판단을 내리게 되었다.

보건복지부가 건강증진사업의 확대에 따라 보건소 실무자들을 교육하기 위해 조직한 건강증진전문인력 현장교육에 주도적으로 참여하였던 2005년부터 5년간 필자는 교육자료를 개발하고, 각종 전문 학회나 세미나에 참여하면서 나름대로 건강증진에 대한 개념을 정리하고, 건강증진과 관련된 이론과 접근 방법 등에 대한 자료를 준비하였다. 2009년 건강증진전문인력 현장교육을 종료하면서 그동안 정리하였던 자료들을 모아 책자를 발간하고자 하였으나 필자의 나태함으로 이제야 집필을 완료하게 되었다.

이 책은 모두 제4부로 구성되어 있다. 제1부는 건강증진의 이론으로서 제1장은 건강증진의 정의와 개념 소개, 제2장은 국내 · 외의 건강증진의 발전 계기와 공중보건과 건강증진과의 관계, 제3장은 건강증진의 목표가 되는 건강과 건강결정요인에 대한 변화, 제4장은 건강증진의 대상과 활동, 그리고 건강증진의 활동과 이념과의 관계에 대해 기술하였다. 마지막으로 제5장은 건강증진의 이론이 국가 정책에 어떻게 구현되는가를 보여주기 위해 각국의 건강증진계획에 대해 소개하였다.

제2부는 건강증진을 위한 이론이라는 제목을 달고 있는데 개인, 집단, 지역사회의 변화를 위한 각종 이론을 다루고 있다. 제1장에서는 건강증진분야에서 주로 사용되는 이론을 소개하고, 이론의 활용 필요성에 대해 기술하였다. 제2장에서는 개인수준, 제3장에서는 개인간 수준, 제4장에서는 조직수준, 제5장에서는 지역사회수준의 변화를 위한 이론을 소개하였다.

제3부는 건강증진과 삶의 터(setting) 접근에 대해 다루고 있다. 제1장에서는 삶의 터 접근의 특징과 활용이유, 삶의 터에 대한 접근방법과 활성화를 위한 과제 등을 다루고 있으며, 제2장부터 제5장까지 대표적 삶의 터인 학교, 직장, 병원, 지역사회(도시)에 대한 삶의 터 접근방법을 소개하였다. 제2부에서 소개된 이론은 실제 건강증진 활동의 대상이자 배경이 되는 삶의 터에서 구현된다. 따라서 제2부와 제3부는 별개가 아니라 서로 연결되어 있으므로 이를 고려하여 학습하기를 바란다.

제4부는 건강증진사업의 기획과 평가이다. 제1장에서는 건강증진사업의 기획을 위해 주로 사용되는 모형에 대해 소개하고 있으며, 제2장에서는 건강증진사업의 평가 이론에 대해 다루고 있다.

이 책은 대학이나 대학원에서 보건학, 의학, 간호학 등을 전공하시는 분들을 위한 건강증진에 대한 전공서적으로 집필되었지만, 보건사업의 현장에 계시는 분들이나 연구기관에서 이 분야에 종사하시는 분들이 활용하여도 가치가 있을 것으로 자평한다.

나름대로 고심 끝에 목차를 정하였으나 이 책에서 다루려는 주제가 광범위하다 보니 의사소통이나 사회홍보, 사회제도적 접근 전략 중 일부와 같이 누락된 내용들도 있으며, 중복된 내용도 있다. 이러한 점에 대해서는 차후 개정판을 내게 될 때 보완할 것을 약속드린다.

무엇보다 죄송스러운 것은 건강증진사업과 관련된 고민을 함께 하면서 저에게 많은 사례를 제공해 주신 분들의 노력을 이 책에 제대로 반영하지 못한 것이다. 부족한 지식으로 책을 집필하다 보니 장황한 설명이 계속되고, 요체를 간략히 정리하지 못해 책의 분량이 늘어나 사례를 실을 수 있는 지면이 제한되게 되었다. 하지만 그동안 수집한 사례의 대부분은 건강증진전문인력 교육과정 교재의 일환으로 "건강증진사례집"이라는 명칭으로 매년 발간되었으므로 가능하면 이 사례집들과 함께 학습하기를 바란다. 그리고 차후 개정판을 내게 될 때 사례들을 이 책에 보완할 것을 약속드린다.

2005년 이후 우리나라 건강증진사업의 현장에서 불었던 개인적 차원을 넘어서 지역사회 차원의 접근을 통해 주민의 건강을 향상시키고자 했던 노력들이 제도화되고 다른 보건사업에도 확산되기를 바라면서 이 책이 그러한 희망의 불쏘시개가 되기를 필자는 간절히 기원한다.

이 책은 필자와 함께 건강증진전문인력 현장교육에 참여해 온 여러 교수님들의 노력과 도움이 없었다면 이 세상에 나오지 못했을 것이다. 또, 건강증진을 주요 보건정책으로 선정하고 고민해온 보건복지부와 도, 보건소, 그리고 한국건강증진재단 등의 많은 관계자들의 공헌 역시 잊을 수 없다. 한 분, 한 분 이름을 밝히고 감사의 뜻을 표하여야 당연하나 너무 많은 분들의 도움을 받았기에 이 자리를 빌려 이 책은 필자 개인의 노력이 아니라 이 분들의 노력이 모인 공동 작품이라는 입에 발린 감사의 말씀으로 필자의 고마움을 대신하고자 한다.

난잡한 원고를 편집해 준 계축문화사의 관계자 여러분, 그리고 어려운 출판 환경에서도 서슴없이 이 책의 출판을 결정해 주신 주영일 사장님에게도 감사드린다.

2012. 8

배 상 수

목 차

제1부 건강증진의 이론 : 건강, 건강결정요인, 건강증진

제2부 건강증진을 위한 이론

제3부 건강증진과 삶의 터 접근

표 목 차

제1부 건강증진의 이론 : 건강, 건강결정요인, 건강증진

제2부 건강증진을 위한 이론

제3부 건강증진과 삶의 터 접근

제4부 건강증진의 기획과 평가

그 림 목 차

제1부 건강증진의 이론 : 건강, 건강결정요인, 건강증진

제2부 건강증진을 위한 이론

제3부 건강증진과 삶의 터 접근

제4부 건강증진의 기획과 평가

시작하면서 :

의학의 신으로부터 건강의 신으로

Illich는 1975년 처음으로 출판된 그의 저서 "의학의 복수(Medical Nemesis)"에서 현대 서양의학에 대한 지나친 의존이 오히려 건강에 해를 끼치고 있다고 신랄하게 비판하였다(Illich, 2000). 그는 현대사회가 구조적으로, 문화적으로 건강관리를 의학에 의존(iatrogenesis)하는 경향이 심해져 스스로 건강을 회복하고 관리할 수 있는 능력을 상실해가고 있으므로 의학에 대한 의존에서 벗어나야 한다고 주장하였다.

건강관리를 의학에 의존하려하는 인간의 모습은 그리스 · 로마 신화에서도 엿볼 수 있다. 그리스 · 로마 신화에서 의학의 신은 뱀 모양을 한 지팡이를 들고 있는 아스클레피우스(Asclepius)이다. 그리고 건강의 신은 아스클레피우스의 딸로 묘사되는 히게이아(Hygeia : 오늘날 영어의 hygiene의 어원임)이다.

그리스 신화에 따르면 테살리의 왕 플레귀아스(Phlegyas)의 딸 코로니스가 아폴론의 아이를 임신한 상태에서 이스키스와 결혼하게 되자 노한 아폴론은 이스키스를 살해하였으며 아폴론의 누이 아르테미스는 코로니스를 살해했다. 아폴론은 화장하는 불길 속에서 아들을 구해냈는데 이가 바로 아스클레피우스이다. 아스클레피우스는 켄타우루스로 부터 의학, 식물학, 약초 다루는 법 등을 배웠다고 한다. 신화에 의하면 아스클레피우스가 의술이 좋아서 죽은 사람도 살릴 정도가 되어 저승세계에 사람이 오지 않자 제우스는 번개를 내려쳐 그를 죽였다. 제우스는 그러나 아폴론의 간청에 마음이 움직이고, 그가 인

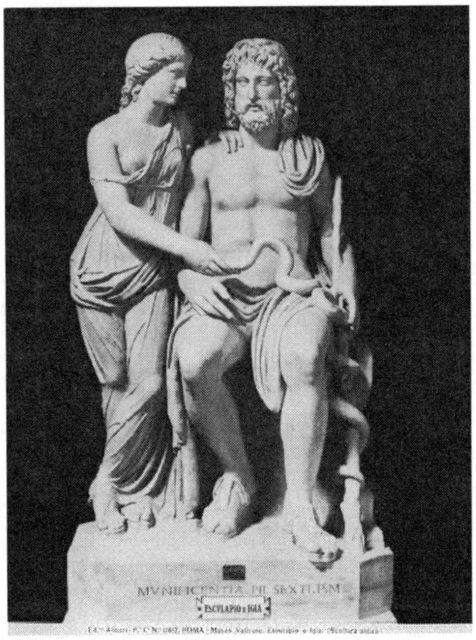

그림 1. 의학의 신 아스클레피우스와 그의 딸 히게이아의 동상

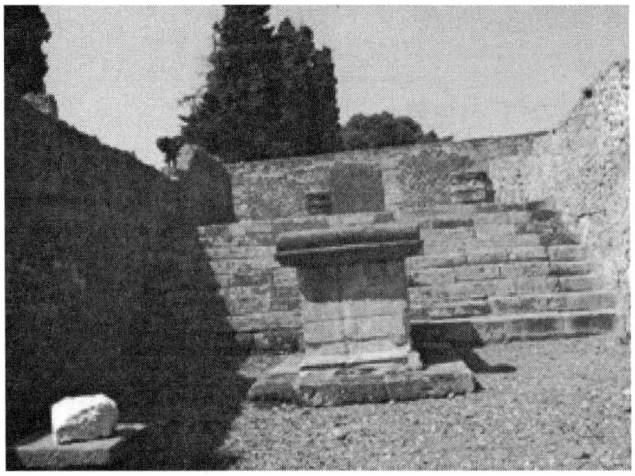

그림 2. 폼페이 유적에 남아있는 아스클레피우스 신전

간들에게 행한 공적을 생각하여 그를 별로 만들었다.

하지만 실제 아스클레피우스는 신화상의 인물이 아니라 그리스의 명의였을 것이라는 주장이 있다(Smith, 1849 : Leadbetter, 2000). 원래 아스클레피우스는 기원전 12세기 경의 테살리 지역의 의사로서 명성이 높았다. 그리스에서 의술의 신은 아폴론이었는데 아스클레피우스가 유명해지자 그가 아폴론의 아들이라는 신화가 만들어졌다는 것이다. 이러한 주장에 대한 강력한 증거는 호머가 오디세이에서 아스클레피우스를 신이 아니라 인간으로 간주하였다는 것이다(Smith, 1849). 많은 그리스 신화가 그러하듯이 아스클레피우스 역시 그의 뛰어난 의술에 의해 기원전 5, 6세기경부터 신격화되기 시작하였다(Dubos, 1959).

실제 로마 말기에는 아스클레피우스를 모시는 신전이 올림푸스 신전의 주신 누구보다도 많았다고 한다. 아마 로마 말기의 혼란한 시대를 살아갔던 사람들은 실제로 자신들의 삶에 도움을 준 아스클레피우스가 허망한 신탁을 계속 주는 신보다도 더 고맙고 믿음직했기 때문이 아니었을까?

신화에 의하면 아스클레피우스는 에피온(Epione : 통증완화의 여신)과 결혼하여 5명의 딸과 세 명의 아들을 두었다.[1] 이 중 큰 딸인 히게이아(Hygeia)가 건강의 여신으

1) 5명의 딸은 Hygeia(건강 또는 위생의 여신), Panacea(약의 여신 : 만병통치약이라는 뜻을 지닌 영어의 panacea의 어원), Aceso(치유과정의 여신), Iaso(병으로부터 회복의 여신), 그리고 Aglaea(미, 영광, 찬미, 장엄의 여신)로 좋은 건강상태를 유지하기 위한 속성들을 반영한다. 세 명의 아들

로 일부 신화집에서는 아스클레피우스의 아내로 기술되기도 한다.

히게이아에 어원(語源)을 두고 있는 위생(hygiene)은 오늘날 청결이나 소독 등의 의미로 사용되지만 원래 히게이아는 아테네 시민의 건강을 돌보는 여신으로 지혜의 여신인 아테나(Athena)의 또 다른 모습이라 생각되었다. 히게이아는 건강의 여신이지만 병의 치료에는 직접 관여하지 않는다. 오히려 히게이아는 건강의 보호자이며 인간이 지혜롭게 살아가면 건강할 수 있다는 믿음을 상징하였다.

반면에 의학의 신인 아스클레피우스는 (건강할 수 있는) 지혜를 가르침으로써가 아니라 질병을 치료하기 위한 수술 기술을 숙련되게 구사하고, 약초에 대한 해박한 지식을 갖춤으로써 명성을 얻게 되었다(Dubos, 1959).

건강을 유지하거나 질병을 치료하기 위해서는 지혜롭게 사는 것보다는 치료자에게 의존하는 것이 더 쉽다는 생각을 사람들이 가지게 되면서부터 의학의 신인 아스클레피우스가 신격화되고 건강의 신인 히게이아는 의학의 신인 아스클레피우스의 딸로서, 또는 아내로서 아스클레피우스가 환자를 치료하는 동안 아버지를 시중드는 역할을 맡게 되었다. 그러나 아스클레피우스가 신격화되기 이전에는 어떠하였을까? 이때도 건강의 신이 의학의 신을 시중드는 종속적 관계에 있었을까?

의학의 발달에 경도되어 많은 사람들이 건강이 의학의 힘으로 보장되는 줄 오해하고 있다. 그러나 건강은 의학보다 상위의 개념으로 건강의 신인 히게이아가 어머니라면 의학의 신인 아스클레피우스는 아들이어야 마땅하다.

건강의 신 히게이아를 의학의 신 아스클레피우스의 딸로 전락시킨 신화는 바로 우리 시대의 의학에 의존하는 건강관을 반영하고 있다고 할 수 있다. 건강증진이란 히게이아를 복권시키는 과정, 즉, 건강이 의학에 의해 보장되는 것이 아니라는 것을 자각하는 것으로부터 출발한다.

> "히게이아와 아스클레피우스의 신화는 의학에 대한 두 가지 상이한 시각 사이의 끝없는 진동을 상징한다. 히게이아 숭배자들에게 있어서 건강은 사물의 자연스러운 질서로서 사람들이 그들의 삶을 지혜롭게 보낸다면 자연스럽게 획득되는 선물이다. 이들에 의하면 의학

은 Machaon, Podaleirios와 Telesphoros인데 전자의 두 명은 호머의 시집에 나오는 트로이 전쟁 당시 그리스 군대의 유명한 의사였으며, Telesphoros는 질병으로 부터의 회복을 상징하며, 환자 회복기에 아버지를 동반하는 역할을 맡고 있다.

의 가장 중요한 기능은 사람들이 건강한 영혼과 육체를 지닐 수 있도록 보장해주는 자연의 법칙을 발견하고 가르치는 것이다. 의심스럽게도, 어쩌면 현실세계에서는 현명할 수도 있지만 아스클레피우스 추종자들은 의사의 가장 중요한 역할은 질병을 치료하고, 출생이나 생존 과정에서 사고에 의해 초래되는 결점을 교정하는 것이라 믿는다(Dubos, 1959)."

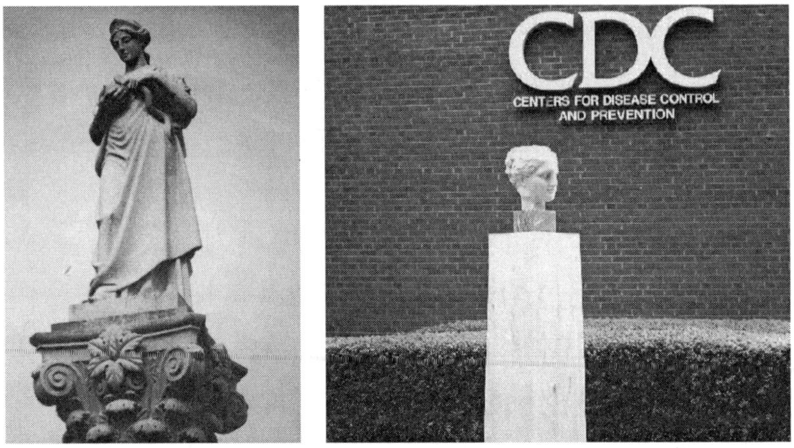

그림 3. 히게이아의 동상(좌측)과 미국 질병관리본부 앞의 히게이아 조상

제 1 부

건강증진의 이론

- 건강, 건강결정요인, 건강증진 -

제1장 건강증진의 정의

학습목표

- 일반인과 전문가가 생각하는 건강증진의 개념에 대한 차이를 이해한다.
- 건강관리 단계, 건강관리 전략, 건강관리를 위한 새로운 사고관(思考觀)으로서의 건강증진의 개념을 이해한다.
- 건강증진의 정의와 개념의 역사적 변화를 이해한다.
- 우리나라에서는 건강증진이란 용어를 어떻게 사용하고 있으며, 문제점이 무엇인지 이해한다.

학습내용

- 일반인이 생각하는 건강증진의 개념
- 전문가가 생각하는 건강증진의 개념
- 건강관리를 위한 새로운 사고관으로서의 건강증진
- 우리나라에서 사용하는 건강증진의 개념

1 건강증진이란 정의가 가능한 개념인가?

건강증진이 일반인들 사이에서 화두가 된 것은 오래전이다. 우리나라에서 주요 국가보건정책으로 자리를 잡은 것도 1995년에 국민건강증진법이 제정되었으니 15년이 넘었다. 따라서 일반인이나 보건분야에 종사하는 사람들에게 있어 "건강증진(health promotion)"이란 단어는 매우 친숙하게 느껴진다. 그러나 이렇게 흔히 사용되는 "건강증진"이란 단어는 놀랍게도 국어사전에는 실려 있지 않다. 왜 그럴까?

이는 “건강증진”이 보편적으로 사용되는 용어임에도 불구하고 모든 사람이 동의하는 정의가 없기 때문이 아닐까? 사람들이 건강증진이란 용어를 사용하는 경우를 보면 서로 뜻하는 바가 달라서 혼선을 빚는 경우가 많다. 이러한 혼란은 일반인들에게서 보다 전문가들 사이에서 더욱 빈번하다. 이는 “건강증진”이란 용어가 수학이나 과학에서 사용되는 “집합”, “자연수”, “원자”, “중력”과 같은 가치중립적인 단어가 아니라, 사용자가 중시하는 가치나 용어를 사용하는 상황에 따라서 상이한 의미를 지니기 때문이다. 이와 같이 사람마다 건강증진을 다른 의미로 사용하니까 Tannahill(1985)과 Seedhouse (1997) 같은 학자는 건강증진이 혼란스럽고, 의미가 불명확하며, 철학이 없다고 비판하기까지 하였다.

그런데 건강증진에 대한 정의나 개념의 차이는 일반인들보다 전문가들 사이에서 더 심하기 때문에 용어의 혼선은 일상생활 속에서 보다 보건정책의 수립과 집행에서 더 큰 혼란을 초래하고 있다. “건강증진”이란 용어를 어떻게 정의하느냐는 좁게는 건강증진사업, 넓게는 보건사업의 목적, 내용과 수행방법 및 평가에 영향을 미치게 된다. 왜냐하면 이들 사업의 목적과 내용, 전략은 건강증진이 무엇이라고 생각하는 가에 따라 영향을 받을 수밖에 없기 때문이다.

건강증진의 정의나 개념에 혼선이 있는 이유는 다음과 같다.

첫째는 건강증진이 일상용어로 사용될 때와 전문용어로 사용될 때 의미가 다르기 때문이다.

둘째는 국제적으로 건강증진이란 용어가 주목받기 시작한 1970년대 중반이후로 건강과 건강결정요인에 대한 인식이 변화하였고, 이에 따라 건강증진의 정의와 개념도 계속 변하여 왔다. 그러나 건강증진의 새로운 정의와 개념이 과거의 것을 대체하지 못하여 과거와 현재가 공존하고 있기 때문에 혼란을 초래하고 있다. 그러나 이러한 혼란은 우리가 건강증진의 정의와 개념의 발전추세를 이해한다면 줄일 수 있을 것이다.

마지막으로 건강증진의 개념은 다차원적이어서 이해가 어렵기 때문이다. 뒤에서 자세히 설명하겠지만 건강증진은 건강향상을 위한 패러다임, 전략(수단), 건강관리의 단계, 사업 등의 다양한 차원을 포괄하는 개념이다. 따라서 이 중 한 차원만 생각하는 것은 마치 코끼리 발만 만져본 사람과 코만 만져본 사람이 코끼리에 대해서 다르게 이야기 하는 것과 같다.

이 장에서는 먼저 일반인과 전문가의 건강증진의 개념에 대한 차이를 살펴보고, 건강증진 정의와 개념의 역사적 변천에 대해 고찰할 것이다.

2 일반인이 생각하는 건강증진의 정의

건강증진은 건강(健康)과 증진(增進)이라는 두 단어의 합성어이다. 따라서 건강증진의 뜻은 건강을 증진하는 것이다. 증진이란 "식욕이 증진되다", "체력을 증진시키다"라는 용례에서 보듯이 "점점 더하여 가거나 나아감, 또는 점점 더하여 가게 하거나 나아가게 함"이라는 뜻을 가지고 있다. 영어로 건강증진은 health promotion인데 promotion의 동사인 promote의 뜻도 동일하다. 따라서 건강을 증진시킨다는 말은 건강을 향상시킨다는 말과 동일하다.

일반인들은 "건강증진"을 "건강수준의 향상"과 동일한 의미로 사용하고 있다. 인터넷을 통하여 건강증진을 검색하여 보면 "요가를 통한 건강증진", "성장발육 및 건강증진에 필요한 비타민과 미네랄", "고령자의 건강증진을 위한 그라운드골프의 의의" 등과 같은 사용 예들을 발견할 수 있는데, 이러한 예들은 일반인들이 건강증진을 건강수준의 향상과 동일한 의미로 사용하고 있다는 것을 보여주는 것이다.

이와 같이 일반인들이 건강증진을 건강수준의 향상이라고 생각한다는 것은 일반인들에게 있어 건강증진이란 건강수준 향상이라는 "목표 또는 결과"를 의미하는 것이고, 건강수준을 향상시킬 수 있는 특별한 "방법"을 의미하지는 않는다는 것이다. 일반인들은 어떠한 방법을 사용하든지 건강수준이 향상되기만 하면 건강증진이 되었다고 생각하는 것이지, 특별한 방법을 통하여 건강수준이 향상되어야 한다고 생각하지는 않는다. 그런데 전문가들은 건강증진이란 건강수준을 향상시키는 특별한 방법이라고 생각하는 경향이 강하다. 이것이 일반인과 전문가의 건강증진의 정의의 차이이다.

3 전문가들이 생각하는 건강증진의 정의

일반인들과 달리 전문가들은 건강관리의 특정단계나 전략을 건강증진이라고 생각한다. 이제부터는 전문가들이 생각하는 건강증진에 대해 알아보자.

1) 질병관리의 한 단계(level of disease care)로서의 건강증진

Dictionary of Public Health Promotion and Education(Modeste 등, 2004)에서는 건강증진을 "건강 향상과 위험의 감소를 촉진하는 행태 및 환경변화를 촉진할 목적으로 일차예방 수준에서 보건교육과 … 특정한 중재를 결합하여 사용"하는 것이라고 정의하고 있다.

질병의 관리단계는 일차예방, 이차예방 및 삼차예방으로 구분된다. 일차예방은 질병이 발생하기 전의 예방이며, 이차예방은 조기발견을 통한 관리, 삼차예방은 질병이나 사고에 의한 후유증을 최소화하기 위한 재활을 의미한다. 일차예방에는 건강증진과 특수예방이 포함된다. 여기서 건강증진이란 특정질병의 예방이나 치료가 아니라 일반적인 건강수준을 향상시키기 위한 생활습관 개선과 같은 노력을 의미한다. 건강증진을 이와 같이 일반적인 건강수준 향상이라는 뜻으로 사용하는 것은 질병의 자연사에 따라 질병관리 단계를 분류한 것이라고 할 수 있다〈표 1-1〉.

표 1-1. 질병발생과 관리단계에 따른 건강증진의 개념

질병단계	관리수준	관리(예방)대책
발생 이전	1차 예방	건강증진(건강한 생활양식, 건강한 환경조성 등) 특수예방(예방접종, 작업장 및 교통안전 대책 등)
질병 잠복기	2차 예방	선별검사, 조기발견, 조기치료
질병 발현기	3차 예방	중증화 방지, 장애 최소화, 재활

질병관리의 단계에 따른 분류방법을 따르게 되면 건강증진, 특수예방, 이차예방 및 삼차예방이 특정집단의 책임으로 규정되는데, 건강증진은 일반인(개인, 가정, 지역사회)의 몫이 되고, 특수예방은 보건전문가, 이차예방은 보건전문가와 임상전문가, 삼차예방은 임상전문가나 복지전문가와 같은 전문인력의 책임이 된다.

2) 건강향상을 위한 접근전략으로서의 건강증진

일반인들과 달리 전문가들에게 있어 건강증진이란 건강수준을 향상하기 위한 특별한 방법을 의미한다고 했다. 따라서 일반인들에게 있어 건강증진이란 목표인데 비하여 전문가들에게 있어 건강증진이란 수단의 개념이다. 그렇다고 해서 전문가들이 건강증진을 위한 수단을 동일하게 생각하는 것은 아니었다. 건강증진을 건강향상의 수단으로 생각하는 전문가들의 견해를 정리하면 다음과 같다.

(1) 보건교육과 동일한 의미

건강증진의 개념이 대두되기 시작하였던 1970~1980년대에는 건강증진이 보건교육과 동일한 의미로 사용되었다. Downie 등(1996)에 의하면 대부분의 전문가들은 보건교육이 건강증진의 핵심이라고 생각하였고, 2가지 용어를 동일시하였다.

(2) 생활양식의 변화를 의미

1980년대 이후 건강증진이라는 용어에 새로운 의미가 부여되기 시작하였다. 이 중 하나가 건강증진의 핵심을 생활양식(lifestyle)의 변화라고 생각하는 것이었다. Gott와 O'brien(1990)에 의하면 많은 보건분야 전문가들이 건강증진을 "개개인의 생활양식을 변화시키기 위해 그들을 설득하거나 영향을 미치려는 시도"라고 간주하였다.

이러한 생각에는 캐나다에서 1974년 발표된 라론드 보고서(Government of Canada, 1974)[1]가 건강결정요인으로 생활습관을 중시하였고, 1980년 미국이 발표한 "Promoting Health/Preventing Disease : Objectives for the Nation(Public Health Services, 1980)"에서 제시된 국가 보건목표의 대부분이 생활습관의 개선이었던 것이 영향을 미쳤다.

(3) 다양한 복합전략의 중시

개인의 건강행태가 사회 환경의 영향을 받는다는 것이 알려지고, 사회제도적 건강결정요인이 중시되면서[2] 건강증진의 개념도 변화하였다. 개인의 지식이나 태도, 건강행

---

1) 라론드 보고서에 대해서는 제3장 참조 바람.

2) 이에 대해서는 제3장을 참조하기 바람.

태를 변화시키고자 하던 시도에서 개인의 행태에 영향을 미치는 다양한 환경적 요인들을 동시에 변화시키고자 하는 관점이 건강증진의 개념에도 반영되기 시작한 것이었다.

다양한 건강결정요인을 변화시키기 위한 복합적인 전략을 중시하는 건강증진의 개념은 건강증진에 대한 다음의 정의에서 찾아볼 수 있다.

① 건강의 성취와 질환의 예방을 촉진하기 위해 고안된 법적, 경제적, 환경적, 조직적 수행과 교육의 조화(Tones and Tilford, 1994)

② 건강증진이란 건강에 도움이 되는 행동과 생활환경을 만들기 위한 교육적 및 환경적 지지의 결합(Green and Kreuter, 1991)

③ 건강증진이란 최적의 건강상태에 도달할 수 있도록 생활양식을 변화시키는 것인데, 생활양식은 다음의 복합적인 노력에 의해 변화가 촉진됨(O'Donnell, 1989).

㉠ 인식의 증가

㉡ 행태의 변화

㉢ 양호한 건강습관을 지지하는 환경의 창출

㉣ 이 중 지지적 환경이 지속적인 변화에 가장 큰 영향을 미침

이들의 생각을 종합해 보면 건강증진이란 "개인의 기술이나 능력을 향상시키는 활동뿐만이 아니라 사회적, 환경적 경제적 상태를 개선하는 활동을 포함한 포괄적인 사회적이고 정치적인 과정(WHO, 1998)"이다.

4 건강관리에 관한 새로운 사고관(패러다임)으로서의 건강증진

최근에는 건강증진을 건강관리를 위한 새로운 사고관(思考觀 : 패러다임)으로 생각하는 경향이 농후하다. 1986년 세계보건기구의 제1차 건강증진회의의 결과인 오타와 헌장(Ottawa charter)(WHO, 1986)에서는 건강증진을 "사람들로 하여금 그들의 건강에 대한 통제력을 증가시키고 건강수준을 개선시킬 수 있는 능력을 배양시키는 과정(Health promotion is the process of enabling people to increase control over, and to improve, their health)"이라고 정의하고 있다. 그리고 이러한 관점은 2005년에 열린 세계보건기구의 제6차 건강증진회의인 방콕 헌장(Bangkok charter)

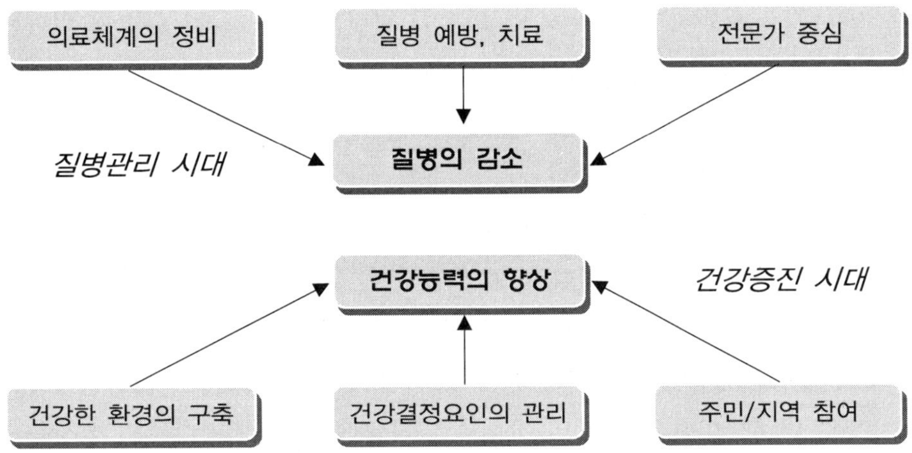

그림 1-1. 질병관리시대와 건강관리시대의 건강관리

(WHO, 2005)[3]에서도 확인되고 있다.

오타와 헌장에서는 건강증진이란 건강수준 향상을 위한 능력배양이며, 이의 주체는 사람들, 즉 일반인이라고 밝히고 있다. 이는 건강증진을 건강수준 향상이라는 목표와 동일시하는 일반인의 생각이나 건강수준 향상을 위한 수단이라고 보는 전문가들의 생각과는 차이가 있으며, 건강관리의 주체에 대한 철학과 관점(觀點)을 표시한 것이라고 볼 수 있다. 그리고 이러한 사고관은 건강 향상을 전문가에 의존하고 있던 질병관리시대의 건강관리관과는 명확한 차이가 있다. 질병관리시대와 건강증진시대의 건강관리를 위한 사고관의 변화를 간단히 소개하면 〈그림 1-1〉과 같다.

질병관리시대는 급성 전염병이 창궐하던 시기에 확립된 모형이다. 19세기 후반부터 20세기 중반에 이르기까지 의과학(医科學) 기술의 발전은 괄목할 만한 성과를 거두었다. 이에 따라 사람들은 의학이 발전하면 모든 질병을 퇴치할 수 있을 것이라는 낙관을 하게 되었다. 기술결정론에 근거를 둔 사고가 팽배하게 되면서 건강수준 향상을 위해서는 전문가에게 의존하여야 한다는 전문가 중심주의도 강화되었다. 인류의 건강수준 향상을 위해서는 질병을 예방하고 치료하기만 하면 가능한데[4] 이는 의료기술을 사

3) "건강증진은 사람들로 하여금 그들의 건강과 건강결정요인을 스스로 조절할 수 있는 능력을 향상시키는 과정이며 결과적으로 그들의 건강을 향상시킬 수 있게 한다. 건강증진은 공중보건의 핵심적인 기능이며, 전염성, 비전염성 질환 및 기타 건강에 대한 위협에 대처할 수 있도록 해 준다."

4) 이러한 생각에는 건강-질병의 이분법적 사고가 영향을 미쳤는데, 이에 대해서는 건강-질병에 관한

람들에게 적용하는 과정이므로 전문가의 의견이 판단의 근거가 될 수밖에 없다는 생각이 보편화 되었던 것이다. 그 결과 모든 사람들이 필요한 경우에는 아무런 장애 없이 의료서비스를 이용할 수 있도록 의료체계를 정비하고 의료보장제도를 도입, 확대하는 것이 국가의 주요 보건정책이 되었다.

그러나 생활습관성 질환이 주요 건강문제로 대두하면서 의학과 전문가에 의존하던 사고는 근본적인 한계에 봉착하였다.[5] 생활습관성 질환은 그 원인도 불명확하고, 근치(根治)를 위한 의학 기술도 개발되지 못한 상태이다. 따라서 의학은 이제 더 이상 만병통치약으로서의 효능을 상실하였다. 의료서비스 이용보다는 생활습관이나 환경의 관리가 건강에 더 큰 영향을 미치는 것으로 나타남에 따라 건강수준의 향상을 위해서는 건강결정요인의 관리와 건강한 환경의 구축이 절실하게 되었다. 즉, 건강문제의 원인이 복합적인 것으로 알려짐에 따라 건강에 영향을 미치는 생물학적인 위험요인 이외에 생활습관과 사회적 위험요인에 대한 관리가 시급하게 된 것이다.

생활습관의 변화는 약물복용처럼 전문가가 처방을 내렸다고 해서 실천할 수 있는 것이 아니다. 오랫동안 몸에 배어 온 생활습관을 변화하기 위해서는 당사자의 의지가 중요하다. 따라서 사람들은 그들의 건강을 통제하고, 향상시킬 수 있는 능력을 배양하여야 한다. 그리고 개인적 능력의 배양은 사회가 조직적으로 지원할 때 그 성과가 극대화될 것이다.

사회적 위험요인 역시 전문가 중심의 결정방식으로는 해결하기 어렵다. 전문가의 판단에만 근거를 둔 사회정책은 그 정당성을 보장받기 어렵기 때문이다. 핵폐기물 처리

의학적 모형에 대한 설명을 참조하기 바란다.

5) 질병관리시대의 건강관리관으로부터 건강증진시대의 건강관리관으로의 변화는 아래 표와 같이 뉴턴으로 대표되는 근대의 과학관과 아인슈타인으로 대표되는 현대의 과학관의 차이를 반영하고 있다.

뉴턴의 세계관	현대의 세계관
단일 인과관계	복합 인과관계
결정론	확률론
확실성	불확실성
폐쇄체계	개방체계
분석/환원주의	총체성/종합
일원적 사고	다양한 사고
질병관리시대	**건강증진시대**

시설 설치, 간척지 개발이나 고속전철 · 고속도로 개통과 관련된 생태계 보전 논쟁을 생각해 보면 전문가들의 결정에 이해당사자(stakeholder) 모두가 동의하는 사회 정책이 극히 적음을 알 수 있다. 따라서 현대 사회에서는 합리성을 중시하는 전문가 중심의 결정기제 보다는 과정의 민주성을 중시하는 참여적 결정기제가 선호된다. 사회적 건강 위험요인의 관리는 사회정책의 영역에 속하는 경우가 많아 과정의 민주성이 담보되어야 한다. 정책 결정과정의 민주성을 높이기 위해서는 주민이 건강문제의 결정권자가 되어야 하는데, 그러기 위해서는 주민 개개인의 건강에 대한 관심과 건강관리를 위한 기본 능력이 높아야 할 것이다. 따라서 건강증진시대에는 질병의 감소가 아니라, 주민의 건강능력 향상이 건강관리의 목표가 되는 것이다.

오타와 선언의 건강증진에 대한 정의는 바로 이러한 질병관리시대의 건강관리관과는 상이한 새로운 건강관리관을 표현하고 있는 것이다.

5 건강증진의 개념과 정의에 대한 정리

지금까지 건강증진의 개념과 정의에 대해 일반인의 생각과 전문가의 생각을 구분하여 살펴보았다. 일반인들은 어떠한 방법을 사용하든지 건강수준이 향상되면 그것을 건강증진이라고 생각하는데 비해 전문가들은 건강수준 향상을 위한 특정한 수단을 건강증진과 동일시한다는 것에 대해 설명하였다. 전문가들이 건강향상의 수단으로 보건교육과 생활습관 변화를 중시하였으나 복합적인 전략을 중시하는 쪽으로 변화하였다는 것도 살펴보았다. 그리고 최근에는 복합적인 건강결정요인의 관리를 위한 개인, 집단, 지역사회의 역량강화를 건강증진의 핵심으로 생각하게 되었고, 이러한 맥락에서 건강증진은 건강관리의 주체에 대한 새로운 사고관이라고 설명하였다.

Rootman 등(2001)은 건강증진에 대한 전문가나 기관의 정의를 종합하여 건강증진의 주요한 특징을 다음과 같이 정리한 바 있다. 이들이 제시한 건강증진의 특징이 최근의 건강증진의 개념을 잘 반영하고 있다.

① 역량을 강화한다(개인과 지역사회로 하여금 그들의 건강에 영향을 미치는 개인적, 사회경제적, 환경적 요인 전반을 강화시킬 수 있는 힘을 갖도록 한다).

② 참여시킨다(과정의 전 단계에 관련자 모두를 참여시킨다).

③ 협력한다(관련 분야와 기관 간에 서로 협력한다).

④ 다양한 전략을 이용한다(정책 개발, 조직적 변화, 지역사회 개발, 법률 제정, 옹호, 교육, 커뮤니케이션을 포함하여 다양한 접근을 시도한다).

이중 역량강화는 건강증진의 근본적인 특징이다. 즉, 건강증진은 본질적으로 개인과 지역사회가 스스로 건강관리를 할 수 있도록 능력을 향상시켜주는 과정이다. 따라서 어떤 사업을 건강증진사업으로 간주할 것인지 결정하는 일차적 기준은 개인 혹은 지역사회의 역량을 강화하기 위한 내용이 포함되어 있어야 한다.

지금까지의 논의를 바탕으로 우리는 건강증진을 다음과 같이 정의할 수 있을 것이다.

① 사람들이 그들의 건강을 통제하고, 향상시킬 수 있는 능력을 향상시킴으로써

② 개인적 수준이나 사회적 수준의 건강결정요인을 관리하기 위한 사회의 조직적 노력을 강화하고,

③ 이를 통하여 개인 및 집단의 건강수준을 향상시키고자 하는 활동

6 우리나라에서의 건강증진 개념

건강증진이라는 개념에는 건강관리를 위한 패러다임, 건강수준 향상을 위한 전략, 건강관리의 단계 등의 다양한 시각이 혼재되어 있어 상이한 의견들이 존재할 수 있다. 이러한 혼선은 모든 나라에서 나타나나 우리나라는 특히 심하다.

우리나라에서는 건강증진의 철학과 개념에 대한 사회적 합의가 부족한 상태에서 1995년 국민건강증진법이 제정되고, 2005년 건강증진기금의 확대에 따라 건강증진사업이 급속히 확대되었다. 그 결과 건강증진, 또는 건강증진사업에 대한 잘못된 정의나 생각이 널리 퍼져 있다. 우리사회에서 통용되는 건강증진 또는 건강증진사업의 정의에는 크게 다음의 4가지가 혼재되어 있다. ① 건강증진을 질병관리의 한 단계로 보아 질병치료 이전단계의 건강향상 수단을 나열한 경우, ② 좁은 의미의 건강행태개선사업만을 의미하는 경우, ③ 건강증진기금에 의해 지원되는 사업이라는 지극히 행정적인 관점에서 정의한 경우, ④ 건강증진의 정의에 대한 국제사회의 동향을 수렴한 경우이다.

① 국민건강증진법 제2조 1항을 보면 "국민건강증진사업이라 함은 보건교육, 질병예방, 영양개선 및 건강생활의 실천 등을 통하여 국민의 건강을 증진시키는 사업을 말한다"라고 정의되어 있다. 이는 건강증진의 개념에 입각한 건강증진사업의 정의라기보다는 보건교육, 질병예방, 영양개선, 건강생활 실천 등 질병의 치료가 아닌 건강향상 수단을 그대로 나열한 경우이다.

② 보건복지부는 건강증진사업관련 지침에서 건강증진을 건강행태개선과 혼용하여 사용하고 있다〈표 1-2〉.

표 1-2. 보건복지부의 건강증진사업에 대한 명칭 변화

연도	명칭	사업영역	비고
2005	건강증진사업 또는 건강생활실천사업	금연, 절주, 운동, 영양(비만 포함)	
2006	건강증진사업 또는 건강생활실천사업	금연, 절주, 신체활동 및 운동, 영양, 비만	금연사업과 나머지 사업은 별도의 지침서를 통해 시달되었음
2007	건강생활실천사업	금연, 절주, 신체활동 및 운동, 영양, 비만	보건복지부의 사업안내서 명칭이 건강생활실천사업으로 변경되었음
2008	지역특화 건강행태개선사업	절주, 영양, 운동, 비만	금연사업은 금연클리닉과 합쳐져 별도의 사업으로 분리되었음

③ 사업예산이 건강증진기금으로부터 지원되는가, 아닌가를 기준으로 건강증진사업을 정의하는 경우도 있다. 보건복지부의 2006년도 시 · 도 건강증진사업지원단 운영계획(보건복지부와 건강증진사업지원단, 2005)을 보면 시 · 도 건강증진사업지원단 산하에 정신보건팀, 구강보건팀, 질병관리팀, 건강생활실천팀 및 암관리팀 등을 두도록 되어 있다. 이는 예산을 기준으로 건강증진사업을 분류한 것으로 학술적 근거가 없다.

④ 2008년 지역특화 건강행태개선사업 안내서를 보면 보건복지부는 건강증진을 건강관리의 패러다임으로 인식하고, 지역사회와 개인의 건강관리 능력의 향상을 건강증진으로 정의하기 시작하였다(보건복지가족부, 2008).

표 1-3. 건강증진과 건강도시의 차이점: 잘못된 소개

구분	건강증진	건강도시
주관부서	보건소	지자체 전부(city-wide)
사업범위	건강증진 생활양식	건강증진 생활양식 (물리적, 사회적, 개인적) 환경 개선
지역사회 참여	협의적	광의적
궁극적 목표	건강행태개선 및 삶의 질 향상	지역행태개선 및 삶의 질 향상 평생건강관리체계 구축

자료: 건강도시 창원 홈페이지
보건복지가족부와 건강증진사업지원단, 2009.

우리나라에서 건강증진에 대한 가장 심각한 오해는 건강증진사업이 금연, 절주, 운동, 영양과 같은 건강행태개선사업인 것으로 착각하는 것이다. 〈표 1-3〉은 건강증진과 건강도시의 특성을 구분한 것인데 건강증진을 보건소 수준에서의 건강행태개선사업으로 축소시키고 있다. 그러나 사실은 〈표 1-3〉의 주장은 아무런 근거가 없으며 건강도시 역시 건강증진의 정신과 추진전략의 영향을 받아 발전해 온 개념이라고 보는 것이 타당하다.[6)]

이와 같이 건강증진의 영역을 개인행태의 개선으로 축소시키게 되면 사회제도적 접근의 실행이 어렵게 되고, 그 결과 개인행태 개선 노력의 비효율성으로 인해 건강증진사업 자체가 비판을 받게 된다. 또, 현재 건강도시사업과 건강증진사업을 별개로 추진하듯이 많은 보건사업들이 건강증진 사업과 무관한 것처럼 추진되게 되어 보건사업의 융합과 발전을 저해하게 될 위험성이 있다.

건강증진의 개념에 대한 이해 부족이 초래하는 또 다른 문제가 있는데, 건강증진의 정신이 모든 보건사업에 확산되지 못하는 것이다. 전문가 의존에서 벗어나 지역사회와 일반인의 능력을 향상시켜 건강을 관리하겠다는 건강관리의 패러다임 변화는 1978년 알마아타 헌장(WHO, 1978)에서도 주요하게 다루고 있으며, 소위 새로운 공중보건학(New Public Health)에서도 중시하는 보건사업의 보편적 특성이다(Baum, 2008). 따라서 모든 보건사업에서 이러한 시각변화가 일어나야 하나 우리나라에서는 건강증진

6) 제3부 제5장 건강도시 참조 바람.

사업에서만 이를 강조하는 경향이 있는데, 이는 건강관리의 패러다임을 건강증진 전략에만 해당되는 철학이라고 오해하기 때문이다.

따라서 건강증진을 건강생활실천사업과 동일시하는 좁은 시각을 벗어나 건강관리의 새로운 패러다임으로 받아들이고, 사회제도적 · 환경적 접근과 개인적 접근의 조화를 모든 보건사업에서 시도하는 것이 바람직하다.

세계보건기구도 홈페이지에서 "건강증진 전략은 특정한 건강문제나 특정한 건강관련 행태에 국한된 것이 아니다. 세계보건기구는 건강증진의 원칙과 전략을 다양한 인구집단, 위험요인, 질병, 그리고 다양한 삶의 터에서 적용하고자 한다. 건강증진, 그리고 이와 관련된 교육, 지역사회 개발, 정책, 입법, 규제와 같은 활동들은 비전염성질환의 예방에서와 마찬가지로 전염성질환, 사고와 폭력, 정신보건 문제에 해결에도 가치가 있다"[7]고 밝히고 있다.

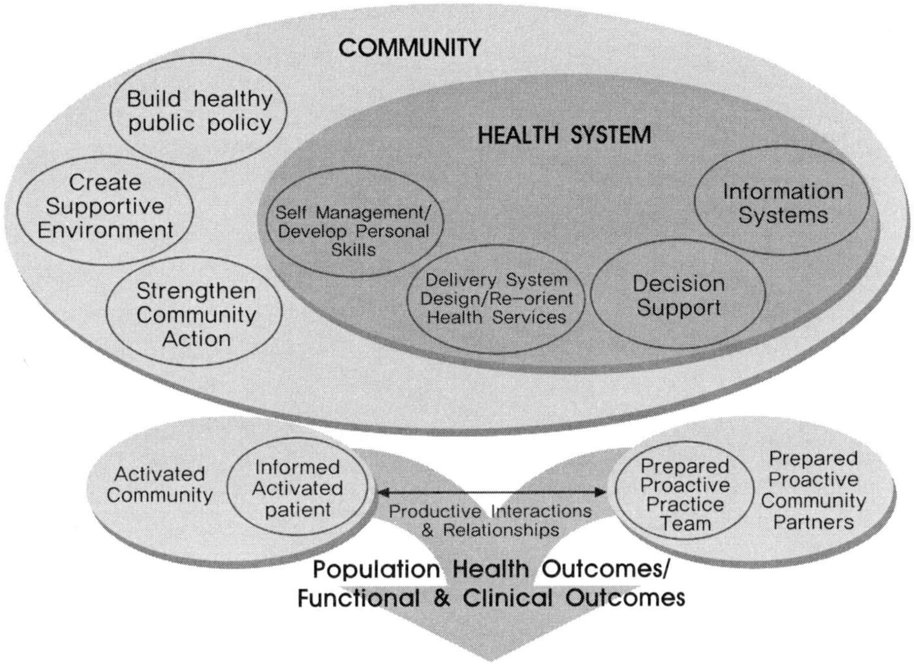

그림 1-2. Expanded Chronic Care Model(ECCM)

자료 : Barr 등, 2003.

7) http://www.who.int/healthpromotion/en/

실제로 만성질환관리의 새로운 모델로 주목받고 있는 Chronic Care Model(Wagner 등, 1996 ; Wagner, 1998), 세계보건기구(2002)가 제안한 Innovative Care for Chronic Conditions(ICCC) 등은 그 안에 건강증진의 철학과 전략이 녹아 있다. Barr 등(2003)이 주창한 Expanded Chronic Care Model(ECCM)은 Chrinic Care Model에 만성질환 예방을 위해 건강증진의 원칙을 통합하였다. 이는 만성질환관리도 건강증진의 철학과 사고관을 통해 가능함을 보여주는 사례들이다.

제2장 건강증진 개념의 시대적 변천

학습목표

- 건강증진의 발전에 기여한 중요한 역사적 사건을 인지한다.
- 공중보건 분야 안팎의 발전이 건강증진에 미친 영향을 이해한다.
- 건강증진의 개념 발전에 따라 건강증진의 실제 활동이 어떻게 변화하였는가를 이해한다.
- 우리나라 건강증진사업의 전개과정을 이해한다.

학습내용

- 공중보건의 개념 발전과 건강증진
- 외국에서의 건강증진의 주요 전환점
- 우리나라에서의 건강증진의 주요 전환점

건강증진이라는 용어는 언제부터 사용되었을까? 제1장에서 배운 바와 같이 일반인들이 생각하는 건강증진, 즉 건강을 향상시키고자 하는 노력은 인류가 지구에 모습을 나타냈을 때부터 시작되었을 것이다. 우리는 인류의 이런 노력을 오래된 벽화나 유물, 문서 등을 통하여 확인할 수 있다. 기원전 4000년 무렵의 이집트 유물에서 과음이 건강을 해친다는 문서나 하수처리시설을 발견할 수 있는데 이는 개인의 건강행태를 개선하기 위한 보건교육적 노력과 지역사회 수준에서의 건강한 공공정책의 오래된 예라고 할 수 있다(이종찬, 2009).

그러나 건강향상의 새로운 패러다임으로서 건강증진의 기원은 그렇게 오래되지 않는다. 이 장에서는 새로운 건강관리의 패러다임으로서 건강증진이 태동되게 된 배경을 공중보건의 역사적 발전 틀과 관련하여 고찰할 것이다. 그리고 건강증진의 정체성을 확립하는데 기여한 역사적 계기들을 살펴보고자 한다. 마지막으로 우리나라의 건강증진 역사를 소개하고자 한다. 이러한 역사적 사건과 계기에 대한 이해를 통해 우리는 건강증진의 실체에 대해 더욱 잘 이해할 수 있게 될 것이다.

1 공중보건의 개념 발전과 건강증진

공중보건의 개념과 실천전략은 오늘날의 건강증진을 형성하는데 많은 영향을 미쳤다. 따라서 공중보건의 주요한 역사들을 되돌아보는 것은 건강증진을 이해하는데 필수적이라 하겠다.

1) Winslow의 공중보건의 정의

공중보건의 정의 속에 건강증진이라는 용어가 제시된 첫 번째 사례는 1920년 C.E.A. Winslow가 공중보건을 "사회의 조직적 노력을 통하여 질병을 예방하고, 수명을 연장하며, 건강을 증진하고 안녕을 향상시키는 과학이자 예술(Public health is the science and art of disease prevention, prolonging life, and promoting health and well-being through organized community effort)"이라고 정의한 것이다.[8]

Winslow의 공중보건의 정의는 건강수준 향상을 위한 사회의 조직적 노력을 강조함으로써 후일 건강증진의 정의와 활동에 영향을 미치게 된다.

2) 세계보건기구의 건강에 대한 정의(1948)

세계보건기구는 1948년 창설과 함께 건강을 "단순히 질병이나 허약함이 없는 상태가 아니라 신체적, 정신적, 사회적으로 완전한 안녕 상태(Health is a state of complete physical, mental and social well-being and not merely the absence of

8) http://www.answers.com/topic/history-of-public-health

disease or infirmity)"[9]라고 정의하였다.

세계보건기구의 적극적이고 총체적인 건강에 대한 정의는 후일 건강증진이 광범위한 건강의 결정요인에 관심을 가지고, 주민/대상자 참여방식의 역량강화 접근을 중시하는데 영향을 미치게 되었다. 세계보건기구의 건강의 정의를 비롯한 건강의 정의와 건강 결정요인에 대한 인식의 변화는 제3장에서 다시 구체적으로 다루어질 것이다.

3) 세계보건기구의 알마아타 선언(Alma Ata Declaration)과 일차보건의료(1978)

1978년 카자흐스탄의 알마아타(현재는 알마티)에서 열린 국제 일차보건의료 컨퍼런스를 통해 세계보건기구는 알마아타 선언을 채택하였다(WHO, 1978). 알마아타 헌장에서는 세계보건기구의 1948년 건강에 대한 정의를 재확인한 후, 건강은 인간의 권리라는 것을 천명하고, 건강 형평성을 강조하였다. 또한 모든 사람에게 건강을 보장하기 위해서는 사회경제적 발전이 선행되어야 함을 강조하였으며, 보건의료분야에 대한 개인 및 집단의 참여는 권리이자 의무라는 사실도 명기하였다. 국가는 적절한 보건서비스와 사회적 조치를 취하여야 하며, 이러한 국가의 역할은 일차보건의료(primary health care) 개념과 전략을 채택함으로써 효과적으로 달성될 수 있다고 강조하였다.

알마아타 선언에 담긴 건강에 대한 사회적, 경제적 요인의 영향력과 참여에 대한 강조는 건강증진의 개념 발전에 영향을 미쳤다. 특히 알마아타 선언에서 강조된 권리로서의 건강, 건강형평성은 후일 건강증진이 형평성을 중시하는데 큰 영향을 미쳤다.

4) Black Report(1980)

Black report(DHHS, 1982)는 영국의 Department of Health and Social Security

---

9) Preamble to the Constitution of the World Health Organization as adopted by the International Health Conference, New York, 19 June – 22 July 1946; signed on 22 July 1946 by the representatives of 61 States (Official Records of the World Health Organization, no. 2, p. 100) and entered into force on 7 April 1948. http://www.who.int/suggestions/faq/en/

(현재는 Department of Health)에서 발행한 건강 불평등에 대한 보고서로, 보고서를 준비한 전문위원회를 이끈 Douglas Black경의 이름을 따서 흔히 Black report라고 불린다. 이 보고서는 영국에서 전후 복지국가 제도를 도입한 이후에 국민의 전반적인 건강수준은 향상되었지만 여전히 건강불평등이 광범위하게 존재한다는 사실을 입증하였으며, 건강불평등의 주요 원인은 경제적 불평등임을 밝혔다. 1979년 영국 총선에서 보수당이 집권함으로써 단지 60부만이 인쇄되어 배포되었지만 Black report가 영국뿐 아니라 세계 각국에 미친 영향은 엄청났다. 유럽연합과 세계보건기구의 건강불평등에 대한 조사와 연구에 불을 붙였으며, 건강증진이 건강형평성을 주요 목표로 하는데 공헌하였다.

5) 새로운 공중보건(New Public Health)

19세기의 주요 건강문제는 전염병이었으며, 공중보건은 위생과 환경, 식생활의 개선을 통해 이에 대처하였다. 그러나 현대의학의 발전과 더불어 전염병 질환의 관리에 대한 획기적인 발전이 이루어졌고, 그 결과 과학과 기술에 대한 과도한 신뢰가 나타나게 되었다. 건강관리 수단도 공중보건의 원칙과 접근 전략보다는 치료의학적 원칙과 접근 전략을 중시하게 되었다. 그러나 20세기 후반 주요 건강문제가 만성질환으로 바뀌었으나 현대의학이 만성질환의 관리에 한계를 드러내자 의학적 접근수단 이외의 다른 건강관리 수단들이 사회의 관심을 받기 시작하였다. 1970년대에는 개인의 건강행태 개선에 대한 관심이 높아졌다. 이후 개인의 건강행태가 사회 환경의 영향을 받을 뿐 아니라 사회 환경이 직, 간접적으로 건강에 영향을 미친다는 사실이 알려지면서 1980년대 중반 새로운 공중보건(New Public Health)의 개념이 대두되기 시작하였다.

새로운 공중보건은 만성질환 위주의 역학적 특성과 현대인의 삶의 양식, 다양한 건강결정요인을 고려하여 의학위주의 건강수준 향상 전략을 탈피하되, 과거의 공중보건에 비해 사회제도적 개입, 정책변화, 지역사회 역량강화와 참여를 보다 강조하는데 다음과 같은 특징을 지니고 있다(Baum, 2008).

① 형평성 추구를 공중보건 활동의 근간이라 봄

② 사회적, 환경적 요인이 건강의 주요 결정요인이라 간주함

③ 강력한 일차보건의료체계에 기반을 둔 건강증진 활동을 선호함

④ 새로운 공중보건의 모든 활동에 참여를 강조함.

새로운 공중보건과 과거의 공중보건의 차이는 〈표 2-1〉에 요약되어 있다.

표 2-1. 새로운 공중보건과 과거의 공중보건 : 유사성과 차이점

과거의 공중보건	새로운 공중보건
적절한 주택, 깨끗한 음용수, 위생적 환경을 갖추기 위한 물리적 환경의 개선을 중시	물리적 환경 이외에 사회적 지지, 사회자본, 행태나 생활습관을 중시
특히 19세기에는 입법과 정책을 중시함	공중보건의 핵심 도구로 입법과 정책을 재발견. 건강수준의 모니터링과 모든 정책이 건강지향적 관점을 지니도록 하기 위한 보건체계의 책임성을 강조
의료전문가가 핵심역할을 수행	부문간 협조의 중요성을 인식
19세기 공중보건은 생활환경을 개선하기 위한 사회운동의 하나였음. 일차적으로는 전문가가 주도하였지만 지역사회 활동에 의해 합법성을 인정받았음. 20세기에는 점점 전문가 주도 형태로 변화하였음	지역사회 참여의 철학을 중시. 시민의 이익을 존중함
역학이 합법적인 연구도구였음	많은 방법론이 사용됨
질병의 예방을 중시. 건강은 질병이 없는 상태라고 간주	질병예방, 건강증진, 건강의 적극적 개념을 중시
전염성 질환에 대한 높은 관심	만성병과 정신보건 문제를 비롯한 모든 건강위험 요인에 대처. 환경파괴에 의한 건강위험과 지속가능한 성장에 대한 관심도 높아지고 있음
빈곤층과 특수 취약계층에 대한 관심	형평성과 정의가 명백한 추구목표임

자료 : Baum, 2008, 37쪽.

새로운 공중보건은 건강증진의 개념 및 접근방법과 유사한 점이 많으며, 상호 영향을 미치면서 발전하고 있다.

2 외국에서의 건강증진의 주요 전환점

1) LaLonde Report(1974)

1974년 캐나다 정부는 소위 라론드 보고서(LaLonde Report)라고 불리는 "A New Perspective on the Health Canadians"라는 보고서를 발간하였다(Government of Canada, 1974). 이 보고서를 통해 캐나다 정부는 건강한 생활습관을 통해 조기사망과 질병부담을 감소할 수 있음을 강조하였다. 이는 건강한 생활습관의 중요성을 체계적으로 입증한 최초의 정부 보고서로 이후 국제사회에 큰 파장을 불러왔다. 건강증진과 관련하여서도 초기 건강증진의 전략을 개발하는데 큰 영향을 미쳤다. 라론드 보고서의 주요 내용과 의미에 대해서는 3장에서 자세히 살펴볼 것이다.

2) 건강도시 사업(Healthy Cities Projects)의 시작(1984)

1984년 캐나다 토론토에서 열린 "Beyond Health Care" 컨퍼런스를 계기로 "건강도시" 운동이 전 세계적으로 나타나기 시작하였다. 최근에는 "건강한 공동체(Healthy Communities)" 만들기로 진화한 건강도시 사업은 건강의 사회적 · 환경적 결정요인, 주민참여, 형평성 등을 강조함으로써 건강증진과 상호 보완적으로 발전하고 있다. 건강도시에 대해서는 제3부 제5장에서 상술할 것이다.

3) 세계보건기구의 오타와 헌장(Ottawa Charter, 1986)

세계보건기구는 1986년 캐나다의 오타와에서 열린 제1차 국제건강증진회의에서 오타와 헌장(Ottawa Charter)을 선언하였다(WHO, 1986). 오타와 헌장에는 지금까지 많은 사람들이 받아들이고 있는 "사람들로 하여금 그들의 건강에 대한 통제력을 증가시키고 건강수준을 개선시킬 수 있는 능력을 배양시키는 과정(Health promotion is the process of enabling people to increase control over, and to improve, their health)"이라는 건강증진의 정의가 제시되었다.

또, 오타와 헌장에서는 건강증진의 활동영역 5가지와 전략 3가지를 제시하였다. 이에 대해서는 제4장에서 자세히 설명할 것이다.

(1) 건강증진의 활동영역

① 건강한 공공정책 수립(Building healthy public policy)
② 지원적 환경 조성(Create Supportive Environments)
③ 지역사회 활동의 강화(Strengthen Community Actions)
④ 개인기술의 개발(Develop Personal Skills)
⑤ 보건의료서비스의 재정립(Reorient Health Services)

(2) 건강증진의 전략

① 옹호(Advocate)
② 능력강화(Enabling)
③ 중재(Mediate)

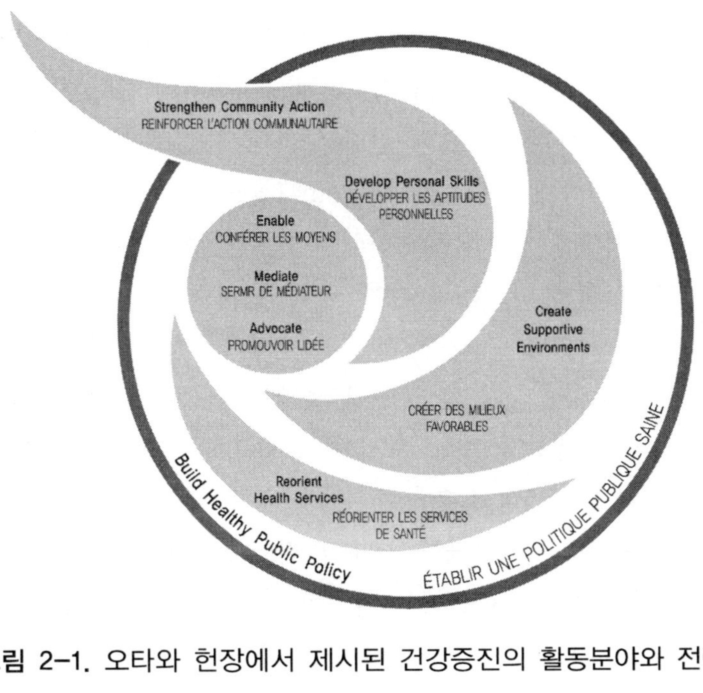

그림 2-1. 오타와 헌장에서 제시된 건강증진의 활동분야와 전략

4) 오타와 헌장 이후의 세계보건기구의 국제건강증진대회

오타와에서의 제1차 국제건강증진대회 이후 2005년까지 6차례 국제 건강증진회의가 개최되었다. 이들 국제 건강증진회의에서는 오타와 헌장의 기본 철학과 전략, 활동분야를 기반으로 특정 원칙을 중점적으로 논의하거나 건강증진에 대한 시대적 조류를 반영하여 새로운 방향이나 원칙을 제공함으로써 건강증진의 발전을 견인해 왔다〈표 2-2〉.

1988년 호주 아델레이드(Adelaide)에서 열린 제2차 국제건강증진대회에서는 건강한 공공정책에 대해서 논의하였다. 1991년 스웨덴의 선즈볼(Sundsvall)에서 열린 제3차 국제건강증진대회에서는 지원적 환경 조성의 중요성을 강조하였는데, 선즈볼 성명과 대회보고서는 1992년 리오 지구정상회담에서 발표되었으며, "의제21"의 개발에 공헌하였다.

1997년 자카르타에서 열린 제4차 국제건강증진대회는 개발도상국에서 개최된 첫 국제대회이면서 민간 부문이 참여한 첫 대회였다. 21세기 건강증진을 위해 세계보건기구가 우선적으로 조치해야 할 사항들을 제시하였는데, 건강에 대한 사회적 책임과 공공부문과 민간부문의 동반자관계를 비롯한 협력과 네트워크가 특히 강조되었다. 또, 삶의 터를 통한 포괄적인 전략의 실행을 권장하였다.

멕시코시티에서 2000년 개최된 제5차 국제건강증진대회의 주제는 "건강증진 : 불평등을 넘어서(Health Promotion : Bridging the Equity Gap)"로서 건강증진 전략이 불평등한 환경 속에 사는 사람들의 건강과 삶의 질을 개선하는데 얼마나 공헌하였는지를 논의하였다. "이상에서 행동으로(From Ideas to Action)"라는 86개국 보건부장관 혹은 대표가 서명한 성명을 발표하였는데, 이를 통해 건강증진 전략이 지역, 국가, 국제적으로 건강사회를 만드는데 기여하였음을 지적하고, 국가 수준의 건강증진계획을 수립할 것을 요구하였다.

2005년 태국의 방콕에서 국내 및 국제간 불평등의 심화, 새로운 소비양식 및 의사소통 방법, 상업화, 지구환경의 변화, 도시화 등에 의해 변화한 건강결정요인을 반영한 새로운 건강증진 전략을 논의하기 위하여 제6차 국제건강증진대회가 개최되었다. 대회에서 발표된 방콕 헌장에서는 세계화 시대의 건강증진 전략(Strategies for health promotion in a globalized world)을 다음과 같이 제안하였다.

① 인권 및 연대에 기초하여 건강을 옹호하는 활동을 추진한다.

표 2-2. 세계보건기구의 국제건강증진대회의 주요 결과

국제건강증진대회	주요 내용
제1차 건강증진 국제회의 오타와, 캐나다 1986	건강증진의 정의 활동분야 ① 건전한 공공정책 수립 ② 지원환경 조성 ③ 지역사회 역량강화 ④ 개인기술의 개발 ⑤ 보건의료서비스의 재정립 건강증진 전략 ① 옹호 ② 중재 ③ 능력강화
제2차 건강증진 국제회의 아델레이드, 호주, 1988	건강증진을 위한 건강한 공공정책 강조 우선순위 ① 여성건강 ② 식량과 영양 ③ 담배와 알코올 ④ 지원적 환경
제3차 건강증진 국제회의 선즈볼, 스웨덴, 1991	지원환경 조성의 중요성을 강조 – 정책개발, 법제, 조직의 방향 재설정, 옹호, 인식제고, 권한부여, 자원의 동원, 지역사회역량강화
제4차 건강증진 국제회의 자카르타, 인도네시아, 1997	건강증진을 보건의료개발의 중심에 둠 공공부문과 민간부문의 동반자관계 강조 ① 건강에 대한 사회적 책임 증대 ② 보건발전을 위한 투자 확대 ③ 건강을 위한 동반자 관계의 형성과 확장 ④ 지역사회와 개인의 역량 강화 ⑤ 건강증진을 위한 기반 확보
제5차 건강증진 국제회의 멕시코시티, 멕시코, 2000	건강은 삶의 긍정적 자산이며 사회 및 경제 발전과 형평에 필요한 요소 모든 부문이 건강을 위한 동반자 관계를 강화하고 시민사회의 적극적인 참여를 보장해야 함
제6차 건강증진 국제회의 방콕, 태국, 2005	① 옹호활동 ② 건강투자 ③ 역량개발 ④ 규제와 입법 ⑤ 파트너십과 연대를 건강증진의 전략으로 제시 건강증진을 우선과제로 선정하여 자원을 배분하고 국가, 지역사회, 시민사회, 기업 활동의 주요 관심사가 되도록 할 것을 촉구

자료 : WHO, Milestones in Health Promotion: Statements from Global Conference.

② 건강결정요인에 대처하기 위하여 지속가능한 정책, 활동, 인프라에 투자한다.
③ 정책개발, 리더십, 건강증진활동, 지식 전달과 연구, 건강 지식 함양을 위한 역량을 강화한다.
④ 위험으로부터의 충분한 보호와 모든 사람의 건강과 복지에 대한 기회균등을 가능케 하도록 규제하고, 법규를 제정한다.
⑤ 지속적인 활동을 위한 공공, 개인, 비정부단체, 시민사회와의 협력과 연대를 결성한다.

또, 방콕헌장에서는 "모든 사람들의 건강 향상을 위한 서약(Commitments to Health for All)"을 발표하였는데 주요 내용은 다음과 같다.

① 건강증진을 전 세계적인 개발 의제의 중심에 둔다.(Make the promotion of health central to the global development agenda.)
② 건강증진을 모든 정부의 핵심적 책임이 되게 한다.(Make the promotion of health a core responsibility for all of government.)
③ 건강증진을 지역사회와 시민사회의 핵심적인 관심사로 만든다.(Make the promotion of health a key focus of communities and civil society.)
④ 건강증진을 좋은 기업 경영의 필수조건이 되게 한다.(Make the promotion of health a requirement for good corporate practice.)

3 우리나라에서의 건강증진의 주요 전환점

1) 국민건강증진법의 제정(1995)

1995년 1월 보건복지부는 국민에게 건강에 대한 가치와 책임의식을 함양하도록 건강에 관한 바른 지식을 보급하고, 스스로 건강생활을 실천할 수 있는 여건을 조성함으로써 국민의 건강을 증진하는 것을 목적(국민건강증진법 제1조)으로 국민건강증진법을 제정하였다.

국민건강증진법에서는 "국민건강증진사업"이라 함은 보건교육, 질병예방, 영양개선 및 건강생활의 실천 등을 통하여 국민의 건강을 증진시키는 사업을 말한다고 정의(동법 제2조 1항)함으로써 건강증진 또는 건강증진사업의 개념과 범위를 규정하였다.

또, 국가 및 지방자치단체는 건강에 관한 국민의 관심을 높이고 국민건강을 증진할 책임을 지며, 모든 국민은 자신 및 가족의 건강을 증진하도록 노력하여야 하며, 타인의 건강에 해를 끼치는 행위를 하여서는 안 된다고 명시함으로써 건강증진을 위한 국가와 개인의 책임도 규정하였다(동법 제3조).

이외에도 국민건강증진법에서는 국민건강증진의 기본목표 및 추진방향을 결정하고, 주요 추진과제 및 추진방법을 도출하며, 필요한 인력의 관리 및 소요재원의 조달방안을 마련하기 위해 중앙정부와 지방정부가 국민건강증진종합계획과 실행계획을 수립하도록 규정하고 있다. 또한 국민건강증진에 관한 주요사항을 심의하기 위하여 국민건강증진정책심의위원회도 구성하도록 명시하고 있다.

제1장에서 기술한 바와 같이 국민건강증진법이 건강증진의 기본 철학과 이념, 원칙, 추진전략 등에 대한 사회적 합의를 도출하지 못한 상태에서 제정되었다는 비판이 있고, 건강증진을 "보건교육, 질병예방, 영양개선 및 건강생활의 실천"이라는 제한된 영역으로 축소하였다는 한계에도 불구하고 우리나라에서 건강증진을 국가의 주요 목표와 수단으로 공식화하였다는 의의가 크다.

2) 건강증진기금의 운영

많은 나라에서 건강투자를 위한 재원의 하나로서 유해한 물질의 소비에 세금을 부과하고 있다. 국민건강증진법의 제정에도 불구하고 건강증진을 비롯한 보건분야에 대한 정부 투자의 부족으로 인해 실효성 있는 정책 수단을 확보하기 어려웠던 보건복지부는 전문가와 단체의 지지를 기반으로 국민건강증진기금을 도입함으로써 건강증진을 위한 재원확보에 획기적인 전환점을 이루었다.

2010년 국민건강증진기금 조달 규모는 1조9,763억 원에 이르고 있다. 기금 조달의 가장 큰 비중을 차지하는 것은 담배에 부과되는 건강증진기금부담금으로 전체 기금의 80% 이상을 차지하고 있다〈표 2-3〉.[10]

10) 국민건강증진기금은 1997년 4월부터 의료보험자의 부담금, 5월부터 담배사업자부담금으로 시작되었

표 2-3. 국민건강증진기금의 조달 현황 (단위 : 백만원, %)

구 분	2005년	2006년	2007년	2008년	2009년	2010년
법정부담금	1,291,486 (84.0)	1,494,018 (84.5)	1,548,594 (87.3)	1,636,881 (86.3)	1,637,947 (82.6)	1,584,827 (80.2)
가산금	3 (0.0)	3 (0.0)	5 (0.0)	42 (0.0)	34 (0.0)	1 (0.0)
기타경상이전	643 (0.0)	8,759 (0.5)	14,302 (0.8)	20,132 (1.1)	19,563 (1.0)	33,632 (1.7)
예탁금 이자수입	2,917 (0.2)	7,882 (0.4)	2,128 (0.1)	2,073 (0.1)	4,609 (0.2)	3,291 (0.2)
예탁금 원금회수	242,719 (15.8)	258,309 (14.6)	208,119 (11.7)	237,675 (12.5)	320,999 (16.2)	333,023 (16.9)
타계정 전입금	–	–	–	–	–	21,524 (1.1)
계	1,537,768 (100.0)	1,768,971 (100.0)	1,773,148 (100.0)	1,896,803 (100.0)	1,983,152 (100.0)	1,976,298 (100.0)

자료 : 보건복지부, 국민건강증진기금 결산보고서, 각 년도.

그동안 지속적으로 증가하고 있던 건강증진기금부담금은 최근 담배 소비의 감소로 인해 정체되고 있다. 따라서 부담금을 인상하거나 담배 이외의 다른 건강유해물질에 부담금을 추가하려는 노력이 나타나고 있다.

국민건강증진기금의 사용처는 기금의 명칭과는 달리 건강증진사업 분야에 국한되지 않는다. 지출 가운데 가장 큰 비중을 차지하는 것은 건강보험 급여비용 지원[11])으로 그 규모가 매년 증가하는 양상을 보이며, 2010년의 경우 약 1조630억 원으로 전체 지출

다. 2002년 2월에 보건복지부는 담배 1갑당 2원에서 150원으로 부담금을 인상하고, 담배사업자부담금의 명칭을 국민건강증진부담금으로 변경하였다. 동시에 건강보험자의 부담금을 폐지하였다. 2004년 12월 30일에 국민건강증진부담금 인상을 위한 법 개정이 이루어져 2005년 1월 1일부터 담배 1갑당 150원에서 354원으로 인상되었다.

11) 2002년부터 2011년까지 한시적으로 국민건강증진기금을 보험급여비로 사용할 수 있게 되어있는데, 2006년까지는 당해 연도 기금 예상 수입액의 97% 이내(지역건강보험급여 등의 10%에 상당하는 금액)를, 2011년까지는 당해 연도 기금 예상 수입액의 65% 이내(지역건강보험급여 등의 15%에 상당하는 금액)를 지원한다.

중 약 53.8%를 차지하고 있다. 이외에 질병관리, 보건산업 육성이나 연구, 공공보건의료 확충 등에 두루 사용되고 있다. 건강생활실천사업에 대한 지출 비중은 꾸준히 증가하고 있으나, 다른 지출에 비해 낮은 수준이다〈표 2-4〉.

표 2-4. 국민건강증진기금의 지출 현황 : 2007~2010년 (단위 : 백만원)

구 분	2007년		2008년		2009년		2010년	
	금액	%	금액	%	금액	%	금액	%
장애인의료재활지원	14,427	0.8	9,927	0.5	11,000	0.6	12,500	0.6
저출산 대응 및 인구정책지원	13,630	0.8	14,368	0.8	18,980	1.0	44,415	2.2
노인의료보장	23,896	1.3	16,408	0.9	3,290	0.2	15,943	0.8
기금운영비	2,623	0.1	2,687	0.1	2,490	0.1	2,866	0.1
일반사회복지행정지원	2,640	0.1	1,406	0.1	3,108	0.2	2,900	0.1
공공보건의료확충	64,398	3.6	26,209	1.4	37,721	1.9	61,726	3.1
장기 및 인체 혈액관리	23,708	1.3	20,065	1.1	0	0.0	0	0.0
보건산업육성	104,597	5.9	109,711	5.8	154,627	7.8	165,043	8.4
한의학 연구 및 정책개발	12,302	0.7	11,592	0.6	12,870	0.6	10,843	0.5
국민건강생활실천	47,511	2.7	62,265	3.3	75,622	3.8	78,615	4.0
금연 및 절주사업	33,160	1.9	33,571	1.8	29,463	1.5	29,582	1.5
암 및 희귀질환 지원	109,192	6.2	106,484	5.6	107,455	5.4	100,775	5.1
정신질환 관리	11,249	0.6	14,394	0.8	15,082	0.8	15,912	0.8
구강보건사업지원	11,136	0.6	15,881	0.8	22,139	1.1	27,346	1.4
보건의료서비스지원	615	0.0	959	0.1	1,911	0.1	816	0.0
질병관리본부지원	92,794	5.2	105,931	5.6	128,126	6.5	134,520	6.8
여유자금운용	237,675	13.4	320,999	16.9	333,023	16.8	187,911	9.5
건강보험제도 운영	967,595	54.6	1,023,945	54.0	1,026,246	51.7	1,063,062	53.8
공공보건의료계정전출금	-		-		-		21,524	1.1
계	1,773,148	100	1,896,803	100	1,983,152	100	1,976,298	100

자료 : 보건복지가족부, 국민건강증진기금 결산보고서, 각 년도.

국민건강증진기금이 건강증진을 비롯한 보건분야의 재원으로서 큰 공헌을 하고 있으나 몇 가지 비판에도 봉착해 있다.

첫째는 국민건강증진기금에 대한 과도한 의존은 국가의 의무인 일부 보건사업을 세금이 아닌 흡연자가 부담하는 기금에 의존하게 만듦으로써 국가의 책임을 방기한다는 비판이다.

둘째는 국민건강증진기금이 흡연자의 부담에 의해 조성되었으므로 이들의 권익과 건강보호를 위해 사용되어야 하는데, 다른 용도로 사용됨으로써 기금의 합목적성을 위반하고 있다는 비판이 있다.

셋째는 건강증진사업에 대한 사용 실적만 분석했을 때도 기금이 건강문제의 크기나 관리의 효과성과 같은 과학적 근거에 기반을 두고 예산 배분이 이루어졌는지 의심스럽다는 비판이다(배상수 등, 2011).

3) 국민건강증진계획의 수립

1970년대까지 서구의 국가보건계획은 의료자원이나 시설의 적정배치와 같은 의료서비스의 수급 균형을 목적으로 하였다. 이는 보건정책당국자들이 의료서비스의 공급 확대가 국민의 건강수준을 향상시킨다고 보았기 때문이다. 그러나 1970년대 이후 사회적 환경과 보건의료 환경의 변화에 따라 국가보건계획의 목적도 변화하였다. 최초의 변화는 1970년대의 급격한 의료비 증가에 따라 나타났는데 비용절감이 주요목표가 되었다. 이후 다양한 건강결정요인이 밝혀지면서 이를 관리하는데 있어서 현대의학의 효율과 효과에 대한 비판이 증가하였고, 집단의 건강수준 향상을 목적으로 한 국가보건계획의 필요성이 강조되었다. 그 결과 건강증진 및 예방서비스에 초점을 맞추고 일차보건의료를 기반으로 보건체계를 재설정하자는 주장이 설득력을 얻게 되었다(Eagar 등, 2001).

단순한 의료서비스의 수급 균형이 아니라 집단의 건강수준 향상을 목적으로 하는 국가보건계획의 최초 모형은 미국에서 시작되었다. 미국은 1980년 Promoting Health/Preventing Disease : Objectives for the Nation을 수립한 이후 1990년부터는 매 10년 단위로 Healthy People 2000, 2010, 2020이라는 국가보건계획을 수립해왔다. 일본도 2000년 건강일본21이라는 국가보건계획을 수립하였다.[12)]

우리나라도 국민건강증진법의 제정과 국민건강증진기금의 조달을 계기로 2002년 국민건강증진종합계획2010을 수립하였다. 2004년 12월 30일부터 담배에 부과하는 국민건강증진부담금이 354원으로 인상되어 가용재원이 크게 증가하자 정부는 2005년 국민건강증진종합계획2010을 중간평가하고, 새국민건강증진종합계획2010을 새로이 수립하였다(보건복지부, 한국보건사회연구원. 2006).

국민건강증진종합계획과 새국민건강증진종합계획의 수립은 국가가 건강증진을 비롯한 보건분야의 목표를 결정하였다는 표면적 성과이외에 이는 정부가 건강증진사업을 국민 건강수준 향상과 보건의료발전의 정책수단으로 인식하였다는 의미가 있다.

12) 미국과 일본, 그리고 우리나라의 국가 건강증진계획에 대해서는 제5장을 참조하기 바람.

제3장 건강증진의 목표 - 건강과 건강결정요인 -

학습목표

- 건강증진의 결과, 즉 목적과 목표에 대해 이해한다.
- 건강의 정의 및 다양한 건강 결정요인을 이해한다.
- 건강의 정의 및 결정요인의 변화에 따라 건강증진 전략이 어떻게 변화하였는가를 이해한다.

학습내용

- 건강증진의 논리적 모형: 활동, 과정, 목표, 목적
- 건강의 정의와 건강결정요인의 변화
- 건강의 정의와 건강결정요인의 변화가 건강증진에 미친 영향

건강증진은 사람들로 하여금 그들의 건강을 통제하고, 향상시킬 수 있는 능력을 개발함으로써 건강결정요인을 관리하고, 건강수준을 향상시키려는 철학이자 활동이다. 건강증진의 정의나 개념을 통해 건강증진 활동이 무엇을 목적과 목표로 삼는가? 즉, 건강증진 활동의 결과는 무엇인가? 그리고 목적과 목표를 달성하기 위하여 건강증진 활동은 누구를 대상으로 어떤 활동을 하는가? 즉, 건강증진 활동의 과정은 무엇인가? 등에 대해 유추할 수 있지만 제3, 제4장에서 이를 보다 구체적으로 살펴보도록 하겠다. 왜냐하면 건강증진사업의 구체적인 모습은 건강증진의 목적과 목표, 대상과 활동, 그리고 이들 사이의 논리적 연관성에 의해 구현되기 때문이다.

보건사업의 대상, 활동, 목표와 목적 사이의 관계를 체계적으로 기술한 모형을 우리는 논리적 모형(logic model)이라 부른다(배상수, 2008). 건강증진도 논리적 모형을

작성할 수 있고, 많은 전문가들이 이러한 활동을 해왔다. 먼저 제3장에서는 전문가들이 제시한 건강증진의 논리적 모형을 살펴보고, 이 중에서 건강증진의 목적과 목표에 대해 집중적으로 고찰하고자 한다. 그리고 제4장에서는 건강증진의 대상과 활동에 대해서 살펴볼 것이다.

1 건강증진의 논리적 모형

1장에서 공부한 바와 같이 건강증진에는 여러 상이한 정의가 있고, 따라서 건강증진의 접근 틀, 즉 논리적 모형에 대해서도 모든 사람이 통일된 의견을 가지고 있는 것은 아니다. 먼저 전문가들이 생각하는 건강증진의 활동, 목표와 목적에 대해 살펴보도록 하자〈표 3-1〉.

표 3-1. 건강증진의 논리적 모형에 대한 주요 견해

출처	활동	작용 기전	목표 (도구적 결과)	목적 (궁극적 결과)
Lalonde, 1974	개인과 조직에 정보를 제공하고, 영향을 미치고, 도움을 제공	개인과 조직이 정신적, 육체적 건강에 영향을 미치는 문제에 좀 더 책임감을 가지고 능동적으로 대처할 수 있도록		
US Department of Health, Education, and Welfare, 1979	건강 교육과 이와 관련이 있는 조직적, 정치적, 경제적 프로그램의 결합		행태와 환경에 대한 변화를 지지하도록 기획된	건강을 향상시킬
Green, 1980	건강 교육과 이와 관련이 있는 조직적, 정치적, 경제적 중재의 결합		행태적 환경적 변화를 촉진시키기 위해 기획된	건강을 향상시킬

출처	활동	작용 기전	목표 (도구적 결과)	목적 (궁극적 결과)
Green & Iverson, 1982	건강 교육과 이와 관련이 있는 조직적, 정치적, 경제적 지지의 결합		행태를 위해	건강에 도움이 되는
Nutbeam, 1985		사람들이 통제력을 증가시킬 수 있도록 역량을 배양시키는 과정	건강의 결정요인에 대해	그로 인해 건강이 향상됨
WHO, 1984, 1986, Epp, 1986		사람들로 하여금 건강에 대한 통제력을 증가시키는 과정		건강을 향상시키기 위해
Goodstadt 등, 1987	효과적인 프로그램, 서비스, 정책의 실행을 통해			기존의 건강 수준의 유지 및 향상
Kar, 1989			행태적, 사회적, 환경적, 생의학적 건강결정요인의 최적 상태를 달성하여 건강에 대한 위험을 회피	행복의 증진
O'Donnell, 1989	사람들이 그들의 생활양식을 선택하는데 도움을 주는 과학과 기술			최적의 건강 상태를 지향하기 위해
Green & Kreuter, 1991	행동과 생활 상태를 위한 교육적, 환경적 지지의 결합			건강에 유익한

자료 : Rootman 등(2001)

〈표 3-1〉을 살펴보면 다음과 같은 공통점 또는 차이점을 발견할 수 있다.

① 건강증진의 궁극적 목적은 행복(wellbeing)의 향상이라고 생각하는 Kar(1989)를 제외하면 모두 건강의 향상으로 제시하였다. 하지만 건강이라는 개념이 추상적이므로 무엇을 건강이라고 생각하는 가에 따라 건강증진의 목적이 상이해 질

수 있다.

② 건강증진의 목표는 건강결정요인의 관리이다. 그러나 건강결정요인을 "행태적, 사회적, 환경적, 생의학적 요인"을 포괄하는 것으로 보는 Kar(1989)의 견해로부터 "행태적 요인의 관리"라고 생각하는 Green and Iverson(1982)의 견해에 이르기까지 다양한 의견이 있다. 이는 건강결정요인에 대한 상이한 인식 때문에 나타나는 차이이다.

③ 건강증진 활동이 결과를 낳는 기전에 대해서는 3명만이 견해를 표시했으나 "사람들로 하여금 건강에 대한 통제력을 증가"시키는 것이라는 오타와 헌장의 견해를 수용하고 있다.

④ 건강증진의 활동에 대해서는 건강 교육과 함께 조직적, 정치적, 경제적 지지나 개입을 포괄적으로 포함하고 있다.

요약하면 건강증진의 목적은 건강수준의 향상이며, 목표는 건강결정요인의 변화라는 데 전문가 대부분의 의견이 일치한다. 하지만 건강이나 건강결정요인에 대한 각자의 생각이 다르다면 건강증진의 목적과 목표가 실제로는 동일하지 않게 될 것이다. 따라서 건강증진의 목적과 목표를 올바로 이해하기 위해 건강의 정의와 건강결정요인에 대해 살펴볼 필요가 있다.

2 건강의 정의

건강이란 무엇인가? 의학, 간호학, 보건학을 전공한 사람들은 이 질문을 받으면 기계처럼 건강이란 "단순히 질병이나 손상이 없는 상태가 아니고, 신체적, 정신적, 사회적으로 완전한 상태"라는 세계보건기구의 건강의 정의를 되풀이 한다. 그러나 세상에는 건강에 대한 다른 정의와 생각들이 있다(쉼터 3-1 참조).

사물에 대한 정의는 우리가 그 사물을 바라보는 시각을 반영한다. 따라서 건강에 대한 정의도 우리가 건강을 바라보는 시각, 나아가 건강하기 위한 방법에 대한 시각의 차이를 반영한다. 물론 건강에 대한 정의는 건강증진에 대한 시각이나 방법에도 영향을 미칠 수밖에 없다. 따라서 건강증진을 이해하기 위해서는 건강에 대한 다양한 정의를 이해할 필요가 있다.

건강에 대한 정의를 모두 소개하는 것이 제3장의 목적은 아니다. 건강증진에 대한 다양한 생각을 이해하기 위해 필요한 중요한 몇 가지 정의만 소개하도록 하겠다.

쉼터 3-1

일반인이 생각하는 건강의 정의: Blaxter의 영국인에 대한 표본조사

- **아프지 않거나 질병이 없는 상태**(Health as not ill/diseased) : 건강에 대한 전형적 견해로 건강은 감기에 걸리지 않았을 때 또는 피곤을 느끼지 않고 숨이 차지 않을 때이다. 몇몇의 사람들은 질병(disease)을 갖고 있지만 건강하다는 견해를 나타내기도 한다.
  - 나는 관절염 외에는 매우 건강하다
- **비축된 능력으로서의 건강**(Health as a reserve) : 몇몇 사람들은 건강을 비축된 능력(reserve)으로 간주한다.
  - 비록 누군가 아프지만, 금세 회복될 수 있을 것이다.
- **건강한 생활습관으로서의 건강**(Health as behaviour, health as 'the healthy life') : 다른 사람의 건강을 묘사할 때 주로 사용된다. 질병의 원인으로 '나쁜 습관'의 역할을 강조하는 사람들이 이러한 태도를 주로 보인다.
  - 나는 그 여자를 건강하다고 말하는데 왜냐하면 조깅을 하고 튀긴 음식을 먹지 않기 때문이다. 그 여자는 많이 걷고 술을 마시지 않는다.
- **신체단련으로서의 건강**(Health as physical fitness) : 젊은 사람들에게 특히 인기 있으며 노인들은 거의 선호하지 않는다. 남성들은 건강을 신체적 강인함(physical strength)과 신체단련(fitness)의 용어로 표현하는 경향이 있다. 날씬하다, 안색이 좋다, 눈이 총명하고, 머리에 윤기가 흐른다와 같이 여성들은 건강을 좀 더 외모와 관련하여 정의하는 경향이 있다. 전형적인 예는 다음과 같다.
  - 내 몸에 탄력이 있어, 나는 건강하다고 느낀다.
  - 나는 격렬한 활동을 하고 난 이후에도 피곤을 느끼지 않는다.
- **활력으로서의 건강**(Health as energy, vitality) : 어떤 일을 할 수 있는 신체적, 사회심리학적 측면의 에너지로 생각한다. 쉽게 일어날 수 있고 피곤을 느끼지 않고 잘 활동하며, 일하는데 에너지와 열정이 있고 대체적으로 기분이 좋은 것으로 나타낸다.
- **사회적 관계로서의 건강**(Health as social relationships) : 건강을 다른 사람들과의 관계

라는 측면에서 정의하는데, 여성들에게서 더 잘 나타나는 경향이 있다. 젊은 사람들은 이것을 가족과 좋은 관계를 유지하는 것으로 간주한다. 노인들은 다른 사람을 도와줄 수 있고 그 일을 즐길 수 있는 것으로 간주한다.
- 당신은 모든 사람이 친구인 것처럼 느껴.
- 나는 인생을 좀 더 즐기고, 일할 수 있고, 다른 사람을 도울 수 있어.

- **기능으로서의 건강**(Health as function) : 건강은 어떤 일을 할 수 있는 능력이며, 건강(health), 에너지(energy), 활력(vitality) 간에는 중복된 연관성이 있다. 노인들이 이러한 측면에 대해 더 많이 언급하는데 아마 일을 하는 것이 더 이상 당연시 여겨지지 않기 때문일 것이다.
  - 그 노인네는 81세인데 나보다 더 빨리 일을 하고 정원도 가꿀 수 있어.

- **심리적, 사회적 안녕으로서의 건강**(Health as psycho-social well-being) : 몇몇 사람들은 건강을 오로지 그들의 정신적 상태에 따라 정의한다.
  - 나는 건강은 당신이 행복하다고 느낄 때라고 생각한다.
  - 나는 행복하면 몸이 개운하다.

참고문헌 : Baum, 2008, 7쪽에서 인용

1) 질병의 부재 : 의학적 관점

일반적으로 근대의학의 생성기에 의사들이 이런 생각을 가지고 있다 해서 의학적 관점이라 불린다. 의학적 관점은 질병관리 시대에 주류를 이루던 사고방식으로서 "질병이 없는 상태"를 건강한 상태라고 정의한다.

구체적으로 설명하면 건강한 상태란 "정상적인 신체 상태, 예를 들어 육체적이거나 정신적인 질환이나 고통이 없고, 완전하여 신체의 각 부분이 고유한 생리적 기능을 수행할 수 있는 상태(the normal physical state, i.e., the state of being whole and free from physical and mental disease or pain, so that the parts of the body can carry on their proper function)"를 의미한다(Critchley, 1978). 즉, 마치 모든 부속품이 정상적으로 작동하는 기계처럼 신체의 각 부위가 효율적으로 작동하는 상태를 건강한 상태라고 보는 것이다. 여기에는 사회적, 도덕적, 심리적 요인이 개입할 여지가 없다. 이런 까닭에 의학적 모형을 기계적 모형이라고 사람들은 비판한다.

의학적 관점에서는 인구집단을 건강한 사람(질병이 없는 사람)과 건강하지 않은 사람(질병이 있는 사람)으로 나눈다. 이러한 점에서 의학적 관점은 건강과 질병을 이분법적으로 생각한다.

의학적 관점에서 질병이 발생하는 이유는 질병의 원인균이나 인체의 정상 기능에 필요한 특정 인자(호르몬 등)의 과·부족 때문이다〈그림 3-1〉. 따라서 과학의 발전을 통해 특정원인을 발견하고, 그 관리방법을 개발하게 되면 질병은 관리되고, 사람들은 건강하게 된다고 생각한다.

질병관리시대는 이와 같은 의학적 관점이 사람들의 사고를 지배하였던 시기라고 할 수 있다.

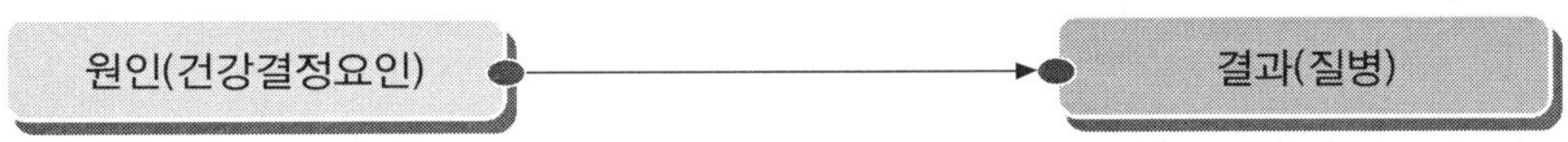

단일원인-단일결과 모형

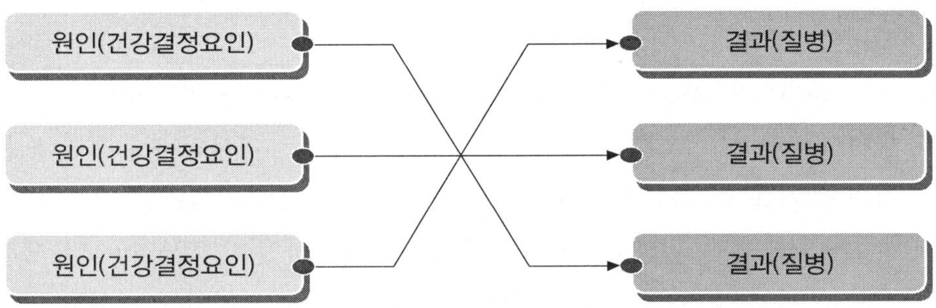

다원인-다결과 모형

그림 3-1. 결정요인과 건강/질병 간의 인과관계

2) 적극적인 건강을 중시하는 세계보건기구의 정의

단순히 질병이 없으면 건강한 것일까? 건강검진의 결과 질환을 발견하지 못하였으나 마라톤을 즐기는 노인과 계단을 조금만 올라가도 숨이 가쁜 중년 남성이 있다. 신체적 질환은 없으나 정신적 스트레스나 사회적 관계로 인해 고통을 받는 사람도 있다. 세계보건기구는 이러한 점을 고려하여 1948년 건강을 "단순히 질병이나 손상이 없는 상태가 아니라 신체적, 정신적, 사회적으로 완전한 안녕 상태(Health is a state of complete physical, mental and social well-being and not merely the absence of disease or infirmity)"라고 정의하였다.

세계보건기구는 신체적 영역을 넘어서서 정신적 사회적 영역까지 건강 개념을 확대함으로써 단순히 질병의 부재라는 부정적인(negative) 개념이 아닌 적극적인(positive) 건강 개념을 도입하였다. 그러나 세계보건기구의 건강의 개념은 건강과 행복(well-being), 또는 삶의 질을 동일시하며, 건강의 개념을 실체화하고, 측정하기가 어려워 건강수준 향상을 위한 실질적인 목표로 사용하기에는 어려운 점이 있다.

3) 사회적 역할의 수행 능력

사회학자인 Talcott Parsons는 일찍이 사람들의 건강 상태를 그들의 사회적 역할 및 업무 수행과 관련하여 기술하였다. 이는 의학적 모형이 인간을 외부 환경과 독립된 기계로 간주한 것과 달리 사람은 사회적 존재이므로 사람과 환경 사이의 상호 관계에 착안하여 건강을 정의하고자 한 것이다.

Parsons는 환자들은 자신의 정상적인 사회적 역할의 수행을 면제받되, 자신의 치료를 위해 노력하여야 할 의무를 부여 받는데, 구체적으로는 의사의 전문적인 도움을 청하고, 의사의 지시에 순응하여야 한다고 주장하였다(Parsons, 1951). 환자의 이러한 역할을 Parsons는 "환자 역할(sick role)"이라고 명명하였다. Parsons의 생각은 건강을 사회적 및 업무 수행 능력과 관련시켜 설명한 것인데, 이러한 견해는 다른 여러 보건사회학자들의 건강관에서도 나타난다.

일반인들도 사회적 및 업무수행능력과 결부하여 건강을 설명하고자 하는데, 이는 〈쉼터 3-1〉에 제시된 일반인의 건강관에서 엿볼 수 있다. 사회계층에 따라 사회적 역할이나 수행 업무가 상이하기 때문에 역할이나 업무수행능력으로서의 건강관은 계층에 따라 상이하게 나타날 수 있다. 예를 들어 노동계급은 생산활동을 하지 못하면 건강하지 못한 것이라 판단하는 반면, 상류계층은 여가 활동에 장애를 받는 경우도 건강하지 못하다고 생각하는 경향이 있다.

4) 삶의 질을 높이기 위한 수단(자원)

일찍이 아리스토텔레스는 사람들이 행복하게(well) 살기 위해서는 행복하게 살 수 있게 해 주는 수단이 필요하다고 하였다. 개인이 사회적 지위에 따라 차등적으로 소유하게 되는 세 가지의 선(Goods)은 다음과 같다(Aristotle, 1997).

① Goods of the body : 건강, 체력, 힘, 유연성

② Goods of the soul : 덕, 지능, 유머

③ External Goods : 부, 재물, 사회적 지위, 교육 등

아리스토텔레스의 선에 대한 생각에 따르면 건강이란 인간이 추구하는 최종적 가치가 아니라 행복하게 살기 위한 하나의 필요조건일 뿐이다.

이와 같이 건강을 인간이 성취하여야 할 최종 목적이 아니라 삶의 질을 높이기 위한 하나의 수단이나 구성요소로 보는 견해는 1980년대 중반부터 공중보건 분야에서 다시 나타나기 시작하였다.

1986년 오타와 헌장(WHO, 1986)에서는 건강을 "추상적인 어떤 상태가 아니라 목적에 대한 수단이며, 개인적, 사회적, 경제적으로 생산적인 생활을 가능하게 하는 자원(Health has been considered less as an abstract state and more as a means to an end can be expressed in functional terms as a resource which permits to lead an individually, socially and economically productive life)"이라고 정의함으로써 건강의 수단적 측면을 강조하였다.

1986년 캐나다 정부도 "Achieving Health for All : A Framework for Health Promotion"(Government of Canada, 1986)이라는 백서를 발표하였다. "Epp report"라고 불리는 이 백서에서 건강은 그 자체가 목적이 아니라 일상생활의 한 요소, 삶의 질을 구성하는 중요한 차원의 하나(health as a part of everyday living, an essential dimension of the quality of our lives)로 간주되었다. 이 경우 삶의 질이란 생활을 통해 만족을 얻을 수 있는 기회를 의미하므로 건강이란 "사람들로 하여금 그들의 환경을 조절하고, 나아가 변화시킬 수 있는 능력을 제공하는 자원(Health is thus envisaged as a resource which gives people the ability to manage and even to change their surroundings)"이라고 정의되었다.

이와 같이 건강을 (소극적이든, 적극적이든) 어떤 상태가 아니라 사람들이 성장하며, 지적 능력을 개발하고, 목표를 추구하는 능력(자원)으로 보는 견해는 건강을 "삶의 기회와 변화에 적응하고, 반응하고, 통제하는 사람들의 능력(the capacity of people to adapt to, respond to, or control life's challenges and changes)"이라 정의한 Frankish 등(1996)의 건강에 대한 정의에서 가장 잘 표현되어 있다.

건강이 삶의 질의 구성요소라면 삶의 질은 어떻게 구성될까? Raphael 등(1996)은 삶의 질은 인간생활에 중요한 세 가지 영역, 즉 존재(Being : "who one is"), 소속감(Belonging : connections with one's environment), 성취(Becoming : achieving personal goals, hopes and aspirations) 영역에서의 경험에 의해 결정된다고 보고, 이들 각각의 영역별로 삶의 질과 관련된 세부기준을 제시하였다〈표 3-2〉.

표 3-2. 삶의 질의 영역(Quality of Life Domains)

존 재	Who one is
육체적 존재	· 신체건강 · 개인 위생 · 영양 · 운동 · 단정한 차림새와 의복 · 외형
심리적 존재	· 심리적 건강과 적응 · 인지 · 감정
영적 존재	· 자존심, 자아인식, 자기통제 · 개인적 가치 · 행동기준 · 영적 믿음
소속감	**주변 환경과의 관계**
물리적 소속감	· 가정 · 직장 · 학교
사회적 소속감	· 이웃, 지역사회 · 가족 · 친구 · 동료
지역사회 소속감	· 이웃, 지역사회 · 적절한 소득 · 보건 및 사회서비스 · 취업 · 교육 프로그램 · 여가활동 프로그램 · 지역사회 이벤트와 활동
성 취	**개인적 목적, 희망, 소망의 성취**
실용적 생활에서의 성취	· 가정활동 · 유급활동 · 학교나 자원봉사 활동 · 건강이나 사회적 필요의 충족
여가활동에서의 성취	· 여가활동이나 스트레스 감소 활동
성장과 발전	· 지식이나 기술향상 활동 · 변화에 대한 적응

자료 : Raphael 등, 1996.

삶의 질 향상을 위한 도구나 자원으로서의 건강에 대한 정의는 후술하는 바와 같이 건강결정요인을 생리적, 개인적 결정요인으로부터 사회적, 제도적 결정요인으로 확장하는데 크게 기여하였다.

3 건강결정요인의 변화

건강결정요인(determinants of health)이란 개인과 사회의 건강에 영향을 미치거나 파급효과를 지닌 요인을 말한다(Wurzbach, 2002).

1) 고대사회의 건강결정요인에 대한 생각

히포크라테스 전집에 포함되어 있는「공기, 물, 땅에 관하여」에서는 환경과 질병의 관련성을 중요하게 다루고 있다.

> "의학을 연구하려는 사람이면 다음의 주제들을 알아야 한다. 첫째, 각 계절의 효과와 계절 사이의 차이점을 알아야 한다. 둘째, 나라 전체와 각 지방의 따뜻한 바람과 차가운 바람의 특수성을 연구해야 한다. 마지막으로, 물이 건강에 미치는 효과를 잊어서는 안 된다. … 그러므로 어떤 의사가 새로운 지역으로 왔을 때 그는 이러한 상황들을 모두 고려를 해야 하는 것이다. … 이것은 매우 중요하다(이종찬, 2009. 92쪽에서 재인용)."

(지리적) 환경과 질병, 건강의 관련성을 중시하는 사고는 19세기 중엽의 환경위생 개혁운동에 이르기까지 지속되었다. 그리고 이런 환경과 질병의 인과관계는 서구사회만이 아니라 전 세계적으로 통용된 생각이었다.

2) 근대사회의 특정병인론(特定病因論)

그러나 19세기 후반에 자연과학, 특히 세포학의 발전과 함께 질병은 특정병인에 의해 생긴다는 생각이 근대의학을 지배하게 되었고 이러한 생각은 20세기 전반까지 지속되었다. 그리고 특정병인론은 근대의학의 건강관(健康觀)에도 영향을 미쳐 앞에서 기술한 바와 같이 질병이 없는 상태를 건강이라고 생각하게 되었다. 물론 이 시기에도 사회의학적 사고를 지닌 개혁가들은 환경이나 사회경제적 상태가 인간의 건강과 질병에 중대한 영향을 미치며, 의과학적인 접근 이외에 사회제도적인 접근이 건강향상을 위해서는 필요하다는 생각을 실천해 왔으나 이들은 소수에 머물렀다.

3) 다차원적인 건강결정요인의 부활과 사회적 결정요인의 강조

20세기 전반까지 의료계를 지배하던 특정병인론은 20세기 후반에 다시 도전을 받게 되었다. 20세기 후반에 나타난 가장 큰 변화는 ① 특정병인론에 대한 비판으로 건강결정요인의 다차원성이 다시 인정되기 시작하였으며, ② 건강결정요인들 사이의 상호관련성에 대한 관심이 높아졌고, ③ 건강형평성이 중시되면서 소위 "건강결정요인의 근원적 요인(cause of causes)"이라고 불리는 사회적 결정요인의 중요성이 강조되기 시작하였다는 것이다.

20세기 후반에 건강결정요인의 인식에 변화를 초래한 중요한 계기는 다음과 같다.

(1) McKweon의 The role of medicine

McKweon(1979)은 잉글랜드와 웨일즈의 사망통계를 이용하여 급격한 사망률 감소를 경험한 19세기부터 20세기에 이르기까지 사망률 감소의 원인을 전염성 질환과 비전염성질환으로 나누어 분석하였다. McKweon에 의하면 결핵, 폐렴, 백일해 등 그가 분석대상으로 삼은 전염성 질환들의 사망률은 예방접종이나 항생제와 같은 약물치료, 심지어는 질병의 원인균을 발견하기 이전부터 감소하였다. 그는 그 이유로 영양개선이나 환경개선을 통한 전염성 균에의 노출 감소를 지적하였다. 또, 비전염성 질환의 감소에도 영양 상태와 환경위생의 개선, 행태의 변화가 큰 역할을 하였으며, 의학의 역할은 사람들이 믿는 것보다 크지 않다고 주장하였다.

McKweon의 주장은 의학기술의 발전을 통해 특정병인이 관리 가능해짐으로써 건강수준이 향상된다는 세간의 믿음을 뒤흔들었다.

(2) LaLonde 보고서

19세기부터 20세기에 이르기까지 사망률 감소의 원인을 분석한 McKweon과 달리 캐나다 정부는 왜 현재의 캐나다 국민들 모두가 평균수명만큼 살지 못하고 조기 사망하는가에 대한 이유를 구명하고자 하였다. 당시 보건성 장관이었던 Marc Lalonde의 이름을 따 흔히 "라론드 보고서"라고 불리는 1974년 발표된 "A new perspective on the health of Canadians : A working document"(Government of Canada, 1974)는 건강결정요인의 다차원성, 즉 다원인-다결과 관계를 실증적으로 입증한 최초의 국가 보고서로서 이후 세계 각국의 국가보건정책 수립에 큰 영향을 미쳤다.

라론드 보고서가 발표될 당시에는 서구 선진 각국은 의과학의 급속한 발전에 경도되어 모든 국민에게 최고의 의료서비스를 제공하면 국민 건강문제를 해결할 수 있다는 착시현상에 빠져 있었다. 그 결과 서구 각국의 보건정책은 의료보장과 의료자원의 공급에 치중되어 있었다.

라론드 보고서에서는 건강에 결정을 미치는 주요 요인을 "건강의 장(場) : health field)"이라는 용어로 표현하고 있는데, 주요 건강의 장으로 보건의료조직, 생물학적 요인, 환경, 생활습관의 4가지를 제시하였다.

① **보건의료조직**(health care organization) : 흔히 보건의료체계(health care system)라고 불리는 부분으로 보건의료서비스를 제공하는 인력과 자원의 양, 질, 배치, 그리고 관계 등을 의미한다.

② **생물학적 요인**(human biology) : 생물학적 기능 즉, 조직과 기관의 활동의 결과로 신체 내부에서 발생하는 신체적, 정신적 건강과 관련된 모든 측면을 의미한다. 유전적 소인, 노화 과정, 각종 신체 기관 등이 이에 해당된다.

③ **환경**(environment) : 사람의 외부에 존재하고 개인이 통제력을 미치지 못하거나 거의 못 미치는 자연적, 사회적 요인들을 의미한다. 식품, 의약품, 화장품, 식수, 각종 기기의 공급, 공해, 오염, 소음, 쓰레기 및 하수의 처리, 건강과 관련된 각종 사회 환경 등이 이에 해당된다.

④ **생활양식**(life style) : 개인이 통제력을 가지고 있으면서 건강에 영향을 미치는 의사결정들이 이에 해당된다.

라론드 보고서는 대부분의 국민의료비가 보건의료조직에 사용되는데 비해, 질병과 조기사망의 원인 대부분은 생물학적 요인, 환경, 생활습관이라는 세 가지 장, 그 중에서도 특히 생활습관에 의해 결정됨을 지적하고, 보건의료정책의 변화를 요구하였다.

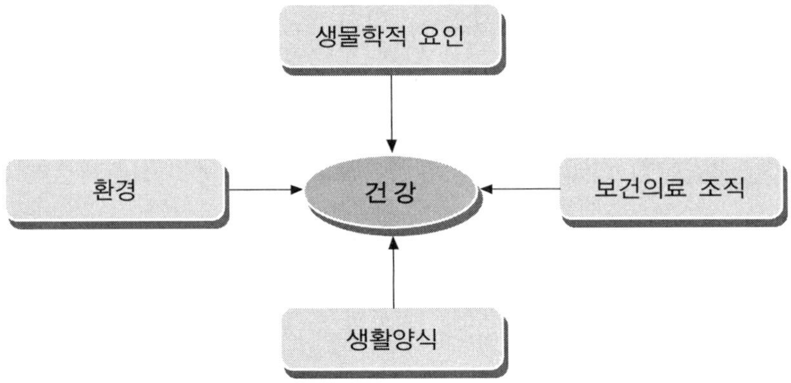

그림 3-2. 라론드 보고서에서 제시한 건강의 장(場)

이와 같이 라론드 보고서는 건강의 의학적 개념과 특정병인론에서 탈피하여 건강결정요인을 확장하였으며, 치료중심적인 보건정책을 변화시키는데 크게 공헌하였다. 그러나 생활양식의 중요성을 지나치게 강조하고, 환경과 생활양식과의 관련성에 대한 고려가 부족하다는 비판을 받았다.

(3) 세계보건기구 유럽지구의 "Health for All Targets : The Health Policy for Europe"

1985년 세계보건기구 유럽지구의 32개국은 "모든 사람을 건강하게 하기 위한 타깃(targets of health for all)"을 발표하였으며, 1991년 이를 수정하였다(WHO Regional office for Europe, 1993). 이 보고서에서는 건강결정요인, 특히 사회적, 경제적, 정치적 요인들의 영향에 대하여 폭넓게 다루고 있다. 이를 바탕으로 세계보건기구 유럽지구는 38개의 타깃을 작성하였는데 이는 다시 건강에 유익한 생활습관의 조장, 건강한 생활환경의 조성, 예방 및 치료를 위한 적절한 보건서비스의 제공 등으로 분류되었다.

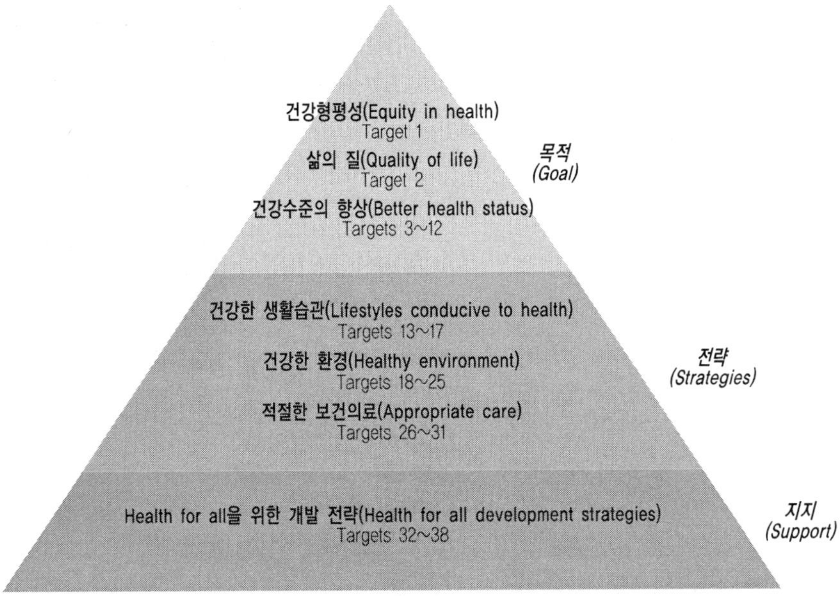

그림 3-3. 세계보건기구 유럽지구의 Health for All Targets

(4) 세계보건기구의 제1차 국제건강증진대회 : 오타와 헌장, 1986

1986년 캐나다 오타와에서 열린 세계보건기구의 제1차 국제건강증진대회에서는 건강을 위한 필요조건으로 평화, 주거, 교육, 식량, 소득, 안정된 생태계, 지속가능한 자원, 사회적 정의와 형평 등을 열거하였다.

(5) The Solid Facts

사회적 결정요인(social determinants)이란 건강에 영향을 미치는 사회적 환경과 제도를 말한다. 사회적 결정요인에 대한 정확한 인식은 건강한 공공정책 개발을 뒷받침하여 건강형평성을 확보하는데 도움을 준다.

Wilkinson과 Marmot는 1998년 "The Solid Facts" 제1판을 출간하였으며, 2003년 그동안의 역학적 성과를 집대성하여 제2판을 발간하였다(Wilkinson and Marmot, 2003). 이 보고서에서는 사회적 건강결정요인으로 다음의 10가지를 제시하고 있다.

① 사회적 격차(social gradient)

② 스트레스(stress)

③ 어린 시절(early life)

④ 사회적 배제(social exclusion)
⑤ 노동(work)
⑥ 실업(unemployment)
⑦ 사회적 지지(social support)
⑧ 중독(addiction)
⑨ 식량(food)
⑩ 교통(transport)

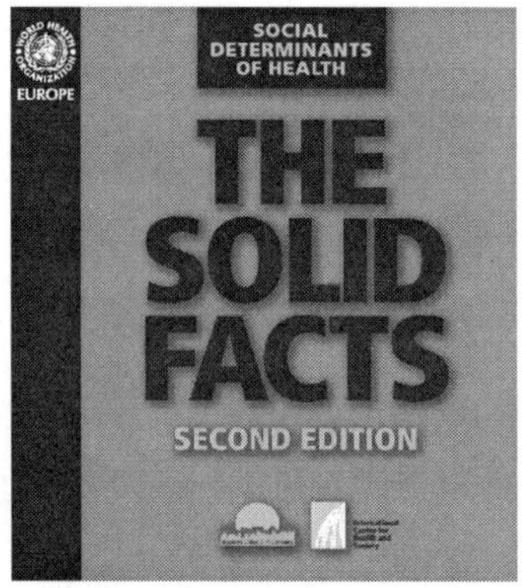

"The Solid Facts"가 사회적 건강결정요인에 대한 집대성이라고 볼 수는 없으나 이 문제에 대한 관심을 촉발시킨 것은 분명하다.

(6) 미국의 "Healthy People 2010"

미국은 국가보건계획인 "Healthy People 2010"에서는 건강결정요인을 아래와 같이 정리하였다(U.S. Department of Health and Human Services, 2000)〈그림 3-4〉.

① 개인의 생물학적 특성 : 개인의 유전적 소인, 가족력, 신체적 및 정신적 질환 문제 등
② 개인의 행태
③ 물리적 환경 : 건강에 유해한 외부 환경 또는 건강한 행동을 조장하는 외부 공간이나 환경
④ 사회적 환경 : 가족, 친구, 동료 및 지역사회 구성원과의 교류, 학교, 종교기관, 작업장 등 사회기관, 주택, 교통, 지역사회 내의 폭력 등
⑤ 정책 : 건강과 관련된 각종 공공 정책
⑥ 양질의 보건의료서비스에 대한 접근성 : 보건의료제공자가 제공하는 서비스뿐만이 아니라 다른 기관이나 인물로부터 제공받는 정보나 서비스도 포함

"Healthy People 2010"에서는 건강결정요인간의 상호 연관성에 대해 특히 강조하였다. 즉, 개인의 건강행태와 생물학적 특성은 상호 영향을 미친다. 흡연은 호흡 곤란을 유발하고 호흡기의 증상은 사람들로 하여금 금연을 결심하게 한다. 심장병 가족력

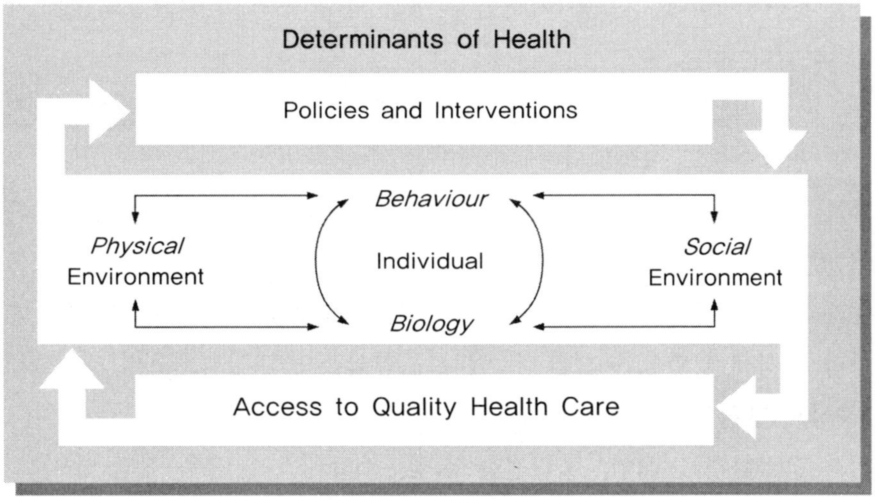

그림 3-4. 미국의 "Healthy People 2010"에 제시된 건강결정요인

이 있으면 식사에 주의하게 되고, 운동을 하게 되며, 그 결과 심장병 발생을 예방할 수 있게 된다. 이와 같이 담배, 약물남용, 식이나 운동 같은 건강행태는 개인의 생물학적 특성을 변화시키고, 질병에 대한 고위험요인을 가진 개인은 건강한 생활습관을 가지게 된다. 또, 개인의 생물학적 특성과 행태는 다른 개인들과의 교류, 그리고 물리적, 사회적 환경과의 접촉을 통해 건강에 영향을 미친다. 물론 정책과 사회적 개입을 통해 개인이나 환경과 관련된 건강결정요인, 그리고 양질의 보건의료서비스에 대한 접근성을 향상시킴으로써 건강수준을 향상시킬 수 있다.

(7) 캐나다의 "Toward a Healthy Future"와 "Population Health Approach"

1974년의 라론드 보고서 이후 축적된 과학적 근거를 바탕으로 캐나다는 1999년 국민의 건강수준과 건강결정요인에 대해 상세히 기술한 "Toward a Healthy Future – Second Report on the Health of Canadians"라는 보고서를 발간하였다.[13] 이와 함께 캐나다 정부는 전체 국민의 건강수준을 향상시킴과 동시에 인구집단간의 건강수준의 불균형을 감소시키기 위한 전략으로 "Population Health Approach"를 추진

13) http://www.phac-aspc.gc.ca/ph-sp/report-rapport/toward/pdf/toward_a_healthy_english.PDF

하기로 하였다.[14] 캐나다 정부는 이러한 과정을 통해 주요 건강결정요인을 아래의 12가지로 정리하였다.[15]

① 소득과 사회적 지위 : 가장 중요한 건강결정요인이다. 소득과 사회적 지위가 상승하면 건강수준도 향상된다.

② 사회적 지지 네트워크 : 가족, 친구, 지역사회로부터의 지지가 건강수준과 연관되어 있다.

③ 교육과 지적 능력 : 교육은 소득과 직업의 안정성을 증가시킬 수 있는 기회를 제공함과 동시에 상황을 통제할 수 있다는 인식을 증대시킴으로써 개인의 건강수준을 향상시킨다.

④ 직업과 근로환경 : 실업, 불완전한 취업, 스트레스가 많은 직업 등이 건강을 손상시킨다. 자신의 작업환경에 대해 통제할 수 있고, 스트레스가 적은 직업을 가진 사람이 그렇지 않은 사람보다 건강하고 오래 산다.

⑤ 물리적 환경 : 대기, 수질과 같은 물리적 환경요인들이 건강에 중요한 영향을 미친다. 또 주택이나 작업장 안전, 지역사회나 도로의 설계 등과 같은 인공 환경 역시 중요하다.

⑥ 사회적 환경 : 사회적 환경은 건강을 위한 선택이나 생활양식을 가능하게 하고 지지한다.

⑦ 생물학적 및 유전학적 자질 : 신체의 생물학적 및 조직학적 구성이 건강을 결정하는 기본적 요인이다. 유전적 자질은 건강에 영향을 미치는 개인의 다양한 반응에 선천적으로 영향을 미치고, 특정질환의 발병에도 관여한다.

⑧ 개인의 건강관리 방식과 적응 기술 : 적극적인 건강관리 방식을 조장하고, 적응기술을 개발할 수 있는 환경을 통해 건강한 생활습관의 선택이 가능해지고, 현대

---

14) http://www.phac-aspc.gc.ca/ph-sp/pdf/tad-eng.pdf,
http://www.ssdha.nshealth.ca/A%20POPULATION%20HEALTH%20APPROACH%20ARTICLE.pdf
http://www.ncbi.nlm.nih.gov/pmc/articles/PMC1551956/?log%24=activity
http://www.phac-aspc.gc.ca/ph-sp/determinants/determinants-eng.php#unhealthy

15) http://www.phac-aspc.gc.ca/ph-sp/determinants/determinants-eng.php
http://www.chr.ab.ca/bins/content_page.asp?cid=5073-5101-10990-12286

생활의 스트레스에 대처할 수 있게 된다.

⑨ 아동기의 건강한 성장 : 산전 및 어린 시절의 경험이 이후의 건강과 적응 능력에 영향을 미친다.

⑩ 보건서비스 : 보건서비스, 특히 건강을 증진·유지하고, 질병을 예방하며, 건강과 기능을 회복하도록 고안된 보건서비스가 집단의 건강에 영향을 미친다.

⑪ 문화 : 소외, 낙인찍기, 언어나 문화에 대한 경멸, 문화적으로 적절한 보건의료서비스에 대한 접근 장벽 등이 있으면 추가적인 건강위험에 노출된다.

⑫ 사회적 성(Gender) : 성에 따른 사회적 역할의 규범에 의해 보건의료체계의 관행과 우선순위가 결정된다.

4) 건강결정요인의 정리

1970년대 이후 건강결정요인에 대한 이해가 증대됨에 따라 ① 건강결정요인을 복합적으로 생각하게 되었다. ② 건강결정요인들 사이의 상호관련성에 대한 관심이 높아졌다. ③ "건강결정요인의 근원적 요인(cause of causes)"이라고 불리는 사회적 결정요인의 중요성이 강조되기 시작하였다.

표 3-3. 주요 보고서에서 제시하는 건강결정요인

라론드 보고서	Solid Facts	캐나다	미국
보건의료조직 생물학적 요인 환경 생활양식	사회적 격차 스트레스 어린 시절의 경험 사회적 배제 노동 실업 사회적 지지 중독 식량 교통	소득과 사회적 지위 고용 교육 사회적 환경 물리적 환경 어린 시절의 성장과 발육 개인의 건강 기술과 적응 능력 보건의료서비스 사회적 네트워크 생물학적 및 유전적 자질 사회적 성(gender) 문화	개인의 생물학적 요인 개인의 행태 물리적 환경 사회적 환경 정책 양질의 보건의료서비스에 대한 접근성

이러한 경향을 반영하여 다양한 건강결정요인과 그들 사이의 상호관련성을 하나의 틀로 정리하기 위한 노력이 이루어져 왔다. 이 중 Dahlgren과 Whitehead(1991)가 건강결정요인을 아래와 같이 5가지 군으로 분류한 모형이 가장 널리 인용되고 있다〈그림 3-5〉.

① 생물학적 결정요인 : 유전적 소인, 성, 연령 등
② 생활습관
③ 사회적 및 지역사회 네트워크
④ 생활 및 작업환경 : 근로환경, 교육, 위생, 주택, 실업, 보건서비스, 식품과 식수 공급
⑤ 전반적인 사회경제적, 문화적, 환경 상태

한편 사회적 결정요인에는 소득, 실업, 교육과 같은 사회경제적 상태, 사회적 형평성, 물리적 및 사회적 환경, 네트워크와 사회적 지지 등이 주로 포함되었으나 최근 Aday

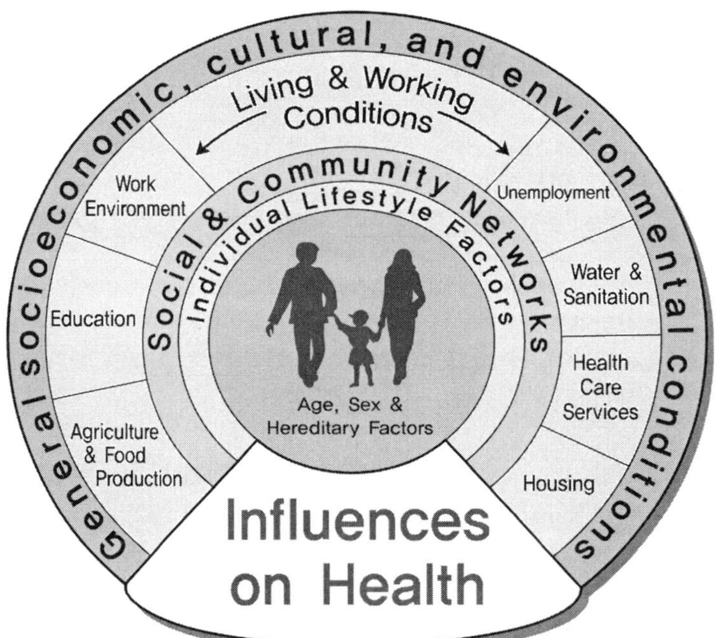

그림 3-5. Dahlgren과 Whitehead가 제시한 건강결정요인의 틀
자료 : Dahlgren and Whitehead(1991)

(2005) 등은 국민 건강향상을 위한 근본적 결정요인(fundamental determinants)을 지속가능한 성장, 인간자본, 사회자본 등의 개념을 도입하여 아래와 같이 확장하였다.

① **천연자원**(Natural capital) : 환경 등을 지속가능한 개발이 가능하도록 활용
② **인간자본**(Human capital) : 교육 등을 통해 인적 자원 개발
③ **물질자본**(Material capital) : 경제성장과 부의 배분
④ **사회자본**(Social capital) : 사회적 네트워크와 지지, 지역사회 가치의 변화, 지역사회 역량강화 등

4 건강의 정의와 건강결정요인의 변화가 보건사업에 미친 영향

건강 향상은 건강증진의 목적이며, 건강결정요인의 변화는 건강증진의 목표이다. 따라서 건강이나 건강결정요인에 대한 인식이 변하면 건강증진의 기본 틀과 전략이 변할 수밖에 없게 된다. 이러한 맥락에서 지금까지 살펴본 건강의 정의 및 건강결정요인에 대한 인식의 변화가 국민 건강증진의 전략, 특히 건강증진정책 수립이나 사업개발에 어떤 영향을 미쳐 왔는가를 살펴보도록 하자.

1) 건강은 모든 사람의 책임이 됨

건강의 정의가 질병이 없는 상태로부터 육체적, 정신적, 사회적으로 완전한 상태, 또는 삶의 질을 높이기 위한 자원으로 변화함에 따라 건강이 모든 사람의 관심사이자 책임으로 변하였다.

질병관리를 목표로 하던 시대, 즉 의학적 모형이 지배하던 시대에는 사람들을 환자와 건강한 사람으로 구분하여 전자만을 보건사업의 대상자로 간주하였다. 〈그림 3-6〉에서 중간(neutral)이라고 표시된 지점의 왼쪽이 질병이 있는 상태인데, 과거에는 이 부분에 대해서만 높은 관심을 보인 것이다. 그리고 환자에 대한 건강관리의 책임을 의료전문가에게 부과하였다.

하지만 건강을 완전한 상태라고 정의하게 되면 사람들을 건강한 사람과 건강하지 않은 사람으로 양분하는 것이 불가능해지고, 건강관리의 책임을 의료인들에게 부과하는

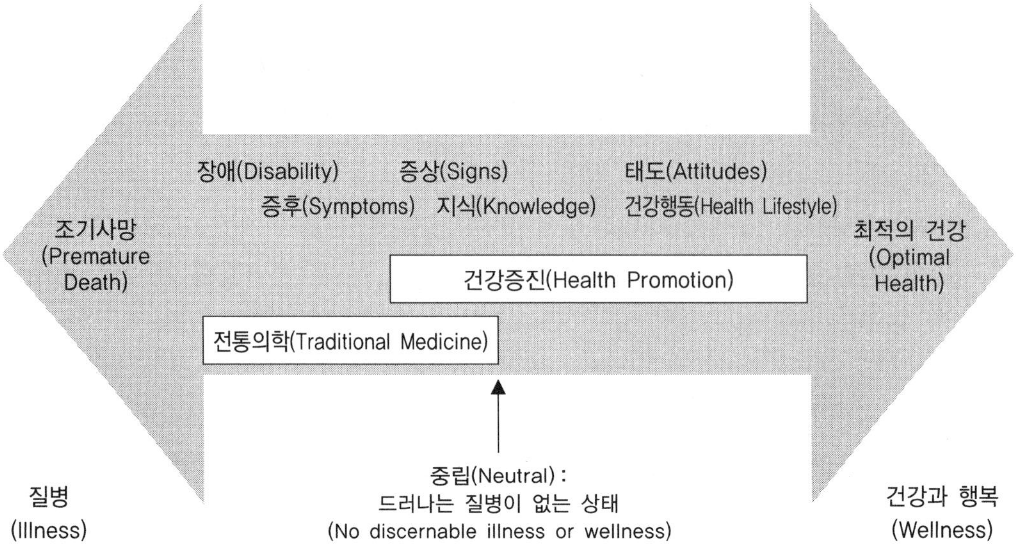

그림 3-6. 건강과 질병의 연속성

것도 어려워진다. 질병이 없어 의학적으로 건강한 상태라도 기능의 수행능력에 따라 덜 건강한 상태와 더 건강한 상태로 분류가 가능하다. 예를 들어보자. 건강한 중년 남자가 운동을 시작하였다. 그 전에는 계단을 빨리 오르면 숨이 가빴으나 운동을 시작하고 몇 달이 지나자 과거보다 훨씬 빨리 계단을 오르고도 숨이 차지 않게 되었다. 중년 남자는 이럴 때 자기가 과거보다 더 건강해졌다고 느낄 것이다. 2시간 5분의 세계기록을 가지고 있는 마라톤 선수도 더 빨리 달리고 싶은 욕구를 가지고 있다. 이렇게 이상적 건강수준은 끝이 없다. 따라서 사람들은 건강한 사람과 건강하지 않은 사람으로 구분되는 것이 아니라 이상적 건강상태와 사망의 선상에 연속적으로 위치해 있다고 보는 것이 타당하다〈그림 3-6〉.

사람들이 이상적인 건강상태로 나아가고자 한다면 건강한 사람도 건강증진을 위한 노력이 필요하게 된다. 그런데 건강을 위한 이러한 일상적 노력은 모든 사람들의 관심과 책임 아래 이루어지는 것이지 특정 전문가의 영역이 될 수 없다. 그 결과 건강은 모든 사람의 관심사가 되고, 건강관리의 책임도 모든 사람이 져야 한다.

2) 과학적 근거가 중요해짐

건강은 그 자체가 목적이 아니라 삶의 질 향상과 같은 인류가 궁극적으로 추구하는 목표를 달성하기 위한 수단의 하나라면 건강을 위해서는 무엇이라도 할 수 있고, 하여야 한다는 생각은 더 이상 공감대를 형성하기 어렵다.

의학적 모형이 지배하던 시기에는 사람들, 특히 의료인들은 건강이 가장 중요한 가치라고 생각하였기 때문에 환자가 처해 있는 사회적 상황(context)을 일단 배제하고, 질병 치료를 최우선과제로 삼았다. 그러나 건강을 삶의 목표를 추구하기 위한 도구나 자원으로 간주하게 되면 건강도 상충하는 여러 가치 중 하나일 뿐이다. 따라서 삶의 목표 추구에 더 효과적으로 기여할 수 있는 가치(소득, 여가활동 등)가 있으면 건강보다 이런 가치의 추구가 우선시될 수밖에 없다.

건강증진사업이 비용-효과적이어야 한다는 주장은 바로 건강이 수단의 하나일 뿐이라는 생각에 뿌리를 두고 있다. 그 결과 건강증진 정책이나 사업의 비용-효과에 대한 관심이 높아지고, 과학적 근거가 중시되고 있다.

3) 건강관리를 위한 협조와 네트워크가 중요해짐

확대된 건강결정요인의 관리를 위해서는 종합적이고 포괄적인 접근이 필요하다. 우리는 앞에서 건강결정요인에 대한 인식의 변화를 통해 사회적 요인의 중요성이 증가되었음을 살펴보았다. 그런데 사회적 요인의 관리는 개인이나 보건분야 단독의 노력만으로는 불가능하다. 그 결과 부문간 협조(intersectoral cooperation), Networking 등이 보건사업의 중요한 전략으로 대두되었다.

4) 건강문제에 대한 수평적 의사결정과 지역사회 역량강화가 중시됨

건강이 모든 사람의 관심사가 되어야 하고, 건강관리의 책임을 모든 사람이 져야 한다는 것은 이미 지적하였다. 그리고 사회적 요인의 관리는 개인의 노력만으로는 불가능하다는 것도 지적하였다. 그렇다면 누가 건강관리 문제에 대한 의사결정을 주도하여야 하는가?

건강관련 정책의 변화, 사회적, 물리적 환경의 개선 등은 반드시 손해를 보는 사람과 이익을 보는 사람을 낳게 마련이다. 이렇게 서로 이익이 상충하는 사회적 문제를 다룸에 있어 전문가의 합리적 판단이 사회적 이익을 극대화하므로 전문가의 의사결정에 해결을 맡겨야 한다는 주장은 더 이상 설득력을 발휘하지 못하고 있다. 오히려 문제의 해결을 집단적 의사결정에 맡기되 절차의 합리성을 보장하여야 할 경우가 많아졌다. 결과적으로 건강문제에 대한 의사결정이 과거 전문가들이 결정하여 상명하달(top-down) 방식으로 진행되던 형태에서 주민과 지역사회의 조직과 기관들이 수평적 관계 속에서 협력하여 해결하는 소위 하의상달(bottom-up) 방식으로 전환되어야 하게 되었다.

그리고 이 경우 지역사회의 역량강화가 선행되지 않으면 올바른 의사결정이 이루어질 수 없다. 따라서 오타와 헌장에서는 건강증진을 "사람들로 하여금 그들의 건강에 대한 통제력을 증가시키고 건강수준을 개선시킬 수 있는 능력을 배양시키는 과정"이라고 정의하였던 것이고, 최근에는 건강증진하면 바로 지역사회 역량강화라는 등식이 생겨나게 된 것이다.

5 정 리

건강증진의 정의는 건강의 개념과 건강결정요인에 대한 이해를 바탕으로 변화하여 왔다. 첫째, 건강의 정의는 질병이 없는 상태로부터 건강과 질병의 연속성이 강조되기 시작하였고, 건강증진사업의 대상은 환자나 고위험군에서 건강한 사람으로 확대되었다. 둘째, 건강은 그 자체가 목적이 아니라 인류가 궁극적으로 추구하는 목표를 달성하기 위한 수단의 하나라는 생각이 확산되면서, 건강증진사업에 대한 과학적 근거가 중시되고 있다. 셋째, 건강을 결정하는 요인이 개인행태, 물리적 환경 및 사회적 환경 등으로 확대되면서 건강증진사업에서 종합적이고 포괄적인 접근이 강조되기 시작하였고, 부문간 협조, Networking 등이 중요한 전략으로 대두되었다. 마지막으로 건강관리 책임이 전문가로부터 주민과 지역사회로 전환되었다.

제 4 장 건강증진의 과정 - 대상과 활동 -

학습목표

- 사회생태학적 관점에서 건강증진의 대상을 이해한다.
- 건강증진의 활동을 유형화할 수 있다.
- 개인이나 집단, 사회의 가치관이 건강증진의 활동에 어떤 영향을 미치는 지를 이해한다.

학습내용

- 건강증진의 대상
- 건강증진의 활동
- 건강증진활동의 유형화
- 건강증진활동과 정치이념

건강증진의 대상, 활동, 과정, 목표와 목적 사이의 관계를 체계적으로 기술한 모형을 논리적 모형(logic model)이라 한다는 것은 제3장에서 설명하였다. 제3장에서는 건강증진의 논리적 모형 중 목적과 목표에 해당하는 건강과 건강결정요인에 대한 인식이 어떻게 변화하였으며, 이러한 변화가 건강증진에 어떻게 영향을 미쳤는지에 대해서 알아보았다. 제4장에서는 건강증진의 대상이 의료서비스의 대상과 어떻게 다른지 생태학적 관점을 이용하여 살펴보겠다. 오타와 헌장에서 제시한 건강증진의 활동과 전략에 대해서도 구체적으로 살펴보겠다. 마지막으로 건강증진의 활동을 유형화하고, 개인이나 집단, 사회의 가치관이 건강증진활동의 유형과 어떤 연관이 있는지를 고찰할 것이다.

1 건강증진의 대상

건강결정요인에 대한 설명에서 살펴보았듯이 건강에는 다양한 개인적, 사회적 차원의 요인들이 영향을 미친다. 따라서 건강증진의 대상도 개인의 건강습관 뿐만 아니라 조직의 규칙, 규범이나 문화, 그리고 지역사회의 물리적, 사회적 환경이나 정책과 제도를 포함한다.

〈표 4-1〉에 건강증진의 다양한 대상을 차원별로 정리하였다. 그런데 건강은 다양한 차원으로부터 영향을 받는다는 사실이외에 우리가 주목하여야 할 또 하나의 사실이 있다. 건강에 영향을 미치는 각 차원 및 제반 요인 사이에는 상호 작용과 의존성이 있다는 것이다. 이와 같이 개인과 개인을 둘러싸고 있는 환경의 상호작용을 중시하는 시각을 우리는 사회생태학적 관점(social ecological perspective)이라고 한다.

쉼터

사회생태학적 관점 : 건강을 위한 통합적 접근

사회생태학적 건강의 개념은 1980년대에 나타났다. 사회생태학적 관점에서는 사람의 건강은 다양한 요인에 의해 영향을 받는다고 생각한다. 사람들과 사회적, 물리적 환경과의 관계에 대해서 주목하고, 문화, 역사, 가족, 지역사회서비스와 교통, 의료, 학교 같은 하부구조가 건강에 미치는 영향을 고려한다.

Kickbusch(1989)는 질병을 진단하고 치료하기 위한 의과학 기술은 상당한 수준에 이르렀다고 주장한다. 또 사람들의 건강관련행태를 이해하기 위한 지식기반도 상당히 많이 축적되었다. 이러한 지식과 기술로 인해 우리는 질병이나 고혈압, 지방섭취, 콜레스테롤 같은 위험요인에 집중하게 되었다. 그리고 사람들이 살고 있는 환경적 맥락은 관심의 대상에서 제외되었다.

사회생태학적 관점은 건강과 복지에 영향을 미치는 저변에 놓여 있는 사회적 및 지역사회 요인을 시정하는 쪽으로 시각을 전환하고자 한다. 사회생태학적 관점에서는 주택, 교통, 지역사회 시설, 교육 그리고 복지 같은 측면을 고려한다. 그리고 한 지역사회에서 이루어진 일들이 다른 지역사회에 미치는 영향에 대해서도 주목한다.

Kickbusch(1989)에 의하면 "생태학적 접근은 건강을 개인의 건강행태/선택모형으로부터 벗어나서 광범위한 지역사회의 문제에 관심을 가지도록 한다. 생태학적 모형은 다음과 같은 간단하면서 기본적인 질문으로부터 시작한다. : 건강은 어디에서 만들어지는가?(where is health created?) 생태학적 답은 – 일상생활의 말 속에서이다. 즉 건강은 사람들이 살고, 사랑하고, 일하고, 즐기는 곳에서 만들어진다. 건강은 사람들이 서로 교류하고, 환경과 조우하는 과정을 통해 사람들에 의해 만들어진다. 공중보건전략의 결과는 (질병의 범주로 부터가 아니라) 건강이 만들어지는 일상생활의 터로부터 시작되며, 개별 삶의 터의 건강잠재력을 강화함으로써 나타난다.

사회생태학적 접근은 개인과 지역사회가 강력한 네트워크를 개발하고, 이를 통해 그들이 살고 있는 지역사회와 환경의 건강수준을 향상시키기 위한 행동에 나설 것을 요구한다. 이렇게 되면 개인의 건강수준은 향상될 것이다.

자료 : St Leger, 2006

사회생태학적 관점의 세 가지 중요한 가정은 다음과 같다(Sallis 등, 2008).

첫째, 개인이나 집단의 행태는 다양한 수준에 속하는 요인에 의해 복합적으로 영향을 받는다. 행태에 영향을 미치는 요인은 개인적 수준, 개인간 수준, 지역사회 수준으로 분류된다〈표 4-1〉. 유방암 검진(mammogram)을 받지 않는 여성을 예로 들어 보자. 이 여성은 개인적 수준에서는 암을 발견하는 것이 두려워 검진을 받지 않았을 수 있다. 개인간 수준에서 보면 의사가 이 여성에게 암 검진을 권유하는 것을 등한시했거나, 암 검진이 필요 없다고 친구가 말했을 수도 있다. 조직차원에서 보면 방사선 전문의가 부족하여 암 검진예약을 하기 어려웠을 수도 있다. 또 정책적 차원에서 보면 건강보험이나 국가로부터 암 조기검진 혜택을 받지 못하여 비용을 부담하기 어려웠을 수도 있다. 이 여성이 암 조기검진을 받지 않은 것은 이와 같은 여러 가지 요인으로부터 초래된 것이다.

둘째, 행태에 영향을 미치는 요인들은 서로 영향을 미친다. 개인의 행태는 사회적 환경으로부터 영향을 받는 동시에 영향을 미치기도 한다. 고지혈증을 지니고 있으나 직장 내 식당이 처방받은 대로 식사를 할 수 있도록 음식을 제공하지 않아 어려움을 겪고 있는 직장인을 예로 들어보자. 의사의 처방에 순응하기 위해서 이 직장인은 식당관리자에게 메뉴를 변경해 줄 것을 요구하는 등 식사 환경을 변화시키기 위해 노력하거나 다른 곳에서 식사를 할 수 있다. 만약 이 직장인을 포함한 상당수의 동료들이 다른 곳에서 식사하기로 결정한다면 직장 내 식당 운영자는 수익을 유지하기 위해 식단을 변경할 수밖에 없을 것이다. 따라서 식당 환경이 직장인으로 하여금 식사 습관을 강요하지만, 직장인의 식사 습관이 마침내 식당에 변화를 초래할 수도 있는 것이다.

표 4-1. 건강증진의 대상 : 사회생태학적 관점

개념		정의
개인적 수준 (intrapersonal levels)		지식, 태도, 믿음, 기질과 같은 행동에 영향을 주는 개인적 특성
개인간 수준 (interpersonal level)		대인간 과정이나 사회적 정체성, 지지, 역할을 규정해주는 가족, 친구, 동료 등을 포함한 일차적 집단
지역사회 수준 (community level)	조직 요인 (institutional factors)	행동을 제약하거나 조장하는 규칙, 규제, 시책, 비공식적 구조
	지역사회 요인 (community factors)	개인, 집단, 조직 간에 공식적, 비공식적으로 존재하는 네트워크, 규범 또는 기준
	공공정책 (public policy)	질병예방, 조기발견, 관리 등 건강관련 행동과 실천을 규제하거나 지지하는 각급 정부의 정책과 법률 및 조례

자료 : Rimer와 Glanz, 2005.

셋째, 행태를 변화시키기 위해서는 여러 수준에서 개입하는 것이 효과적이다. 사회생태학적 관점에 따르면 한 수준만을 대상으로 한 개입은 강력하거나 효과가 지속적이지 못하다. 개인적 수준만을 대상으로 한 접근은 단기적인 효력밖에 보여주지 못하였다. 개인의 믿음과 행동 기술을 변화시키기 위한 교육적 접근은 정책과 환경이 지원할 때 더 효과적이었다. 환경변화만으로는 행동을 바꾸는데 부족할 수 있다. 의사소통, 교육 및 동기강화 캠페인이 동시에 제공될 때 환경변화의 효과가 강화된다.

사회생태학적 관점에 의하면 건강증진의 대상은 〈표 4-1〉에 제시된 개인적 수준, 개인간 수준, 지역사회 수준 모두이다. 제2장에서 배웠듯이 의학적 모형은 개인의 생리학적 요인을 중시하므로 사회생태학적 관점을 따르는 건강증진과는 대상에 있어 확연한 차이를 보인다.

앞으로 자세히 설명하겠지만 개인, 개인간, 지역사회 수준에서 적용되는 건강증진 활동은 다음과 같다〈그림 4-1〉.

① **개인 수준** ; 개인의 지식, 태도, 신념, 동기, 자아, 행태에 영향을 미치는 개인의 특성을 변화하기 위한 동기화나 맞춤식 교육이나 상담이 중심이 된다.

② **개인간 수준** ; 개인은 사회적 관계에 따라서 건강행동을 용이하게 할 수도 있고

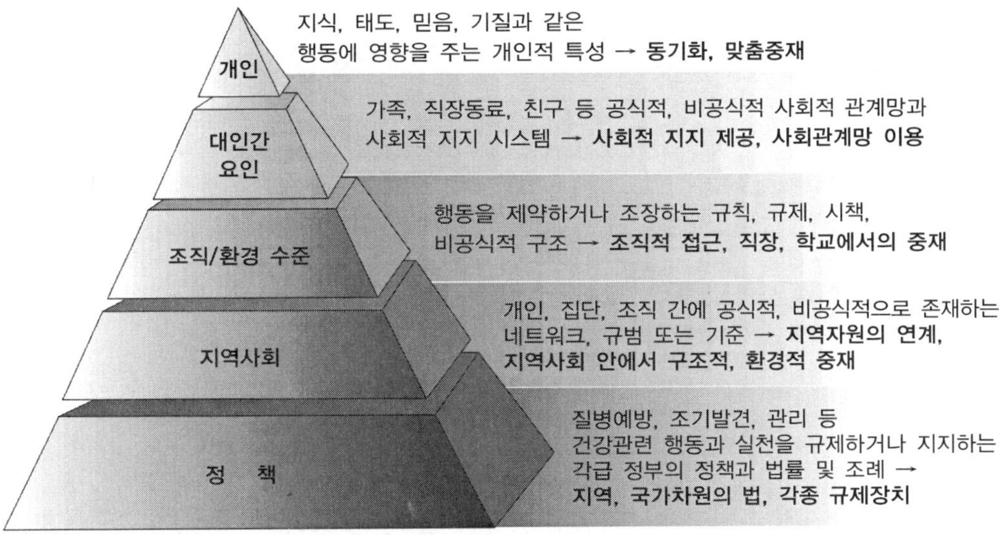

그림 4-1. 사회생태학적 관점에 따른 건강증진의 대상과 활동

아닐 수도 있다. 따라서 건강상태와 행위에 영향을 주는 사회적 지지와 사회관계망을 강화하려고 한다.

③ **조직 수준** ; 조직 내에 들어가면 개인은 조직의 규범과 질서에 예속되게 된다. 따라서 조직의 구조, 규범, 질서를 건강증진적으로 만드는 것이 중요한 과제가 된다.

④ **지역사회 수준** ; 지역사회의 역량강화, 주민참여, 지역사회 각 부분과의 연계와 협력강화 등이 중요 관심사이다.

⑤ **정책수준** ; 건강을 위한 정부 차원의 조례나 법 제정이나 각종 유인/규제조치를 통하여 건강증진 활동을 지원한다.

쉼터

사회생태학적 모형을 이용한 폭력 예방 :
미국 CDC, ODVN(Ohio Domestic Violence Network)

폭력은 진공상태에서 벌어지는 것이 아니다. 사회생태학적 모형에서 가정하는 건강에 영향을 미치는 4가지 수준, 즉 개인, 개인간 관계(가정), 지역사회, 그리고 사회(국가)에 내재해 있는 각종 요인들이 폭력의 지속에 영향을 미친다(Dahlberg and Krug 2002). 각 수준에 속하는 요인들은 상호작용하고 서로를 강화시키기 때문에 폭력의 예방과 감소를 위해서는 통합적인 사회적 변화가 요구된다. 만일 단일 수준의 요인들을 변화시키는 데에 전념한다면 큰 폭의 폭력 감소는 나타나지 않을 것이다.

아래에 사회생태학적 관점에서 가정 폭력과 청소년 폭력을 예방하거나 감소시키려는 시도 두 가지를 소개하였다. 각각의 예는 폭력의 원인을 사회생태학 모형의 4가지 수준별로 구명하고 이러한 원인의 변화에 필요한 전략을 제시하고 있다.

여러분은 아래의 예를 통해 폭력의 예방과 감소에 필요한 통합적인 접근에 대해 이해할 수 있을 것이다. 나아가 사회생태학적 모형을 적용하여 건강문제 해결을 위한 통합적인 접근방법을 개발할 수 있는 능력을 향상시킬 수 있을 것이다.

① 개인

폭력의 피해자나 가해자가 될 가능성을 높이는 생물학적 요인이나 개인적 경험을 확인한다. 예로서 연령, 교육수준, 소득, 약물남용 경험 등이 있다. 예방 전략으로는 폭력을 예방하는데 필요한 태도, 믿음, 행태를 향상시킬 수 있는 교육이나 생활 기술 습득과 같은 기전이 추천된다.

② 개인간 관계(가정)

개인간 관계 차원에서는 피해자나 가해자로서 폭력을 경험할 가능성을 높일 수 있는 밀접한 관계에 대해 검증한다. 개인이 속한 사회적 집단의 동료, 파트너, 가족들이 개인의 행태와 경험에 영향을 미친다. 예방 전략으로는 모니터링, 갈등을 감소시키고, 문제해결 기술을 향상시키며, 건강한 대인관계를 촉진하는 또래(동료) 프로그램 등이 권장된다.

③ 지역사회

세 번째 수준은 학교, 직장, 이웃과 같은 삶의 터를 다룬다. 삶의 터를 통해 사람들은 사회적 관계를 유지하며, 폭력의 피해자나 가해자가 될 가능성과 관련된 삶의 터가 지닌 특성을 공유하게 된다. 예방 전략은 특징적으로 삶의 터의 분위기, 과정, 정책에 영향을 주도록 고안된다.

④ 사회(국가)

폭력을 조장하거나 억제하는 광범위한 사회적 요인들에 대해 검토한다. 사회규범이나 문화 등이 해당된다. 이외에 사회계층사이의 경제적 사회적 불평등에 영향을 미치는 보건, 경제, 교육 및 사회정책이 포함된다.

사례 1: 사회생태학적 모형을 이용한 가정폭력 예방

	개인	개인간 관계/가족	지역사회	국가(사회)
원인	· 사회적 성의 역할(gender role)에 대한 태도 · 권력과 통제의 사용 · 가정 내 폭력	· 데이트 중 폭력을 지지하는 또래와의 교류 · 권력과 갈등의 통제 · 폭력적 패턴의 대인간 의사소통	· 가정 폭력에 대한 일반적인 관용 · 가정 폭력이 문제라는 것에 대한 부정 · 가정 폭력을 지지하는 태도나 성적 규범	· 가정 폭력에 대한 제도적 용인 · 여성에 대한 폭력을 찬양하는 역사적 경향 · 성적 불평등 · 종교적 및 문화적 믿음 · 경제 및 사회정책
전략	· 예방 교과과정 · 멘토링 · 상담과 치료적 개입 · Coaching boys into men program(젊은 남성 운동선수가 여성에 대해 폭력을 행하는 것을 예방하기 위한 코치에 대한 교육)	· 모니터링 프로그램 · 가족이나 친구에 대한 교육 및 지지 프로그램 · 부모 훈련	· 지역사회 포럼 · 전문가 훈련 · 사회규범 변화 프로젝트 · 지역사회 교육 · 정책변화	· 미디어 캠페인 · 대중교육 캠페인 · 사회적 홍보 캠페인 · 양성 평등을 위한 정책 변화 · 입법

자료 : http://www.vdh.virginia.gov/medexam/documents/2009/pdfs/R11Social-EcolModel.pdf

사례 2: 사회생태학적 모형을 이용한 청소년 폭력 예방

차원	위험요인의 예	전략의 예*
개인 · 개인의 특성 · 생물학적 요인 · 행태 · 개인적 경험	· 연령, 사회적 성(gender) · 낮은 교육수준 · 폭력사용을 지지하는 믿음 · 타인에 대한 노여움이나 증오 · 친구가 거의 없거나 다른 사람으로부터의 소외 · 실직 · 약물남용 · 폭력에 관여한 경험	· 학생들로 하여금 긍정적인 인간관계를 구축할 수 있도록 사회적, 감정적, 행태적 기술을 개발해주는 학교 기반의 프로그램 · 연령에 적합한 영유아 돌봄 기술을 가르치는 가정 프로그램 · 학업성취를 높이기 위해 가정교사를 제공하는 방과 후 프로그램 · 이성과의 건강한 만남에 필요한 지식과 이해를 증가시키기 위한 집단 교육 · 상실, 실망 등에 적응하고 우울증의 경보 증상을 알기 위한 보건교육
개인간 관계 · 2인 또는 그 이상의 사람과의 상호관계	· 가족 구성원 사이의 긴장이나 분쟁, 싸움 · 불안정한 결혼생활, 별거, 이혼 · 부모사이의 대화 부족 · 자식에 대한 감독이나 모니터링 부족 · 공격적이거나 비행 또래와의 교제 · 감정적인 지지가 부족한 가정	· 자녀양육센터에서 제공하는 아동의 긍정적인 성장을 촉진하기 위한 교육이나 가족지지 · 청소년과 보호자 역할을 하는 어른을 연결하는 멘토링 프로그램 · 친구그룹 내에서 긍정적인 만남의 규범을 증진시킬 수 있도록 청소년을 교육하는 또래 프로그램 · 서로를 존중하는 대화 방법을 통해 다른 커플과 교류하는 만남 제공 · 노인센터의 노인과 취학 전 보육프로그램에 참여하는 아동을 짝을 지어 줌으로써 감정적 지지를 증가시키는 프로그램

지역사회 · 사회적 관계가 이루어지는 삶의 터나 기관	· 주민의 사회적 연결 정도 · 지역의 소득수준 · 지역의 전입 · 전출율 · 지역사회 조직의 부족 · 경제적 기회의 부족 · 여가시설이나 기회의 부족 · 지역의 물리적 시설 부족	· 주민의 지역사회 물리적 시설 개선을 위한 조직화나 추진 · 시 당국의 주민의 안전한 여가시설 개발 · 청소년을 위한 일련의 방과 후 프로그램을 개발하기 위해 지역사회 조직과 시 당국의 협력 · 교육청이 집단 따돌림을 모니터링하고 예방하기 위한 정책의 개발, 추진, 평가 · 지역사회의 고용기회를 증가시키고, 지역사회 발전을 이루기 위한 지역개발 · 새로운 지역사회 건설을 위해 기획과정을 변화시키기 위한 시 수준의 정책
사회(국가) · 폭력을 수용하거나 관용하는 사회적 요인들. 사회계층별 격차를 만들고 유지하는 요인들도 포함됨.	· 폭력 사용의 결과가 미미하다면 갈등을 해소하기 위해 폭력을 사용하는 것을 수용하는 사회적 규범 · 문화적 규범 · 보건정책 · 경제정책 · 교육정책	· 고용주들이 남여근로자 모두에게 가정문제로 인한 휴가나 유연한 근무시간을 제공하도록 조장하는 입법 · 폭력에 대한 인식을 높이고 사람들의 인식을 변화시키기 위한 텔레비전, 라디오, 신문을 포함한 국가적 차원의 미디어 캠페인이나 인터넷을 통한 의사소통 · 자신에 대한 폭력을 단순히 정신건강 문제로 낙인을 찍지 않도록 국가가 지원하는 매스미디어를 통한 캠페인 · 취약한 지역사회에 대해 교육청과 함께 학습을 위한 기술이나 다른 교육자원을 제공하는 기업에 대해 세금혜택을 제공하기 위한 국가 차원의 입법

* 이 표에서 제시된 전략은 각 차원에서 활용 가능한 전략의 개념적 수준의 예로서 반드시 과학적 근거가 있는 것은 아님. 전략의 과학적 근거에 대해서는 The Community Guide to Prevention Services(http://www.thecommunityguide.org/about/methods.html)나 Blueprints for Violence Prevention(http://www.colorado.edu/cspv/blueprints/)를 참조하기 바람.

자료 : http://www.cdc.gov/ViolencePrevention/pdf/SEM_Framewrk-a.pdf

2 건강증진의 활동

제2장에서 소개한 것처럼 오타와 헌장(WHO, 1986)에서는 건강증진의 활동영역 5가지와 전략 3가지를 제시하였다. 이에 대해 구체적으로 살펴보면 다음과 같다.

1) 건강증진의 활동영역

(1) 건강한 공공정책 수립(Building Healthy Public Policy)

건강한 공공정책(Healthy public policy)의 수립이란 모든 부문(sectors)과 수준(levels)의 정책당국자들로 하여금 건강을 정책의제로 삼고, 그들의 결정이 건강에 미치는 영향을 자각하고, 책임을 지는 것을 특징으로 한다. 건강한 공공정책을 추구하는 주요한 목적은 사람들이 건강하게 살 수 있도록 지지적인 환경을 조성하기 위해서이다. 건강한 정책에 의해 사회적, 물리적 환경이 건강친화적으로 바뀐다면 사람들의 건강한 선택이 용이해질 것이기 때문이다(WHO, 1988).

건강한 공공정책 수립의 필요성은 고대국가에서도 인식하고 있었다. 근대국가에서는 19세기 채드윅의 위생개혁이 효시였다. 채드윅은 가난한 사람들은 그들의 환경을 변화시킬 힘을 가지고 있지 못하며, 그들의 건강을 보호하고 향상하는 책임은 국가에 있다고 생각하였다(Novick and Morrow, 2007). 사회가 복잡해지면서 건강한 공공정책의 필요성은 더욱 증가하고 있다. 잘 알려져 있는 다양한 건강결정요인을 고려할 때 건강향상을 위해서는 단순히 보건의료서비스를 제공하는 것만으로는 부족하다. 건강은 취업, 복지, 교육, 교통, 식품, 보건 및 사회서비스 등 정부의 모든 정책에 의해 영향을 받는다. 따라서 건강에 대한 관심과 활동은 보건부분 안에만 국한되어서는 안 되며, 사회 모든 부문과 정부의 모든 수준에서 건강이 정책의 주요 고려사항이 되고 정책의제가 되어야 한다. 건강증진 정책은 입법, 재무, 조세, 조직의 개편 등과 같은 다양하지만 서로 보완적인 접근들을 결합시켜야 한다. 건강을 중시하는 정책을 통해 더 안전하고 건강에 이로운 상품과 서비스의 제공, 더 쾌적한 환경의 보장 등이 가능해진다. 통합된 공공정책은 형평성을 향상시키기 위한 보건정책, 소득정책, 사회정책 등으로 발전해야 한다. 따라서 정부의 모든 부서, 모든 수준의 정책이 건강을 지원하고, 정책담당자들은 정책이 건강에 미치는 영향에 대하여 책임을 져야 하는 것이다.

최근에는 기업의 생산 활동이 건강에 미치는 영향이 점점 증가하고 있다. 따라서 정부의 정책뿐만 아니라 민간부문의 정책 역시 건강에 크게 영향을 미친다. 세계보건기구는 이러한 점을 감안하여 방콕 헌장(World Health Organization, 2005)에서 건강증진을 좋은 기업 경영의 필수조건이 되게 하여야 한다고 천명하였다.

건강한 공공정책의 수립은 다양한 건강결정요인들의 관리를 가능하게 한다는 장점이 있다. 또 건강결정요인에 대한 upstream approach[16]를 통하여 질병의 치료가 아닌 예방을 통해 거둘 수 있는 경제적 편익도 발생시킨다. 마지막으로 건강형평성 추구에도 도움이 된다(Naidoo and Wills, 2009). 하지만 건강한 공공정책의 수립을 방해하는 요인 역시 만만치 않다. 공중보건 문제는 질병에 대한 치료와 달라서 문제의 원인이 복잡하고, 예상되는 결과가 명확하지 않으며, 효과가 즉각적으로 발생하지도 않는다. 따라서 정치가나 대중의 지지를 얻기 어렵다. 이념적으로 이에 반대하는 사람들도 있다. 그들에 의하면 건강한 공공정책 수립과 같은 접근방법은 개인의 책임을 배제하고, 국가가 시민의 행동을 지시하는 방법으로 이는 온정주의 국가에서 나타나는 구태의연한 방법이라는 것이다(Naidoo and Wills, 2009).

건강한 공공정책을 수립하는데 필요한 첫 번째 요소는 정책당국자들이 건강에 대한 책임을 자각하는 것이다. 정부는 정책이 국민의 건강에 미치는 영향이나 또는 정책의 부재에 의해 초래되는 건강문제에 대하여 궁극적인 책임을 져야 한다. 건강한 공공정책의 수립을 위해 필요한 두 번째 요소는 정책과 건강투자의 변화와 그에 따른 건강수준(최종 및 중간결과)의 변화에 대하여 측정하고, 보고하는 것이다. 세 번째 요소는 건강한 공공정책의 수립에 직접 필요한 기술의 체득이다. 보건교육, 파트너십 형성과 유지, 로비, 옹호, 관리, 리더십, 홍보 기술 등이 필요한 기술이다. 네 번째 요소는 건강에 이로운 정책을 채택하는데 방해가 되는 요소를 파악하고, 정책결정자들이 건강에 이로운 선택을 쉽게 할 수 있도록 지원하는 것이다.

최근에 건강한 공공정책의 수립을 지원하기 위한 방법으로 건강영향평가(Health Impact Assessment)의 활용이 증가하고 있다. 유럽연합은 모든 지역사회 정책과 활동의 실행을 위한 요구조건으로 건강을 보장할 수 있는 기전을 구축할 것을 명시하고 있다(로마조약 152조).

건강영향평가는 정책, 프로그램, 생산물, 또는 서비스가 집단의 건강에 미치는 (긍정적, 부정적) 영향을 판단하는 과정과 방법, 도구를 총칭하는 용어이다(WHO, 1998 ; WHO Regional Office for Europe, 1999b). 건강영향평가의 목적은 정책이나 프로그램, 서비스의 결과로서 나타나는 현재와 미래의 건강수준의 변화를 확인 · 예측 · 평가하여 건강수준을 향상시키고, 건강불평등을 감소시키는 정책이나 프로그램을 개발할

16) upstream approach에 대해서는 제5장의 캐나다의 집단보건모형을 참조하기 바람.

수 있도록 지원하는 것이다(Taylor 등, 2003). 주로 국제무역, 정부규제의 변화, 새로운 기술이나 정보의 도입, 자연환경에 대한 위협, 생활습관이나 사회구조의 변화 등을 대상으로 시행된다(Sukkumnoed and Al-Wahaibi, 2005).

쉼터

공공장소 금연 · 트랜스지방 음식 규제하니… 뉴욕시의 '기적' 기대수명 10년↑

미국 뉴욕시의 기대수명이 최근 20여년 동안 10년이나 늘어난 것으로 나타났다. 공공장소에서 흡연을 규제하고 트랜스지방을 함유한 음식, 탄산음료 등을 규제한 '정책'의 힘이다. 13일(현지시간) 미 과학전문매체 라이브사이언스에 따르면 2009년 현재 뉴욕의 평균 기대수명은 80.6세로 이 나라 전체 평균보다 3세가량 길다.

기대수명이 증가하는 속도도 이례적으로 빠르다. 1987년부터 2009년 사이 미국의 평균 기대수명은 1.7년 길어지는 데 그쳤다. 반면 같은 기간 뉴욕 중심가 맨해튼은 기대수명이 10년이나 늘어났다. 맨해튼의 기대수명은 82세로 시의 5개 구(區) 가운데 가장 높다. 미 워싱턴대 보건통계평가연구소(IHME)의 조사 결과다.

마이클 블룸버그 뉴욕시장이 강력한 의지를 갖고 추진해온 시민 건강증진 정책이 기대수명을 늘렸다고 보건 전문가들은 분석하고 있다.

뉴욕시 보건위원회는 2006년 말 시내 모든 음식점에서 트랜스지방 사용을 금지했다. 2년 뒤인 2008년 11월 시 당국이 조사해보니 음식점 98%가 트랜스지방을 쓰지 않고 있었다.

뉴욕은 흡연도 지속적으로 규제했다. 공공장소에서 담배를 피우지 못하도록 법을 만들었고, 담뱃값도 큰 폭으로 인상했다. 그러자 성인흡연율이 2002년 22%에서 2010년 14%로 떨어졌다.

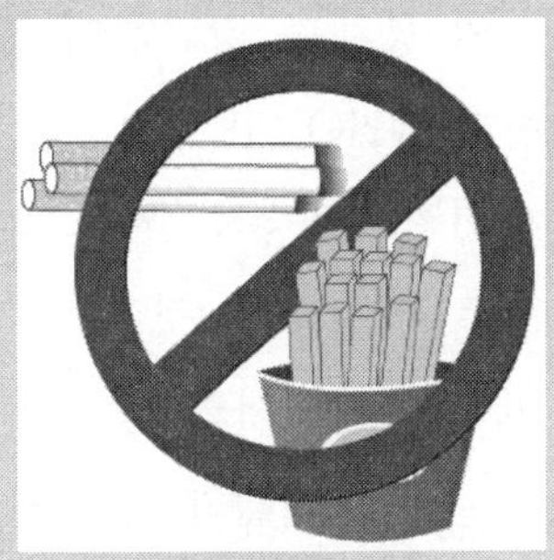

시내 곳곳에는 자전거 도로가 조성됐고, 지하철 벽에는 질병 예방의 중요성을 강조하는 포스터가 부착됐다. 뉴욕의 프랜차이즈 식당은 음식별 열량을 메뉴판에 꼭 써야 한다.

뉴욕은 앞으로는 '비만과의 싸움'을 치를 생각이다. 시 보건위원회는 최근 극장 등에서 대용량 탄산음료의 판매를 제한하는 법안을 준비하고 있다고 밝힌 바 있다. 여기에다 지난 12일 보건위원회 회의에서는 팝콘과 밀크셰이크 등 우유가 함유된 음료에 대해서도 판매 용량을 제한해야 한다는 의견도 나왔다고 미 폭스뉴스가 보도했다.

국민일보 2012.06.14 19:00
http://news.kukinews.com/article/view.asp?page=1&gCode=kmi&arcid=0006154623&cp=du

(2) 지원적 환경 조성(Create Supportive Environments)

건강에 유리한 지원적 환경(supportive environments)은 사람들을 건강위험으로부터 보호해주며, 그들의 능력을 증가시켜 주고, 자립성을 강화해 준다. 지원적 환경에는 가정, 직장, 쉼터, 지역사회 등과 같은 삶의 터뿐만 아니라 보건의료자원에 대한 접근성, 역량강화를 위한 기회 등이 해당된다(WHO, 1991).

인간과 사회는 서로 연관되어져 있다. 복잡하게 얽힌 사람과 환경과의 관계는 건강에 대한 사회생태학적 접근을 요구한다. 세계적, 국가적, 지역적으로 일관되게 적용될 수 있는 지침은 인간과 자연적, 사회적 환경이 서로에게 도움이 되도록 개선되어야 한다는 것이다.

생활패턴이 변화함에 따라 일과 여가생활이 건강에 중요한 영향을 미치게 되었다. 따라서 노동과 여가생활 자체가 건강의 원천이 되어야 한다. 노동은 건강한 사회를 만드는데 도움이 되는 방향으로 조직되어야 한다. 건강향상을 위해서는 안전하고, 만족스러우며, 즐거운 생활과 업무 여건을 만들어야 한다.

건강에 유리한 지원적 환경을 만들기 위한 활동은 여러 차원에서 가능한데, 정책이나 규제의 개발과 실행 같은 직접적인 정책 활동으로부터 지속적인 경제발전을 촉진하는 것과 같은 경제활동, 사회활동 등이 포함된다.

(3) 지역사회 활동의 강화(Strengthen Community Actions)

건강과 관련된 지역사회 활동(community action)이란 건강결정요인에 대한 지역사회의 통제를 강화하여 건강수준을 향상시키고자 하는 지역사회의 집단적 노력을 의미한다(WHO, 1998).

사회적, 환경적, 제도적 건강결정요인의 중요성을 고려할 때 건강문제를 개인이 단독으로 해결하는 것은 불가능한 경우가 많다. 건강수준 향상을 위해서는 구체적이고 효과적인 지역사회 활동이 필요하다. 건강문제의 해결 역량이 높은 지역사회란 중요한 건강문제를 해결하고, 각자의 건강필요를 충족시킬 수 있도록 개인이나 지역사회가 그들의 기술이나 자원을 집단적으로 활용하는 사회이다. 참여를 통해 역량이 높아진 지역사회의 개인이나 조직은 사회적 지지를 제공하고, 갈등을 해소하며, 지역사회 건강결정요인에 대한 영향력과 통제력을 높이게 된다.

지역사회 활동을 강화하기 위해서는 지역사회의 기존의 인적, 물적 자원을 통하여 자조활동과 사회적 지원을 강화하고, 주민의 참여를 조장하며, 건강지향적인 유연한 사회체계를 개발하도록 장려하여야 한다. 이를 위해서 정보에 대한 포괄적이고 지속적인 접근, 건강을 위한 학습 기회, 그리고 재정 지원이 요구된다.[17)]

(4) 개인기술의 개발(Develop Personal Skills)

개인기술이란 일상생활 과정에서 부딪히게 되는 여러 과제를 개인들이 효과적으로 처리할 수 있게 해주는 능력을 말한다. 개인기술을 통해 사람들은 자신의 생활을 통제하고, 환경에 변화를 초래할 수 있다. 개인기술에는 단지 직접적인 건강관리 기술만 포함되는 것은 아니다. 소위 삶의 기술(life skills)이라고 할 수 있는 의사결정, 문제해결, 창의적 사고와 비판적 사고, 자아인식과 공감대 형성, 의사소통 기술과 대인관계 기술, 감정에 대한 대처와 스트레스 관리 등도 포함된다. 왜냐하면 이러한 삶의 기술이 건강관련 개인기술을 개발하는데 초석이 되기 때문이다(WHO, 1998). 건강증진은 건강관련 개인기술과 삶의 기술을 향상시킴으로써 사람들이 자신의 건강과 환경에 더 많은 영향력을 행사할 수 있도록 해주고, 건강에 유리한 선택을 할 수 있도록 도와준다.

개인기술의 향상을 위해서는 사람들이 생애 주기별로 필요한 것들을 배울 수 있도록 평생학습이 가능하도록 해주어야 한다. 학교, 가정, 직장 그리고 지역사회의 모든 삶의 터에서 학습활동이 조장되어야 한다.[18)]

(5) 보건의료서비스의 재정립(Reorient Health Services)

보건의료서비스의 재정립(health services re-orientation)은 보건의료체계의 조직과 재원조달이 집단의 건강수준에 대해 더 높은 관심을 가지도록 방향을 재설정하는 것이다(WHO, 1998). 이를 위해 보건의료서비스체계의 조직과 태도를 개인의 전인적인 요구와 인구집단의 필요, 양자를 균형적으로 다룰 수 있도록 변화시켜야 한다.

보건부문은 건강의 관리와 향상에 중요한 역할을 수행한다. 하지만 지금처럼 의료전

---

17) 지역사회활동에 대해서는 제2부 제5장 지역사회 수준의 변화에 대한 이해와 제3부 제5장 건강도시를 참조하기 바람.

18) 개인기술 개발을 위한 방법은 제2부 제2장 개인수준의 행동에 대한 이해와 제2부 제3장 개인간수준의 행동에 대한 이해를 참조하기 바람.

문가가 중심이 된 치료위주의 건강관리 전략을 통해서는 인구집단의 효과적인 건강수준 향상은 기대하기 힘들다. 건강관리의 책임은 보건의료전문가, 보건의료제공 시설, 정부뿐만 아니라 개인과 지역사회가 공유하여야 한다. 보건부문은 치료서비스를 제공하는 역할을 넘어서서 건강을 증진하는 방향으로 역할이 변화되어야 한다. 건강서비스 제공과 투자는 건강증진, 질병예방, 진단과 치료, 돌봄과 재활의 모든 영역에 대해 균형을 이루어야 한다. 보건부문은 건강증진의 철학과 원칙을 기반으로 해서 환자/주민의 건강역량을 강화하고, 효과적인 보건서비스 제공이 가능하도록 노력하는 동시에 사회의 모든 분야에서 건강증진활동이 가능하도록 지원하는 역할도 동시에 수행하여야 한다. 따라서 보건부문은 사회적, 정치적, 경제적, 물리적 환경과 활발한 의사소통을 하여야 한다.

보건의료서비스의 재정립이 오타와 헌장에서 건강증진활동의 5대 영역 중의 하나로 제시되었지만 이를 위한 노력은 세계보건기구의 알마아타 선언(WHO, 1978)을 통해 구체화되기 시작하였다. 현대 보건의료체계가 가지고 있는 문제를 해결하기 위한 접근방법으로 제시된 일차보건의료(primary health care)가 바로 보건의료서비스의 재정립을 위한 방향이자 활동지침이었던 것이다. 초기의 노력은 곧 병원서비스의 개혁 노력으로 이어졌다. 1987년 세계보건기구는 "Hospitals and Health for All"이라는 보고서를 통하여 병원서비스를 보다 건강증진적으로 변화시켜야 한다고 강조하였다(WHO, 1987).[19] 세계보건기구 유럽지역은 1996년 발표한 Ljubljana 헌장을 통해 건강의 보호와 증진이 모든 사회의 최고 우선 관심사가 되어야 한다고 천명하고, 이를 위해 보건의료수급체계를 재정립할 것을 요구하였다(WHO Regional Office for Europe, 1996).

보건의료서비스의 재정립을 위해서는 전문가 교육, 훈련의 개혁뿐만 아니라 환자/주민의 필요를 전인적인 시각에서 다시 바라볼 수 있도록 건강서비스의 태도와 조직을 변화시키는 단계에까지 이르러야 한다.

19) 병원서비스의 재정립에 대해서는 제3부 제4장 건강증진병원을 참조하기 바람.

표 4-2. 오타와 헌장에서 제시된 건강증진활동의 예

건강한 공공정책 수립	지원적 환경조성	지역사회 활동의 강화	개인기술의 개발	보건의료서비스의 재정립
· 금연 작업장 정책 · 안전벨트 착용 의무화 · 위험한 운동이나 자전거 탈 때 안전모 착용을 의무화 하는 법 · 차의 안전 기준 강화 · 식품의 영양표시 기준 · 저알코올 맥주에 대한 세금 혜택 · 음주운전 처벌법 · 환경보호법과 규제 · 산업안전 및 보건법 · 학교 및 직장에서의 집단따돌림 방지 정책	· 자전거 도로 확대 · 안전한 식수공급 · 학교운동장에 그늘 설치 · 저지방, 저염분 음식 공급 · 18세 이하를 위한 술없는 파티 제공 · 휠체어 이용이 가능한 경사로 · 흡연을 거부하는 사회적 분위기 · 음주운전을 배척하는 지역사회 분위기 · 성적 활동에 대한 공개적 토론 허용	· 동성연애자에 대한 동료교육 · 여성 운동그룹 · 지역 환경운동 그룹 · 단주동맹 · 유방암 환자 지지그룹 · 걷기동아리 · 환자권리옹호 및 소비자단체 · 술없는 이벤트를 위한 청년단체 · 젊은 어머니 모임	· 학교에서의 성교육 · 안전운전교육 · 당뇨관리교육 · 노인조리교실 · 신체단련교실 · 낙상방지교실 · 스트레스관리 프로그램 · 육아교육 과정	· 흡연과 신체활동 부족의 위험에 대한 의사방문시 상담 · 유방암검진프로그램 · 건강정보제공(소책자, 정보지 등) · 다양한 전문인력으로 짜인 팀 구성 · 건강증진병원 · 개원의의 지역사회 교육 참여 · 일차의료연합

자료 : St Leger L, 2006.

오타와 헌장에서 제시한 5가지 건강증진활동의 구체적인 예들은 〈표 4-2〉와 같다.

2) 건강증진의 전략

(1) 옹호(Advocate)

옹호란 특정한 건강목표나 프로그램에 대한 정치적 지지와 정책 지원, 사회적 승인과 체계의 지원을 얻기 위한 개인과 사회의 합치된 노력을 말한다(WHO, 1995b).

옹호는 건강친화적인 환경을 조성하거나 건강한 생활습관의 실행이 가능하도록 하기 위해 개인이나 집단, 또는 그들의 대리자에 의해 이루어진다. 옹호는 매스미디어의 활용, 정치가에 대한 직접적인 로비, 특정문제에 대해 이해관계가 있는 개인이나 조직의 연합과 같은 지역 활성화(community mobilization) 등의 방법을 통해 실현된다. 보건전문가는 모든 사회에서 건강문제에 대한 옹호자로서 활동할 책임을 지고 있다.

쉼터

대한보건협회 등 명동 일대서 "25세 미만의 체육선수 · 연예인 술 광고 금지 1만명 서명 예정"

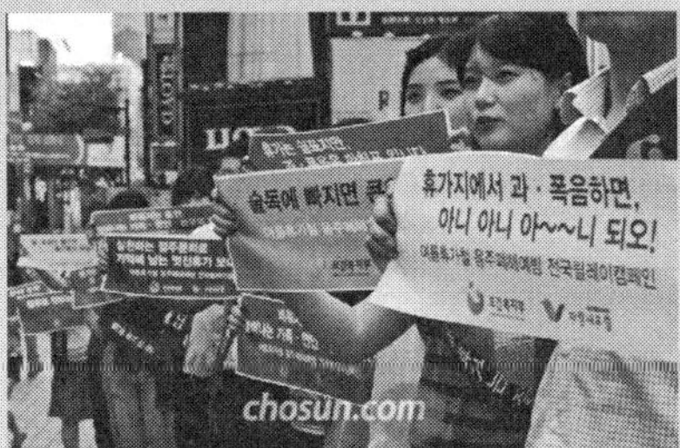
휴가지에서 과 · 폭음하면,
아니 아니 아~~니 되오!
chosun.com

23일 오전 11시 서울 중구 4호선 명동역 6번 출구 앞. 만 25세 미만인 스포츠 스타와 연예인의 술 광고 출연을 금지하는 '국민건강증진법 개정안'을 지지하는 서명 운동이 벌어지고 있었다.

대한보건협회 · 한국중독정신의학회 · 한국알코올상담센터협회 등 18개 단체가 속해 있는 음주폐해 예방단체 '파랑새 포럼'이 2시간 동안 개최한 이 행사에서 500여명의 시민이 서명을 했다.

탁구 스타 출신인 이에리사 새누리당 의원이 발의한 '국민건강증진법 개정안(일명 이에리사법)'은 청소년에게 큰 영향을 미치는 운동선수 · 연예인 중 만 25세 미만은 방송 주류 광고에 출연하지 못하도록 하며, 이를 위반할 경우 1년 이하의 징역 또는 1000만원 이하의 벌금에 처하는 내용을 담고 있다.

파랑새 포럼 측은 "지난 2010년 3월부터 12월과 2011년 3월부터 12월에 KBS · SBS · MBC 등 3개 방송사를 대상으로 TV에 나온 주류 광고를 모니터링한 결과, 주류 광고가 2010년 7547건에서 2011년 1만3300건으로 급증했다"며 "주류 광고에 노출된 어린이와 청소년들은 과음자가 될 가능성이 크며, 스포츠 스타와 연예인에 대한 호감도는 알코올에 대한 호감도로 변해 청소년의 음주를 부추긴다"고 밝혔다.

이날 오후에는 경남 창원 종합버스터미널과 전북 전주역 인근에서도 이에리사법을 지지하는 서명 캠페인이 열렸다.

파랑새 포럼 측은 "서명운동은 오는 28일까지 서울 · 경남 · 전북 · 충북 등 전국 16개 시도에서 이어질 계획"이라며 "1만명의 서명을 받아 국회 보건복지위원회에 제출하겠다"고 밝혔다.

파랑새 포럼 측은 23일부터 28일까지를 '휴가철 음주폐해예방 주간'으로 정하고, 과 · 폭음으로 인한 음주사고 및 폭력 등을 예방하기 위한 캠페인도 펼친다.

chosun.com
http://news.chosun.com/site/data/html_dir/2012/07/24/2012072400181.html
입력 : 2012.07.24 03:26 | 수정 : 2012.07.24 05:42

(2) 능력강화(Enabling)

건강증진에서 능력강화란 건강을 보호하고, 증진하기 위한 목적으로 개인이나 집단이 협력하여 인적 및 물적 자원을 활성화함으로써 그들의 역량을 강화하는 것을 말한다(WHO, 1998).

능력강화를 위해서는 협력을 통한 역량강화와 자원의 활성화가 이루어져야 한다. 따라서 사람들을 건강정보에 접근할 수 있도록 해주고, 기술개발을 도와주며, 건강관련 정책의 형성과정에 개입할 수 있도록 도와주는 건강증진운동의 촉매자로서 활동하는 보건전문가나 활동가가 절실하게 요청된다.

(3) 중재(Mediate)

건강증진에서 중재란 개인이나 지역사회, 그리고 (공공과 민간 등의) 여러 분야의 다양한 (개인적, 사회적, 경제적) 이해를 건강을 보호하고 증진하는 방향으로 조정하는 것을 말한다(WHO, 1998).

건강습관이나 생활환경에 대한 변화는 필연적으로 사회적 갈등을 초래한다. 보건의료자원에 대한 접근이나 이용, 분포와 관련된 갈등, 관습에 의한 개인이나 조직에 대한 규제로부터 발생하는 갈등을 우리는 흔히 접하게 된다. 이러한 갈등을 건강을 향상시키는 방향으로 조정하는 것은 건강옹호를 위한 기술의 적용과 함께 건강증진활동가의 노력을 요구한다. 모든 보건관계자들은 건강 향상을 위해 사회의 다양한 이해들을 중재해야 하는 중요한 책임을 지고 있다는 것을 명심할 필요가 있다.

3 건강증진 활동의 유형화

〈표 4-2〉에서 보았듯이 건강증진의 활동에는 상담, 보건교육, 정보제공, 홍보, 서비스 제공, 정책개발, 사회적 지지, 환경적 지지, 지역사회 개발에 이르기까지 다양한 종류가 있다. 그리고 이런 다양한 활동 중 어느 활동을 선택하느냐는 〈그림 4-1〉에 제시된 것처럼 건강증진의 대상이 무엇이냐가 영향을 미친다. 하지만 이 과정이 기계적인 것은 아니어서 사람들의 가치판단이 건강증진의 대상과 활동을 결정하는데 영향을 미친다.

건강증진의 다양한 활동을 유형화하여 그 특성을 파악하고, 밑바닥에 잠재해 있는 가치를 비교하고자 하는 노력이 몇 몇 전문가들에 의해 이루어졌다. 이들의 노력에 대해 살펴보도록 하자.

1) Labonte의 분류

Labonte는 건강증진의 다양한 활동을 유형화하여 건강증진의 접근방법을 의학적 접근, 교육(행태)적 접근 및 사회환경적 접근으로 구분하였다〈표 4-3〉.

(1) 의학적 접근

① **건강의 개념 :** 질병이나 손상의 부재

② **주요 문제 :** 질병이나 신체적 위험요인(예 신혈관질환, AIDS, 당뇨, 비만, 관절염, 정신질환, 고혈압 등)

③ **목표 :** 이환율과 조기 사망률의 감소

④ **대상 :** 고 위험집단

⑤ **주요 전략 :** 1차 예방(예방접종), 2차 예방(검진)

⑥ **사업주체 :** 보건의료전문가

표 4-3. Labonte의 건강증진 접근방법의 분류

	의학적 접근	교육(행태)적 접근	사회·환경적 접근
대상문제	생리학적 위험요인 질환	행태학적 위험요인 (위험한) 생활습관	사회적, 환경적 위험요인
사업대상	고위험 개인	고위험 개인이나 집단	고위험 환경이나 사회
사업수단	의학적 관리, 검진	보건교육, 지지	지역사회의 변화
수행책임	의료전문가, 개인	보건전문가, 개인	지역사회
목표	사망, 유병수준의 개선	생활습관의 개선	건강수준의 형평 사회적 지지의 증가 생활습관의 개선
지역사회 참여	전문가의 지시		지역사회 구성원의 참여

자료 : Labonte, 1993.

⑦ 장점

㉠ 역학과 같이 과학적 방법을 사용

㉡ 경제적 효과가 입증되어 있음

⑧ 문제점

㉠ 전문가 위주의 상의하달 방식

㉡ 협의의 건강개념에 기반, 건강에 대한 사회적 영향을 무시

(2) 교육(행태)적 접근

① **건강의 개념 :** 건강을 활력, 활동 능력, 질병을 예방하는 생활양식으로 간주

② **주요 문제 :** 행태학적 위험요인(흡연, 불량한 식사습관, 비만, 약물이나 알코올 남용, 스트레스 등)

③ **목표 :** 건강행태/생활양식의 변화

④ **대상 :** 고 위험 개인이나 집단

⑤ **주요 전략 :** 보건교육, 사회홍보(social marketing), 일부는 생활양식의 개선을 위한 공공정책을 선호(예 흡연금지, 저지방식의 생산, 자전거 도로, 광고 금지 등)

⑥ **사업주체 :** 보건의료전문가 또는 질병관련 이익집단(예 환자모임), 정부

⑦ 장점

㉠ 합리적 개인 모델에 기초

㉡ 교육효과의 객관적 측정을 위한 방법들이 존재

⑧ 문제점

㉠ 정보의 제공(교육)만으로 행동의 변화가 오지는 않음

㉡ 행태/생활양식에 대한 사회적 영향을 축소, 희생자 비난(Blaming the Victims)의 오류에 빠짐

(3) 사회 · 환경적 접근

① **건강의 개념 :** 적극적 개념으로서의 건강. 가족, 친지, 지역사회와의 연결(networking), 중요하거나 의미 있는 일을 수행할 수 있는 능력, 사람들의 발전을 지지하는 지역사회나 사회적 구조를 의미

② **주요 건강문제 :** 사회심리적 및 사회적 · 환경적 위험요인(빈곤, 소득 격차, 고립, 무력감, 공해, 스트레스를 주는 환경, 위험한 생활과 작업환경 등). 지역사회가 선정한 문제를 중시

③ **목표 :** 건강한 사회 환경의 구축

④ **대상 :** 지역사회 조직

⑤ **주요전략 :** 소 조직 육성, 지역사회 개발, 연대 구축, 정치적 행동 및 옹호, 정치적/경제적 정책의 개발, 사회 구조변화 등. 문제 해결방법도 전문가나 행정당국보다는 지역사회나 그 구성원의 결정에 의존

⑥ **사업주체 :** 지역사회가 주체, 전문가는 촉매자

⑦ **장점**

㉠ upstream approach : 사회문제의 근본 원인을 해결하려 함

㉡ 하의상달 방식

⑧ **문제점**

㉠ 장기간의 노력이 요구되는데 비해 불안정하고 단기적인 예산

㉡ 사회 · 환경적 접근에 익숙한 전문가의 부족

㉢ 객관적 평가의 어려움과 과학적인 근거의 미흡

㉣ 의도에 대한 정치적인 의구심

쉼터

심장병을 예로 살펴보는 건강증진의 세 가지 접근모형

1. 심장병의 원인은 무엇인가?

이 질문을 세 종류의 전문가에게 던져본다면 다음과 같은 상이한 세 가지 답을 듣게 될 것이다.

심장전문의 : "심장병은 고혈압, 가족력, 그리고 동맥경화 때문에 발생한다."

공중보건간호사, 영양사나 운동지도자 : "심장병은 흡연, 신체활동 부족, 과도한 음주, 고지방식 때문에 발생한다."

사회사업가, 사회역학자, 빈곤퇴치 운동가 : "심장병은 스트레스, 가난, 실업과 사회적 고립 때문에 발생한다."

혼란스러운가? 건강증진에 관한 세 가지 접근방법을 처음 사람들이 접할 때 대부분의 사람들은 이와 같이 혼란을 겪는다. 세 가지 접근방법은 건강에 대한 세 가지 다른 시각을 반영하고 있기 때문이다.

① 생의학적 접근은 건강을 질병이나 손상이 없는 상태로 본다.
② 행태학적 접근은 건강한 생활습관의 산물로 본다.
③ 사회 · 환경적 접근은 건강을 개인이나 지역사회의 건강에 대해 유인이 되거나 장애가 되는 사회적, 경제적, 환경적 결정요인의 산물로 본다.

2. 세 가지 접근방법

아래의 표는 건강에 대한 상이한 시각에 따라 건강문제에 대한 정의가 어떻게 영향을 받는가를 보여준다.

주요 건강문제		
생의학적 접근	행태학적 접근	사회 · 환경적 접근
· 심혈관계질환 · 암 · HIV/AIDS · 뇌졸중 · 당뇨 · 비만 · 고혈압 등	· 흡연 · 잘못된 식사습관 · 신체활동 부족 · 물질 남용 · 스트레스에 대한 적응 부족 · 생활기술의 부족 등	· 빈곤 · 실업 · 무력감 · 고립 · 환경오염 · 스트레스 유발인자 · 위험한 주거 및 작업환경 등

건강에 대한 시각이 건강문제를 정의하는데 영향을 미치는 것처럼 문제의 해결을 위한 전략이나 활동을 선택하는데도 영향을 미친다.

심장병의 예로 돌아가 보자. 아래 표는 세 가지 접근방법이 주요 건강문제의 해결을 위해 추천할 것으로 생각되는 행동들을 보여준다.

심장병 감소를 위한 접근방법		
접근방법	문제의 원인	문제해결을 위한 주요 전략
생의학적	· 고혈압 · 가족력 · 고지혈증	· 치료 · 의약품 · 저염/저콜레스테롤 식이처방
행태학적	· 생활습관 · 흡연 · 고지질 식사 · 신체활동 부족 · 높은 스트레스	· 보건교육 · 건강 의사소통 · 자조(self-help)/상호부조 · 건강한 생활습관을 지지하는 공공정책의 옹호

사회 · 환경적	· 생활환경 · 작업환경 · 사회적 고립 · 정책 변화	· 정책변화 · 옹호 · 지역사회 활성화 · 자조(self-help)/상호부조

3. 생각해 볼 점

① 생의학적, 행태학적, 사회 · 환경적 접근방법 중 건강에 관한 당신의 생각과 건강문제 해결과 관련된 당신의 경험을 가장 잘 반영하는 접근방법은 어느 것인가?
② 건강증진사업을 수행하고 있는 어느 기관이 그들의 활동 기반을 행태학적 접근방법에서 사회 · 환경적 접근방법으로 변경하려고 한다. 이 기관은 어떤 장벽과 도전에 직면하게 될 것 같은가? 이 기관이 장벽을 극복하는데 어떤 도움이 필요하겠는가?

자료 : http://www.ohprs.ca/hp101/mod3/module3c.htm

2) Caplan과 Holland

Caplan과 Holland(1990)는 건강증진을 위한 다양한 접근방법이 존재하는 이유, 특히 선호하는 활동이 다른 이유를 설명하고자 하였다. 건강증진의 활동에 차이가 있는 것은 주창자나 기관의 가치판단이 다르기 때문이라 생각한 그들은 지식과 사회변화의 본질적 특성을 이용하여 건강증진의 접근 유형을 아래의 4가지로 분류하였다.

표 4-4. Caplan과 Holland가 건강증진의 접근 유형 분류에 사용한 기준

기 준	내 용
지식의 본질	주관적(지식은 객관적 검증이 불가능함) 객관적(지식은 객관적 검증이 가능함)
사회의 본질	급진적(사회의 발전은 급진적임) 사회규제(사회체계는 규제를 통해 유지되어야 함)

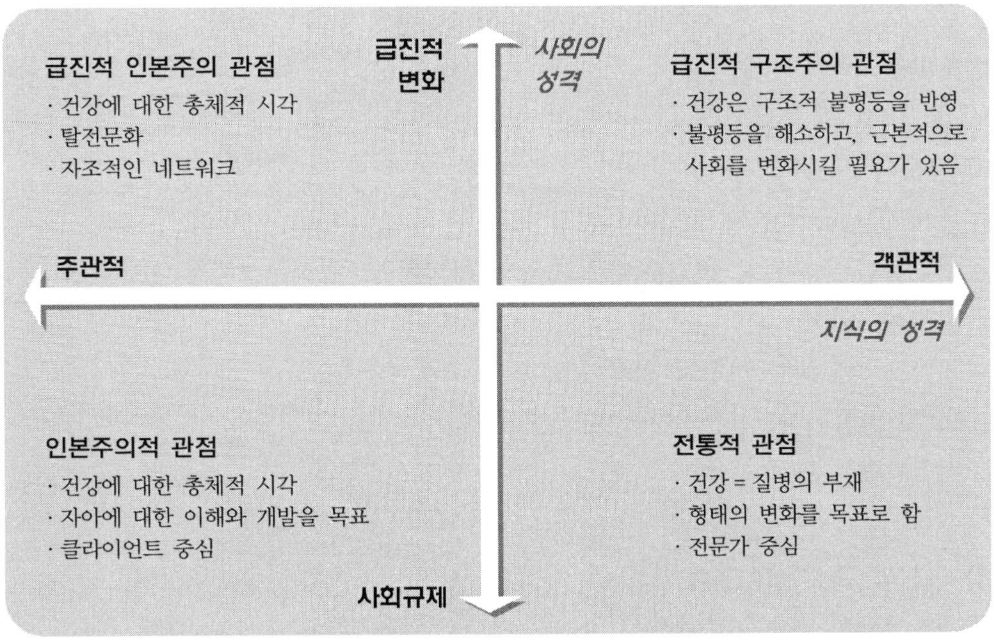

그림 4-2. Caplan과 Holland가 제시한 건강증진의 접근 유형

자료 : Caplan and Holland, 1990.

Caplan과 Holland에 의하면 건강증진의 접근 유형은 전통적 관점, 인본주의적 관점, 급진적 인본주의 관점, 급진적 구조주의 관점으로 분류될 수 있다. 이러한 분류를 통해 우리는 어떤 사람이 개인적인 접근방법을 선호하고, 어떤 사람이 집단적, 사회적 접근방법을 선호하는지를 알 수 있다. 각 모형의 특징은 아래와 같다〈그림 4-2〉.

(1) 전통적 관점

① 건강은 질병이 없는 상태

② 건강증진의 목표는 행태변화, 전문지식의 제공을 통해 가능

③ 의료적 및 행태변화를 위한 접근방법과 관련성이 높음

④ 전문가 주도

(2) 인본주의적 관점

① 총체적(holistic) 관점으로서의 건강

② 건강증진은 자아의 발전과 개인적 능력의 배양을 통해 가능

③ 건강한 생활습관 형성을 위한 교육적 접근방법과 밀접한 관련
④ 주민이 주도

(3) 급진적 인본주의 관점

① 총체적(holistic) 관점으로서의 건강
② 건강증진은 사회적 존재로서의 자각과 사회적, 조직적, 경제적 지원망을 형성함으로써 가능
③ 건강문제에 대한 비판적 의식화를 중시
④ 역량강화를 위한 접근전략과 밀접한 관련
⑤ 탈 전문화, 주민 주도

(4) 급진적 구조주의 관점

① 건강현상은 구조적 불평등을 반영
② 건강증진은 사회적 불평등의 해소를 통해서 달성 가능
③ 급진적인 사회변화를 요구

3) Beattie

Caplan과 Holland와 유사하게 Beattie(1991)도 건강증진의 사업방식과 대상을 기준으로 건강증진의 접근 유형을 제시하였다.

표 4-5. Beattie가 건강증진의 접근 유형 분류를 위해 사용한 기준

기 준	내 용
사업의 방식	권위적인 형태 : 상의하달식, 전문가 주도 협력적인 형태 : 하의상달식, 개인의 자율성 중시
사업의 대상자	개인 집단

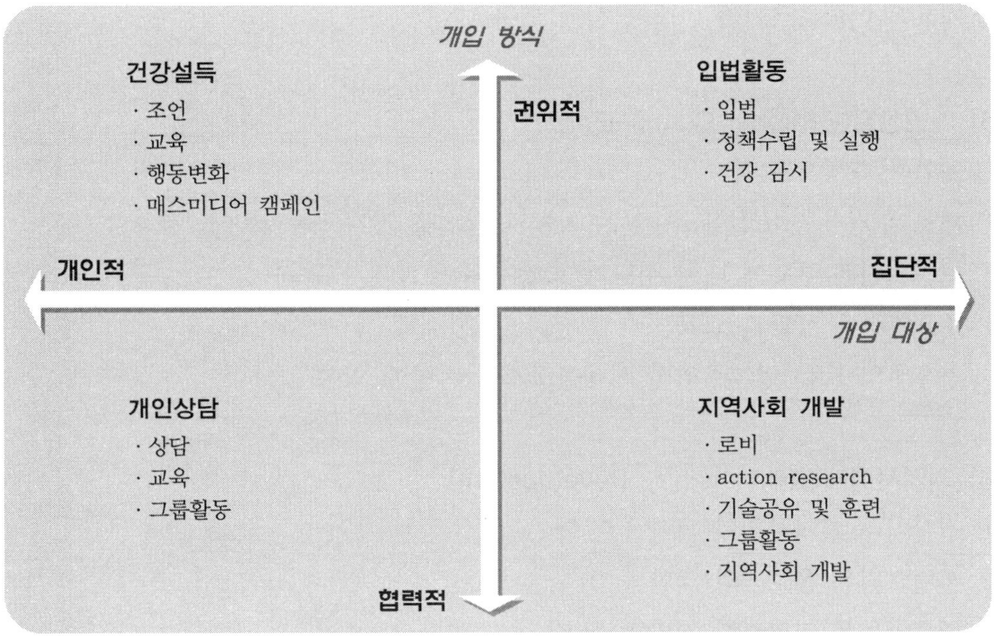

그림 4-3. Beattie의 건강증진 모형

자료 : Beattie, 1991.

Beattie의 건강증진 접근 유형은 건강 설득 모형, 개인상담 모형, 입법 활동 모형 및 지역사회개발 모형으로 구분되는데, 각 모형의 특징은 아래와 같다〈그림 4-3〉.

(1) 건강 설득(Health Persuasion)

① 개인을 대상으로 함

② 전문가가 주도

③ 주요 활동은 조언과 정보제공

④ 건강한 생활습관을 권고

⑤ 보수적 이데올로기에 기반을 둠

(2) 입법 활동(Legislative Action)

① 건강한 선택이 가능하도록 법과 조례를 통해 지역사회를 보호

② 전문가 주도, 보건요원이 관리자의 역할 수행

③ 정책 수립, 로비, 압력 행사 등

④ 개혁적 이데올로기가 바탕에 깔려 있음

(3) 개인상담(Personal Counselling)

① 개인을 대상으로 함
② 개인이 건강을 조절할 수 있는 기술과 확신을 가지도록 역량을 강화함
③ 보건요원은 주민에 대한 상담자/촉진자의 역할
④ 주요활동은 상담과 교육
⑤ 자유주의 또는 인본주의적 이데올로기가 바탕에 있음

(4) 지역사회개발(Community Development)

① 집단이나 지역사회의 역량을 강화
② 사업요원은 옹호자의 역할
③ 주요활동은 지역사회 개발과 실천
④ 급진주의적 이데올로기가 배경이 됨

의사의 환자에 대한 치료는 건강 설득 모형에 해당하며, 보건교육은 개인 상담에 속한다. 시민권이나 노동권 보장, 비흡연자의 권리 보장 등을 위한 캠페인, 사회정책을 위한 입법운동 등은 입법 활동의 예이다. 건강도시사업은 본질적으로는 지역사회개발의 한 유형이다.[20]

4 건강증진 활동의 유형과 정치이념

많은 사람들이 건강증진을 위해 어떤 활동을 사용할 것인가는 기술적인 선택의 문제라고 생각한다. 건강증진의 전문가들은 대안들의 비용-효과만을 고려하여 가치중립적으로 판단한다고 생각하는 것이 과연 올바른 생각일까? 눈치가 빠른 독자라면 Caplan과 Holland, 그리고 Beattie가 제시한 건강증진의 접근 유형을 학습하면서 개인, 집

20) 건강도시에 대해서는 제3부 제5장을 참조하기 바란다.

단, 지역사회, 또는 국가가 선호하는 건강증진 활동이 그들이 선호하는 이념에 따라 상이해 진다는 것을 깨달았을 것이다.

Naiddo와 Wills(2009)는 정치이념을 보수주의, 신자유주의, 중도좌파, 사회주의, 공산주의로 구분하고, 이들 각각이 건강증진에 대해서 어떤 입장을 취할 것인가에 대해 기술한 바 있다. 이에 대해 살펴보도록 하겠다.

1) 개인적 온정주의적 접근 : 보수주의

이 접근방식은 전문가가 주도하고 개인에 초점을 맞춘다. 개인에게 초점을 맞춤으로써 개인의 건강향상을 위한 책임에 대한 명백한 메시지를 전달하는 것이 가능하다. 전문가들은 건강증진활동의 대상자에게 신뢰감을 줄 수 있고, 상호 역할이 명백해진다는 장점을 지니고 있다.

이 방식을 선호하는 사람들은 개인이 자신의 행동이나 환경에 대해 큰 변화를 불러일으킬 수 있다는 신념을 지니고 있다. 또 모든 사람들이 건강증진 메시지를 따르는데 필요한 자원과 수단을 동등하게 지니고 있다고 가정하고 있다. 만일 이런 전제가 옳지 않다면 이 접근방법은 공정하지 못하고, 희생자 비난의 위험에 빠질 수 있다. 또 전문가의 의견에 대상자들이 순응할 것을 요구함으로써 전문가의 권력을 더욱 강화시킨다.

개인주의적 접근법은 건강, 또는 건강에 도움이 되는 서비스나 상품을 시장에서 구입할 수 있는 것처럼 생각하여 건강의 상품화를 촉진시키기도 한다. 그 결과 건강의 불평등을 심화시킬 위험도 크다.

2) 개인참여지향적 접근 : 신자유주의

신자유주의자들은 개인의 선택권을 중요시한다. 이들은 보수주의적 접근보다 건강증진전문가와 대상자 사이의 관계를 평등하게 본다. 대상자의 믿음, 태도, 지식 등을 고려한 상담 교육이나 집단 작업을 건강증진의 활동으로 선호한다. 대상자는 활동 과정의 적극적인 동반자이며, 건강증진 활동의 목적은 대상자의 자율성을 향상시키는 것이다.

많은 전문가 집단들이 최근에 그들의 활동 관행을 대상자 중심으로 변화시키기 위해 노력하고 있다. 이는 신자유주의적 접근법이 사회에서 높게 평가받고 있다는 것을 시사한다. 하지만 이 접근법에서도 여전히 건강증진활동의 필요성이 가장 높은 집단은 이러한 접근법에 장벽을 느낄 수밖에 없고, 건강을 상품화할 수 있다는 비판도 유효하다.

3) 집단 및 개인참여지향적 접근방법 : 중도좌파

이 접근방법에서는 건강을 결정짓는 기전과 과정에 대해 주목하고 이러한 과정에 도전할 수 있는 기술을 개인이 지닐 수 있도록 지원하고자 한다. 자유 시장의 가치를 중시하지만 개인 대상자 또는 지역사회의 적극적인 참여가 전제되어야 한다고 생각한다. 자긍심과 함께 집단적 참여, 또는 사회자본[21]이 건강의 독립적인 원천이라고 생각한다. 정부는 공동체의 활성화나 새로운 탄생을 통해 이웃이나 지역사회가 주도하는 집합적 참여를 촉진해야 할 의무가 있다고 생각한다. 건강증진활동 대상자의 선택을 보장하거나 의사결정 과정에 대한 참여를 중시함으로써 개인적 참여도 조장한다. 이 접근방법에서는 평등과 함께 책임도 강조한다.

건강증진활동은 정보에 입각한 선택이 가능하도록 하는 프로그램을 통해 개인의 참여를 권장하거나 기술개발이나 훈련, 정치적 옹호 등을 통해 취약계층의 역량을 강화함으로써 집단적 참여도 권장한다.

4) 집단적 온정주의적 접근 : 공산주의자

개인의 행동은 그가 속한 계급에 의해 결정된다고 생각한다. 따라서 권력을 재분배함으로써 건강향상도 가능하고, 이를 위한 활동을 주로 수행한다. 이러한 활동은 상의하달식일수도 하의상달식일수도 있다. 지역사회발전(community development)을 통해 사회적 응집력을 강화하는 방법도 사용된다.

---

21) 사회자본에 대해서는 제2부 제5장을 참조하기 바람.

5 정 리

생태학적 관점에 따르자면 개인이나 집단의 행태는 다양한 차원에 속하는 요인들에 의해 복합적으로 영향을 받는다. 따라서 질병관리의 대상이 개별 환자였던데 비하여 건강증진의 대상은 개인 수준, 개인간 수준, 조직 수준, 지역사회 수준 및 정책수준으로 확대되었다. 물론 우리는 행태에 영향을 미치는 요인들은 서로 영향을 미치며, 행태를 변화시키기 위해서는 여러 수준에서 개입하는 것이 효과적이라는 사실을 간과해서는 안 된다.

건강증진을 위한 접근방법도 다양해져 오타와 헌장에서는 건강증진의 활동영역으로 ① 건강한 공공정책 수립(Building healthy public policy), ② 지원적 환경 조성(Create Supportive Environments), ③ 지역사회 활동의 강화(Strengthen Community Actions), ④ 개인기술의 개발(Develop Personal Skills), ⑤ 보건의료서비스의 재정립(Reorient Health Services) 등의 5가지를 제시하였고, 전략으로 ① 옹호(Advocate), ② 능력강화(Enabling), ③ 중재(Mediate)의 3가지를 제시하였다.

실제 건강증진을 위해 사용되는 활동들은 임의적으로 선택되는 것이 아니라 건강에 대한 시각이나 정치이념에 의해 선호되는 활동이 정해진다. 따라서 우리는 건강증진의 활동을 건강에 대한 시각 차이에 근거해 Labonte가 제시한 것처럼 의학적 모형, 행태학적 모형, 사회환경적 모형으로 분류하거나, Caplan과 Holland, 그리고 Beattie가 시도한 것처럼 지식과 사회변화의 본질에 대한 인식차이를 이용하여 분류할 수 있다. 이러한 분류는 개인, 집단, 국가가 선호하는 건강증진 활동이 어떠한 이념적 기반위에 있는지를 이해할 수 있게 해 주므로 특정 건강증진활동이 선호되는 이유를 설명하는 것도 가능해진다.

제5장 각국의 건강증진계획

학습목표

- 주요 국가의 건강증진계획의 기본 틀과 추진 전략을 이해한다.
- 우리나라와 외국의 국가건강증진계획을 비교하여 설명할 수 있다.

학습내용

- 미국의 국가건강증진계획
- 캐나다의 국가건강증진계획
- 일본의 국가건강증진계획
- 우리나라의 국가건강증진계획

지금까지 건강증진의 개념과 목표, 대상, 활동에 대해서 살펴보았다. 5장에서는 우리나라를 비롯하여 세계 각국이 자국의 국민 건강수준 향상을 위해 어떻게 접근하고 있는가를 국가건강증진계획을 중심으로 알아보겠다.

미국, 일본, 영국, 캐나다, 우리나라를 비롯한 많은 나라가 국가건강증진계획[22)]을 수립하였으며, 계획 속에 각국 나름대로의 건강증진 접근모형을 제시하고 있다. 우리는 이 계획을 통해 각국이 국민의 건강수준 향상을 위해 어떠한 이론적 기반위에서 접근하는

22) 대부분의 나라에서 국가건강증진계획에는 질병관리 계획도 포함되어 있다. 따라서 국가건강증진계획이라기 보다는 국가보건계획이라고 생각하여야 한다는 견해가 있다. 이러한 견해에는 건강증진을 질병발생 이전의 건강관리단계라고 생각하는 사고가 영향을 미치고 있다. 하지만 1장에서 검토하였듯이 건강증진을 건강관리의 새로운 사고관이라고 한다면 앞으로 소개할 각국의 계획들을 국가건강증진계획이라고 하여도 문제될 것이 없다.

지를 고찰할 수 있다.

국가건강증진계획을 가장 일찍 수립한 나라가 미국으로 세계의 많은 나라는 미국의 국가건강증진계획인 "Healthy People 2000", "Healthy People 2010", "Healthy People 2020"의 영향을 받아 자국의 건강증진계획을 수립하였다. 또한 캐나다는 건강의 사회적 결정요인에 대한 관심이 다른 나라보다 높고, 이를 국가의 건강증진 계획에 충분히 고려하고 있다. 이 절에서는 이러한 점을 고려하여 미국, 캐나다, 일본, 그리고 우리나라의 국가건강증진계획에서 제시하고 있는 건강증진 모형과 목표, 추진전략에 대해 살펴보겠다.

1 미국의 Healthy People

1) Healthy People의 개관

미국의 국가보건계획인 Healthy People은 건강수준을 향상시키고, 건강형평성을 달성하겠다는 비전을 효과적으로 달성하기 위한 국가 의제(national agenda)이다. 10년 내에 달성하여야 할 일련의 구체적이고 측정 가능한 목표와 목표치로 이루어져 있으며, 목표는 중점영역(topic areas)별로 조직되어 있다.

미국에서 보건서비스의 수급 균형 향상이나 비용절감이 목적이 아닌 국민의 건강수준 향상을 목적으로 하고, 치료가 아닌 건강증진과 예방을 주요 내용으로 한 최초의 국가건강증진계획은 1979년 조기사망의 감소와 노인의 독립적인 생활능력 보전을 목표로 발표된 Healthy People : The Surgeon General's Report on Health Promotion and Disease Prevention이다. 이어 1980년 미국 보건부(HHS : Dept. of Health and Human Services)는 Promoting Health/Preventing Disease : Objectives for the Nation이라는 또 다른 보고서를 발간하였는데 이 보고서에 향후 10년간 성취하여야 할 226개의 국가 보건목표가 제시되었다. 이후 매 10년마다 향후 10년간 달성하여야 할 국가보건의 목적과 목표를 담은 Healthy People이 수립되었다. Healthy People 1990부터 Healthy People 2020에 이르기까지 비전, 총괄목표, 세부목표와

표 5-1. 미국 Healthy People의 역사

	1990	2000	2010	2020
총괄목표	· 사망률의 감소 : 영아-성인 · 노인의 자립성 증가	· 건강수명의 연장 · 건강격차의 감소 · 모든 국민에게 예방서비스에 대한 접근성 보장	· 건강수명의 연장 · 건강격차의 해소	· 예방 가능한 질환, 장애, 사고, 조기사망으로부터 자유로운 높은 질의 오랜 수명 달성 · 건강형평성을 달성하고, 건강불평등을 제거하며, 모든 집단의 건강수준을 향상 · 건강에 도움이 되는 사회적, 물리적 환경의 조성 · 생의 주기별로 삶의 질, 건강한 발육, 건강한 행태를 조장
중점역역 (Topic Areas)	15	22	28	42
목표 수/ 세부목표 수	226/NA	312/NA	467/1,000	>580/1300+

중점과제는 계속 변해왔다〈표 5-1〉.

그러나 아래와 같은 Healthy People의 기본 원칙은 유지되어 왔다(American Institutes for Research, 2010).

① 건강증진과 질병예방을 하나의 우산 아래 통합하는 포괄적이고 전략적인 틀을 개발한다.

② (건강수준 향상을 위한) 행동을 촉진하고, 집중할 수 있게 하려면 과학적 근거에 바탕을 둔 목표를 설정하고, 진행을 추적하여야 한다.

③ 전문가를 포함한 모든 수준의 다양한 분야의 이해관계자들로 구성된 네트워크를 참여시킨다.

④ 건강을 증진시키고 질병을 예방하기 위하여 국가차원의 연구, 프로그램 기획 및

정책 노력을 견인한다.

⑤ 공중보건 연구비 지원을 받는 모든 연구는 Healthy People의 목표달성에 기여하도록 요구함으로써 책임감을 확보한다.

2) Healthy People의 기획 모형

Healthy People의 기획 모형은 건강과 건강결정요인, 그리고 건강향상 전략에 대한 과학적 근거와 사회적 책임에 대한 인식의 변화에 따라 발전되어 왔다.

Healthy People 2010은 정책의 개발과 예방적 중재를 통해 개인과 지역사회의 건강결정요인 중 통제 가능한 요인들을 관리함으로써 비전과 총괄 목적, 목표를 달성하려 한다〈그림 5-1〉.

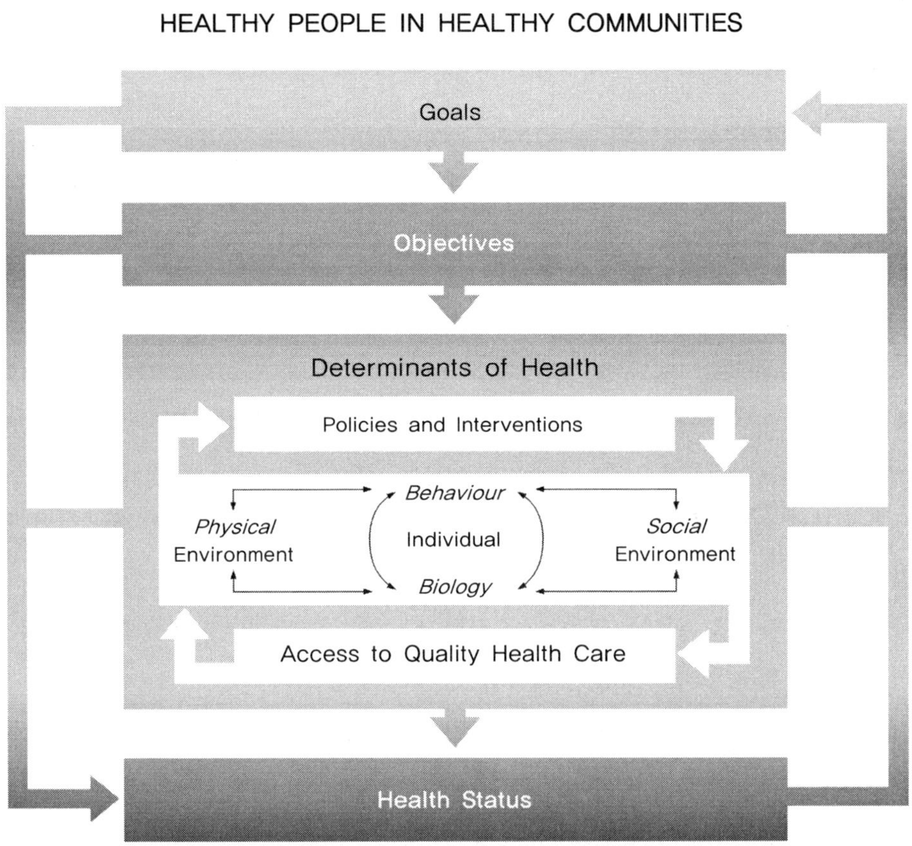

그림 5-1. 미국의 Healthy People 2010의 기획 모형

Healthy People 2010이 제시하는 비전은 "건강한 사회 속에서 건강한 사람(Healthy People in Healthy Communities)"이다. 이는 개인의 건강은 지역사회의 건강과 환경에 의해 밀접한 영향을 받으며, 지역사회의 건강은 개인의 집합적인 행동, 태도, 믿음에 의해 영향을 받는다는 인식을 반영한 것이다.

Healthy People 2010이 달성하고자 하는 총괄 목적은 다음의 두 가지이다.

① 건강수명의 연장(increase years of healthy life)

② 건강격차의 해소(eliminate health disparities)

첫 번째 목적은 단순한 평균 수명의 연장이 아니라 삶의 질 측면을 강조하고 있으며, 두 번째 목적은 건강형평성을 추구하겠다는 국가의 정책의지를 표현하고 있다. 목적의 실현을 위해 28개 중점영역에 467개의 세부목표를 제시하였다.

계획이 가정하는 건강결정요인은 Lalonde 보고서(Government of Canada, 1974)에서 제시한 "건강의 장(Health field)"에 기초하고 있는데, 건강결정요인으로 건강의 장에서 제시된 4가지 요인 이외에 정책과 중재를 더하였다. 하지만 Healthy People 2010은 건강결정요인 간의 상호작용을 라론드 보고서보다 더 중시한다. 개인의 생물학적 요인과 행태는 상호 영향을 미치며, 사회적 및 물리적 환경과 상호작용하여 건강에 영향을 준다. 또한 정책과 중재를 통해 질 높은 보건의료서비스에 대한 접근성을 높이고, 개인 및 환경과 관련된 요인을 개선함으로써 건강수준을 향상시킬 수 있다고 가정하고 있다.

최근 미국은 Healthy People 2020을 발표하였다. Healthy People 2020은 Healthy People 2010에 비해 발전된 계획 모형을 제시하고 있다.

Healthy People 2020의 비전은 "모든 사람이 건강 장수하는 사회(A society in which all people live long, healthy lives)"이다. 과거와 달리 Healthy People이 국가를 위해 무엇을 하고 있으며, 국민들이 이를 어떻게 활용하여야 하는가에 대한 명백한 정보를 제공하기 위하여 5가지 미션과 Healthy People 2010에 비해 구체화된 4가지 총괄 목적을 제시하고 있다〈표 5-2〉. 첫 번째 총괄 목적은 "예방 가능한 질병, 장애, 사고 및 조기사망을 제거한다"이다. 미국 정부는 이 목적의 달성을 위해 2가지 과제를 제시하고 있다. 첫 번째 과제는 예방과 건강증진의 중요성 강화인데, 이는 국민의 건강향상과 질병부담의 감소를 위해서는 효과적인 건강증진 및 질병예방 전략을 인구 전체에 적용하는 것이 긴요하기 때문이다. 두 번째 과제는 대형 재해에 대

표 5-2. Healthy People 2020의 비전, 미션, 총괄 목표

비 전
모든 사람이 건강 장수하는 사회(A society in which all people live long, healthy lives)
미 션
정책과 사업의 강화를 통해 건강을 향상시키기 위해 Healthy People은 다음과 같은 미션을 수행한다. • 건강향상을 위한 국가적인 우선순위를 확인한다(Identify nationwide health improvement priorities). • 건강, 질병, 장해에 대한 결정요인과 건강향상을 위한 기회에 대한 대중의 인식과 이해를 증진시키다(Increase public awareness and understanding of the determinants of health, disease, and disability and the opportunities for progress). • 연방, 주 및 지방정부 차원에서 활용할 수 있는 측정 가능한 목적과 목표를 제공한다(Provide measurable objectives and goals that can be used at the national, state, and local levels). • 활용 가능한 최선의 과학적 근거와 지식에 의해 추구되는 건강관리 활동에 다양한 사회 부문을 참여시키다(Engage multiple sectors to take actions that are driven by the best available evidence and knowledge). • 긴요한 연구 및 자료 수집의 필요성을 확인한다(Identify critical research and data collection needs).
총괄목표
• 예방 가능한 질병, 장애, 사고 및 조기사망을 제거한다(Eliminate preventable disease, disability, injury, and premature death). • 건강형평성을 확보하고, 불평등을 제거하며, 모든 집단의 건강을 향상시킨다(Achieve health equity, eliminate disparities, and improve the health of all groups). • 모든 사람의 건강을 향상시키는 사회적 및 물리적 환경을 조성한다(Create social and physical environments that promote good health for all). • 생애의 모든 주기에 걸쳐 건강한 성장과 건강한 행태를 조장한다(Promote healthy development and healthy behaviors across every stage of life).

자료 : The secretary's advisory committee on national health promotion and disease prevention objectives for 2020, 2008.

한 대비인데, 인공 및 자연재해에 의한 피해가 급증하고 있는 현실을 고려한 과제이다. 두 번째 총괄 목적은 "건강형평성을 확보하고, 불평등을 제거하며, 모든 집단의 건강을 향상시킨다"인데, 이는 Healthy People 2010의 건강형평성 목적을 계승하고 있다. "모든 사람의 건강을 향상시키는 사회적 및 물리적 환경을 조성한다"가 세 번째 총괄목적인데, 이는 Healthy People 2010에 비해 Healthy People 2020이 건강증

진의 사회생태학적 관점을 보다 충실하게 반영하려 하기 때문이다. 마지막 총괄 목적은 "모든 생애의 주기에 걸쳐 건강한 성장과 건강한 행태를 조장한다"이다. 생애주기별로 적합한 서비스를 제공하여 보건사업의 효과를 극대화하고, 건강결정요인의 누적효과로 인한 건강손실을 최소화하겠다는 정책의지의 표현이다.

건강결정요인에 관해서도 Healthy People 2020은 Healthy People 2010에 비해 발전된 모형을 제시하고 있는데, Healthy People 2010이 라론드 보고서에서 제시된 "건강의 장"에 기초하고 있다면, Healthy People 2020은 Dahlgren과 Whitehead (1991)가 제시한 건강결정요인 모형이 바탕에 깔려 있다. 〈그림 5-2〉를 보면 건강결정요인의 중앙에 개인의 타고난 특성으로 연령, 성, 종족, 그리고 유전적인 요인을 제시하고 외곽으로 가면서 개인의 행동, 다음으로 사회, 가족 및 지역사회의 네트워크, 그 다음으로 생활 및 작업 환경을, 그리고 가장 외곽에 광범위한 사회, 경제, 문화, 건강, 환경적 조건을 제시하고 있다. 다양한 중재(정책, 프로그램, 정보)는 복합적인 차원에서 건강결정요인에 영향을 미쳐 건강수준을 향상시키게 된다. 중재의 결과는 사

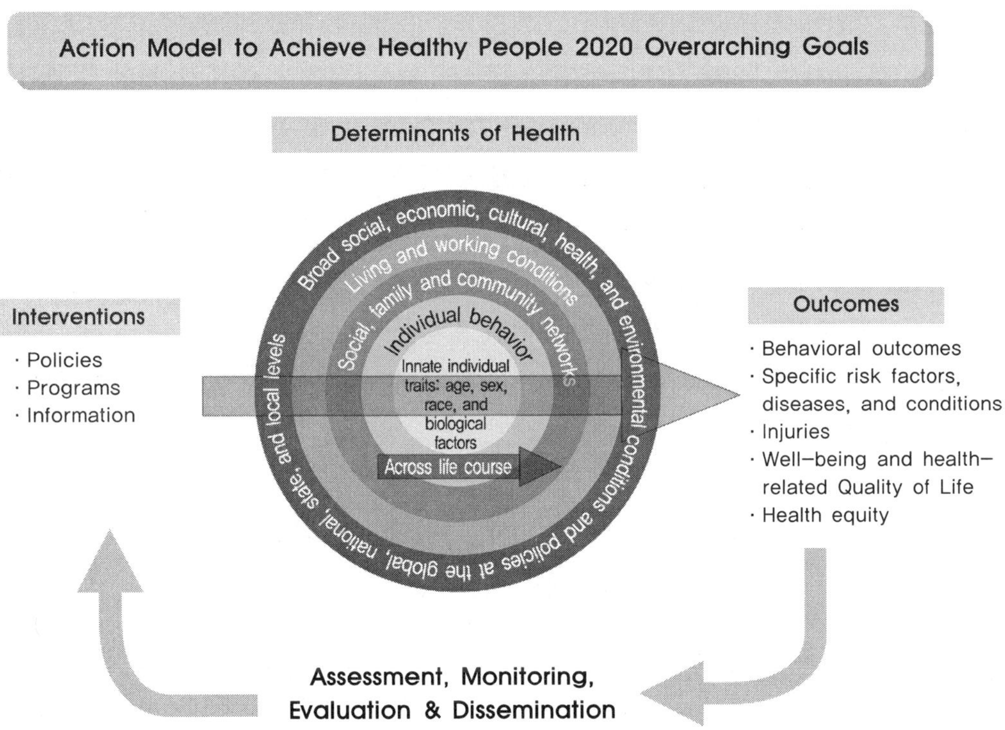

그림 5-2. Healthy People 2020의 건강결정요인과 접근모형

정(assessment), 모니터링, 평가를 통해 판단되며, 과학적 근거가 있는 중재의 확산을 통해 효과적인 전략을 기획 과정에서 활용하는 순환적인 과정이 지속되게 된다.

Healthy People 2010과 2020의 기획 모형 사이에는 건강결정요인의 확장 이외에도 전략에 큰 차이가 존재한다. Healthy People 2020에서는 인구집단의 건강수준을 향상시키고 건강격차를 감소시키는 혁신적인 전략은 정부의 모든 부분에서 목적으로 공유해야 한다고 생각한다. 따라서 부문(sector)간 협력을 통한 통합된 정책을 통해 복잡한 건강문제를 해결하고자 하는 시도, 즉 "Health in All Policies" 접근이 내재되어 있다(Kickbusch, 2008).

3) Healthy People의 수립과정

미국의 Healthy People의 수립과정은 한 마디로 "연방정부가 견인하고, 이해관계자들이 주도하는 과정(Federally Led, Stakeholder-Driven Process)"이라고 표현할 수 있다. Healthy People 2020의 수립과정을 구체적으로 살펴보면 다음과 같다.

연방정부 차원에서 Healthy People 2020의 수립을 위해 2개의 주요한 조직을 구성하였다. 첫 번째는 "2020년의 국가 건강증진 및 질병예방 목표에 관한 장관자문위원회(Secretary's Advisory Committee on National Health Promotion and Disease Prevention Objectives for 2020)"이다. 공중보건 분야의 전문가 총 13명으로 구성된 위원회는 다음과 같은 임무를 부여받았다(Fielding, 2009).

① 보건부장관에게 국가차원의 건강증진과 질병예방에 관한 목적과 목표를 개발하고, 실행 과정을 촉진하기 위한 조언과 상담을 제공한다.
② 보건부장관에게 목적과 목표의 초기 실행단계에서 취해야 할 이니시어티브에 대해 조언한다.

장관자문위원회는 심도 있는 논의를 위해 위원회 내·외의 전문가들로 구성된 6개의 세부위원회와 2개의 임시위원회를 운영하였다.[23)]

---

23) ① 세부위원회: Subcommittee on Health Equity and Disparities, Subcommittee on Priorities, Subcommittee on Evidence, Subcommittee on Environment and Determinants, Subcommittee on Life Stages and Developmental Stages, Subcommittee on User Questions and Needs. ② 특정주제와 관련된 임시위원회: Health IT, Graphic model for Healthy People 2020

연방정부 차원에서 계획 수립과정을 감독하고 조정하는 책임을 부여 받은 FIW(Federal Interagency Workgroup)도 조직되었다. FIW는 55명으로 구성되었으며, 이 중 24명은 HHS에 속하는 기관이나 조직을 대표하였으며, 나머지 구성원은 Department of Agriculture, Department of Education, Department of Housing and Urban Development, Department of Justice, Department of Interior, Department of Veterans Affairs, Environmental Protection Agency 등과 같은 연방정부 기관을 대표하였다(Blakey, 2009).

실무작업을 위한 "HP2020 기획을 위한 작업반(2020 Planning Workgroups)"도 운영되었다. 작업반에는 HP2010 작업에 참여한 전문가를 중용하였으며, 이외에 연방정부 내 · 외의 이해관계자들이 참여하였다. 작업반의 주요 활동은 다음과 같다(Moya, 2009).

① HP2010의 목표 검토 : HP2020에 포함 또는 탈락을 결정
② HP2020에 포함시킬 새로운 목표의 결정
③ 유지 또는 새로이 포함된 목표에 영향을 미치는 건강결정요인들에 대해 토의
④ 새로운 중점과제의 제시
⑤ 과학적 근거에 기반을 둔 실행전략의 개발

이외에 국립보건통계센터(National Center for Health Statistics) 내 Health Promotion Statistics Branch에서 Healthy People 관련 데이터를 관리하고 필요한 통계자문을 제공하였다. Health Promotion Statistics Branch의 구체적 역할은 Healthy People의 총괄목적과 목표의 측정과 관련된 연구, 목적과 목표의 측정을 위한 감시 및 데이터시스템의 구축과 실행을 위한 전략 개발, 데이터베이스의 유지, 목적과 목표의 달성 상황을 표시하기 위한 표나 그림의 작성, 데이터 수집 활동의 조정, 주정부 및 지방 보건기관이 정책개발이나 사업계획을 위해 데이터를 사용하고자 할 때 기술지원, 건강격차 감소 노력의 진행 정도를 평가하는 NCHS의 전체 활동을 조정, Healthy People의 목표 설정을 위한 데이터가 부족할 때 우선순위 설정 과정을 이끌고 부족한 데이터 생성 방안을 권고하는 것 등이다(Gurley, 2010).

미국의 Healthy People의 수립절차를 연방정부가 견인하고, 이해관계자들이 주도하는 과정이라고 표현하였다. 이해관계자들은 그들의 성격에 따라 각기 다른 경로를 통해 HP2020의 수립에 참여하였다.

① 일반 대중 : 2009년 3월부터 운영된 인터넷을 통한 제언 사이트(Public Comment Web site : www.healthypeople.gov/hp2020/comments)에 8,000개 이상의 제언을 하였다(U.S Department of Health and Human Services, 2010).

② Healthy People Consortium은 HP2020의 목적과 목표 달성에 헌신하기로 한 다양한 기관과 조직의 집합체인데 2000개 이상의 관련 조직이나 기관들이 Healthy People Consortium에 참여하였다.[24)]

③ 2008년~2009년의 지역회합(Regional Meetings)

④ 타 부서의 이해관계자들은 FIW를 통해 HP2010의 수립과정에 참여하였다.

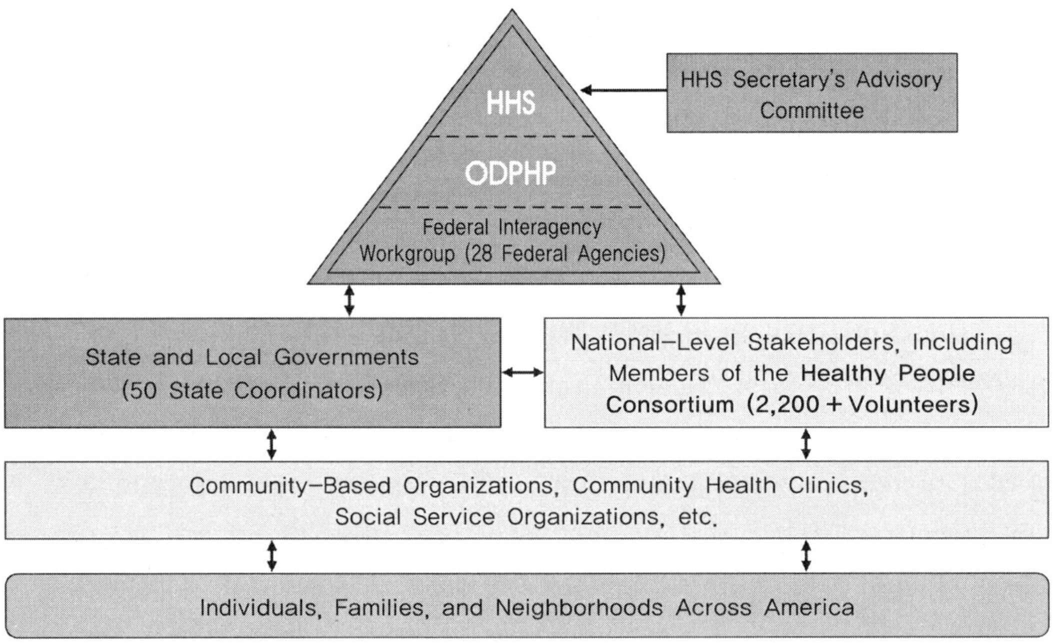

그림 5-3. HP 2020 수립과정에의 이해관계자 참여

자료 : American Institutes for Research, 2010.

24) http://healthypeople.gov/2020/consortium/consortiumOrganizations.aspx

표 5-3. Healthy People 2010 Consortium과 산하조직

(1) Healthy People 2010 Consortium
- 구성 및 운영 : 민간부문 및 지방정부의 대표로 구성, 400개 이상의 전국 규모 조직, 주정부의 관련 기관들이 참여
- 역할 : HP 2010 목표의 가치와 기능을 조사하고 HP 2010의 틀과 목적에 대한 일반인의 의견을 수렴함. 연 4회 소식지 발간 및 웹사이트 운영 등을 통해 HP 2010에 대한 정보와 소식을 전달

(2) Healthy People State Action Contacts(주정부 대표단)
- Healthy People Consortium에 파견된 주정부 대표들이 별도로 구성하여 전국수준의 관련 자료와 정보를 제공받고, 주의 활동에 대한 정보를 교환함

(3) Healthy People Business Advisory Council(기업대표단)
- 대기업 및 중소기업 지도자들을 HP 2010이 사업장 및 지역사회에서 활용할 수 있는 도구 인지에 대한 평가와 Healthy People2010 개발에 참여시킴

미국의 Healthy People의 수립과정에서 다양한 이해관계자의 참여 못지않게 주목할 만한 사실은 계획 작성에 충분한 시간을 보장한다는 것이다. HP2020의 작성과정을 살펴보면 이를 확인할 수 있다〈표 5-4〉.

표 5-4. 미국 Healthy People 2020의 수립 일정

일 시	주요 활동
2007년~2009년	기획 틀과 총괄목표의 개발
2008년 하반기 ~ 2009년	기획 틀과 총괄목표 초안의 공개 목표의 개발
2009년 3월	대중의 의견을 구하기 위해 Healthy People 2020 목표를 온라인을 통해 공개
2009년 여름 ~ 가을	목표에 대한 워크숍과 FIW의 활동 지속
2009년 중반 ~ 10월	완전한 Healthy People 2020 목표 안의 공개
2009년 10월 ~ 12월	대중 의견 수렴 기간 : 인터넷 제언 사이트, 주별 미팅
2010년 1월 ~ 9월	목표 수정, target 설정, 과학적 근거에 입각한 실행지침 개발
2010년 여름	부처 검토를 위해 목표 최종안을 제출
2010년 10월 ~ 12월	Healthy People 2020 배포
2010년 12월	Healthy People 2020 시작

자료 : Fielding, 2009

4) Healthy People의 활용

Healthy People은 연방정부, 주정부, 지역사회, 그리고 많은 공공 및 민간 부문의 파트너들에 의해 보건사업의 전략적 관리 도구로 활용된다. Healthy People에 포함된 일련의 목표와 목표치는 특정 인구집단에 있어 건강문제의 변화를 측정하는데 사용된다. 또 연방정부 내, 또는 다양한 부문의 예방과 건강증진 활동의 기초가 된다. 주 및 지방정부 차원에서 Healthy People은 주나 지방정부의 노력이 연방정부의 국민건강향상 노력에 부응하는지를 확인할 수 있게 해주고, 지역의 건강이나 보건사업 수준을 미국의 평균과 비교가능하게 해주며, 평균 이상의 수준을 성취하기 위해 개선하여야 할 주요 과제들을 확인할 수 있게 해주고, 관심 영역의 목표를 발견하거나 목표치를 설정하는데 도움을 주며, 목표 달성을 위한 전략 수립 및 건강수준 변화 측정을 위한 모델로 사용된다(American Institutes for Research, 2010).

Healthy People의 활용분야를 정리하면 다음과 같다.

① 프로그램 기획 및 실행의 틀
② 목적 및 의제 설정
③ 프로그램의 성과 측정을 위한 도구
④ 주 및 지역사회의 건강자료를 비교하기 위한 기준
⑤ 공중보건 교육과정의 개발
⑥ 혁신적인 파트너십의 개발

5) Healthy People의 평가

미국의 Healthy People 평가는 진행상황 검토(progress review), 중간평가, 최종평가의 3단계를 거쳐 이루어진다〈그림 5-4〉.

Healthy People 2010을 예로 살펴보면 진행상황 검토는 중점과제(focus area)별로 이루어졌다. Assistant Secretary for Health가 주관하는 공식적 회합을 통해 검토가 이루어졌으며, National Center for Health Statistics (NCHS)가 자료를 제공하고, 중점과제에 대한 선도 기관(lead agencies)이 진행 상황에 대해 보고를 하

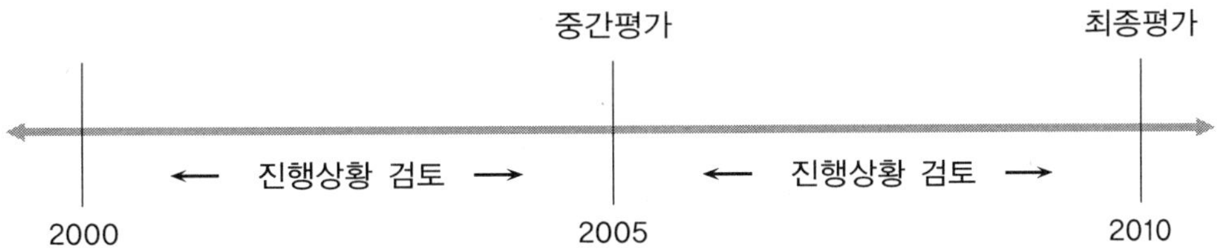

그림 5-4. 미국 Healthy People의 평가 틀

자료 : Nichols D. Healthy People-An Update, 2007.

는 형식으로 이루어졌다. 매달 1개씩의 focus area(총 28개)의 진행 상황을 평가하였는데, 계획기간 중 모든 focus area를 두 차례씩 평가하였다.[25)]

Healthy People의 중간평가는 계획 기간의 중간에 실시되었다〈표 5-5〉. Healthy People 2000에 대한 중간평가는 2년간의 작업 끝에 1995년 중간평가 보고서를 발표하였다. 중간평가 결과 3개의 총괄목표와 22개의 우선분야(priority areas)는 변경이 없었으나 목표의 추가와 목표치의 변경, 목표 기술의 변경 등이 이루어졌다.

① 목표의 추가 : 1990년 계획 발표 이후의 새로운 자료, 정보, 과학적 근거를 반영하여 기존의 300개 목표에 19개의 새로운 목표를 추가하고, 형평성을 고려 111개의 세부목표를 추가하였다. 그 결과 HP2010의 목표와 세부목표의 총수가 638개로 증가하였다(중복으로 사용된 목표를 각각 계산하면 총 805개).

표 5-5. 미국 Healthy People의 수립년도와 중간 및 최종 평가년도

국가계획	수립연도	중간평가	최종평가
Healthy People : The Surgeon General's Report on Health Promotion and Disease Prevention	1979		
Promoting Health/Preventing Disease : Objectives for the Nation	1980	1986	1990
Healthy People 2000	1990	1995	2001
Healthy People 2010	2000	2005	2011
Healthy People 2020	2010		

25) www.healthypeople.gov/data/progrvw

② 목표치의 변경 : 58개의 목표치(29개 목표와 29개 세부목표)를 변경하였다. 대부분 목표치를 증가시켰다.

③ 목표 기술의 변경 : 75개의 목표에 대한 기술을 변경하였다.

④ 기준치의 변경 : 일부 목표에 대해서는 기준치를 변경하였다.

Healthy People 2010에 대한 중간평가 보고서는 2005년 발표되었다. Healthy People 2000의 중간평가와 유사한 내용으로 이루어졌으나, Healthy People 2010에는 개발목표가 다수 존재하였으므로 이를 정리하는 작업도 병행하였다.

① 목표의 정리 : 개발목표에 대해 기준치와 측정 가능한 목표치를 부여하였고, 여전히 측정할 수 없는 목표는 제외하였다.

② 목표나 세부목표의 기술을 변경

③ 세부목표를 추가

④ 기준치나 목표치를 조정

⑤ 목표의 달성정도

미국의 Healthy People 2010과 Healthy People 2020에 대한 중간평가 결과를 살펴보면 대체로 중간평가에서는 목표의 달성정도를 판단하는 이외에 목표(세부목표)의 추가나 정리, 목표에 대한 기술의 변경, 목표치나 기준치의 변경 등이 주로 이루어짐을 알 수 있다.

Healthy People의 최종평가를 Healthy People 2000에 대한 최종평가를 예로 살펴보면 최종평가에서는 목표의 달성정도 이외에 목표 측정을 위한 정보체계에 대한 평가와 향후 계획과의 연관성에 대한 검토도 동시에 이루어졌음을 알 수 있다. Healthy People 2010의 최종평가 내용은 다음과 같다.

① 3개의 총괄 목표와 22개 우선분야의 목표 달성을 평가 : 자료수집이 가능한 376개의 목표에 대해 평가를 진행하였다. 22개 우선분야에 대한 평가는 목표마다 목표의 공중보건학적 중요성, 목표달성 정도, 성과에 대한 토의, 측정 자료에 대한 토의, Healthy People 2010과의 연관성, 평가결과의 요약과 progress quotient chart를 제시하였다.

② 목표측정(자료수집) 체계에 대한 평가 : Healthy People 2000 objective 22.1

(각급 정부가 사용할 수 있는 Health Status Indicators의 개발과 관련된 목표)의 평가와 함께 시급히 정보체계가 구축되어야 할 Priority Data Needs 영역을 제시하였고, Sentinel Objectives(중점목표)의 측정체계에 대한 평가를 수행하였다.

2 캐나다의 인구집단보건모형(population health model)

캐나다 정부는 1974년 라론드 보고서의 발간이후 20년 넘게 건강증진 분야에서 전 세계를 주도하는 역할을 담당해 왔다. 라론드 보고서에서 국가 차원으로는 처음으로 건강결정요인을 정립하였던 캐나다 정부는 이후에도 건강결정요인에 대한 이해의 폭을 넓히고, 국민 건강을 증진시키기 위한 사회와 국가의 역할을 변화시키는데 크게 기여하였다.

라론드 보고서가 1970년대 이전에 성행하였던 국가 보건의료정책이 주로 개인의 건강문제에 초점을 맞추고, 국민들의 건강수준 향상은 의과학 기술의 발전과 의료보장 정책에 의해 가능하다는 사고를 변화시켜 건강한 생활습관의 변화 쪽으로 국가 보건정책을 변화시키는 촉매제 역할을 하였다는 것은 이미 기술하였다.

이 후 캐나다 정부는 개인의 생활습관 변화만으로 국민의 건강수준 향상을 담보하는 데는 한계가 있음을 자각하고, 1990년대에 인구집단보건(population health)의 개념과 접근모형을 제안하였다.

라론드 보고서 발간이후 1980년대 중반까지 캐나다에서 건강증진을 위한 노력은 매우 제한적이었다. 그러나 건강과 관련된 사람들의 행태는 소득, 고용, 사회적 위치, 주거, 환경요인 등과 같은 조건에 의해 영향을 받는다는 인식이 확산되어 1986년 오타와 헌장이 발표되었고, 같은 해에 캐나다 정부는 "Achieving Health for All: A Framework for Health Promotion"이라는 백서를 발표하였다(Government of Canada, 1986). 소위 "Epp report"라고 불리는 이 백서에서 건강은 "그 자체가 목적이 아니라 일상생활의 한 요소이자 삶의 질을 구성하는 중요한 차원의 하나(health as a part of everyday living, an essential dimension of the quality of our lives)"이며, "사람들로 하여금 그들의 주변 환경을 통제하고, 나아가 변화시킬 수 있는 능력을 제공하는 자원(Health is thus envisaged as a resource which gives people the ability to manage and even to change their surroundings)"으로 간주되었다.

Epp 보고서에서는 모든 사람에게 건강을 보장하기 위한 과제와 기전, 그리고 전략을 아래와 같이 제시하였다〈그림 5-5〉.

① **과제**(Challenges) : 불평등의 해소(Reducing inequities), 예방의 증진(increasing prevention), 적응능력의 강화(enhancing coping)

② **건강증진의 기전**(Health Promotion Mechanisms) : 자가 치료(self care), 상호지원(mutual aid), 건강한 환경(healthy environments)

③ **실행전략**(Implementation Strategies) : 공공 참여의 조장(fostering public participation), 지역사회 보건서비스의 강화(strengthening community health services), 건강한 공공정책의 촉진(coordinating healthy public policy)

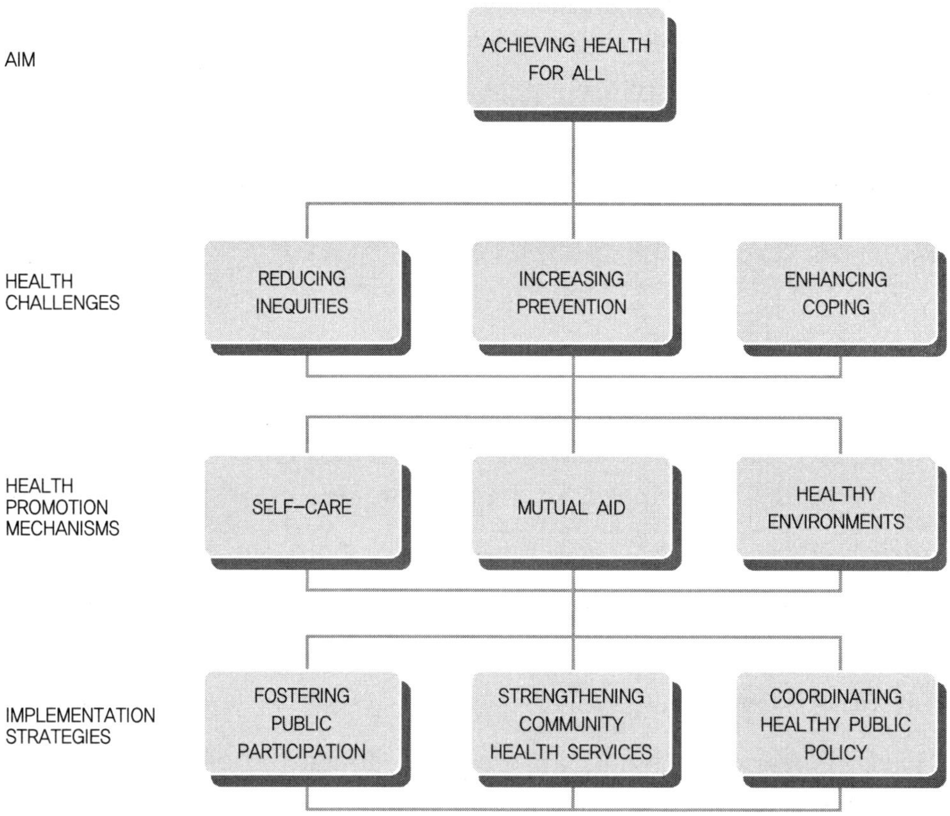

그림 5-5. 캐나다의 *Epp Report*(1986)에서 제시된 건강증진의 틀

Epp Report는 국가 보건의 목표(과제)로 건강불평등의 해소를 처음으로 명시하였으며, 건강증진의 기전으로 상호지원과 건강한 환경을 제시하고 있고, 또 실행전략으로 공공 참여의 조장, 지역사회 보건서비스 강화, 건강한 공공정책의 조정 등을 표명하고 있다는 점에서 건강을 위한 사회와 국가의 노력을 강조하는 전형적 예라고 할 수 있으며, 인구집단보건의 개념으로 발전하는 주춧돌이 되었다.

이후 건강결정요인과 건강증진을 위한 전략에 대한 지식과 경험이 확대되면서, 1989년 캐나다 Institute for Advanced Research(CIAR)는 건강결정요인들이 단독이 아니라 복잡한 상호작용에 의해 건강에 심대한 영향을 미친다는 주장을 바탕으로 인구집단보건 개념을 제시하였다. 1994년 "인구집단보건을 위한 전략 – 캐나다의 건강을 위한 투자(Strategies for Population Health : Investing in the Health of Canadians)"라는 보고서를 보건부 장관이 승인함으로써 인구집단보건은 중앙정부 및 주정부의 국민건강 향상을 위한 정책 및 전략으로 공식적으로 인정되었다(Federal/Provincial/Territorial Advisory Committee on Population Health, 1994). 이후 1998년 캐나다 정부는 "Taking Action on Population Health(Health Canada, 1998)"를 통해 인구집단보건모형(population health model)을 더욱 발전시켰다.[26)]

인구집단보건모형은 개인보다 전체 인구집단의 건강수준을 중시하는 접근모형이다(Health Canada, 1999 : Bennett, 2003). 전체 인구의 건강수준을 유지, 향상시킴과 동시에 집단 간의 건강수준의 불평등(inequity)을 감소시키는 것을 목적으로 하는 방법으로, 인구집단보건모형의 과제는 다음과 같다.

첫째는 인간의 건강이 개인의 생물학적 능력과 물리적, 문화적, 사회적, 경제적 환경의 상호 작용에 의해 어떻게 결정되는 가를 밝히고자 한다. 인구집단보건모형에서는 건강의 결정요인으로 소득과 사회적 계층, 사회적 지지와 네트워크, 교육, 취업과 근로 환경, 물리적 환경, 생물학적 및 유전적 요인, 개인의 건강관리 및 적응 기술, 유소년기의 발달, 보건서비스, 성(gender)과 문화 등을 열거하고 있는데, 지금까지 예를 든 다른 어떤 이론이나 모형보다 광범위한 건강결정요인을 포함시키고 있다. 인구집단보건모형에서는 이런 다양한 개인적, 집단적 건강결정요인들이 어떻게 상호 작용하여 인구집단의 건강에 영향을 미치는가를 구명하고자 한다.

---

26) http://www.phac-aspc.gc.ca/ph-sp/approach-approche/appr-eng.php#history

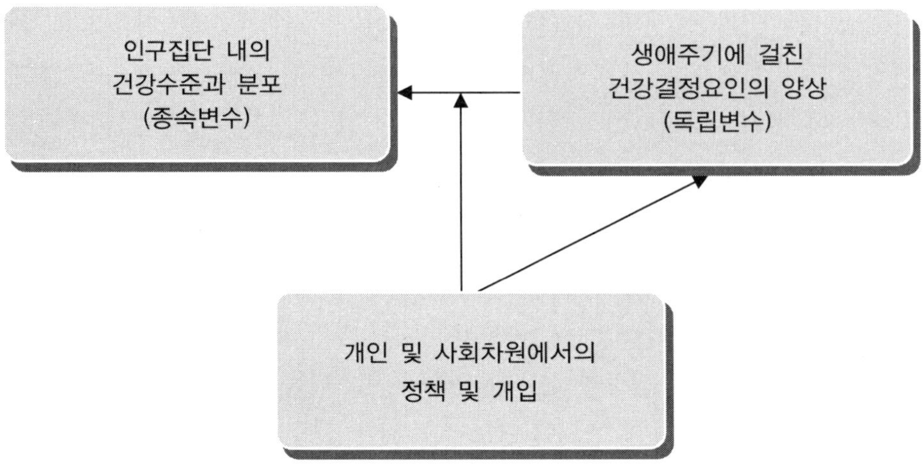

그림 5-6. 인구집단보건모형의 과제

자료 : Kindig and Stoddart, 2003.

둘째는 왜 어떤 사람은 다른 사람보다 더 건강한가에 대한 설명 틀, 즉, 건강결정요인이 인구집단 간에 어떻게 영향을 미쳐 건강수준에 차이를 발생하는가를 설명하는 틀을 만들고, 이를 기반으로 건강불균형을 해소할 수 있는 정책을 개발하고, 자원을 배분하도록 하겠다는 것이다(Young, 1998)〈그림 5-6〉.

인구집단보건모형은 다음과 같은 특성을 지니고 있다.

① 건강에 영향을 미치는 결정요인을 확인하고, 분석하고, 상대적 중요성을 평가하도록 도와주는 연구 틀이다.

② 건강결정요인의 건강수준에 대한 기여도에 따라 우선순위, 투자, 정책 변화 등에 관한 의사결정을 하도록 하는 지침이다.

③ 다양한 건강결정요인을 고려한 정책, 프로그램, 서비스 등을 통해 인구집단의 건강문제를 해결하겠다는 포괄적이고 복합적인 정책 수립의 틀이다. 건강문제를 해결하기 위해서는 포괄적이고, 복합적인 전략을 실행하여야 하며, 이는 생애의 전 주기별로 특화되어야 하고, 다양한 삶의 터를 통해 제공되어져야 한다.

④ 전체 인구 또는 집단 수준의 건강수준에 영향을 미치기 위해 사회나 지역사회 수준, 구조적 또는 제도적 차원의 활동에 우선적으로 관심을 가진다. 개인적 행태는 사회적 환경의 영향을 받고, 환경은 제도에 의해 영향을 받기 때문이다. 이와 같이 근원적인 건강결정요인을 관리하고자 하는 접근 방법을 Upstream Approach

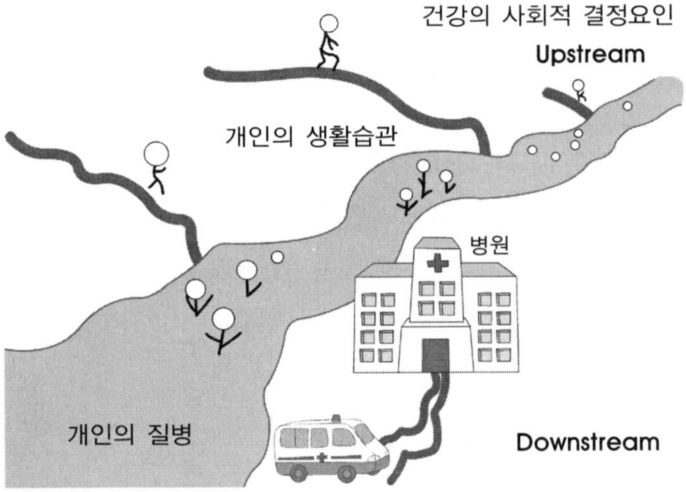

그림 5-7. 건강수준 향상을 위한 Upstream Approach

라고 한다〈그림 5-7〉.

⑤ 부문간 협력을 중시한다. 물론 건강이 주관심사이므로 보건부문이 지도적 역할을 수행하여야 한다. 건강문제의 토의 과정 초기부터 모든 부문의 관계자들이 참여하여 가치를 공유하고, 목적에 대해 합의를 이루어야 한다. 동반자적 관계를 구축하기 위한 과정에 투자하며, 구체적인 목표의 수립을 통해 가시적인 결과를 달성하도록 노력한다. 참여자 간에는 리더십, 관리책임, 보상 등을 공유하도록 한다. 이러한 노력을 바탕으로 정치적 지지를 유도하고, 우호적인 환경을 창출한다.

⑥ 보건정책 수립과 활동에 대중 참여를 중시한다. 건강이 모든 사람의 일상 활동이 되어야 한다(Health is everyone's business). 비록 많은 건강결정요인이 개인의 통제력 밖에 있지만 집단이나 조직을 통해 개선이 가능하다. 건강 지식 및 관리 능력을 확산시키고, 건강문제에 대한 대중의 관심을 높이며, 중요한 목적의 달성을 위해 건강증진 활동에 대중을 참여시키는 것은 건강증진사업의 성공에 매우 필요하다.

인구집단보건모형에서는 다음과 같은 수순을 통해 건강증진 활동을 수행하게 된다.

① 인구집단의 건강을 측정하기 위한 모니터링

㉠ 단순한 질병수준이 아닌 건강수준 측정을 위한 지표를 결정

㉡ 집단의 건강수준과 불평등 상태를 측정
㉢ 환경적 여건, 특징, 추세를 평가

② 건강결정요인과 집단의 건강상태간의 관계를 확인
㉠ 건강결정요인을 측정하기 위한 지표를 결정
㉡ 건강결정요인과 요인 간의 상호작용을 측정하고 평가
㉢ 건강결정요인과 건강문제를 논리적으로 연결

③ 근거에 기반을 둔 결정
㉠ 정책과 사업개발의 모든 단계에서 확실한 근거를 활용
㉡ 다양한 자료의 활용과 복합적인 연구방법을 통해 근거를 생성 : 참여적 연구를 통해 확보한 질적 자료와 양적 자료를 병행하여 활동
㉢ 건강문제의 우선순위, 주민의 요구, 효과적인 개입방법, 사업의 실행가능성 확인 등에 근거를 활용
㉣ 연구결과의 배포와 정책채택의 활성화

④ 결과에 기반을 둔 평가와 공포
㉠ 투입이나 과정이 아닌 결과(건강수준과 건강결정요인의 변화와 건강형평성의 개선)에 기반을 둔 평가체계를 구축
㉡ 기초 자료를 확보하고 결과 목표를 설정
㉢ 결과평가 도구의 활용을 촉진하고 효과적인 평가체계를 도입
㉣ 건강영향평가(health impact assessment)의 도입을 권장
㉤ 사업 대상 집단에 대한 결과의 향상뿐만이 아니라 전체 인구집단 중 결과에 변화가 온 비율도 평가
㉥ 결과를 공표하고 책임을 물음

캐나다 정부가 제창한 인구집단보건모형의 핵심요소를 정리하면 〈그림 5-8〉과 〈표 5-6〉과 같다.

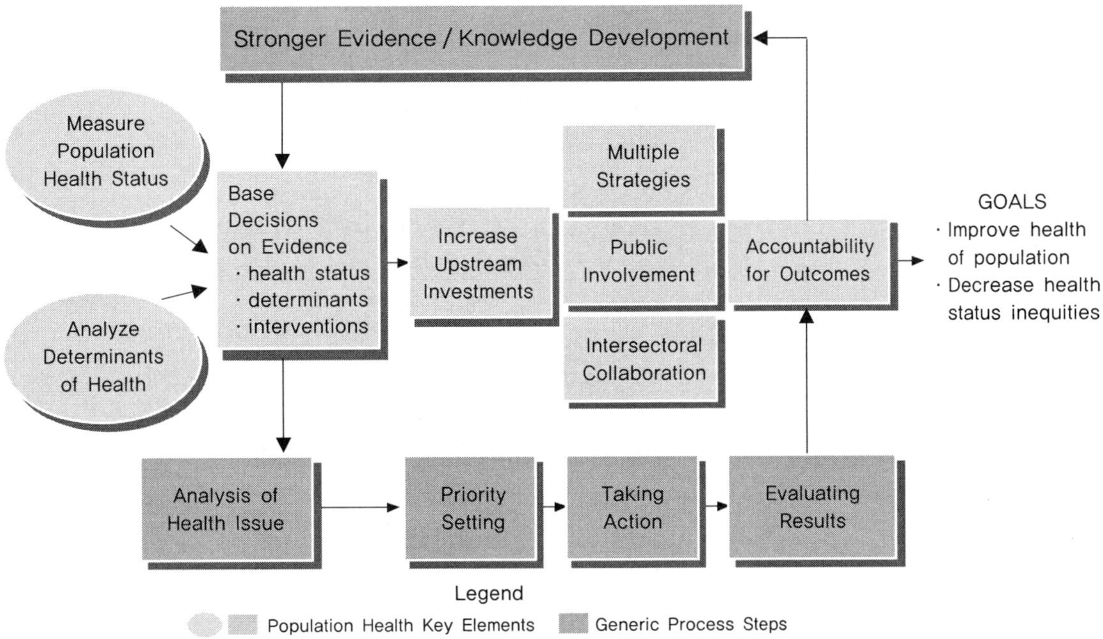

그림 5-8. 인구집단모형의 핵심요소

자료 : Health Canada, 2001

표 5-6. 인구집단보건모형의 핵심요소

핵심요소	활 동
1. 인구집단의 건강을 중시	1.1 건강수준 측정 지표의 결정 1.2 건강문제를 확인하기 위해 집단의 건강수준과 건강불평등을 측정하고 분석 1.3 사회 상황과 특성, 경향을 평가
2. 건강결정요인과 상호작용에 대한 대책	2.1 건강결정요인 측정 지표의 결정 2.2 건강문제를 건강결정요인에 연관시킬 수 있도록 건강결정요인과 그들 간의 상호작용을 측정하고 분석
3. 근거에 기반을 둔 최선의 결정	3.1 정책과 프로그램 개발의 전 단계에서 활용 가능한 최선의 근거를 사용 3.2 근거를 포함하고 배제하는 기준을 설명 3.3 다양한 자료에 기반을 둠 3.4 여러 가지 연구방법을 혼합하여 자료를 생산 3.5 효과적인 개입의 확인과 평가 3.6 연구결과의 확산과 정책 채택을 조장

핵심요소	활 동
4. 근본적 원인의 해결을 위한 투자	4.1 투자 우선순위를 정하기 위한 기준의 적용 4.2 장, 단기 투자의 균형을 유지 4.3 다른 부문에서의 투자에 영향을 미침
5. 복합적 전략의 적용	5.1 개입을 위한 활동범위를 확인 5.2 건강결정요인과 상호작용에 바탕을 둔 활동의 채택 5.3 인구집단 간 건강불평등을 감소하기 위한 전략의 실행 5.4 포괄적인 전략과 개입의 적용 5.5 통합적으로 건강문제를 시정할 수 있는 개입의 적용 5.6 생애 전 주기를 통해 건강을 향상시킬 수 있는 방법의 적용 5.7 다양한 삶의 터를 통한 활동 5.8 개입을 견인할 수 있는 조정기전을 수립
6. 부문(Sector) 및 단계(Level) 간 협력의 강화	6.1 가치와 목적을 공유하기 위해 협력자를 조직에 동참시킴 6.2 구체적인 목표를 수립하고 가시적인 결과에 집중함 6.3 전략적 우위에 있는 집단이나 조직을 확인하고 지원 6.4 협력의 구축 과정을 위해 투자 6.5 정치적 지지의 획득과 우호적인 정책 환경 요소를 구축 6.6 협력자 간에 리더십, 책임감, 보상을 공유
7. 대중참여를 위한 기전의 활성화	7.1 대중의 관심을 포착 7.2 건강에 관한 지적 능력 향상에 기여 7.3 총괄 목적과 관련하여 대중 참여 전략을 채택
8. 건강결과에 대한 책임의 입증	8.1 결과에 대해 책임을 질 수 있는 틀을 설계 8.2 기준치를 명확히 하고 건강수준 향상을 위한 타깃을 결정 8.3 효과적인 평가 체계를 제도화 8.4 건강영향평가 도구의 활용을 촉진 8.5 결과를 대중에 공포

자료 : Health Canada, 2001

캐나다의 인구집단보건모형은 라론드 보고서와 오타와 헌장 이후 개인차원에서 자신의 건강을 증진시키거나 가족, 이웃, 자원봉사와 같은 집단차원에서의 건강증진은 상당한 성공을 거둔데 비해 건강관련 공공정책의 형성, 지원적 환경 조성, 보건의료서비스의 재구성 등은 제한된 성과밖에 거두지 못하고 있던 현상을 타파하고자 도입되었다.

인구집단보건모형은 건강결정요인의 복잡성을 고려하되 사회적 건강결정요인을 중시하며, 집단적 차원에서 건강이라는 사회적인 문제를 해결하기 위해 시민참여나 시민결속 등을 장려하며, 조직이나 집단의 협력 능력을 향상시키고자 한다. 실제 인구집단보건모형이 캐나다의 보건정책이나 다른 나라의 보건정책에 미친 영향은 적지 않다. 특히 건강형평성과 Upstream Approach에 대한 관심을 높이는데 크게 기여하였다.

그러나 Raphael과 Bryant(2002)는 인구집단보건 모형이 역학적 사고에 기반을 두고 있고, 명확한 가치체계가 부족하여 사회변화를 위한 사회적, 경제적 추진동력이나 맥락의 중요성을 간과하거나 무시하는 경향이 있으며, 변화가 아닌 연구 모형으로 주로 활용되고, 전문가 지식을 기반으로 상의하달식 접근을 강조한다고 비판하였다. Cohen(2006) 역시 캐나다에서 조차도 인구집단보건모형은 건강결정요인을 밝히기 위한 역학적 모형으로 인식되며, 건강결정요인의 개선을 위한 보건당국의 역할을 규명하고, 건강결정요인의 기여도에 따라 우선순위를 결정하는 보건정책의 수립 지침으로 인식되지는 않는다고 주장하였다. 만일 인구집단보건모형이 역학적 도구로서만 간주되고, 형평성의 가치를 전파하고, 사회적 변화의 수단으로 활용되지 못한다면 모형의 가치는 크게 감소할 것이다.

3 일본의 건강일본 21

1) 건강일본 21의 개관

일반적으로 건강일본 21이라고 불리는 21세기의 국민건강증진운동(21世紀における国民健康づくり運動)은 건강과 관련된 모든 관계기관과 단체가 국민 개개인의 건강생활을 지원함으로써 국민의 건강수준을 향상시키고자 하는 일본의 국가보건계획이다(건강·체력づくり사업재단, 2000).

건강일본 21의 수립 이전에 일본 후생성에서는 1978년부터 제1차 국민건강증진 대책을, 1988년부터 제2차 국민건강증진 대책을 추진하여 노인건강검진체제의 확립, 시·정·촌 보건센터의 정비, 건강운동지도사 양성 등 국민건강증진을 위한 기반을 정비해왔다. 2000년부터 시작된 건강일본 21은 제3차 건강증진 대책의 새로운 명칭인데, 이 계획은 그 간의 건강증진운동의 실적 및 국내·외에 있어서의 공중보건활동의 성과를 기반으로 21세기 일본이 직면하고 있는 건강문제를 해결하기 위한 국가차원의 전략계획으로 수립되었다.

건강일본 21은 21세기 일본의 모든 국민이 건강하고 심적으로 풍요로운 생활이 가능한 활력이 있는 사회를 건설하기 위해 ① 장년기 사망을 감소시키고, ② 건강수명을

연장하며, ③ 삶의 질을 향상하는 것 등의 3가지를 목적으로 하고 있다. 이러한 목적을 달성하기 위해 2010년을 달성기간으로 한 구체적인 건강목표 70개를 생활습관과 관련된 건강 위험인자 6가지(영양 · 식생활, 신체활동 · 운동, 휴양 · 마음의 건강증진, 흡연, 알코올, 구강건강)와 3가지 주요 질환(당뇨병, 순환기병, 암)을 포함한 9가지 중점분야로 나누어 제시하였다(건강 · 체력づくり사업재단, 2011).

2) 건강일본 21의 기획모형

건강일본 21의 기획모형은 생활습관을 개선하고 검진을 비롯한 예방서비스의 이용을 중시함으로써 중요한 위험인자인 고혈압, 비만 및 고지혈증의 관리가 가능하고, 그 결과 주요 질병이 감소한다는 논리적 틀을 가지고 있다〈그림 5-9〉. 따라서 건강일본 21의 기획모형에는 행태하적 모형과 의학적 모형이 혼재되어 있다고 판단할 수 있다.

건강일본 21은 ① 일차예방의 중시, ② 건강증진의 지원을 위한 환경정비, ③ 목표 등의 설정과 평가, ④ 다양한 실행주체 사이의 연계에 의한 효과적인 운동의 추진 등을 기본 방침으로 제시하고 다음과 같은 추진체계를 제시하였다〈그림 5-10〉.

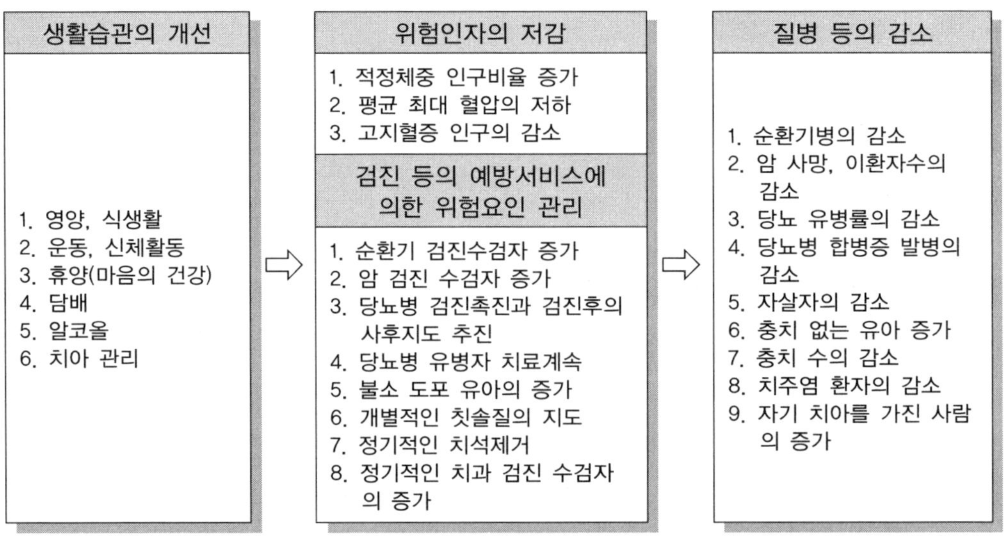

그림 5-9. 일본의 건강일본 21의 기획모형

자료 : 健康日本21 企画検討会 · 健康日本21 計画策定検討会. 21世紀における国民健康づくり運動(健康日本 21)について, 2000.

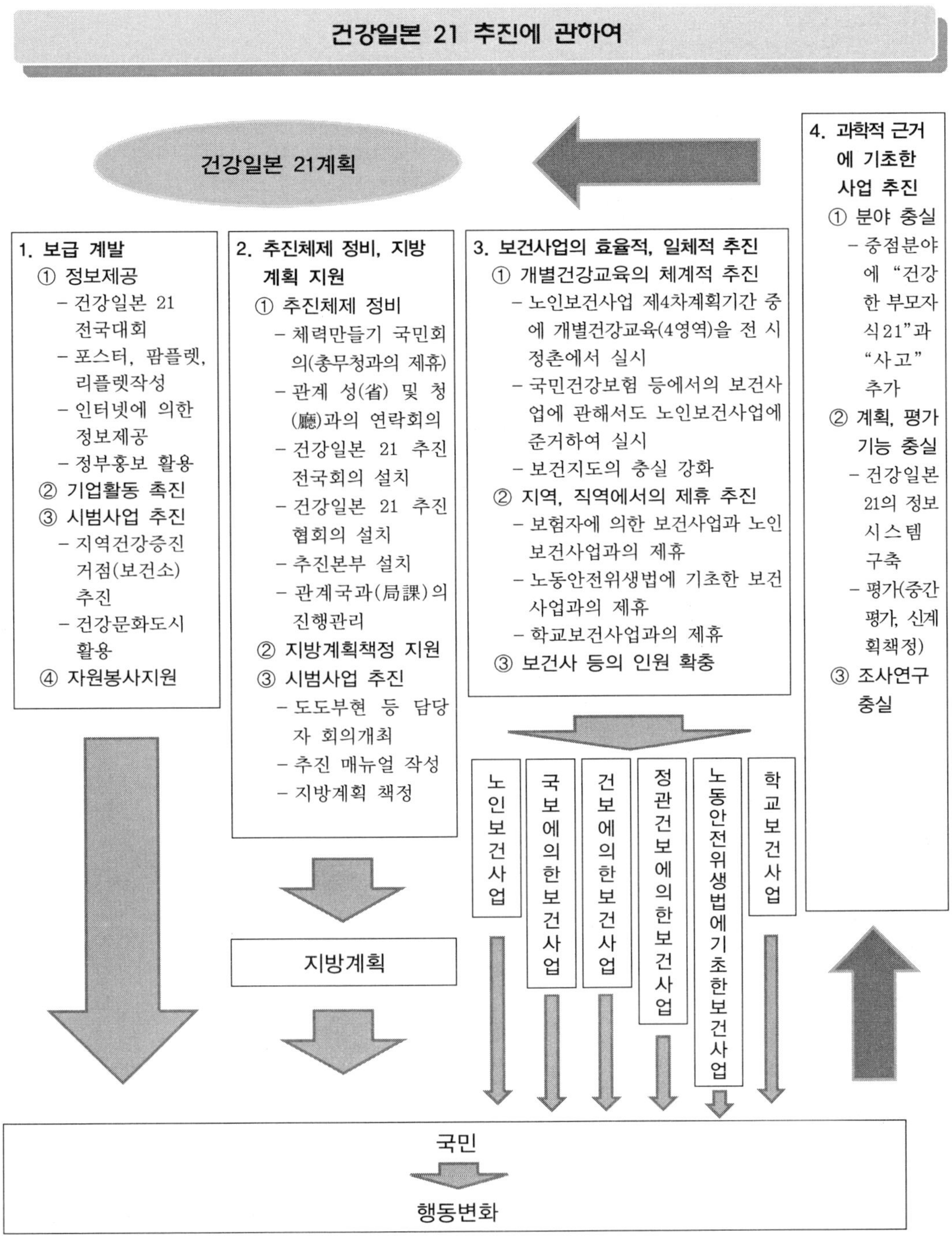

그림 5-10. 건강일본 21의 추진체계

자료 : 건강·체력づくり사업재단, 건강일본 21, 2011

(1) 보급계발

① 정보의 제공 : 건강일본 21 전국대회, 포스터, 인터넷, 정부 홍보 등의 활용
② 기업 활동의 촉진
③ 시범적 추진 : 지역건강증진거점(보건소)의 추진, 건강문화도시의 활용
④ 자원조직(volunteer) 지원

(2) 추진체계정비, 지방계획지원

① 추진체계정비 : 체력증진국민회의(총무청)와의 연계, 관계성 · 청과의 연락회의, 전국건강일본21추진 전국회의설치, 건강일본21추진협의회설치, 추진본부설치, 관계국(보건의료국, 노인보건복지국, 보험국)과의 진행관리
② 지방계획의 책정지원 : 도도부현 담당자 회의 개최, 추진 매뉴얼 작성, 지방계획 책정

(3) 보건사업의 효율적 · 일체적 추진

① 개별적인 보건교육의 체계적인 추진
② 지역사회와 직장에서의 연계추진
③ 보건부 등의 인력 확충

(4) 과학적 근거에 기초한 사업의 추진

① 분야의 충실 : 중점분야에 건강한 자녀21, 사고의 추가
② 계획 · 평가기능의 충실 : 건강일본21 정보시스템 구축, 평가(중간, 최종, 새로운 계획책정
③ 조사연구의 충실

3) 건강일본 21의 수립절차

일본 후생성은 1998년 11월 공중위생심의회의 승인을 얻어 다수의 전문가를 참여시킨 건강일본21기획검토회 및 건강일본21계획책정검토회를 설치하였다. 이후 약 1년 반에 걸친 작업결과를 모아서 건강일본21기획검토회 · 계획책정검토회 보고서가 발표되

었다. 이를 기초로 "21세기의 국민건강증진운동(21世紀における国民健康づくり運動)의 추진에 관하여"라는 문건이 2000년 3월 후생성 사무차관의 통지 등에 의해 발표되면서 국민건강증진운동으로서 건강일본 21이 시작되었다.

한편 2001년 11월 정부·여당 사회보장개혁협의회에서는 의료제도개혁대강을 책정하였는데 "건강수명의 연장·생활의 질의 향상을 위해 건강증진과 질병예방을 적극적으로 추진한다. 이를 위해 조속히 법적 기반을 포함한 환경정비를 진행한다"라고 명시하였다. 이를 접수한 정부는 건강일본 21의 핵심이 되는 건강증진과 질병예방을 적극적으로 추진하기 위해 의료제도 개혁의 일환으로서 2002년 건강증진법을 제정하였다.

건강증진법 개정에 의해 국민의 건강증진을 종합적으로 추진하기 위한 기본적 방침의 일부가 변경되었고, 이에 따라 2008년 건강일본 21도 수정되었다. 또, 2007년 건강일본 21 중간평가보고서(후생과학심의회 지역보건건강증진영양부회, 2007)의 결과를 수용하여 계획 기간을 원래 2010년에서 2012년까지로 연장하였다.

4) 건강일본 21의 추진체계

건강일본 21의 추진을 위해 일본 정부는 국가, 도도부현 및 시정촌의 역할을 명확히 하는 한편, 각종 이해관계자의 의사결집을 위한 협의체를 결성하였다.

(1) 국가, 도도부현, 시정촌의 역할

국가, 도도부현 및 시정촌 등 각급 정부는 '건강증진법'의 제정에 따라 건강증진 계획을 수립할 의무가 부과되었는데, 계획의 수립, 실행, 평가와 관련된 각급 정부의 역할을 정리하면 〈표 5-7〉과 같다.

모든 도도부현은 자체 건강증진계획을 수립 완료하였고, 계획에 따라 사업을 수행 중이다. 그러나 시정촌의 계획 책정은 계획대로 진행되지 못하였다. 총 1,859개의 시정촌과 특별구 중 1,001개의 자치단체에서 지방계획을 책정 완료하였으며, 2006년에 수립예정인 곳이 180개, 2007년에 수립예정인 곳이 184곳, 그리고 2008년 이후에 수립 예정인 자치단체가 494개였다(후생과학심의회 지역보건건강증진영양부회, 2007). 도도부현이나 시정촌이외에 소규모의 지역사회, 학교, 기업, 직장, 다양한 조직, 가정 등에서 각자의 특성에 맞는 계획을 작성한 것으로 알려져 있으나 구체적인 수치는 불분명하다.

표 5-7. 건강일본 21의 추진을 위한 국가, 도도부현, 시정촌의 역할

	계획 수립	실행	평가
국가	· 전국차원의 전략적 기본 계획 수립 – 건강과제의 영역선정 – 목표치의 제시 · 지방계획 책정 지원 – 도도부현 대상 설명회 개최 – 통계자료 등의 제공 – 데이터베이스 구축	· 전국적인 차원에서의 건강증진 추진 – 대규모의 홍보활동 – 건강일본21에 대한 관심 환기 · 도도부현 및 시정촌에 대한 지원	· 전국차원의 전략적 기본 계획의 평가와 수정
도도부현	· 지역특성에 맞는 계획의 책정(도도부현 및 생활권 계획) – 전략적 기본계획과 실행을 위한 행동계획 – 지역의 현황 평가 – 건강과제의 선정 – 목표치의 설정 · 시정촌 계획수립의 지원 – 도도부현 계획 주지 – 생활권(이차의료권) 계획 수립 – 시정촌 계획 책정검토 위원회 참가 – 통계자료 제공 – 통계자료의 가공과 해석 지원 – 시정촌의 독자조사 지원 – 연수 등을 통한 인력 양성 – 상담, 지원창구의 설치	· 도도부현 차원에서의 건강증진 추진 – 실행관리, 정보제공 – 관계기관과의 조정 – 교육 연수 등을 통한 인력양성	· 도도부현계획 및 생활권 계획의 평가와 수정 · 도도부현 및 생활권내 자치단체 등의 계획에 대한 중층적 평가 · 시정촌에 대한 지원

자료 : 건강 · 체력づくり사업재단. 地域における 健康日本２１実践の手引き. 2000.

(2) 건강일본 21 추진 국민회의

건강일본 21은 다양한 실행주체 사이의 연계에 의한 효과적인 운동의 추진 등을 기

본 방침으로 하고 있다. 각종 이해관계자의 협력을 얻고, 의사결정에 있어 합의를 도출하기 위해 일본에서는 후생노동대신이 주재하고 국민 각계의 대표가 참여하는 건강일본 21 추진국민회의를 개최하였다. 2000년 동경에서 제1차 국민회의가 개최된 이후 2009년까지 9차 회의를 가졌다.

(3) 건강일본 21 추진 전국연락협의회

한편 2001년 3월에는 건강일본 21의 취지에 찬성하는 민간단체들이 건강일본 21 추진 전국연락협의회를 구성하였다. 2011년 5월 현재 137개 단체가 가입하였다. 협의회의 구체적인 활동은 다음과 같다.[27)]

① 연락협의, 정보교환
  각자 다른 연혁과 발전 경로를 밟아 온 민간단체들은 건강증진활동도 각자의 사고방식과 방법론에 근거를 두고 추진 중임. 이러한 전통을 존중하면서도 건강일본 21의 관점을 기반으로 회원단체 상호간의 연락협의와 정보교환을 추구함

② 건강일본 21의 국민적 이해 증진을 위한 활동

③ 국민의 건강증진을 지원하기 위한 환경정비 활동

④ 기타
  기타 협의회의 설립취지에 부합되는 사업

(4) 건강일본 21 전국대회

건강일본 21의 추진체계 중 하나인 보급계발을 위해 건강일본 21 전국대회를 2001년부터 매년 개최하고 있다. 전국대회는 건강일본 21을 국민이 자주적으로 참가하는 국민운동으로서 발전시키기 위해 국민이나 건강관련단체 등이 광범하게 참여하는 기회를 마련하고, 건강증진에 관한 정보의 교환과 관계자의 교류를 촉진하는데 목적이 있다. 매년 다른 도도부현이 후생노동성, 건강일본 21 추진국민회의, 건강일본 21 추진 전국연락협의회와 공동으로 주최하며, 총무성, 문부과학성, 농림수산성 등이 후원한다. 참가대상은 국민일반, 행정관계자, 건강증진관련단체, 자원봉사단체, 언론관계자, 의료보험관계자, 기업관계자 등으로 제한이 없으며, 매년 1,500명에서 1,800명 정도

---

27) http://www.kenkounippon21.gr.jp/kyogikai/2_info/kihon.html

가 참여한다. 주제는 매년 바뀌지만 대회는 특별강연, 심포지엄, 대회선언문 채택 등으로 이루어지며, 건강증진관련 전시회나 영화상연, 걷기대회 등이 동시에 개최된다.

5) 건강일본 21의 평가

건강일본 21의 평가를 추진하기 위해 2002년~2004년에 걸쳐 건강일본 21 평가수법 검토회를 운영하였다. 검토회에서는 건강일본 21과 지방계획의 평가 목적을 지금까지 수행한 활동은 무엇이며, 활동의 결과는 무엇인가를 반복하여 평가함으로써 향후 건강증진대책을 추진함에 있어 필요한 정보를 획득하는 것이라고 결정하였다. 특히 목적의 달성정도, 목적 달성을 촉진하거나 저해한 요인 등을 탐색함으로써 건강일본 21과 지방계획을 개선하기 위한 과제를 명확히 하고, 해결에 필요한 다양한 정보를 획득하는 것을 중시하였다. 검토회에서는 건강일본 21의 평가를 위해서는 ① 목표달성도, ② 계획책정과정, ③ 목표달성을 위한 활동에 대한 평가를 위주로 중간 평가를 시행할 것을 건의하였다. 또, 지방계획에 대해서도 마찬가지로 ① 지방계획의 목표달성도, ② 계획책정과정, ③ 지방계획의 목표달성을 위한 활동에 대한 평가를 시행할 것을 건의하였다(건강일본 21 평가수법검토회, 2004).

검토회는 위에 제시된 평가과제를 수행하기 위한 평가기법도 개발하였다. 특히 지방계획의 평가에 있어 전국적으로 공통적인 평가를 통해 지방자치단체의 상호 비교가 가능하게 함과 동시에 지방자치단체의 독자성을 고려한 자기평가도 가능하도록 희망하였다. 또한 계획책정과정의 평가에는 정성적인 평가를 포함하고, 평가를 통해 지금까지 계획책정과정에서 문제가 된 부분을 명확히 할 것을 기대하였다.

검토회는 건강증진의 이념에 기반을 둔 평가를 실시할 것, 목표달성 평가를 위해서 실행계획을 명확히 하여야 한다는 점, 우선적으로 평가하여야 할 목표 또는 반드시 평가하여야 할 목표와 지표의 선정, 환경정비와 관련된 지표의 개발 등을 향후 평가를 위해 해결하여야 할 과제로 열거하였다.

검토회는 평가방법과 관련하여 자기평가를 위주로 하되 객관성을 보완하기 위해 주민, 전문가, 관련단체 등에 의한 외부평가도 병행할 것을 건의하였다. 또 평가결과의 활용이나 공표 방법에 대한 연구도 필요하다고 지적하였다.

검토회는 계획의 평가를 위해서 지방의 건강증진담당자들로부터 평가와 관련된 의견 청취를 함과 동시에 분과회를 설치하여 조사방법에 대한 논의를 거듭하였고, 그 결과를 2003년 3월 건강일본 21 평가수법검토회 중간보고(건강일본 21 평가수법검토회, 2003)로 정리하였다. 중간평가에 사용할 공통지표를 결정하고, 복수의 지자체를 대상으로 시범적으로 중간평가를 실시하기 위해 2003년 10월에 검토회 산하에 작업부회를 설치하였다. 작업부회는 이후 5개 자치단체를 대상으로 시범평가를 실시하고 보고서를 작성하였다. 중간보고와 작업부회의 보고서를 통합하여 2004년 건강일본 21 평가수법 검토회 보고(건강일본 21 평가수법검토회, 2004)가 이루어졌다.

원래 2005년에 건강일본 21에 대한 중간평가를 실시할 예정이었으나, 중간평가 보고서는 2007년에 발표되었다(후생과학심의회 지역보건건강증진영양부회, 2007). 중간평가를 통해 분야별 목표달성 정도와 건강일본 21의 추진체계와 과정 전반에 대한 평가를 시행하였다. 그 결과 일부 목표에 대한 수정이 이루어졌다.

건강일본 21의 계획기간이 2012년까지 연장됨에 따라 최종평가는 2010년부터 행해지고 있다. 최종평가 결과를 2013년 이후의 국민건강증진 운동에 반영하기로 결정하고 있다.

4 우리나라의 국민건강증진종합계획

1) 국민건강증진종합계획의 개관

우리나라에서는 1995년에 국민건강증진법을 제정하여 건강증진사업을 위한 법적, 제도적 장치를 마련하였다. 이후 동법 제4조[28]에 근거하여 2002년에는 2010년까지를 기간으로 한 "국민건강증진종합계획 2010"을 수립하였다. 이것이 우리나라에서 수립된 최초의 국민건강증진종합계획이었다. 이 계획은 6가지 영역에 걸쳐 40개의 목표를 지니고 있었으며, 목표달성을 위한 39개의 사업이 포함되어 있었다. 이 후 건강증

28) (건강증진계획의 수립 등) ① 보건사회부장관은 국민건강의 증진에 관한 기본시책을 수립 · 시행하여야 한다.

진에 대한 수요가 예상보다 급격하게 증가하고,29) 2004년 12월 30일부터 담배에 부과하는 국민건강증진부담금이 354원으로 인상되어 가용재원이 크게 증가하였으며, 국민건강증진종합계획 2010의 목표가 단기간에 변하기 어려운 사망이나 유병률에 대한 지표가 대부분인 관계로 사업의 기획에 대한 지침이나 평가 기준으로서의 활용도가 제한적이라는 문제점이 제기되자 보건복지부는 2005년 국민건강증진종합계획 2010에 대한 중간평가를 실시하고, "새국민건강증진종합계획 2010"이라고 알려져 있는 수정계획을 수립하였다.

2006년에는 국민건강증진법 제4조를 개정하여 국민건강증진종합계획을 5년마다 수립하는 것으로 하였다.30) 보건복지부는 새국민건강증진종합계획의 결과평가를 준비하고, 국민건강증진종합계획 2020(이하 HP 2020)의 수립 틀을 모색하기 위해 2009년 정책연구 과제를 수행하였다(이상영 외, 2009). 이 연구를 바탕으로 2011년 새국민건강증진종합계획 2010의 평가를 수행하고(배상수 등, 2011), 동시에 국민건강증진종합계획 2020(이하 HP 2020)을 준비하여 2011년 6월 발표하였다.

2) 국민건강증진종합계획의 모형

(1) 국민건강증진종합계획 2010

국민건강증진종합계획 2010의 기본 틀은 건강일본 21의 토대가 되었던 조기사망과 장애의 원인에 대한 논리적 인과관계라고 알려져 있다(이규식 등, 2006). 즉, 심혈관질환, 암, 당뇨병, 관절염, 사고가 사망의 주된 원인들이고, 주요 사망원인을 발생시킬 수 있는

---

29) 건강증진에 대한 수요의 증가에는 다음과 같은 요인이 영향을 미쳤다. 첫째 인구의 고령화와 질병구조의 만성화가 매우 빠르게 진행되어 이에 대한 적극적인 대처가 필요하였다. 둘째 건강보험의 보장성 강화에 대한 사회적 요구로 인해 보험급여를 확대할 수밖에 없게 되었고, 그 결과 보험재정지출을 억제하기 위해 건강증진과 예방보건에 더욱 많은 노력을 경주할 필요가 높아졌다. 셋째 노인요양보험제도가 예상보다 조기에 시행되게 되어 건강한 노년기를 보낼 수 있도록 하기 위한 건강증진대책의 마련이 시급해졌다(보건복지부, 한국보건사회연구원, 2006).

30) 제4조 (국민건강증진종합계획의 수립) ① 보건복지부장관은 제5조의 규정에 따른 국민건강증진정책심의위원회의 심의를 거쳐 국민건강증진종합계획(이하 "종합계획"이라 한다)을 5년마다 수립하여야 한다. 이 경우 미리 관계중앙행정기관의 장과 협의를 거쳐야 한다. [개정 2008. 2. 29 제8852호(정부조직법), 2010. 1. 18 제9932호(정부조직법)] [시행일 2010. 3. 19]

위험요인들이 고혈압, 당뇨, 골다공증, 물질남용, 비만이므로 이와 같은 위험요인들을 제거하기 위해서는 운동, 영양, 흡연, 음주, 스트레스와 같은 생활습관의 개선이 중요하다고 본 것이다. 국민건강증진종합계획 2010의 기본 틀이 이처럼 단순히 건강생활실천에 초점을 둔 중요한 이유는 계획안을 작성할 당시 건강증진사업 재원의 확보 전망이 매우 불투명하여 건강생활실천 이외의 영역에 큰 관심을 둘 수 없었고, 사전에 계획의 개념적 모형을 설계하기 위한 관심과 노력이 미흡하였기 때문이었다(이규식 등, 2006).

(2) 새국민건강증진종합계획 2010

2005년 새국민건강증진종합계획은 다양한 건강결정요인에 대응하기 위하여 다각적인 접근과 조치를 통해 건강수준의 향상을 추구할 수 있도록 기획 모형을 구상하였다. 〈그림 5-11〉을 살펴보면 건강증진사업이 보건의료서비스나 건강보호조치와 통합적으로 전개되는 건강관리전략임을 분명히 하고 있으며, 따라서 건강행태와 생활습관의 변화 추진, 예방보건서비스의 확충, 건강지원 사회적 환경의 조성 및 건강위해 물리적 환경의 관리가 접근수단으로 동원된다는 것을 보여주고 있다. 이들 수단을 통해서 건강생활 실천의 확산, 예방중심의 건강/질병 관리, 인구집단 대상의 건강관리 및 환경의 건강성 향상에 관한 문제들을 해결함으로써 건강잠재력을 강화하고, 질병과 조기사망을 감소시키며, 인구집단 사이의 건강격차를 완화하여 건강수명의 연장과 건강형평성의 제고를 기하게 된다는 논리적 틀을 제시하고 있다(이규식 등, 2006).

그러나 건강지원 환경의 조성은 대부분이 보건복지부의 사업영역 밖에서 이루어진다는 이유로 실제 계획에서는 제외되었다.

(3) 국민건강증진종합계획 2020

새국민건강증진종합계획이 보건복지부 영역 밖의 사업에 대해서는 계획에 적극적으로 반영하지 못한데 비하여 국민건강증진종합계획 2020은 사회·물리적 환경요인의 개선을 보다 중시하였다. 국민건강증진종합계획 2020의 기본 모형을 제시하기 전에 계획의 기본 방향에 대해 소개하면 다음과 같다(박순우, 2011).

① 건강에 대한 시각

세계보건기구에서 제시한 포괄적인 건강의 시각(신체적, 정신적, 사회적 안녕 상태)

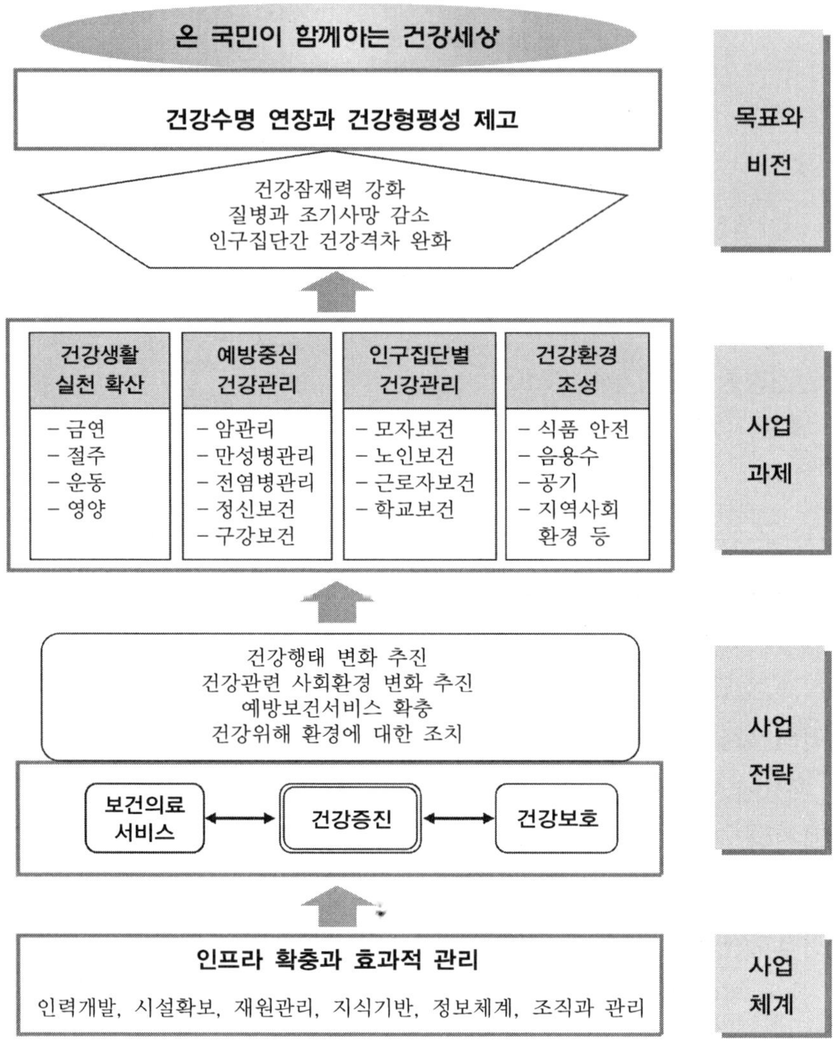

그림 5-11. 새국민건강증진종합계획 2010의 기본 모형

자료 : 보건복지부, 한국보건사회연구원. 새국민건강증진종합계획 수립. 2006.

을 기본으로 하며, 또한 건강을 기본권으로 간주, 모든 사람이 차별받지 않고 누릴 수 있는 건강형평성을 중요시하였다.

② 건강증진에 대한 접근법에 대한 시각

건강증진종합계획은 개인의 주도적 참여에 의한 자신의 건강 및 건강결정요인의 변화 능력을 향상하는 것을 정부가 지원하는 과정으로 설정하였다.

③ 건강결정요인

건강행태, 보건의료서비스 제공환경, 사회·물리적 환경요인의 개선을 중점적인 사업과제로서 적용하였다.

④ 접근전략

방콕헌장에 의거하여 건강과 건강결정요인에 대한 관리 능력 강화의 전략으로서 주창, 투자, 역량함양, 법규제정 및 규제, 파트너십 형성 및 연대구축을 기본 방향으로 정하였다〈표 5-8〉.

표 5-8. 방콕헌장을 기초로 한 HP 2020의 접근전략

방콕헌장	HP 2020	
	적용 방향	중점사업
주창 : 인간의 기본권 및 공동연대에 기초해서 건강의 중요성 및 형평성을 사회에 널리 알린다.	· 건강증진사업의 가치에 대한 공감대 조성	· 건강교육, 홍보
투자 : 건강결정요인을 관리할 수 있는 지속가능한 정책 및 프로그램 개발과 건강증진을 위한 하부구조 구축, 재정 등을 위해 투자한다.	· 필요한 재원의 마련 및 효율적 지출 · 건강관리를 위한 전략과 사업의 다각화 · 계획과 실적의 지속적 점검, 모니터링체계구축 · 건강증진사업 추진 체계의 정비	· 건강증진기금의 역할 정립 · 건강보험의 건강증진기능 정립 · 평가체계의 효율적 운영
역량 함양: 정부, 학계, 지역사회 및 시민사회, 일반인 등을 대상으로 정책개발, 리더십, 서비스 수행, 지식전달 및 연구, 지식습득 능력을 배양한다.	· 정보통계 체계 구축 및 근거 정비	· 정보통계 체계 구축 · 보건소 사업 역량강화
법규 제정 및 규제: 건강위해로 부터의 보호와 모든 이들의 건강과 안녕을 위한 동등한 기회 제공이 가능하도록 법규를 제정하고 규제한다.	· 정책적 지원: 정책적으로 보건의 우선순위를 높이고, 실천될 수 있는 기반 구축	· 건강증진환경 조성을 위한 관련 규제 강화
파트너십 형성 및 연대구축 : 공공과 민간부문, 비정부기관, 시민사회 및 국제기구가 지속적인 활동을 만들어 가기 위한 파트너십 형성 및 연대를 구축한다.	· 연대구축을 통한 건강지원 공공정책 여건의 조성(공공과 민간/보건과 비보건)	· 민간부문의 건강증진기능 확대

자료 : 보건복지부, 2011

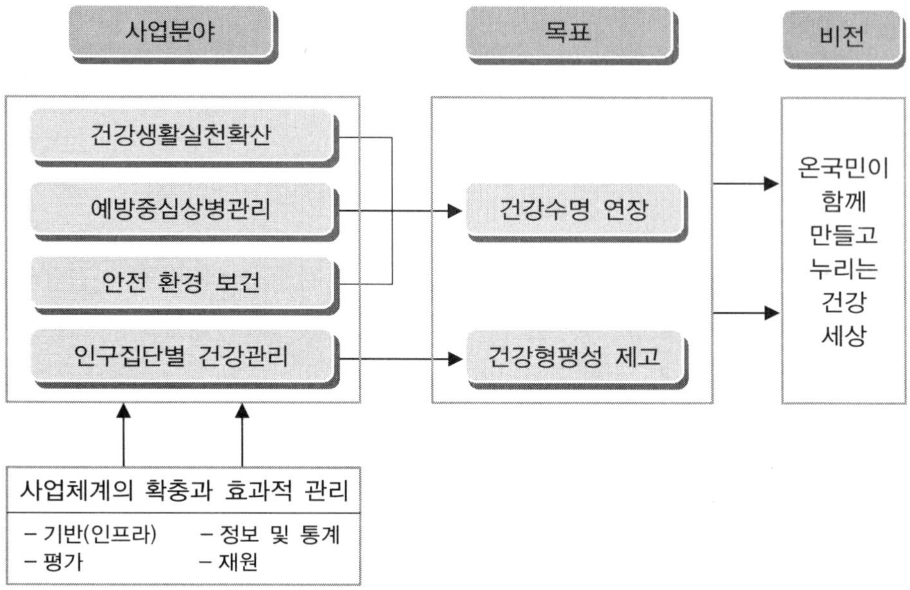

그림 5-12. 국민건강증진종합계획 2020의 기본 모형

자료 : 보건복지부, 2011

국민건강증진종합계획 2020의 기본 모형은 〈그림 5-12〉와 같다. 비전과 목표를 달성하기 위한 과제는 사업 분야라는 이름으로 제시되었는데 국민건강증진종합계획의 목표 달성을 직접 겨냥하는, 즉 국민의 건강수준향상을 직접 추구하는 건강관리사업의 분야와 이들 사업의 효과적 추진을 위한 전략적 수단과 사업체계에 관한 분야의 두 가지로 대별하였다. 건강관리사업의 과제들은 서로 관계가 있지만 편의상 건강결정요인에 근거하여 ① 건강생활실천 확산, ② 예방중심의 상병관리, ③ 안전 · 환경보건, ④ 인구집단별 건강관리 분야로 구분하였다. 그리고 사업의 효과적 추진을 위해 ⑤ 사업체계 관리 분야를 포함시켰다.

새국민건강증진종합계획의 기본 모형과의 차이는 첫째, 새국민건강증진종합계획 2010과는 달리 국민건강증진종합계획 2020에서는 사업체계의 확충과 효과적 관리를 사업분야에 포함시켜 우리나라의 부족한 건강증진사업 자원을 보강하고, 취약한 사업체계를 강화하기 위한 노력을 명시하였다는 것이다. 둘째, 두 계획의 기본 모형에 대한 그림에서는 발견하기 어려우나 국민건강증진종합계획 2020에서는 사회 · 물리적 환경요인의 개선을 안전 · 환경보건 분야를 통해 강조하고 있다는 것이다. 사회적 · 물리적 환경의 관리를 범부처가 협력하여 추진할 수 있도록 안전 · 환경보건을 독립된 분야로 제

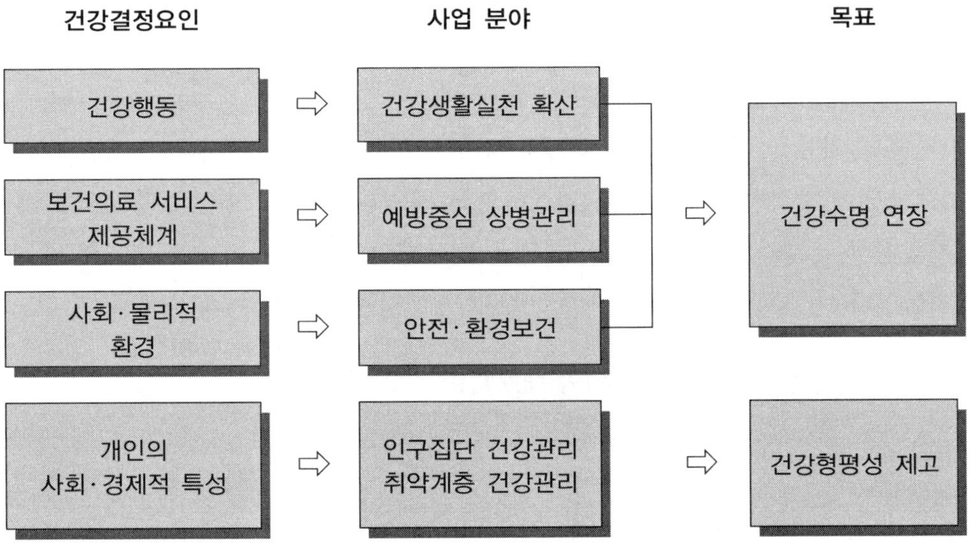

그림 5-13. 건강결정요인과 HP 2020의 사업 분야와의 관련성

자료 : 보건복지부, 2011

시하고, 실제 사업의 추진 전략 역시 강화하였다.

3) 국민건강증진종합계획의 내용

새국민건강증진종합계획 2010은 "온 국민이 함께 하는 건강세상"이라는 비전 아래 2가지 총괄목표(건강수명 연장, 건강형평성 제고)와 12가지 대표지표, 그리고 4개 분야 24개 중점과제에 대한 169개 목표를 가지고 있었다.

국민건강증진종합계획 2020의 비전은 건강증진의 정의에서 중시하는 국민의 적극적인 자기건강관리 참여와 기본권으로서 평등하게 건강을 누릴 수 있다는 개념을 적용하여 "온 국민이 함께 만들고 누리는 건강세상"으로 정하였다. 총괄목표는 새국민건강증진종합계획 2010과 마찬가지로 건강수명 연장과 건강형평성 제고로 결정하였다.

(1) 건강수명 목표

선진국의 건강수명 동향과 우리나라의 건강수명 증가속도를 감안하여 2007년 71세에서 2020년 75세로 증가하는 것을 총괄 목표로 제시하였다. 지표는 국제적으로 비교

가능한 WHO의 건강수명지표를 사용하도록 하였다.

(2) 건강형평성 지표

건강형평성 지표는 사업 분야와 대상문제의 특성에 따라 다양하다는 점을 감안하여 중점과제별로 건강형평성의 지표를 결정하도록 하였다. 단지, 모든 문제에서 공통적으로 건강형평성 문제가 제기되는 취약계층은 인구집단별 건강관리에서 별도의 중점과제로 추가하였다(예 장애인, 다문화가족, 방문가정건강관리 등).

표 5-9. 국민건강증진종합계획 2020의 대표지표

영 역		대표지표	목표치	
			2008년	2020년
1	금연	성인 남자 흡연율	47.7%	29.0%
2	절주	성인 고위험 음주율	남자 28.3% 여자 8.5%	남자 18.0% 여자 5.0%
3	신체활동	중등도 신체활동 실천율 : 성인(걷기 제외)	14.5%	20.0%
4	영양	건강식생활 실천율(지방, 나트륨, 과일/채소, 영양표시 4개 지표 중 2개 이상을 만족하는 인구 비율)	28.9%	35.0%
5	암관리	전국민 암검진 수검률	50.7%	80.0%
6	건강검진	일반건강검진 수검률	65.3%	80.0%
7	심뇌혈관질환	고혈압 유병률(30세 이상)	26.9%	23.0%
8	비만	성인비만유병률	남자 35.3% 여자 25.2%	남자≤35.0% 여자≤25.0%
9	정신보건	자살사망률 감소(인구10만명당)	26명	18명
10	구강보건	아동청소년 치아우식 경험률(영구치)	60.5% (2010)	45.0%
11	예방접종	영유아 필수예방접종률	59.5%	95.0%
12	결핵	도말 양성 결핵 발생률(인구10만명당)	22.7명	10명
13	손상예방	교통사고 사망률(인구10만명당)	16.1명 (2006)	7명
14	모성건강	모성사망률(출생10만명당)	15명	9명
15	영유아건강	영아사망률(출생아 천명당)	3.4명	2.8명
16	노인건강	노인 활동제한율 : 일상생활수행능력(ADL) 장애율	11.4%	11.4%

자료 : 보건복지부, 2011

(3) 대표지표

국민건강증진종합계획 2020에서는 〈표 5-9〉와 같이 총 16개 영역에서 16개의 대표지표를 제시하였다. 새국민건강증진종합계획 2020의 대표지표와 비교하면 수적으로 4개가 증가하였을 뿐 아니라 내용에 있어서도 상당한 변화가 있다. 건강식생활실천율, 일반 건강검진 수검률, 자살사망률, 영유아 필수예방접종률, 교통사고 사망률, 모성사망률, 영아사망률 등이 추가되었고, 우울증 유병률, 표준산전관리율, 모유수유실천율 등이 제외되었다. 국민건강증진종합계획 2020과 새국민건강증진종합계획 2020의 대표지표를 비교해 보면 과거에는 보건 영역으로 다루지 않았던 자살과 안전 등을 국민건강증진종합계획 2020에서는 중요한 과제로 인식하기 시작하였음을 알 수 있다. 모자보건 영역에서 표준산전관리율, 모유수유실천율 등 행태 지표는 모성사망률, 영아사망률 등의 건강수준 지표로 변경되었다.

(4) 중점과제

중점과제는 국민건강 향상을 위한 필요성, 정부의 정책, 행정적 · 기술적 실행 가능성 등의 일반적 기준과 더불어 새국민건강증진종합계획 2010의 경험, 관련 통계 등의 실증자료를 종합적으로 고려해서 선별하였다.

사업 분야별 중점과제는 다음과 같다〈표 5-10〉.

① 건강생활 실천 분야

건강생활실천분야에서는 만성질환과 관련성이 높은 금연, 절주, 신체활동 및 영양 등 4개 중점과제를 제시하였다.

② 예방중심의 상병관리 분야

현재 유병률이 높거나 조기사망의 원인이지만 예방관리를 통하여 발병률과 합병증 및 조기사망을 낮출 수 있는 질환을 대상으로 하고 있는데 예방중심의 상병관리 분야는 만성퇴행성 질환과 발병위험 요인의 관리 분야와 감염질환 관리 분야 두 가지로 구분하였다.

만성질환으로서는 암, 심뇌혈관 질환, 고혈압, 고지혈증, 당뇨, 비만, 정신보건, 구강보건 등이 포함되었으며, 만성질환 예방을 위한 건강검진 또한 중점과제로 제시하였다.

표 5-10. 사업 분야별 중점과제와 목표 및 세부사업의 수

분야		HP2020 중점과제	HP2020 목표	HP2020 세부사업	HP2010 중점과제	HP2010 목표	HP2010 세부사업
총 계		32	151	137	24	169	108
건강생활 실천 확산		금연	8	4	금연	10	5
		절주	5	6	절주	7	4
		신체활동	3	5	운동	5	5
		영양	5	7	영양	17	5
예방중심의 상병관리	만성퇴행성 질환과 발병위험 요인 관리	암	8	3	암관리	8	4
		건강검진	3	3	–		
		관절염	3	2	관절염	5	2
		심뇌혈관질환	9	6	심뇌혈관질환	6	3
		–			고혈압	4	4
		–			당뇨병	4	2
		비만	4	6	과체중비만	4	3
		정신보건	5	4	정신보건	15	6
		구강보건	12	9	구강보건	13	8
	감염질환 관리	예방접종	6	6	예방접종 대상 감염병관리	8	5
		비상방역체계	10	3	–		
		의료관련감염	5	5	–		
		–			매개체 감염병	5	3
		결핵	4	8	결핵 · 호흡기질환 및 약제내성관리	11	4
		에이즈	4	4	에이즈 · 성병 및 혈액매개 감염병관리	10	4
		–			신종 감염병관리	6	5
안전 · 환경보건		식품정책	4	5	식품매개 감염병관리	3	4
		손상예방	3	2	–		
		건강영향평가	3	3	–		
인구집단 건강관리		모성건강	4	4	모성보건	5	3
		영유아건강	4	4	영유아보건	6	4
		노인건강	5	3	노인보건	3	4
		근로자건강증진	2	2	근로자건강증진	6	6
		군인건강증진	2	2			
		학교보건	8	8	학교보건	6	10
		다문화가족건강	1	2	–		
		취약가정방문건강	4	1	–		
		장애인건강	7	7	–		
		–			형평성확보	2	5
사업체계 관리		기반(인프라)	3	3	–		
		평가	1	5			
		정보 및 통계	4	4			
		재원	2	1			

자료 : 보건복지부, 2011

감염질환으로서는 결핵, 에이즈, 그리고 신종 감염병 대응을 위한 예방접종, 비상방역체계 등을 중점과제로 제시하였으며, 또한 최근 그 중요성이 높아진 의료관련 감염을 새로 중점과제로 추가하였다.

③ 안전 · 환경 보건관리 분야

사회적 · 물리적 환경의 관리를 위해 식품정책, 건강영향평가, 교통사고 등 손상 예방 관련 중점과제를 포함하였다.

④ 인구집단별 건강관리 분야

생애주기별 구분(영유아, 모성, 노인 등) 또는 비교적 공통적 건강문제를 갖고 있으며 접근이 용이한 대상 집단(근로자, 학생 등)을 중점과제로 제시하였다. 대상 인구집단을 선정할 때 형평성 제고를 감안하였고, 이에 따라 저소득층, 다문화가정, 장애인 등의 인구집단이 중점과제에 포함되었다.

⑤ 사업체계 관리 분야

다양한 건강증진사업의 추진을 위한 수단을 정비하고, 효과적으로 관리하기 위하여 사업체계와 관련된 과제들을 중점과제에 포함시켰다. 구체적으로는 인프라, 평가, 정보 및 통계, 재원 등이 중점과제에 포함되었다.

국민건강증진종합계획 2020과 새국민건강증진종합계획 2010의 중점과제, 목표와 세부사업의 수를 비교하면 〈표 5-10〉과 같다.

(5) 추진전략

최초 국민건강증진종합계획의 수립 당시 우리나라는 종합적인 건강증진사업 수행체계가 구축되어 있지 않아 건강증진사업이 서로 유기적 관계를 가지지 못하고 있다고 비판받았다. 중앙부처 사이에 협력체계가 잘 이루어지지 못하고, 보건소와 보건단체, 그리고 보건단체 사이에도 유기적 협력체계가 없었다.

사업 조직이 중앙집권적으로 구성되어 있어 대부분의 사업들이 보건복지부 차원에서 결정되고, 보건복지부의 주관으로 시행되고 있었다. 지방자치단체가 지역의 요구나 특성을 사업에 반영할 수 있는 여지는 많지 않았다.

공공보건사업의 주요한 축인 보건소는 조직구조가 건강증진사업을 추진하기에 부적합하고, 공무원 정원규제에 묶여 적정 인력의 확보가 어렵다는 평가를 받았다. 구조개혁을 통해 건강진사업의 추진에 합당하게 보건소 조직을 개편하고, 기존 인력은 재교육을 통해 직무 능력을 향상시키는 한편, 새로운 보건소 기능에 적합한 인력을 배치하여야 한다는 주장이 제기되었다.

민간보건단체가 여러 건강증진사업에 참여하고 있었으나 그 역할과 역량에 있어서 한계가 있다는 비판도 제기되었다. 지방조직이 없이 중앙집권적 사업추진체계를 가지고 있는 민간단체가 많았고, 유사한 성격의 민간단체 사이도 상호 교류를 위한 네트워크가 없었다. 대부분의 민간단체들이 극소수의 상임직원만을 고용하고 있기 때문에 전문성을 결여하여 사업의 실행역량이 취약하다는 비판도 있었다.

따라서 새국민건강증진종합계획 2020에서는 공공기관과 민간기관의 역량강화와 조직화, 민간과의 협력 증대, 공공부문 사이의 협력 강화를 비롯한 파트너십의 강화를 주요한 사업전략으로 추진하고자 하였다〈표 5-11〉.

하지만 새국민건강증진종합계획 2010의 추진기간 동안 이러한 구상은 거의 실현되지 못하였다. 중점과제를 해결하는데 필요한 사업체계의 구축, 즉 인력개발, 시설확보, 재

표 5-11. 새국민건강증진종합계획 2010의 추진수단과 추진체계

추진수단	추진체계	
	공공부문 기능강화	민간부문 참여 확대
·건강증진사업의 표준화 ·필요인력의 확보 및 질 관리 ·통계지표의 관리와 정보망의 연계 ·건강증진 연구사업을 장기적 관점으로 우선순위를 정해 시행 ·보건교육자료 개발 등을 지원하여 교육, 홍보 등 건강증진사업에 대한 사회적 지원환경 조성을 촉진	·국민건강증진사업심의위원회의 기능을 강화하여 건강증진정책 수립 및 평가의 주요사항을 심의·결정하고, 관련 부처간 업무연계 제고 ·시·도 단위의 사업계획 수립·지원·평가 역할을 확대 ·건강증진사업지원단, 시·도 지원단 등 지원체계를 효율적으로 활용 ·보건소 자원을 확충하고, 보건기능을 강화	·민간보건단체에 대한 지원 강화 및 협력 관계 유지 ·국민건강보험공단의 검진사업, 만성질환관리사업 등 관련사업과의 연계방안 강구 ·학계 및 일선담당자 등과의 포럼 등 의사소통 체계 마련방안 강구

자료 : 보건복지부와 한국보건사회연구원, 2006.

원관리, 지식기반의 확대, 정보체계의 설계와 운영, 사업조직의 정립과 관리 등이 요구된다는 것을 계획의 총괄 부분에서 언급하였지만, 이의 확보를 위한 구체적 계획이 포함되지 않아 추진체계와 추진수단을 강화하겠다는 구상은 실행력이 제약을 받았던 것이다.

이러한 점을 반성하여 국민건강증진종합계획 2020에서는 사업체계 관리를 사업 분야의 하나로 설정하고, 사업체계와 관련된 과제, 구체적으로는 인프라, 평가, 정보 및 통계, 재원 등을 중점과제에 포함시켰다.

또, 국민건강증진종합계획 2020에서는 새국민건강증진종합계획 2010에 비해 정부부처 사이의 부문간 협력을 계획의 추진전략으로 훨씬 더 중시하고 있으며, 협력분야도 구체적으로 제시하고 있다〈표 5-12〉.

표 5-12. 국민건강증진종합계획 2020의 관계부처별 협력과제 분류

관계부처	세부사업명	중점과제
교육과학 기술부	흡연예방사업	금연
	교육 및 정보제공 사업	절주
	운동 시설 기반 확충 독려 사업	운동
	식생활 지침의 주기적 개정 및 교육자료 개발·보급	영양
	건강 체중 인식 확산을 위한 교육 및 홍보 사업	
	아동·청소년 비만예방 프로그램의 강화	비만
	국민 정신건강 질 향상	정신보건
	아동·청소년의 바른양치 실천사업	구강보건
	취약계층별 예방중심 구강질환관리사업	
	공공 구강보건의료서비스 전달체계 확충사업	
	가임기 남녀 생식건강 증진	모성보건
	학교건강지원기구의 설립	학교보건
	학생들의 불건강한 보건행태의 감소	
	학생들의 개인위생 실천율의 증가	
	학생들의 정신건강 향상	
	학생들의 건전한 이성교제의 조성	
	학생들의 손상예방	
	학생들의 인터넷 중독 감소사업	
	건강한 학교 환경 조성	
국방부	군 사회복지서비스 사업	군인

관계부처	세부사업명	중점과제
고용 노동부	운동 시설 기반 확충 독려 사업	운동
	직장인 비만예방 · 관리 서비스 제공	비만
	가임기 남녀 생식건강 증진	모성보건
	사업장 사고예방 기술지원 등	근로자
	사업장 건강증진운동 활성화	
	인구집단별 비의도적 손상예방을 위한 안전환경지원사업	손상예방
문화체육 관광부	가임기 남녀 생식건강 증진	모성보건
농림수산 식품부	영양표시 적용 범위 확대 및 인식 제고 : 점진적 자율표시 확대 및 의무화	영양
	영양관리서비스의 산업기반정비 및 건강/질환관리상품으로 육성	
	취약계층을 위한 영양관리 사업 개발 및 확대	
	기후변화에 따른 신 · 변종 감염병 대응체계 구축	비상방역체계
	기후변화 등 환경변화에 대응하기 위한 식품안전관리 강화	식품정책
여성 가족부	취약계층을 위한 영양관리 사업 개발 및 확대	영양
	건강 체중 인식 확산을 위한 교육 및 홍보 사업	
	영양관리서비스의 산업기반정비 및 건강/질환관리상품으로 육성	
	다문화가족의 건강관리 지원을 위한 효과적 네트워크 구축	다문화가족
국토 해양부	교통사고 위험요인감소를 위한 안전환경모니터링사업	손상예방
	인구집단별 비의도적 손상예방을 위한 안전환경지원사업	
환경부	기후변화에 따른 신 · 변종 감염병 대응체계 구축	비상방역체계
	가임기 남녀 생식건강 증진	모성보건
	건강한 학교 환경 조성	학교보건

자료 : 보건복지부, 2011

지금까지 살펴본 새국민건강증진종합계획 2010과 국민건강증진종합계획 2020의 내용을 비교하면 〈표 5-13〉과 같다.

표 5-13. HP 2020과 HP 2010의 비교

	HP 2020	HP 2010
비전	· 온 국민이 함께 만들고 누리는 건강세상	· 온 국민이 함께하는 건강세상
기본방향	· 개인의 적극적인 자기건강관리 참여를 독려하고, 기본권인 건강을 평등하게 누릴 수 있도록 지원함 · 건강결정요인 중심으로 핵심적인 중점과제를 재편하고, 장기적인 인구경제사회문화의 변화를 반영함	· 건강수명연장과 건강형평성 제고 · 건강잠재력 강화 · 질병과 조기사망감소 · 인구집단의 건강격차완화
접근전략 및 수단	· 고령화로 인한 노인인구증가와 만성질환 의료비증대, 건강형평성을 고려하여 중점과제를 재편 · 다문화가정, 장애인 등 취약계층대상 건강증진중점과제와 목표 신설 · 측정가능한 목표와 지표개발 및 모니터링체계의 강화	· 건강행태의 변화, 서비스제공을 위한 건강증진사업의 표준화 · 사업인력의 확보 및 재교육 실시 · 보건교육자료개발, 교육홍보 등 지원적 환경조성 · 장기적인 연구사업개발
사업추진 체계	· 건강증진 지원을 위한 사업체계의 효과적 관리 및 안전·환경보건 강화 · 국방부 등 타 정부 부처의 참여확대 및 연계체계 확립 · 지방자치단체의 탄력적 계획수립허용 및 건강증진사업 기반확립 · 공공부문과 민간부문의 건강증진사업연계	· 국민건강증진사업 심의위원회 기능강화 · 시·도 단위 사업계획수립지원·평가 등 공공부분기능강화 · 민간보건단체, 학계 등 민간부문지원강화 및 협력관계 유지
사업별 분과	· 건강생활실천 확산 · 만성퇴행성질환과 발병위험요인관리 · 감염질환관리 · 안전환경보건 · 인구집단건강관리 · 사업체계관리	· 건강생활실천 확산 · 예방중심 건강관리 · 인구집단별 건강관리 · 건강형평성 확보
총괄목표	· 건강수명의 연장을 단일 총괄목표로 하고, 분과별, 중점과제별로 형평성감소의 목표를 다양하게 수립하도록 함	· 건강수명연장과 형평성 제고의 총괄목표를 수립 · 건강형평성제고목표의 지표는 사회계층별 사망률 및 건강행태(매일 흡연율 및 운동실천율)의 차이감소
중점과제 수	151	169
세부사업 수	137	108
대표지표 수	16	12

자료 : 박순우, 2011

4) 국민건강증진종합계획의 수립과정

미국의 Healthy People의 수립과정은 연방정부가 견인하고, 이해관계자들이 주도하는 과정이었다. 이에 따라 다양한 이해관계자나 국민이 계획 수립과정에 참여할 수 있는 기전을 운영하였다. 이에 비해 일본의 건강일본 21 수립과정은 일부 전문가와 정부가 협력하여 계획을 수립하였다. 계획의 수립 과정에 국민의 참여는 제한적이었다. 우리나라의 국민건강증진종합계획은 일본과 유사한 수립과정을 거쳤다.

정부의 주도하에 제한된 전문가들이 계획의 수립과정에 참여하는 기본 방식은 지난 3차례의 국민건강증진종합계획의 수립과정 모두에서 변화가 없었다. 전문가와 공무원들로 이루어진 작업반을 구성하고, 작업반의 초안을 자문회의, 포럼이나 공청회를 통해 외부 전문가의 의견을 수렴하는 방식이 기본 골격이다. 3차례의 계획수립 과정을 거치면서 전문가들의 참여를 확대하기 위한 노력이 강화되기 시작한 것은 다행스러운 일이다. 그러나 일반 국민을 포함한 다양한 이해관계자의 의견을 수렴하려는 노력은 매우 약하다.

미국, 일본, 우리나라의 건강증진종합계획 수립과정에 차이가 있는 이유는 참여적 기획의 필요성에 대한 인식과 경험이 다르고, 행정문화가 상이한 것이 근본적인 이유다. 물론 우리나라가 계획의 작성기간이 매우 짧아서 충분한 의견수렴이 불가능하였다는 것도 계획 수립과정에서 참여가 부족한 중요한 이유이다.

국민건강증진종합계획 2020의 작성과정을 예로 우리나라 국민건강증진종합계획의 작성과정을 살펴보면 다음과 같다〈표 5-14〉.

(1) 계획의 틀을 마련하기 위한 연구사업의 수행

국민건강증진종합계획 2020 수립을 위한 기초연구를 2008년 10월~2009년 9월에 수행하였다. 이 연구는 한국보건사회연구원이 주관하였고, 소수의 전문가가 참여하였다(이상영 등, 2009). 이 연구를 통해 국내·외 정책현황 분석, 해외 건강증진종합계획 분석 등이 행하여 졌고, 국민건강증진사업의 구조와 추진과정을 재조명하여 2020년을 목표로 하는 국민건강증진정책의 방향을 제시하고, 비전·총괄목표 등을 포함하는 국민건강증진종합계획 2020의 이론적 틀을 수립하였으며, 주요 사업 분야 및 중점과제가 제시되었다.

(2) 작업단의 운영

2010년 3월에 국민건강증진종합계획 2020 수립을 위한 7개 분과, 36개 중점과제[31]로 구성된 작업단을 구성하였다. 2010년 5월까지 분과 및 중점과제 별로 계획안을 작성하였다. 계획안 작성을 위해 분과별로 자문회의를 운영하는 한편, 관련 부처 및 부서의 담당 공무원이 중점과제 별로 참여하도록 하여 정부 입장을 반영하도록 하였다. 분과위원회와 별도로 각 분과위원장으로 구성된 총괄위원회를 운영하여 총괄지표 및 대표지표 선정 및 검토, 각 분과별 과제의 조정 작업을 수행하였다.

1차적으로 완성된 원고는 한국보건사회연구원이 중심이 되어 중점과제 간의 목표와 세부추진계획에 상충되거나 중복되는 점이 있는지를 비롯한 전반적인 구성 및 내용에 대한 검토를 거치고, 참여 위원에 대한 피드백을 통해 수정안을 작성하였다.

(3) 외부 의견수렴

수정안을 중점과제별로 관련이 있는 80개 학회에 검토를 의뢰하였다. 또한 관계부처와의 협의가 필요한 15개 과제[32]에 대해 8개 부처[33]의 의견을 수렴하였다(표 5-14). 2010년 11월에 공청회를 실시하여 최종적으로 전문가들의 의견을 수렴하였다.

5) 국민건강증진종합계획의 평가

우리나라보다 앞서 국가증진종합계획을 주기적으로 수립해 온 미국의 경우 Healthy People의 평가는 진행사항 검토(progress review), 중간평가, 최종평가의 3단계를 거친다. 중간평가에서는 목표의 달성정도를 판단하는 이외에 목표(세부목표)의 추가나 정리, 목표에 대한 기술의 변경, 목표치나 기준치의 변경 등이 주로 이루어진다. 최종평가에서는 목표의 달성정도 이외에 목표 측정을 위한 정보체계에 대한 평가와 향후 계획과의 연관성에 대한 검토가 이루어진다.

---

31) 최종적으로 32개 중점과제로 정리됨

32) 금연, 절주, 운동, 영양, 비만, 정신보건, 구강보건, 모성보건, 학교보건, 군인, 근로자, 손상예방, 비상방역체계, 식품정책, 다문화가족

33) 교육과학기술부, 국방부, 고용노동부, 문화체육관광부, 농림수산식품부, 여성가족부, 국토해양부, 환경부

표 5-14. 국민건강증진종합계획 2020의 수립 경과

일자(2010년)	업무	논의내용
3. 17	전체 위원회의	· 전체 개요설명 · 중점과제위원 위촉장 전달
3. 24	제1차 총괄분과 회의	· 보고서 작성 체계 · 총괄지표 · 대표지표 선정 방법 · 분과별 운영 계획
3. 28~4. 9	분과별 1차 회의	· 중점과제 작성방법 · 실행계획 작성방법 · HP 2010 평가 등
4. 10~4. 16	중점과제별 시안작성	· 중점과제별 목표선정 · 세부사업 시안 작성
4. 15~4. 23	분과별 2차 회의	· 중점과제별 목표, 세부실행계획에 대한 공무원과 의견조율
4. 22	제2차 총괄분과 회의	· 건강수명 지표 선정의 문제점 및 대안
4. 26~4. 30	중점과제별 초안 수합	· 중점과제별 세부사업계획 초안 종합
5. 4~ 5. 7	분과별 3차 회의	· 중점과제별 최종 점검
5. 14	제3차 총괄분과 회의	· 정부의 건강증진정책 방향 · 총괄지표(건강수명, 건강형평성) 대안 검토 · 대표지표 및 대표사업 · 분과별 목표-지표-세부사업의 연계성 조정
5. 19	총괄지표 실무회의	· 건강수명 지표의 대안 검토(EQ-5D) · 건강형평성 지표의 대안 검토
5. 31	제4차 총괄분과 회의	· 최종점검 회의 · 건강수명지표 및 대표지표 논의
6. 10~6. 29	학회 및 관계부처 의견 조회	· 총 78개 학회 대상으로 의견 조회 · 8개 관련 부처에 15개 과제에 대한 의견 조회
7. 21	전체 회의	· 분과위원장, 보건복지부 관련 공무원 합동 회의 · 보건복지부의 의견 제시
8월~10월	계획 보완	· 각 부서별 원고 수정 및 보완
11. 29	공청회 개최	· 한국보건사회연구원 대회의실

자료 : 박순우, 2011.

우리나라의 경우 2002년에 수립된 국민건강증진종합계획 2010이 2005년에 새국민건강증진종합계획 2010으로 변경되었다. 따라서 계획의 수립, 중간평가, 최종평가, 새로운 계획의 수립이라는 단계를 순차적으로 따라간 다른 나라와 달리 우리나라는 국민건강증진종합계획 2010의 중간평가와 새국민건강증진종합계획 2010의 수립이 동시에 이루어졌다. 이러한 평가와 동시에 계획을 수립하는 과정은 국민건강증진종합계획 2020의 수립 과정에서도 여전하였다. 새국민건강증진종합계획의 평가를 위한 연구가 2011년 상반기에 이루어졌으며, 같은 시기에 국민건강증진종합계획 2020 초안의 수정도 진행되었다. 이러한 평가와 계획 작성이 시기적으로 중복됨에 따라 이전 계획에 대한 평가의 결과가 다음 계획에 충실히 반영되지 못하는 문제가 나타나고 있다.

2005년 시행된 국민건강증진종합계획 2010의 중간평가는 ① 기존 목표의 타당성, ② 단위사업의 타당성, ③ 단위사업별 과정 및 중간결과를 중심으로 이루어질 계획이었다. 그러나 작업 기간이 2개월 반에 불과하였고, 계획이 실행된 기간이 짧았으므로 사업결과보다는 주로 활동실적을 기준으로 중간평가를 실시하는데 그쳤다(서미경 등, 2005).

새국민건강증진종합계획 2010에 대한 예비평가는 2009년 국민건강증진종합계획 2020 수립의 준비단계로 실시한 바가 있다(이상영 등, 2009). 예비평가에서는 향후 평가의 틀로 중점과제 선정의 타당성, 목표의 측정가능성, 목표 달성여부, 세부사업의 추진여부 등을 검토하기로 결정하였다. 그러나 짧은 연구기간으로 인해 실제적인 평가까지 나아가지는 못하였다.

새국민건강증진종합계획 2010의 최종평가는 2011년 상반기에 실시되었다. 계획수립 과정과 작성된 계획서의 충실성, 계획의 추진과정, 추진성과[34], 활용정도, 계획의 모니터링 및 평가체계 등에 대한 평가가 실시되었다(배상수 등, 2011).

많은 전문가들은 우리나라 국민건강증진종합계획의 수행과정에 대한 모니터링 체계가 부실한 것을 큰 문제로 지적하고 있다. 보건복지부는 2008년부터 세부사업의 수행정도와 목표의 성취여부를 연차별 실행계획서를 통해 점검하고 있다. 그러나 보건복지부의 연차별 실행계획서는 평가에 대한 판단 근거가 명확하게 제시되어 있지 않아 신

34) 2011년에 새국민건강증진종합계획의 결과평가를 실시하였으나 당시에 가용한 건강지표들은 대부분 2008년과 2009년 치였기 때문에 엄밀한 의미로는 최종 결과에 대한 평가가 실시된 것은 아니다(배상수 등, 2011).

뢰성이 의심받고 있다.

무엇보다 지금까지의 국민건강증진종합계획은 목표의 측정가능성과 추적가능성에 문제가 있어 근원적으로 평가에 한계가 있다는 비판이 있다. 앞으로는 지표의 정의와 산출방식을 명확히 하고, 관련 조사통계나 보고의 조사문항, 조사시기, 산출주기, 산출기준을 국민건강증진종합계획의 목표와 평가체계에 부합되게 개선하여 목표의 측정가능성 및 추적가능성을 더 높여야 실효성 있는 평가가 가능할 것이다. 그리고 평가계획의 수립, 모니터링과 평가에 필요한 자료의 산출과 관리를 위해 전담조직을 갖출 필요도 있다.

제 2 부

건강증진을 위한 이론

제1장 건강증진 전략개발을 위한 이론

학습목표

- 이론(theory)이 무엇인지 이해한다.
- 건강증진 분야에 왜 이론이 필요한지 이해한다.
- 건강증진 분야에 주로 사용되는 이론의 종류를 이해한다.
- 건강증진의 대상과 활동에 맞는 이론을 선정하고, 적용할 수 있다.

학습내용

- 이론의 정의와 가치
- 이론의 유형
- 건강증진 분야에서 주로 사용되는 이론
- 건강증진 분야에서 이론의 적용

제1부에서는 건강증진의 정의와 논리적 틀에 대해서 살펴보았다. 우리는 이를 통해 건강증진을 통해 달성하고자 하는 궁극적인 목적인 건강수준 향상과 즉각적 목적인 건강결정요인의 변화가 시대와 상황에 따라 의미에 변화가 있었음을 알 수 있었다. 건강증진의 이러한 역사적, 사회적 맥락(context)에 따른 차이를 이해하는 것이 건강증진의 개념을 포착하는데 중요하다.

제2부에서는 건강증진의 기획과 전략개발을 위해 사용되는 이론에 대해서 공부하고자 한다. 건강증진의 활동이나 사업이 효과적이 되려면 단순히 경험에 의존해서는 안되며, 개인이나 집단의 본성에 대한 이해가 병행되어야 한다. 이러한 이유로 훌륭한 건강증진 활동이나 사업은 모두 인간의 행동을 설명하고자 하는 사회과학적 이론에 토

대를 두고 있다.

따라서 우리는 건강증진에 활용되는 이론을 공부하는 것을 학문적인 관심으로만 치부해서는 안 된다. 이론과 실천이 병행될 때 건강증진의 목적을 달성할 수 있는 사업의 설계가 가능하다는 사실을 명심하여야 한다.

1 이론의 정의와 가치

이론(theory)이란 사물에 관한 지식을 논리적인 연관에 의하여 하나의 체계로 만들어 놓은 것이다. 다시 말해 이론이란 사건이나 상황에 대한 설명이나 예측이 가능하도록 변수들 간의 관계를 표시한 것이다(Granz 등, 2008). 자연현상을 예로 들어 바람이 분다던지, 물체가 움직인다던지, 물이 언다든지 하는 현상이 언제, 어떻게 발생하는지를 논리적으로 설명하는 체계가 이론인 것이다. 우리는 관찰을 통해 왜 바람이 부는지에 대한 가설을 세우고, 반복적인 실험을 통해 가설을 이론으로 정립하게 된다. 사회현상도 마찬가지다. 담배를 피운다든지, 운동을 한다든지, 자원봉사를 한다든지 하는 현상이 왜 발생하는지를 논리적으로 설명하는 틀을 우리는 이론이라 한다. 즉, 자연현상이나 사회현상이 왜 생기는지를 설명하는 논리적 틀을 이론이라 한다.

이론은 우리가 관찰하는 현상을 일회성이 아닌 일반적인 경우로 해석할 수 있도록 도와준다. 이론을 통해 우리는 논리적인 결론을 끌어냄으로써 미지(未知)의 영역에 관해서도 효과 있는 예상을 할 수 있게 된다. 또 우리는 이론을 이용해 다른 사람에게 자연현상이나 사회현상이 왜 발생하는지를 설득력 있게 설명할 수 있다.

모든 건강증진 프로그램이 효과적인 것은 아니다. 효과적인 프로그램과 아닌 프로그램의 차이는 무엇일까? 대부분의 성공한 프로그램들은 건강행태와 외부환경과의 관계에 대한 확실한 이해를 바탕으로 하고 있다. 즉, 건강행태라는 사회현상이 외부환경이라는 변수에 의해 어떤 영향을 받는지를 이론을 통해 파악한 프로그램이 효과적이라는 것이다. 왜 이론이 효과적인 건강증진 프로그램을 기획, 실행, 평가하는데 도움이 될 수 있을까?

이론은 복잡한 현상을 이해하기 쉽도록 정리해 준다. 이론은 우리들이 '어떤' 건강문제가 '왜', '어떻게' 발생하는지를 이해하는데 도움을 준다. 우리들은 이러한 질문에 대한 해답을 통해 변화의 대상이 되는 건강행태의 본질을 명확히 할 수 있다. 이론은 사람들이 어떠한 건강행태를 보이거나 또는 보이지 않는 원인을 찾아낼 수 있게 해준다.

이론의 도움을 받아 우리는 건강증진 프로그램을 기획하기 전에 기획자가 해결하여야 할 것들이 무엇인지 알 수 있다. 이론을 통해 우리는 변화시켜야 할 문제가 무엇인지, 프로그램에 효과적으로 반응하는 대상집단은 누구인지를 판단할 수 있다. 이론은 목표를 달성할 수 있게 해주는 효과적인 전략, 즉, 행태변화를 촉진하는 방안을 마련하는데도 도움을 준다. 또한 이론은 프로그램 평가를 위해 감시하고 측정해야 할 지표들이 무엇인지를 알아내는 데에도 도움이 된다. 즉, 이론은 건강증진 프로그램의 안내자 역할을 한다. 그러므로 이론에 근거한 프로그램 기획, 실행 및 평가가 그렇지 않은 프로그램에 비해 성공할 가능성이 더 높다.

또한 우리는 이론을 통해 실무자의 직관이나 느낌에 의존하지 않고 보편적으로 적용될 수 있는 건강행태 개선이나 다른 건강증진 중재방안을 계획하고 평가할 수 있게 된다. 어떤 상황에서 특정 집단을 대상으로 실시한 사업의 효과를 일반화할 수 있을까? 만일 일반화가 불가능하다면 우리는 법칙에 따라 행동할 수 없게 되어 항상 성공여부에 대해 불안하고, 설사 성공하더라도 이는 특정한 상황에서만 그러한 것이라는 비판에 직면하게 될 것이다. 그러나 다행스럽게도 이론은 현상에 대한 보편적 설명을 가능하게 하는 틀이므로 우리가 이론에 입각하여 사업을 설계하고, 평가한다면 이러한 결과는 보편적으로 적용할 수 있다는 믿음을 가질 수 있다.

이론을 프로그램 기획과 평가의 기초로 활용하는 것은 보건의료나 행동의학, 의학 등에서 근거에 기반을 둔 중재를 강조하는 경향에도 들어맞는다. 이론은 문제점을 연구하고, 적절한 중재방안을 마련하며 프로그램의 성과를 평가하는 데 필요한 로드맵을 제시한다. 또한, 전 과정에 걸쳐 사고에 통찰력을 부여하여 좀 더 효과적인 프로그램을 개발하도록 돕는다.

2 이론의 유형

전문가들은 이론을 활용 목적에 따라 크게 설명이론(explanatory theory : theory of problem 이라고도 불림)과 변화이론(change theory : theory of action 이라고도

불림), 또는 기획모형(planning models)과 행동변화모형(behavior change models)으로 구분한다(Rimer and Glanz, 2005).

1) 설명이론과 변화이론

설명이론이란 어떠한 문제가 왜 존재하게 되었는지 이유를 설명해 주는 이론으로 문제 발생의 원인이면서 동시에 개선이 가능한 요인(예 지식, 태도, 자기효능감(self efficacy), 사회적 지지, 자원의 부족 등)들을 탐색해 나가는 과정을 이끌 수 있다(Granz 등, 2008). 설명이론의 예로는 건강믿음모형, 계획된 행동이론, 예방법 채택과정모형 등이 있다.

변화이론은 건강증진을 위한 중재방안을 개발하는데 도움이 되는 이론으로, 프로그램 전략의 바탕이 되는 개념을 제공하고, 프로그램 평가의 기본 틀을 제공한다. 또한 프로그램 기획자가 프로그램이 어떻게 효과를 발휘할 것인지에 대한 가정을 명확하게 하는데 도움이 된다(Granz 등, 2008). 변화이론의 예로는 지역사회조직이론과 혁신의 확산이론 등이 있다. 〈그림 1-1〉은 설명이론과 변화이론이 프로그램 계획과 평가에 어떻게 이용되는지 보여주고 있다.

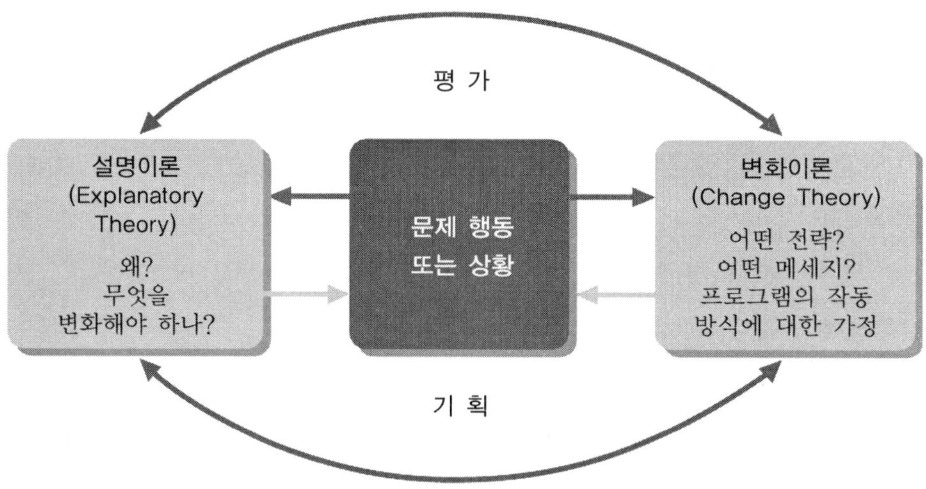

그림 1-1. 설명이론과 변화이론의 프로그램 기획과 평가에서의 활용

자료 : Rimer와 Glanz, 2005.

2) 기획모형과 행동변화모형

기획모형이란 프로그램의 기획, 실행, 평가를 도와주는 이론이다. 프로그램 기획에 담겨야 할 내용뿐만이 아니라 기획의 과정과 단계 역시 안내해 준다(Rimer and Glanz, 2005). 기획이론의 예로는 Precede-Proceed 모형과 사회적 홍보(social marketing) 등이 있다.

행동변화이론이란 행동변화를 위해 활용되는 이론으로 앞의 설명이론과 변화이론이 이에 해당된다(Rimer and Glanz, 2005).

3 생태학적 관점과 건강증진 분야에서 주로 사용되는 이론

건강증진 프로그램을 설계할 때 우선적으로 고려해야 할 사실은 건강문제를 일으키는 요인이 다양하고, 여러 요인들 사이에는 복잡한 상호작용이 있다는 사실이다. 제1부 제4장에서 우리는 건강결정요인들을 개인적 수준, 개인간 수준, 지역사회 수준(조직요인, 지역사회요인, 공공정책)으로 분류하고 개인과 개인을 둘러싸고 있는 환경과의 상호작용에 대해 살펴보았다. 소위 생태학적 관점(ecological perspective)이라고 불리는 이러한 접근은 건강결정요인의 다중성, 건강결정요인간의 상호작용, 효과적인 건강행태 변화를 위한 여러 수준에서의 복합적 접근이란 세 가지 중요한 가정을 내포하고 있었다.

건강증진 분야에서 활용되는 이론들은 심리학, 사회학, 인류학, 소비자 행태, 마케팅 등 여러 분야에서 유래한 것이 많다. 이는 인간의 행동에 대한 연구가 사회과학이나 행동과학에서 주로 이루어져 왔기 때문이다. 최근 생태학적 관점에 대한 인식이 증가함에 따라 여러 수준의 건강결정요인의 변화를 동시에 고려한 종합 모형의 개발이 진행 중이지만 지금까지 건강증진 분야에서 주로 활용되는 이론들은 한 수준에서의 건강결정요인을 대상으로 한 것이 대부분이다. 따라서 우리가 건강증진 프로그램을 개발하려 한다면 하나의 이론이 최고라고 고집하기 보다는 여러 이론들의 장점과 한계를 잘 이해하여 상황에 맞게 취사선택할 필요가 있다.

건강증진 프로그램 개발을 위해 이론을 선택할 때 유의하여야 할 사항은 곧 학습하기로 하고, 우선 건강증진 분야에서 주로 사용되는 이론들을 생태학적 관점에 따라 분류해 보면 다음과 같다〈표 1-1〉.

1) 개인수준

개인은 건강증진사업에 있어 가장 기본이 되는 대상으로, 대부분의 건강증진 프로그램은 개인의 행태에 영향을 미치는 요인들을 찾아내고 시정하려 한다. 이는 개인의 행동이 결국 집단의 행동을 구성하는 기본단위이며, 개인단위에서의 행동변화가 종종 보다 광범위한 단위, 즉 조직, 지역사회, 국가 차원에서의 변화를 유도하기 때문이다. 우리가 조직문화나 제도를 건강에 유리한 방향으로 변화시키고 공공정책을 건강친화적으로 변화시키려면 개인에게 영향을 미칠 필요가 있다. 따라서 건강증진사업 실무자들은 개인의 행태를 분석하고 설계하는데 도움이 되는 이론에 대해 관심을 가져야만 한다.

개인수준 이론은 대개 개인이 지니고 있는 특성, 즉 지식, 태도, 신념, 동기, 자아개념, 성장 과정, 과거 경험, 건강 기술 등이 개인의 건강행태를 결정한다고 생각한다. 개인수준의 이론들은 다음과 같다.

(1) **건강믿음모형**(Health Belief Model, HBM) : 건강상의 위협에 대한 개인의 인지(감수성, 질병의 심각성), 위협을 피함으로써 오는 이익, 그리고 행동을 결정하는 요인(장애요인, 행동계기, 자기효능감) 등을 다룬다.

(2) **변화단계모형**(The Stages of Change Model, Transtheoretical Model) : 행동을 변화시키고자 하는 개인의 동기와 변화단계를 다룬다.

(3) **계획적 행동이론**(The Theory of Planned Behavior, TPB) : 개인의 믿음과 태도, 행동의도, 행동, 그리고 행동에 대한 인지된 통제력 사이의 관계를 고려한다.

(4) **예방법 채택과정 모형**(The Precaution Adoption Process Model, PAPM) : 인식부터 행동까지의 단계를 7가지로 구분한 모형으로, 인식의 부재단계에서 시작하여 인식단계, 행동할 것인지 아닌지를 결정하는 단계, 행동을 실행하고, 행동을 유지하는 단계로 이어진다.

표 1-1. 생태학적 관점에 따른 건강증진 분야 이론의 분류

대상	모형	주요내용
개인수준	건강믿음모형	개인의 건강문제에 의한 위협에 대한 인식과 위협을 피하는데 따른 이득, 그리고 행동결정에 영향을 미치는 요인들
	변화단계모형	문제 행태를 변화시키기 위한 개인의 동기와 준비
	계획적 행동이론	개인의 행동에 대한 태도, 인지된 규범, 변화의 용이성과 어려움에 대한 믿음
	예방적 행위 채택 이론	자각의 부족으로부터 행동과 유지로의 개인의 여정
개인간 수준	사회인지이론	개인적 요인, 환경적 요인, 그리고 사람들의 행동이 상호 미치는 영향
지역사회	지역사회 조직화 (Community Organization)	보건 및 사회문제를 확인하고 해결하기 위한 지역사회 주도의 접근
	혁신의 확산 (Diffusion of Innovations)	새로운 생각, 제품, 행동이 사회 내에서 또는 한 사회에서 다른 사회로 퍼져 나가는 방법
	의사소통 이론 (Communication Theory)	건강행태에 상이한 의사소통이 미치는 영향

자료 : Rimer와 Glanz, 2005.

2) 개인간 수준

개인간 수준에 관심을 가지는 건강증진 분야의 이론들은 개인이 사회적 환경 속에 존재하고, 그 영향을 받는다고 전제한다. 주변 사람들의 의견, 사고, 행동, 조언, 지지 등이 개인의 태도와 행동에 영향을 주고 개인은 또 주변 사람들에게 영향을 미친다. 개인간 수준에 초점을 맞춘 이론 중 가장 빈번하게 사용되는 이론은 사회인지이론(Social Cognitive Theory, SCT)이다. 사회인지이론은 사람들과 환경간의 상호작용과 건강행동의 사회심리적 결정요인에 대해 탐구하는 이론이다.

3) 지역사회 수준

지역사회는 사회적, 문화적, 정치적, 경제적 단위로서 개인과 집단의 행동에 영향을 미치게 된다. 따라서 지역사회는 인구집단의 건강수준을 향상시키려는 공중보건 사업의 핵심에 위치한다. 건강증진사업에서도 예외가 아니다.

지역사회 수준의 모형들은 사회 체제가 어떻게 작용하고 변화하며, 지역사회 주민과 조직들을 어떻게 결집시킬 수 있는지 탐구한다. 이러한 모형들은 의료기관, 학교, 직장, 지역사회단체, 공공기관과 같이 다양한 경우에 적용할 수 있는 전략을 제시한다. 생태학적 관점에서 보면 지역사회수준 모형들은 개인, 단체, 기관이나 지역사회의 문제 전반을 다룬다.

지역사회 수준에 초점을 맞춘 이론은 다음과 같다.

(1) **지역사회조직론 및 기타 참여모형**(Community Organization and Other Participatory Models) : 보건 및 사회 문제를 파악하고 해결하는데 있어 지역사회가 주도하는 접근법을 강조한다.

(2) **혁신의 확산 이론**(Diffusion of Innovations Theory) : 새로운 생각, 산물, 사회적 관습이 조직과, 지역사회, 한 사회 내에서 또는 한 사회에서 다른 사회로 어떻게 확산되어 가는지를 다룬다.

(3) **커뮤니케이션 이론**(Communication Theory) : 여러 종류의 정보 전달이 어떻게 건강 행태에 영향을 미치는지 설명한다.

물론 지금까지 정리한 이론은 행위변화이론에 속하며, 건강증진 분야에는 이외에 프로그램의 기획, 실행, 평가를 도와주는 기획이론이 있다. 대표적인 기획이론은 Precede-Proceed 모형이다.[1)]

---

1) 기획이론에 대해서는 제4부 제1장을 참조하기 바람.

4 건강증진 분야에서 이론의 적용

지금까지 건강증진 분야에 있어 활용되는 주요 이론들을 생태학적 관점에 따라 소개하였다. 이들 이론 각각에 대해서는 앞으로 자세하게 기술할 것이다. 각각의 이론을 배우기 전에 건강증진 프로그램의 개발과 실행, 평가에서 이론을 적용할 때 주의하여야 할 사항들에 대해 먼저 살펴보도록 하겠다.

앞에서도 언급했지만 어느 하나의 이론이 건강증진 분야에서 다루는 모든 문제를 다 통찰하고 있지는 못하다. 모든 상황에 다 들어맞는 하나의 이론은 없다. 공중보건의 대상문제와 대상자는 다양하고도 광범위하기 때문이다. 몇몇 이론은 변화의 기본단위로 개인에 집중하나, 다른 이론들은 가족, 직장, 지역사회 같은 개인을 둘러싸고 있는 환경에 초점을 맞춘다. 하지만 유용한 이론은 대체로 다음과 같은 특성을 지니고 있다(Rimer and Glanz, 2005).

① 논리적이다.

② 일상의 관찰에 부합된다.

③ 과거 성공적이었던 프로그램에 적용되었던 이론과 유사하다.

④ 해당 또는 관련분야의 연구에 의해 뒷받침이 된다.

건강증진 분야의 지배적인 유일한 이론은 존재하지 않는다. 각각의 이론은 각기 다른 상황에 적합하다. 따라서 나쁜 이론, 또는 좋은 이론이란 등식은 성립되지 않는다. 모든 이론은 건강문제를 바라보는 시각의 차이를 반영하고 있다.

건강 문제를 적절하게 다루기 위해서는 한 가지 이상의 이론이 요구되는 경우가 많다. 적절한 이론을 조합하여 활용하는 것은 건강행태에 영향을 미칠 수 있는 다수의 요인을 동시에 고려하는데 도움이 되고, 사업 결과에 대한 이해도 깊게 해준다. 물론 이론을 조합하기 위해서는 특정 이론에 대한 이론적 지식과 실제 적용 예들에 대해 학습함으로써 본인의 능력이 향상되어야 한다.

효과적인 사업수행을 위해서는 상황에 적합한 이론과 전략에 기반을 두어야 한다. 자신이 가장 익숙한 이론이나 최근 이슈가 되고 있는 이론을 고집하는 건강증진 실무자가 많다. 그러나 이는 잘못된 생각이다. 적합한 이론을 찾기 위해서는 변화의 대상이 되는 건강문제나 행태의 특성, 대상자의 가치나 문화, 지역의 환경, 현재의 정치적, 사회적 상황 등을 면밀히 검토하여야 한다. 다르게 표현하면 건강증진 실무자들이 본인들이 같이 일하는 개인, 집단, 조직, 지역사회를 이해하지 못한다면 이론을 적용할 수 없다. 이론은 단순히 모방(adopt)하는 것이 아니라 현장에 맞게 적용(adapt)할 때 가치가 있다는 것을 명시하자.

이론은 변화의 내용이나 방법을 규정하는 절대적인 법칙이 아니다. 단지 변화를 위한 적절한 프로그램의 안내자, 또는 지침으로 간주되어야 한다. 그럼에도 불구하고 가끔 몇 가지 이론을 학습하였다고 이론의 맹신자가 되는 사람을 볼 수 있다. 여행을 갈 때 안내자를 졸졸 따라가는 단체여행을 선호하는 사람도 있지만 점점 여행의 멋을 알게 되면 여행 안내서를 읽고 자신의 여행 목적과 예산, 일정 등을 고려하여 자신에게 맞는 일정을 짜지 않는가? 우리 모두 이론을 건강증진사업의 안내자로 삼아 통찰력을 발휘하여 자신에게 맞는 사업을 기획하고, 평가하여야 할 것이다.

제2장 개인적 수준의 행동에 대한 이해

학습목표

- 지식, 태도, 행동의도, 행동의 관계에 대해 이해한다.
- 개인의 행동에 영향을 미치는 요인에 대해 이해한다.
- 개인의 행동변화를 설명하는 주요 이론들의 구성요소와 장, 단점에 대해 이해한다.
- 개인의 행동변화를 설명하는 이론들을 이용하여 행동변화를 설계할 수 있다.

학습내용

- 지식–태도–실천
- 건강믿음모형
- 이성적 행동이론과 계획적 행동이론
- 범이론모형

왜 어떤 사람들은 건강을 위해 규칙적 운동을 하며, 식사조절을 하는데 다른 사람들은 흡연과 폭음을 일삼는 것일까? 왜 어떤 사람들은 저소득층의 건강향상을 위해 자원봉사를 하는데 다른 사람들은 자기 가족의 행복만 챙기려할까?

건강증진 실무자들은 사람들을 상담하고, 교육하는데 가장 많은 시간을 할애하고 있다. 그러나 현장에서 일하는 사람들의 공통된 의견이 교육이나 상담을 통해 사람을 변화시키기 쉽지 않다는 것이다.

원래 건강관련 행동은 오랜 세월동안 몸에 익은 습관이어서 변화시키기가 쉽지 않다. 우리는 흔히 세 살적 버릇이 여든까지 간다고 하지 않는가? 따라서 사람들의 행동을 변화시키기 위해서는 단순히 금연하는 것이 건강에 좋다든지, 남을 도우는 것은 착한 행동이라는 식으로 가치판단과 규범만을 앞세워서 접근해서는 안 된다. 사람들이 특정 행동을 하는, 또는 하지 않는 원인을 알아야 맞춤식 처방이 가능하다. 개인적 수준에서의 이론들이 어떻게 사람들의 건강행태를 설명하고, 개선하는데 도움이 되는지를 지금부터 살펴보겠다.

1 지식-태도-실천(Knowledge-Attitude-Practice): 행동변화에 대한 고전적 생각

건강증진 활동의 주요 목표인 건강과 관련된 행동이나 생활습관의 변화는 어떻게 가능할까? 이 문제에 대한 답을 찾기 위해 먼저 행동이 어떻게 결정되는지에 대한 고전적 생각인 지식-태도-실천(KAP: Knowledge- Attitude-Practice)의 관계에 대해서 살펴보도록 하겠다.

전통적인 보건교육은 행동변화를 위한 전제 조건으로 지식과 태도의 변화를 강조하였다. 이는 바람직한 건강행동을 실천하기 위해서는 그에 대한 긍정적인 태도가 선행되어야 하고, 그러기 위해서는 먼저 올바른 지식을 가지고 있어야 한다는 인식을 전제로 하고 있다. 그 결과 과거의 보건교육은 지식의 전달을 중시하였던 것이다.

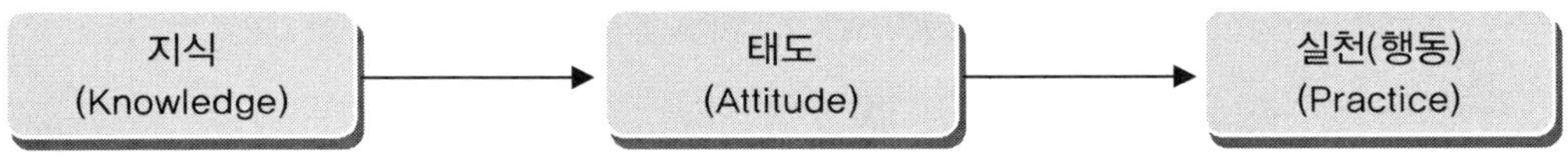

그림 2-1. 지식-태도-실천(KAP : Knowledge-Attitude-Practice)의 관계

그러나 언뜻 당연하게 생각되는 KAP 모형의 가정, 즉 지식, 태도, 실천이 순서대로 인과관계를 가지고 있다는 생각은 사실이 아니다. 지식을 교육하여도 태도가 바뀌지 않거나, 태도가 바뀌어도 실천이 일어나지 않는 많은 사례가 있다. 이를 우리는 KAP-Gap이라고 한다.

KAP-Gap이 나타나는 이유는 무엇일까? 첫째는 지식-태도-실천의 관계가 KAP 모형에서 가정하고 있듯이 일원적이지 않다는 것이다. 실제 생활에서는 태도가 행동을 결정하는 것이 아니라 행동이 태도를 결정하는 경우도 많다. 또 행동이나 태도 때문에 지식을 변화시키는 경우도 있다. 흡연의 폐해에 대해서 교육을 받아도 흡연자 중 일부는 흡연이 폐암을 직접 유발하는 요인은 아니며 인체에는 폐암을 유발하는 유전자가 있고, 흡연은 이 유전자의 활동을 촉발하는 효과를 가지고 있다는 주장을 편다. 그런데 자신의 집안은 어른들이 오랫동안 흡연을 하셨어도 건강하게 장수하셨다는 사실을 볼 때 폐암유발 유전자를 가지고 있지 않으므로 담배를 피워도 된다고 주장하는 사람들은 흡연이라는 행동을 계속하기 위해 새로운 지식을 선택한 예이다.

KAP-Gap이 나타나는 두 번째 이유는 무엇일까? 행동은 단순히 지식이나 태도에 의해서 결정되는 것이 아니라 개인이 처해 있는 환경의 영향을 받기 때문이다. 제3세계 국가의 인구문제와 가족계획에 대해 관심을 가졌던 전문가들은 더 이상 임신과 출산을 원하지 않는 많은 여성들이 피임방법에 대한 무지이외에도 피임수단을 실제 이용할 수 없거나, 남편이나 시부모의 거부, 피임에 관용적이지 않은 사회적 규범 등으로 인해 피임을 하지 못하는 사실을 발견하였다(Wood 등, 1998). 이는 개인의 행동이 단순히 지식과 태도에 의해서 결정되는 것이 아니라 "선택의 방정식(calculus of choice)"의 산물임을 시사한다. 개인행동을 결정하는 방정식의 독립변수에는 지식이나 태도와 같은 개인적 요소이외에 개인의 통제력 밖에 있는 환경적 요인들이 포함된다. 즉, 행동은 개인의 의사와 환경의 상호작용에 의해서 이루어진다. 막스 베버에 의하면 생활양식은 개인의 의지에 의해 결정되는 "생활 속의 선택(life choices, life conduct)"과 환경의 영향을 받는 "생활 속의 기회(life chance)"라고 하는 양자의 상호작용에 의해 결정된다. 생활 속의 기회는 경제적 조건(소득, 재산 등)과 권리, 규범 및 사회적 관계와 같은 개인이 속한 (집단) 환경에 의해 영향을 받는다(Weber, 1922). 따라서 베버에 따르면 생활양식은 사회경제적 지위와 관련되어 있으며, 이로 인해 원칙적으로 개

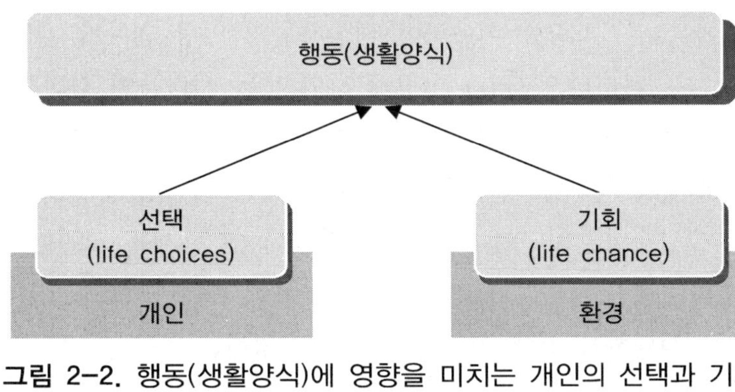

그림 2-2. 행동(생활양식)에 영향을 미치는 개인의 선택과 기회

인적 현상이라기보다는 집단적 현상이다.

베버의 생활양식에 대한 주장처럼 행동은 개인이 처해 있는 사회적 환경의 영향을 받으므로 단순히 지식을 변화시킨다고 해서 태도나 행동의 변화가 일어나지는 않는다.

지식의 전달만으로 행동의 변화가 일어나지 않는다면 그럼 어떻게 하여야 개인행동을 변화시킬 수 있을까? 이런 의문을 해결하기 위해 지금부터 개인 행동변화와 관련된 3가지 이론을 통해 행동의 계기는 무엇인지? 그리고 태도와 행동은 구체적으로 무엇이며, 어떻게 형성되는지를 소개하겠다. 첫 번째 소개될 이론은 건강믿음모형으로 인간 행동의 궁극적인 계기가 무엇인가에 대한 의문을 효용극대화라는 원칙을 통해 설명하고 있다. 두 번째는 합리적 행동이론과 이성적 행동이론인데 이를 통해 우리는 KAP 모형의 구성요소 중 하나인 태도가 실제 어떻게 형성되는 가를 탐구할 것이다. 마지막으로 배울 이론은 범이론모형 또는 행동변화단계 모형이라 불리는 것인데 이를 통해 우리는 행동이 어떤 단계를 거쳐 형성되는 가를 이해하게 될 것이다.

2 건강믿음모형(Health Belief Model) : 효용의 극대화가 행동의 계기

건강믿음모형은 행동과학 이론을 건강분야에 응용한 첫 번째 이론이다. 1950년대 미국에는 결핵환자가 많았다. 결핵환자를 조기에 발견하기 위해서 흉부 X-선 촬영이 권장되었는데, 취약계층은 다른 계층에 비해 정기검진을 받지 않는 비율이 높았다. 취약계층이 검진을 받지 않는 이유를 비용이나 의료기관에의 접근성 때문이라 생각한 행정당국과 전문가들은 대상자의 시간적, 지리적, 경제적 접근장벽을 해소하기 위해 취약계층 밀집 지역에서 검진차량을 이용하여 대상자들의 일상 업무가 끝난 이후에 무료 검진 프로그램을 시행하였다. 그러나 이렇게 하면 모든 사람들이 검진을 받을 수 있을 것이라고 생각했던 행정당국과 전문가들의 기대는 어긋났다. 왜 사람들은 그때까지 건강행태의 결정요인이라 생각한 경제적, 시간적, 지리적 접근성 문제를 해결해주었는데도 검진을 받지 않았을까? 일군의 사회심리학자들이 이 문제를 고민한 끝에 건강믿음모형을 개발하였다(Hochbaum, 1958 : Rosenstock, 1960, 1966, 1976).

건강믿음모형을 설명하기 전에 인간의 행위를 설명하는 두 가지 큰 지적 흐름에 대해 소개하고자 한다. 첫 번째는 행위자가 독립적인 목표를 가지고 독립적으로 행동하는, 즉 자신의 이해관계에 따라서만 행동하는 이기적인 존재로 보는 흐름이다. 이 흐름이 가정하는 인간의 가장 주요한 행위 원칙은 효용극대화(maximizing utility)인데, 인간은 자신의 효용을 극대화하려는 방향으로 행동한다는 것이다. 이러한 지적 흐름은 앞으로 소개할 개인의 행동을 설명하는 많은 건강행태 이론의 밑바탕을 이루고 있을 뿐만 아니라 실용주의, 사회계약론, 자연권과 같은 다양한 분야의 정치 철학과 신고전경제이론의 뿌리를 이루고 있다. 또 다른 흐름은 행위자를 사회화된 것으로, 그리고 행위를 사회적 규범과 규칙, 그리고 의무에 의해 지배되는 것으로 이해하는 것이다. 이러한 흐름의 중요한 장점은 행위를 사회적 맥락 속에서 묘사하고 있어 사회적 맥락에 따른 행위의 형성과 조건, 그리고 변화의 방식을 설명할 수 있다는 것이다(유석춘과 장미혜, 2006).

건강믿음모형의 기본 전제는 인간은 효용가치를 극대화하는 방향으로 행동한다는 것이다. 그럼 질병의 예방, 조기진단, 치료와 같은 건강행위와 관련하여 인간이 효용을 극대화한다는 것은 구체적으로 무슨 뜻일까? 먼저 건강행위를 포함한 인간의 모든 행위에는 비용이 든다는 것을 무시해서는 안 된다. 따라서 효용을 극대화한다는 것은 건강행위에 따르는 이득이 비용보다 크게 인식할수록 건강행위를 할 확률이 높다는 뜻이다.

건강믿음모형은 사람들이 인식하는 건강행위에 따르는 이득과 비용에 영향을 미치는 요인을 체계적으로 설명한 모형이다. 건강믿음모형을 개발한 학자들에 의하면 건강행위는 기본적으로는 개인이 인식하는 건강에 대한 위협의 정도와 건강행위의 결과에 대한 기대의 영향을 받는다.

먼저 건강에 대한 위협이 무엇인지 알아보자. 건강에 대한 위협은 개인의 질병발생의 감수성에 대한 인식과 질병의 위중도에 대한 인식에 의해 결정된다.

우리는 "저 사람은 너무 자기 건강에 대해 민감하다", "병에 걸릴까 봐 심하게 걱정한다", 또는 "저 사람은 병에 걸릴 위험을 무시한다"와 같은 말을 자주 듣는다. 이는 사람들이 질병이나 건강문제가 자기에게 발생할 가능성을 다르게 평가한다는 뜻이다. 건강문제가 자기에게 발생할 가능성을 건강믿음모형에서는 질병발생의 감수성(sensitivity)이라고 한다. 감수성이 높은 사람일수록 건강행위가 자신에게 질병발생 위험을 낮추는 효과가 클 것이라고 생각하게 된다.

사람들은 "선생님, 이렇게 하면 감기에 걸릴지 모릅니다"라는 말과 "이렇게 하면 암에 걸릴지 모릅니다"라는 말에 동일하게 반응하지는 않는다. 이는 사람들이 감기와 암이 자신에게 미치는 영향에 대해서 다르게 판단하기 때문이다. 질병이나 건강문제가 개인에게 미치는 영향을 우리는 위중도(severity)라고 하는데, 위중도가 높다고 생각하는 문제일수록 사람들은 이 문제를 예방하는 건강행위의 가치를 높게 평가할 것이다.

즉, 건강에 대한 위협을 사람들은 질병이나 건강문제가 자기에게 발생할 확률-질병에 대한 감수성과 그 문제가 자신에게 미칠 영향-질병의 위중도에 의해 평가하는데, 감수성과 위중도가 높다고 평가하는 사람일수록 건강행위의 효과(효용)를 크게 인식하게 되어 건강행위를 할 확률이 높다는 것이다.

앞에서 설명한 이동 검진차량에 의한 무료 결핵검진에 참여하지 않은 사람들은 자신이 결핵에 걸릴 위험이 없거나, 결핵에 걸리더라도 결핵은 가벼운 병이라고 생각하기 때문에 검진을 받지 않았다. "아직도 담배를 왜 피우느냐?"는 질문에 "우리 집안은 담배 피워도 암 안 걸리고 오래 살았다"라고 답하면서 금연하지 않는 사람들은 자신이 암에 걸릴 확률이 낮다고 생각하는 것이다. 과거에는 사람들에게 손 씻기 교육을 하여도 효과가 크지 않았다. 그러나 신종 인플루엔자에 대한 공포가 확산된 2009년에는 손을 씻는 사람들의 비율이 매우 증가하였다. 이는 과거에는 사람들이 손을 씻지 않으면 발생하는 질병들이 생명과는 관련이 없는 가벼운 것이라고 생각한 반면에 신종 인플루엔자는 목숨을 앗아갈 수도 있다고 생각하였기 때문에 나타난 현상으로서, 건강행위를 통해 예방 가능한 질병의 위중도에 대한 평가가 건강행동에 영향을 미친다는 것을 보여주는 좋은 예이다.

건강믿음모형에서는 건강행위는 개인이 인식하는 건강에 대한 위협의 정도와 건강행위의 결과에 대한 기대의 영향을 받는다고 가정한다고 앞에서 설명했다. 그럼 건강믿음모형에서 주장하는 건강행위에 따르는 결과에 대한 기대는 무엇일까? 건강검진을 예로 들어 이를 설명해보자. 우리나라는 건강보험에서 2년마다 가입자들에게 무료로 건강검진을 실시하고 있다. 그러나 검진율이 만족스럽지 못하다. 검진을 받지 않는 사람들에게 그 이유를 물어보면 "그 정도 가격으로 해주는 검진이 무슨 효과가 있겠느냐?"라는 답변을 흔히 듣는다. 이런 생각을 가지신 분들은 검진이 질병의 조기발견이라는 편익을 발생시키지 못하리라고 생각한 나머지 검진을 받지 않는 것이다. 또 어떤 분들은 검진기관이 멀고, 기다려야 하고, 특정 검사는 받기에 불편하다 등의 이유로 검진을 받지 않는다. 이런 분들은 검진 행위에 대한 장애를 크게 인식하는 분들이다. 건강

표 2-1. 건강믿음모형의 주요 구성요소

Ⅰ. 건강에 대한 위협(Threat)
가. 질병발생의 감수성에 대한 인식
나. 질병의 위중도에 대한 인식
Ⅱ. 결과에 대한 기대(Outcome expectations)
가. 특정행위의 편익에 대한 인식
나. 행위를 취하는 데 장애요인
Ⅲ. 통제변수(Modifying factors)
· 인구학적, 사회심리학적, 구조적 변수
Ⅳ. 행동계기(cues to action)
Ⅴ. 자기효능감(self-efficacy)

자료 : Champion과 Skinner, 2008.

행위의 결과에 대한 기대는 이와 같이 특정 건강행위에 의해 발생하는 편익과 장애의 크기에 대한 인식에 의해 결정되는데, 편익이 크다고 느낄수록, 반대로 장애는 적다고 느낄수록 건강행위를 수행할 확률이 높아진다.

개인이 인식하는 건강에 대한 위협의 정도와 건강행위의 결과에 대한 기대는 인구, 사회, 문화적 변수들에 의해 달라진다. 이를 건강믿음모형에서는 통제변수라고 한다.

건강믿음모형에서는 개인의 건강행태를 촉발하는 변수를 행동계기(cues to action)라고 하는데, 행동계기는 자연적이거나 인위적인 상황에 의해 변할 수 있다. 1990년대 초반 저자는 강원도 화천군에서 보건사업에 참여한 적이 있다. 그 당시의 중학생들은 B형 예방접종을 받지 않았거나, 접종을 받았더라도 기술적 문제로 항체가 형성되지 않은 학생들이 있었다. 이들을 대상으로 실비로 B형 예방접종을 접종하려했으나 부모들의 무관심으로 인해 성과를 거둘 수 없었다. 그런데 같은 마을에 거주하시던 주민 두 분이 갑자기 간암으로 사망하는 불행한 일이 발생하였다. 이를 계기로 B형 간염 때문에 발생하는 간암이 많다는 것을 적극 홍보한 결과 접종률을 높일 수 있었다. 이 사례에서 보듯이 우리는 주변의 누가 질병에 걸리거나 사망하는 것을 경험하거나 매스컴을 통해 보도를 접하면 행동계기가 나타나게 된다. 행동계기를 인위적으로 조성할 수도 있다. 정기 예방접종일이나 의료기관 방문일자를 SMS로 알려 주는 remind/recall 서비스가 그 예이다.

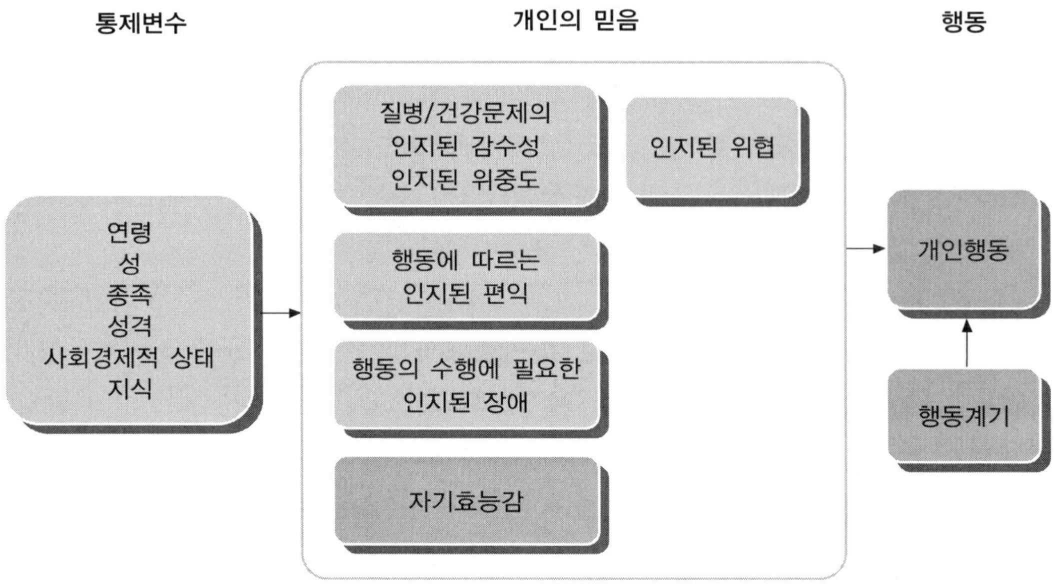

그림 2-3. 건강믿음모형의 구성요소

자료 : Champion과 Skinner, 2008.

건강믿음모형은 결핵 검진을 설명하기 위해 개발되었고, 초기에는 전염성 질환과 관련된 행태를 설명하기 위해 사용되었지만 점차 적용범위가 확대되어 전염성 및 비전염성 질환을 막론하고 질병의 예방과 치료의 전 과정에 걸쳐 개인의 행태를 설명하는데 활용되고 있다(Janz and Becker, 1984). 그 결과 건강믿음모형은 건강관련행태를 설명하는 모형 중 가장 널리 활용되는 모형의 하나가 되었다.

건강믿음모형이 장기적인 변화를 요구하는 생활습관이나 만성질환자의 치료순응도 등의 연구에 널리 사용되어 짐에 따라 위에서 설명한 건강에 대한 위협, 결과에 대한 기대, 통제변수, 행동계기 이외에 자기효능감(self-efficacy) 변수가 모형에 포함되어지게 되었다(Champion and Skinner, 2008). 건강행동의 변화가 지속되기 위해서는 단지 행동에 따르는 비용에 비해 효용이 크다는 인식만으로는 부족하다. 금연행위가 효용이 매우 크다고 생각하더라도 지속적으로 금연할 자신이 없으면 사람들은 금연하지 않을 것이다. 이와 같이 오랫동안 지속하여야 할 행위의 수행에는 사람들이 요구되는 변화를 감당할 자신이 있는가가 중요하다. 이를 자기효능감이라고 한다.[2]

---

2) 자기효능감(self-efficacy)에 대한 자세한 내용은 제2부 제3장을 참고하기 바람.

표 2-2. 건강믿음모형의 구성요소별 변화 전략

구성요소	변화 전략
인지된 감수성	• 고위험집단을 확인하고, 그들의 위험수준을 평가 • 개인의 특성이나 행태에 맞춘 위험정보의 개발 • 자신의 위험에 대해 개인들이 정확히 인식할 수 있도록 지원
인지된 위중도	• 위험상태가 지속될 때와 권고된 행동을 취했을 때의 결과를 구체화해 줌
인지된 편익	• 언제, 어디서, 어떻게 행동을 취할 지와 행동의 잠재적 편익에 대해 설명해 줌
인지된 장애	• 강화, 유인, 지지를 제공 ; 잘못된 정보를 시정

자료 : Rimer와 Glanz, 2005.

건강믿음모형의 장점은 다음과 같다. 모형의 기본전제가 되는 효용극대화 원칙은 인간의 동기를 설명하는 원칙으로 널리 받아들여지고 있다. 따라서 건강믿음모형에 의한 연구나 사업결과는 일반화가 용이하다. 모형의 구성요소들이 직관적이어서 이해하기 쉽다(Champion과 Skinner, 2008). 변화가 가능한 믿음이나 태도를 건강행위의 결정요인으로 보는 것도 장점이다〈표 2-2〉. 건강믿음모형을 통해 건강행동에 중요한 영향을 미친다고 판별된 변수들은 사업을 통해 변화가 가능하다는 뜻이다〈표 2-3〉. 다양한

표 2-3. 건강믿음모형을 이용한 도시거주 소수인종 여성의 Mammography검진 교육프로그램의 학습 목표(learning objectives)

학습 목표	이론적 구성요소
1. 유방암 검진이 암의 조기발견에 효과적이라는 것을 인지한다.	편익(건강믿음모형)
2. 암을 조기발견하면 예후가 양호하다는 것을 인지한다.	편익(건강믿음모형)
3. 암의 발병은 연령의 증가와 함께 늘어난다는 것을 인지한다.	감수성(건강믿음모형)
4. 유방암 검진의 여러 가지 장애요인에 대해 인지한다.	장애(건강믿음모형)
5. 유방암 검진의 인지된 편익과 장애를 결정하는데 사용할 수 있는 질문을 확인한다.	행동진단을 위한 보건교육학적 원칙
6. 다양한 인지상태에 적합한 메시지를 선택한다.	메시지 개발을 위한 보건교육학적 원칙
7. 참가자들이 동료들의 유방암 검진을 향상시킬 수 있겠다는 자신감을 높인다.	자기효능감(사회인지이론)

자료 : Champion과 Skinner, 2008.

방법을 통해 자료의 수집이 가능하며, 주요 변수의 효과를 측정하는 데 필요한 질문의 수가 상대적으로 적은 것도 장점이다(Mullen 등, 1987).

건강믿음모형에 대한 비판도 적지 않다. 건강믿음모형이 기대가치이론에 근거를 두고 있는 것은 사실이나, 현대의 기대가치이론이 갖추어야 할 근본적인 특성을 결여하고 있으므로 모형으로서는 발전이 미숙하다는 비판이 있다. 기대가치이론의 근본전제는 가치의 최대화인데, 이는 행동에 따른 결과와, 결과가 발생할 확률을 주관적으로 평가함으로써 가능하다(Carter, 1990). 그런데 건강신념모형에서 측정하는 인지가 결과에 대한 "평가"인지, "발생확률"인지 분명하지 않다는 것이 비판의 요지이다(Montano, 1986). 또 후술할 합리적 행동이론이나 계획적 행동이론과 달리 건강믿음모형은 태도에 대한 일원론적 모형에 기반하고 있는데, 이는 태도의 본질에 부합된다고 보기 어렵다.

건강믿음모형은 구성요소들의 상호 연관관계를 명확하게 밝히지 못한다는 비판도 받고 있다. 대부분의 연구들이 구성요소와 행동과의 상관관계를 제시할 뿐, 모형에 포함된 요소들이 어떻게 연관되는 지를 보여주지 못한다. 건강믿음모형을 활용한 행동 연구들을 살펴보면 인지된 장애와 편익이 다른 어떤 변수보다 행동에 대한 설명력이 높다. 그러나 모형의 구성요소별 중요성에 대해서 항상 일관된 결론을 얻을 수 있는 것은 아니며, 모형의 설명력도 높지 못하다(Montano, 1986). 변수의 측정방법이 엄밀하지 못할 뿐만 아니라(Rosenstock, 1990), 이 중 일부는 예측력에 문제가 있다(Janz and Becker, 1984). 예를 들어 인지된 위중도는 암환자에 대한 연구에서는 거의 쓸모가 없는 데, 이는 암환자들은 거의 대부분 자신의 질환을 위중하다고 생각하기 때문이다. 따라서 건강믿음모형을 모든 건강문제에 동일하게 적용하여서는 안 된다. 모형을 적용하려는 상황을 보다 명확하게 이해하고 개념들을 정교하게 가다듬고, 표준화하려는 노력이 필요하다(Rimer, 1990).

건강믿음모형에 대한 근본적인 비판은 개인의 믿음과 행동과 태도의 관련성에 대한 질문으로부터 출발된다. 행동과 태도를 항상 개인의 믿음에 의거하여 설명할 수 있는가? 행동과 태도의 변화를 위해 개인의 믿음을 교정하려는 시도가 타당하며, 효과적이겠는가? 행동과 태도의 변화에는 개인적 접근보다 사회구조적 접근이 효과적인 경우가 많다는 것은 잘 알려져 있다. 건강믿음모형은 개인적 요소를 중시함으로써 "희생자 비난"의 위험성이 있다. 건강행태는 개인적 요인이외에도 개인간 요인, 제도적 요인, 지역사회요인, 공공정책 등에 의해 영향을 받는다는 사실을 항상 염두에 두면서 건강믿음모형을 활용하고, 평가하여야 할 것이다(McLeroy 등, 1988).

3 합리적(이성적) 행동이론과 계획적 행동이론 : 태도에 대한 새로운 이해

1) 태도에 대한 이해와 측정

(1) 태도의 정의

KAP 모형에서는 지식, 태도, 실천이 순차적으로 영향을 미친다고 가정하나, 실제로는 역으로 영향을 미치기도 하며, KAP-Gap이 존재한다는 사실을 설명하였다. 태도가 행동을 예측할 수 있다고 생각한 1970년대 이전에는 태도를 측정함으로써 행동을 예측하고자 노력하였다. 따라서 사회심리학과 소비자행동 분야에서 태도를 계량화하려는 노력이 광범위하게 이루어졌다. 그러나 많은 노력에도 불구하고 태도의 측정만으로 행동을 예측하기는 쉽지 않음을 깨닫게 되었다.

쉼터

태도와 행동은 일치하는가? - 월간지 「마리안느」의 부도

주부들을 위한 월간지 「마리안느」가 창간 17호만인 1991년 1월 부도를 내고 말았다. 기업경영에서 부도는 병가상사이며 한 잡지사가 문을 닫았다는 것이 대수로운 일은 아니다. 그런데 부도를 낸 이유에 대한 추측이 이렇게 무성한 적도 흔치 않다. 그 가운데 기획실장의 말이 특히 눈길을 끈다.

그에 따르면, 우리나라 여성들은 말로는 기존 여성잡지들이 섹스, 스캔들, 루머 등만을 너무 많이 다룬다고 비난하면서도 실제로는 그런 내용의 잡지를 더 잘 사 보더라는 것이다. 「마리안느」는 창간을 앞두고 철저한 독자 태도조사를 하였다고 한다. 그들이 실시한 설문조사의 결과를 보면 주부들은 낯 뜨거운 섹스이야기나 루머 일색의 잡지에 식상해 있어 유익한 정보만을 전해주는 잡지가 나오는 경우 95% 이상이 구독하겠노라 했다는 것이다. 그래서 「마리안느」는 자신 있게 "無섹스, 無스캔들, 無루머"의 三無정책을 표방하고 또한 그 정책을 고수해 왔다. 그런데, 독자의 바람에 맞추어 만들어진 잡지가 독자의 외면 속에 사라져 버리고 만 것이다.

「마리안느」의 폐간은 조그만 사건이지만 태도조사의 유용성을 한번쯤 생각해 보게 만든다. 소비자의 태도를 조사하는 목적이 소비자가 행동을 취하기 전에 그 의향을 미리 알아내어 행동을 예측하려 함에 있는데, 소비자의 말(측정된 태도)이 그들의 행동을 예시하는 것이 아니라면 안타까운 노릇이다. 과연 사람들의 행동은 말과 일치하지 않는 것일까?

자료 : 홍성태. 소비자 심리의 이해, 1992. 141~142쪽.

사람들의 태도가 행동과 반드시 일치하지 않는 이유는 여러 가지가 있다(홍성태, 1992). 사람들은 독서나 운동을 얼마나 자주 하겠느냐, 저소득층을 위해 자선활동을 하겠느냐와 같은 사회적으로 바람직한 행동을 하겠느냐는 질문을 받으면 그래야겠다고 생각하지만 실제 행동은 그렇지 못한 경우가 많다. 사람들 자체가 마음속으로는 사회적으로 바람직한 행동을 해야 한다고 생각하더라도, 실제 행동을 취하려 하면 여러 가지 행동에 따르는 어려움이 생각나 행동하지 않는 경우가 많은 것이다. 또한 사람들은 사회적 규범이나 주변 사람들의 행동이나 권고를 따르려는 경향이 있다. 자기 생각과 주변인들의 생각이나 사회적 규범이 다르면 본인의 태도와는 상관없이 행동하기가 쉽지 않다. 습관 때문에 자기의 말(태도)을 행동으로 옮기지 못하는 경우도 있다. 행동이 습관화되면 의사결정이 편해지므로 사람들은 한번 형성된 습관을 잘 바꾸려 하지 않는다. 상황적 이유 또한 무시 못 할 문제이다. 운동을 하고 싶더라도 시간이나 장소가 없는 경우가 있다.

이와 같이 여러 가지 이유로 태도와 행동이 반드시 일치하는 것은 아니다. 그렇다고 해서 태도에 대한 관심과 노력이 행동을 예측하고 변화시키는데 필요가 없는 것은 아니다. 1970년대 이전에는 태도를 측정하면 행동을 예측할 수 있다는 단순한 생각이 지배하였다면 1970년대부터는 태도가 무엇인가를 보다 분석적으로 고찰함으로써 태도와 행동의 관계를 설명하려는 노력이 나타나게 되었다.

먼저 태도(attitude)란 무엇인지, 그 정의부터 살펴보자. 태도는 어떤 대상에 대하여 호의적 또는 비호의적으로 반응하게 만드는 체계화된 성향이다(윤가현 등, 2005). Fishbein과 Ajzen(1975)의 태도에 대한 정의를 이용하여 태도란 무엇인지 조금 더 구체적으로 살펴보자. 그들에 의하면 태도란 “① 특정 대상(사람, 사물, 사안)에 대하여, ② 호의적/비호의적으로 또는 긍정적/부정적으로, ③ 일관성 있게 반응하려는, ④ 후천적으로 체득된, ⑤ 先偏向(predisposition)"이다. 이를 구체적으로 설명하면 다음과 같다(홍성태, 1992).

① 태도는 특정한 대상에 대하여 형성된다. 그 대상은 사람이나 사물이 될 수도 있고, 어떤 행동이 될 수도 있다.

② 태도는 어떤 대상에 대한 호의적 또는 비호의적인 반응을 뜻한다. 즉, 태도란 좋거나 싫은 감정의 문제이다. 예컨대 짠 맛을 좋아하는 정도는 바로 짠 맛에 대한 태도의 강도가 된다.

③ 비교적 일관성 있는 반응이다. 어떤 사물 또는 어떤 행동에 대한 태도가 형성되면 사람들은 그 태도를 좀처럼 바꾸려 하지 않는다. 운동을 싫어하는 사람이 운동이 몸에 좋다는 말을 듣고 일시적으로 운동에 대한 태도가 달라지는 듯하나, 그 후 운동하다가 다친 사람을 보면 "그럼 그렇지"하고 원래의 태도로 돌아가 버린다. 따라서 태도를 바꾸기가 쉽지 않다.

④ 태도는 후천적으로 체득된 것이다. 태도는 태어날 때부터 지닌 것이 아니라 자라면서 습득한 것으로 환경의 영향이 중요하다. 예컨대 본인의 경험이라든지 혹은 친구, 가족으로부터 들은 이야기 등에 의해 태도가 크게 좌우된다. 그래서 짠 음식을 좋아하는 집에서 자란 사람은 십중팔구 짠 음식을 좋아하게 되는 것이다. 이는 역으로 우리가 여러 가지 변화 전략을 통해 태도를 형성시키고, 변화시킬 수도 있음을 의미한다.

⑤ 태도는 선편향이다. 선편향이란 어떤 사람이 특정 사물에 대해 이미 가지고 있는 한쪽으로 치우친 감정을 뜻하는 것으로 행동의 방향을 제시한다. 따라서 태도는 어떤 행동을 예측할 수 있는 유용한 지침이 된다. 예컨대 운동에 대하여 우호적인 선편향을 가지고 있다면 운동을 직접 한다든지, 친구에게 추천하는 것과 같은 우호적인 행동을 하리라고 기대할 수 있다.

(2) 태도의 형성

태도가 어떻게 형성되는 가를 살펴보면 다음과 같은 두 가지 견해가 있다.

먼저 오랫동안 태도는 인지, 감정, 행동(의도)의 3 요소로 구성되어 있다고 생각하였다.

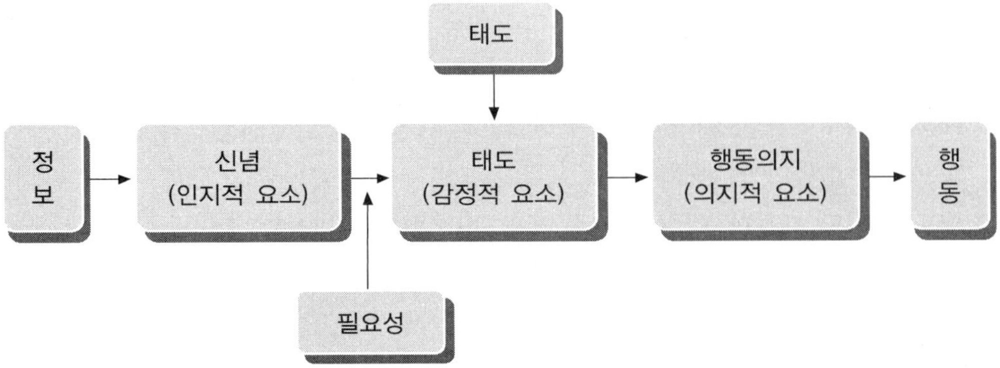

그림 2-4. 태도에 대한 일원적(一元的) 모델

자료 : 홍성태, 1992.

① **인지적 요소** : 대상에 대해 개인이 가지는 지식이나 신념. ㉮ 마티즈는 경제적이다.

② **감정적 요소** : 대상에 대한 긍정적, 부정적 느낌이나 평가. ㉮ 나는 마티즈를 좋아한다.

③ **행동(의도)적 요소** : 대상에 대한 행동성향. ㉮ 나는 마티즈를 구입하려고 한다.

인지, 감정, 행동의 3가지 요소로 태도가 구성되어 있다고 가정한다 하여 삼분(三分) 모델이라고 불리는 이 모델은 3가지 요소 모두 정도의 차이는 있으나 모두 태도 형성에 영향을 미친다고 보았다. 그러나 3요소간의 관계가 밀접한 것은 사실이지만 좋고 나쁨을 나타내는 태도와 가장 밀접한 관계를 가지는 것은 "감정"이며, "인지"는 태도의 바탕이 되는 것이고, "행동"은 태도의 결과이지만 태도 자체는 아니다.

오늘날은 태도는 신념(인지적 요소) 및 행동(의도)과는 완전히 다르며, 감정적 요소만이 태도라고 생각하는 일원적(一元的) 생각이 지배적이다. Fishbein이 주장한 일원적 모델에 의하면 태도에는 감정적 요소만이 해당되며, 인지적 요소는 태도의 선행요인, 행동(의도)적 요소는 태도의 결과요인이다. 즉, 사람들이 사물의 속성에 대해 가지고 있는 생각인 신념에 근거하여 태도가 형성되며, 태도는 의지적 요소(행동의도)에 영향을 주어 결과적으로 행동에 영향을 미친다(홍성태, 1992).

(3) 태도의 측정

〈그림 2-5〉에 의하면 태도는 신념과 욕구(필요성)에 의해 결정된다. 신념과 욕구가 무엇인지, 그리고 태도는 어떻게 측정하는지 살펴보자.

① 신념(belief)

대상에 대하여 개인이 가지고 있는 생각이나 정보를 신념이라 한다. 그 생각이나 정보는 "일주일에 5일간 하루 30분 이상 걷는다면, 심장마비의 37%를 예방할 수 있다"와 같이 사실(facts)일 수도 있고, "걷기는 건강에 좋다"와 같이 단순히 개인의 의견(opinion)일 수도 있다. 정보는 직접적 관찰이나 외부의 정보원이 제공해준 정보나, 양자를 이용하여 개인이 추리한 결과로부터 형성된다.

② 욕구 또는 필요성(needs)

각 신념이 개인에게 얼마나 중요한 것이냐를 나타낸다. 예를 들어 어떤 개인이 "일주일에 5일간 하루 30분 이상 걷는다면, 심장마비의 37%를 예방할 수 있다"라는 신념을 가지고 있다고 하더라도 그 개인이 심장마비에 대해 별로 신경을 쓰지 않는 사람이라면 그러한 신념은 걷기를 좋아하거나 싫어하게 될 태도 형성에 별로 영향을 미치지 않는다. 하지만 심장병을 염려하는 개인에게는 그러한 신념은 걷기에 대한 태도형성에 지대한 영향을 미치게 된다. 따라서 각각의 신념에 대한 개인의 욕구는 곧 그 신념의 가중치 역할을 하게 된다.

③ 대상의 다속성적(多屬性的) 성격을 반영 : 다속성 태도모델

태도는 앞에서 정의한 것처럼 특정 사물이나 행동에 대하여 나타내는 호의적 또는 비호의적 반응으로서 인지적인 신념에 근거하여 형성된다. 그런데 우리가 특정 대상에 대하여 태도를 형성할 때 대상이 지니고 있는 한 가지 측면만 고려하는 것이 아니라 여러 가지 속성(attributes)을 고려 한 뒤에 이를 종합하여 태도를 형성하게 된다. 즉, 개인은 대상이 지닌 속성별로 신념을 지니게 되고, 속성별 신념을 종합 평가하여 대상에 대한 태도를 형성하는 것이다.

예를 들어 "나는 걷기를 좋아한다"라든지, "나는 걷기를 싫어한다"와 같은 걷기에 대한 나의 태도는 걷기는 "심장 건강에 좋다", "유연성을 길러준다", "근육과 뼈를 튼

튼하게 해준다", "체중을 감소시켜준다", "암을 예방해준다", "지루하다", "코스가 필요하다", "시간이 많이 소요된다" 등과 같은 걷기가 지닌 속성들에 대한 나의 신념을 종합하여 형성된 것이다. 앞에서 대상에 대하여 개인이 가지고 있는 생각이나 정보를 신념이라고 했는데, 이런 관점에서 보면 신념은 개인이 대상의 각 속성에 대하여 가지고 있는 생각이나 정보라고 정의하는 것이 정확하다.

대상에 대한 정확한 태도를 측정하기 위해서는 대상의 모든 속성이 빠짐없이 고려되어야 하는데, 태도측정에 이용될 속성은 전문가가 판단하여 임의로 선정하거나, 표적집단면접(focus group interview)이나 심층면접(in-depth interview) 등을 이용하여 선정한다.

④ 태도의 측정

대상이 여러 속성을 지니고 있다는 사실을 고려한다면 태도를 측정하기 위해서는 각 속성에 대한 개인의 평가를 종합하여야 한다. 이렇게 속성별 평가를 종합하는 방식을 다속성 태도모델이라 한다. Fishbein 모델(Fishbein, 1967 ; Fishbein and Ajzen, 1975)이 대표적인 예이다.

Fishbein은 대상에 대한 개인의 태도는 중요한 속성들에 대한 개인의 신념들과 이들 신념에 대한 개인의 평가[3])를 곱한 값이라고 보고, 그 관계를 다음과 같은 식으로 표현하였다.

$$A_o = \sum_{i=1}^{n} b_i e_i$$

여기서 A_o는 어떤 사물에 대한 태도이고, b_i는 사물에 대한 i번째 신념, 즉 사물이 속성 i와 관련되었을 주관적 확률이며, e_i는 속성 i에 대한 평가이고, n은 신념의 수이다.

대상이 지니고 있는 속성을 어떻게 찾는가는 앞에서 설명한 바 있다. 따라서 여기서는 신념과 평가를 어떻게 측정하는 가에 대해서 살펴보겠다.

3) 여기서 평가란 개인이 신념에 부여하는 가치로 앞에서 정의한 욕구(need)라고 볼 수 있다.

㉠ 신념(b_i : belief)의 측정

대상이 특정 속성을 어느 정도 가지고 있는가에 대한 개인의 생각을 조사한다.

걷기는 유연성 향상에 도움이 될 것 같은가?

전혀 그럴 것 같지 않다 (extremely unlikely)	−3	−2	−1	0	+1	+2	+3	매우 그럴 것 같다 (extremely likely)

㉡ 속성 평가(e_i : evaluation, value importance, saliency로도 표현됨)

대상이 특정 속성을 가진다는 사실이 개인에게 얼마나 바람직한가를 조사한다.

신체가 유연하다

매우 나쁘다 (very bad)	−3	−2	−1	0	+1	+2	+3	매우 좋다 (very good)

Fishbein의 모델은 단순히 태도를 측정하는데 그치는 것이 아니고, 태도변화 전략을 개발하는데 기여하였다. 태도를 변화시키기 위하여 기본적으로 다음 세 가지 전략을 생각해 볼 수 있다.

· 속성과 관련된 신념의 강도(b_i)를 변화시킨다.
· 신념과 관련된 평가의 강도(e_i)를 변화시킨다.
· 중요하게 인식되지 않던 속성을 인지구조에 포함시킨다.

(4) 태도의 기능

그럼 태도는 실제 행동을 결정하는데 어떤 기능을 하는 것일까? 태도와 행동이 일치하지 않는 많은 사례에도 불구하고, 여전히 태도를 변화시키려는 노력이 중요한 이유는 바로 태도가 가지고 있는 가치, 즉 의사결정과정에서 태도가 수행하는 기능 때문인데, Daniel Katz는 태도의 기능을 다음과 같이 네 가지로 구분하였다(홍성태, 1992 ;

유동근, 1986).

① 실리적(實利的) 기능이다. 사람들은 고통보다는 즐거움을, 부정적 피해보다는 긍정적 혜택을 주는 사물이나 사안에 대해 우호적인 태도를 갖게 된다. 즉 비용에 비해 보다 큰 편익을 가져다주는 사물이나 사안에 대해 호의적인 태도를 가지게 된다. 만약 어떤 사람이 하얀 치아를 높게 평가한다면 그 사람은 미백기능이 강한 치약에 대해 긍정적인 태도가 형성될 것이다.

② 가치표현(價値表現)의 기능이다. 특정대상에 대한 태도는 그 사람의 자아 이미지와 중심 가치관을 반영하는 것이다. 사람들은 자신이 4륜구동 지프를 좋아한다고 말함으로써 젊고 박력 있는 자신의 이미지를 남에게 보여주려고 하는 것이다.

③ 자기방어적(自己防禦的) 기능이다. 사람들은 자기의 약점이 드러나는 사물이나 사안에 대해서는 부정적 태도를 가지고, 그러한 약점을 감추어주거나 보완해 주는 사물이나 사안을 선호한다. 입 냄새 때문에 다른 사람과 자신의 관계가 단절될까 우려하는 사람들은 구강살균제에 대해 우호적인 태도를 지니게 되는데, 이는 구강살균제의 사용을 통해 악취를 제거함으로써 사회적 단절의 두려움을 피할 수 있다고 생각하기 때문이다. 또, 수입담배 말보로는 "자신의 길을 지켜가는 남자들의 세계"라는 광고를 통해 남들이 자신이 담배 피는 것을 싫어하지 않을까 우려하는 흡연자들의 자아를 보호하려 한다.

④ 지식조직(知識組織)의 기능이다. 어떤 대상에 대해 개인이 갖는 태도는 그 대상과 관련된 정보를 이해하는데 하나의 지침이 된다. 예컨대 어떤 대상에 대한 태도가 우호적이라면 그 대상에 대한 긍정적 정보만이 선택적으로 지각될 것이다. 예를 들어 특정 식품회사에 대해 우호적인 태도를 가진 사람은 그 회사가 선전하는 식품이 ○○에 효과를 발휘한다는 선전을 보면 ○○이 무엇인지 정확히 모르더라도 이를 효과가 좋은 식품으로, 특정 식품회사에 대해 비우호적인 태도를 가진 사람은 별 것 아닌 것으로 해석하게 된다. 따라서 태도는 새로이 접하게 되는 많은 정보를 해석, 정리하는데 필요한 불확실성과 혼동을 감소시키는 역할을 한다.

태도의 가능을 이해하는 것은 태도와 행동의 변화를 시도하는데 매우 중요하다. 똑같이 육식 위주의 식사를 하더라도 어떤 사람은 고기를 굽어 먹는 것이 채소를 무치는 것보다 간편해서 육식을 주로 하는가 하면, 어떤 사람은 자신이 남성미가 넘친다고 과시하기 위해 육식을 한다. 전자는 실리적인 이유에서, 후자는 자신의 가치를 표현하는 수단으로 육식을 하는 것이다. 따라서 태도를 변화시키기 위해서는 태도의 바탕이 되는 이유가 무엇인지를 정확하게 알아야 한다. 육식이 남성미를 과시하는 수단이라 생각하는 사람에게 육식을 줄이기 위해 채소 조리법을 가르쳐보아야 효과가 없을 것이기 때문이다.

2) 합리적 행동이론(TRA : Theory of Reasoned Action)

Fishbein의 모델이 태도의 측정과 관련하여 큰 반향을 일으켰지만 위에서 기술한 바와 같이 태도측정치가 행동을 제대로 예측하지 못하는 경우가 많았다. 때문에 1970년대 중반 이후부터는 태도의 개념 자체에 대한 연구보다는 행동예측을 개선해 보고자 하는 노력들이 이어졌다.

Fishbein과 Ajzen(1975)은 Fishbein의 확장된 모델을 제안하였는데, 이 모델을 우리는 합리적 행동이론[4]이라고 부른다.

합리적 행동이론은 Fishbein의 원 모델과 비교할 때 다음과 같은 특징을 지니고 있다.

① 행동을 수행하려는 의지, 즉 행동의도(behavioral intention)를 측정함으로써 행동을 예측하고자 한다.

② 행동의도는 개인적 태도와 주관적 규범의 영향을 받는다. 인구사회학적 변수나 환경적 요인은 개인적 태도와 주관적 규범을 통해 행동의도에 영향을 미치지 독립적으로 영향을 미치지는 않는다.

③ 개인적 태도는 어떤 행동에 대한 태도(attitude toward the behavior)를 말한다. Fishbein의 원래 모델에서는 "사물", "사람" 등에 대한 태도를 측정하였지만, 확장모델에서는 "행동"에 대한 태도를 측정한다. 예를 들어 원래 모델에서는 "유방암"에 대한 태도를 측정한다면, 확장모델에서는 "mammography 검진"에 대한 태도를 측정한다. 또 다른 예로 원래 모델에서는 "고혈압"에 대한 태도를 측정한다면, 확장모델에서는 "혈압약 복용"에 대한 태도를 측정한다. 확장모델에

---

4) 합리적 행동(reasoned action)이라는 용어를 사용하는 이유는 행동은 개인의 결단에 의해서(volitional) 이루어지므로 변경 가능(modifiable)하고, 개인은 행동에 대해 결정, 대안, 통제의 선택권을 가지고 있다고 생각하기 때문이다.

서 사물이 아니라 행동에 대한 태도를 측정하게 된 것은 사물에 대한 태도보다 행동에 대한 태도를 측정할 때 특정 행동의 예측이 더 정확해 지기 때문이다.

④ 주관적 규범(SN : Subjective Norm)은 어떤 사람의 행동에 영향을 미치는 사회적 영향을 의미한다. 가정주부가 아침에 운동을 하기로 결심하였다고 하자. 설령 이 주부가 운동할 시간이나 능력이 있다 하여도, 같이 사는 시부모나 남편이 아침에 남편 출근이나 아이의 등교에 더 관심을 가지기를 기대한다면 운동을 하기 힘들다. 가족이나 직장, 지역사회 내에는 개인의 행동을 규제하는 보이지 않는 규범이 있기 마련이다. 그런데 이러한 규범은 공식적으로 정해져 있는 것이 아니어서 대부분 주관적인 판단에 의거한다. 그래서 이를 주관적 규범이라고 부른다.[5)]

주관적 규범은 다시 두 가지 요소로 나뉜다. 첫 번째는 규범적 신념(NB : Normative Belief)이다. 이는 나의 행동에 영향을 미칠 수 있는 "중요한 사람(이를 준거인이라 함)"이 "너의 행동은 어떠해야 한다"(norm)라고 기대할 것으로 생각하는 나의 신념(belief)을 말한다. 이때 "중요한 사람", 즉 "준거인"은 가족(부모, 배우자, 형제자매 등), 친구, 직장의 동료나 상사, 선생님, 주치의 등이 될 수 있으며, 상황에 따라 다르다. 실제 조사에서는 주로 표적집단면접(focus-group interview)을 통하여 준거인을 파악하게 된다.

두 번째는 순응동기(Mc : Motivation to comply)이다. 이는 각 개인이 준거인의 말에 순응하려는 정도이다.

준거인이 자기로 하여금 어떤 행동을 하길 바란다고 믿는 사람은 그 특정 인물의 기대를 충족시키기 위해 긍정적인 주관적 규범을 가지게 된다. 이와 반대로, 준거인이 자기가 어떤 행동을 해선 안 된다고 믿는 개인의 경우에는 부정적인 주관적 규범을 가지게 될 것이다. 준거인의 의견을 따르려는 동기가 적은 개인의 경우 중립적인 주관적 규범을 갖게 될 것이다.

규범적 신념과 순응동기는 다음과 같이 측정한다.

5) 합리적 행동모형은 지금까지 중요하게 여겨오지 않았던 규범적, 동기적 요인을 고려하여 행동의도를 예측하려한다는 점에서 8장에서 기술할 사회인지이론과 일부 상통한다.

규범적 신념(NB_r)

우리 가족은 내가:

아침운동을 하면 안 된다고 생각한다	−3	−2	−1	0	1	2	3	아침운동을 해야 한다고 생각한다

순응동기(MC_r)

나는 아침운동에 관한 한:

가족의 의견을 따르고 싶지 않다	−3	−2	−1	0	1	2	3	가족의 의견을 따르고 싶다

순응동기(MC_r)

나는 일반적으로 가족의 의견을 따르고 싶다

전혀 동의하지 않는다	1	2	3	4	5	6	7	전적으로 동의한다

태도와 주관적 규범은 상대적 가중치에 따라 행동의도에 영향을 미치게 된다. 상대적 가중치(w_1, w_2)는 행동의 유형에 따라, 개인에 따라 달라지므로 상황별로 실증적으로 결정되어야 한다.

요약하면 합리적 행동이론이라고 불리는 Fishbein의 확장 모델은 "행동을 수행하려는 의지"를 측정함으로써 행동 그 자체를 가장 잘 예측할 수 있다는 가정 하에 행동의도를 측정하고자 한다. 한 개인이 주어진 상황에서 어떤 행동을 수행하려는 의지는 결국 그러한 행동을 취하는데 대한 자신의 태도(A_{act})와 남들이 자신의 행동에 대해 기대하는 바에 얼마나 부응하는가(SN) 하는 2가지 요소의 함수 관계로 설명할 수 있다. 이를 공식화하여 표현하면 다음과 같다.

$$BI = w_1[A_{act}] + w_2[SN]$$

$$A_{act} = \sum_{i=1}^{n} b_i e_i$$

$$SN = \sum_{r=1}^{m} NB_r\ MC_r$$

합리적 행동이론의 구성요소들은 일반적으로 5단계 또는 7단계 척도를 사용하여 측정한다. 7단계 척도를 사용하는 경우 보통 −3에서 +3과 같이 양극 척도를 이용하나, 신념(b_i) 측정치와 결과 평가(e_i) 측정치를 곱하는 과정($b_i \times e_i$)에서 가운데 값인 0 때문에 정보가 손실될 수도 있어 1에서 7까지의 척도를 이용하기도 한다(홍성태, 1992). 태도와 주관적 규범을 설명하면서 7점 양극 척도는 그림으로 제시한 바 있다.

개인이 행동이 특정 결과를 가져올 가능성에 대한 개인의 신념(b_i)은 "이닐 것 같다–일 것 같다(unlikely–likely)" 또는 "동의하지 않는다–동의한다(disagree–agree)"를 양극으로 한 척도를 이용하여 측정한다. 결과에 대한 평가(e_i)는 "좋다–나쁘다(good–bad)"를 양극으로 하여 측정한다. 예를 들어, 어떤 사람이 생각하는 "금연을 하겠다"에 대한 결과는 "체중이 증가한다"일 수 있다. "체중 증가"라는 결과에 대한 이 사람

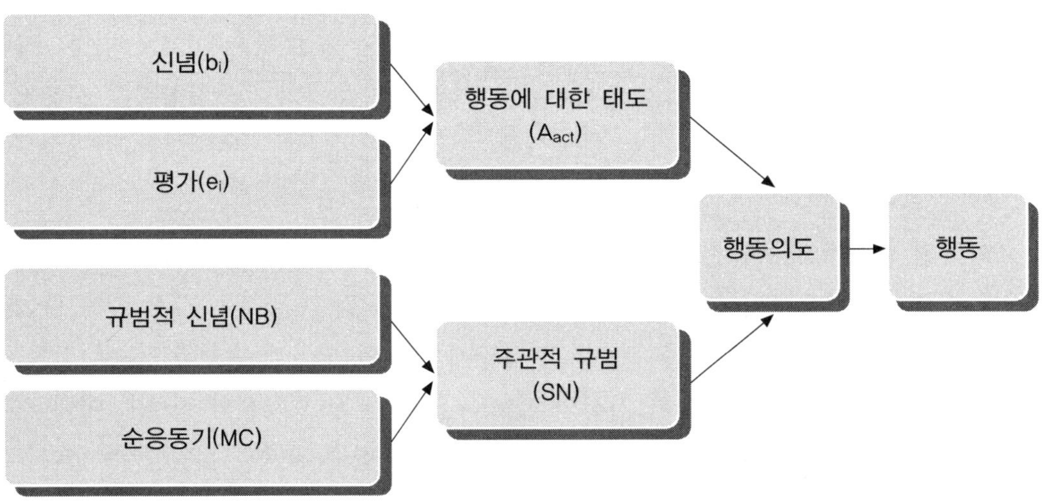

그림 2–5. 합리적 행동이론

자료 : Montano and Kasprzyk, 2008.

의 행동신념(b_i)은 그로 하여금 "금연을 하면 체중이 증가한다"라는 가능성에 점수를 부여하게 함으로써 측정된다. "체중증가"에 대한 평가(e_i)는 그로 하여금 "체중증가"가 좋은지, 나쁜지에 대한 점수를 부여하게 함으로써 측정할 수 있다.

행동에 대한 태도(A_{act})는 먼저 행동의 결과별로 그의 신념과 평가를 곱한($b_i \times e_i$) 다음, 행동에 관련된 모든 결과의 산출 점수를 총합(Σ)함으로써 계산된다. 어떤 개인이 "금연하는 것"이 "체중증가"를 야기할 가능성이 거의 없다고 믿고(신념 척도 −3), 체중증가를 매우 나쁜 것으로 평가하면(평가 점수 −3) 결과적으로 +9의 신념 × 평가 점수가 산출된다. 그러므로 금연을 함으로써 체중증가가 나타나지 않을 것이라고 믿고, 체중증가는 나쁜 것이라고 평가하면 금연이 체중증가를 야기할 것이라고 믿고(+3), 또 체중증가는 좋은 것이라고 평가(+3) 하는 것과 같은 긍정적 태도를 개인이 형성하는데 기여한다. 반대로, 금연이 체중증가를 야기할 것(+3)이라고 믿고, 체중증가는 나쁘다(−3)라고 평가하면 개인의 금연행동에 대한 태도에 부정적인 영향을 끼친다(산출 값 = −9).

규범적 신념(NB_r)은 신념 및 결과에 대한 평가와 유사하게 −3부터 +3까지의 양극 척도로 측정한다. 하지만 순응동기(MC_r)는 −3부터 +3까지의 양극 척도로 측정하거나(홍성태, 1992), 1부터 7까지의 단극 척도로 측정한다(Montano and Kasprzyk, 2008). 예를 들어, "금연"에 관련된 준거인이 주치의라고 하자. 주치의에 대한 개인의 규범적 신념은 의사가 본인이 담배를 끊기를 바라는지, 혹은 아닌지에 대한 개인의 생각을 평가하도록 요청함으로써 측정할 수 있다. 의사의 의견에 따르려는 순응동기는 "일반적으로 난 의사가 권유하는 것을 따르고 싶다"는 문장을 제시하고, 이에 대한 개인의 찬성 또는 반대를 평가하게 함으로써 측정한다. 개인이 가진 주관적 규범(SN)은 준거인별로 개인의 규범적 신념과 순응동기를 곱하고($NB_r \times MC_r$), 모든 준거인에 대한 산출 결과를 총합(Σ)하여 계산된다.

3) 계획적 행동이론(TPB : Theory of Planned Behavior)

합리적 행동이론은 행동이나 행동의도를 개인이 통제할 수 있다는 가정 하에 설계되었다. 그러나 많은 행동은 개인의 통제를 벗어나는 요인에 의해 영향을 받는다. 예를 들어, 어떤 사람은 행동을 하고자 하는 강한 욕구가 있음에도 불구하고 환경적인 방해를 받아 그 행동을 못할 수 있다. 만일 행동이 개인의 자유의사에 의해서만 결정되지 않는다면 합리적 행동이론이 행동을 설명하는데 적합한 이론인가에 대해서는 확실하지 않다. 이러한 상황에 대처하기 위해 Azjen과 그의 동료들은 합리적 행동이론에 개인의 통제 밖에 있으면서 행동과 행동의도에 영향을 미치는 요인을 설명하기 위한 인지된 행동통제(perceived behavioral control)라는 개념을 추가하여 계획적 행동이론을 고안하였다(Azjen, 1985 ; 1991).

인지된 행동통제는 행동을 촉진하거나 장애가 되는 요인들의 존재여부에 대한 개인의 인식을 의미하는 통제신념(control beliefs)에 가중치로 각 요인이 얼마나 행동을 촉진 또는 저해하는 영향력을 가지고 있는가를 뜻하는 인지된 영향력(perceived power)을 곱해서 계산된다(Ajzen, 1991). 공공시설의 흡연정책, 예를 들어 "식당 내 금연"과 같은 규정이 금연에 대한 개인의 인지된 행동통제에 어떻게 영향을 미치는지를 계산해 보자. 이 경우 개인의 통제신념은 자신이 공공시설의 흡연정책과 당면할 가능성, 이 사례에서는 개인이 "식당 내 금연 규정"을 갖고 있는 식당에 가게 될 가능성에 점수를 부여하게 함으로써 측정한다. 인지된 영향력은 공공시설의 흡연정책, 이 사례에서는 "식당 내 금연 규정"이 자신의 금연을 얼마나 쉽게, 혹은 어렵게 만들지에 대한 점수를 부여하게 함으로써 측정한다. "식당 내 금연 규정"의 인지된 행동통제 점수는 통제신념 점수에 인지된 영향력 점수를 곱하여 얻게 된다. 금연에 대한 인지된 통제는 금연을 촉진 또는 저해하는 모든 요인을 확인하고, 요인별로 산출한 인지된 행동통제 점수를 총합함으로서 계산된다(Ajzen, 1991).

합리적 행동이론의 경우와 마찬가지로 행동과 행동의도에 촉진적인, 또는 장애적인 영향을 미치는 요인은 대상집단과 행동에 관한 표적집단면접을 통해서 구명할 수 있다. 이러한 요인을 확인하고 나면, 각 요인에 대해 개인이 가지고 있는 통제신념과 인지된 영향력을 측정한다. 통제신념을 측정할 때는 요인의 존재 가능성을 −3부터 +3까지의 양극 척도를 사용한다. 인지된 영향력은 "쉬움−어려움"을 양극으로 가진 7점 척도를 사용하여 측정한다(Terry 등, 1993). 인지된 행동통제는 위와 같이 통제신념과 인지된 영향력을 측정하여 간접적으로 계산하는 방법 이외에 행동이 "나에게 달린 일−그렇지 않은 일", 또는 행동수행이 "어려움−쉬움"과 같은 척도를 사용하여 직접 측정하기도 한다.

이미 예측할 수 있듯이 행동을 촉진시키는 요인이 있다고 강하게 믿고, 그 요인이 행동을 강력하게 촉진하는 힘이 있다고 믿는 개인의 경우 자신이 행동을 통제할 수 있다는 인식이 강할 것이다. 즉 인지적 행동통제가 강할 것이다. 그 결과 행동의도가 높아지고 행동수행이 잘 이루어질 것이다. 반대로, 행동을 방해하는 요소가 있다고 강하게 믿고, 그 요인이 행동을 강력하게 억제하는 힘이 있다고 믿는 개인의 경우는 자신이 행동을 통제할 수 없다는 인식이 강할 것이다. 그 결과 행동의도가 약해지고, 행동도 잘 수행되지 않을 것이다.

계획적 행동이론은 행동은 동기(행동의도)와 행동수행 능력(행동통제)에 의해 결정된다고 가정한다. 행동통제는 행동에 직접 영향을 미치거나, 행동의도에 영향을 미쳐 간접적으로 행동에 영향을 미친다. 자의적으로 결정할 수 있는 행동에 대해서는 행동의도가 행동통제 보다 더 큰 영향력을 미친다. 반대로 자유의사에 의한 결정력이 약한 행동에 대해서는 행동통제가 중요한 영향을 미친다. 행동의도와 행동통제 중 어느 쪽이 행동에 더 큰 영향력을 미칠 것인가는 행동의 성격이나 대상자의 특성에 따라 다르다. 마찬가지로 행동의도를 결정하는데 태도, 주관적 규범, 행동통제 중 어느 것이 더 중요한가도 관찰 대상 행동이나 대상자 집단에 따라 달라진다.

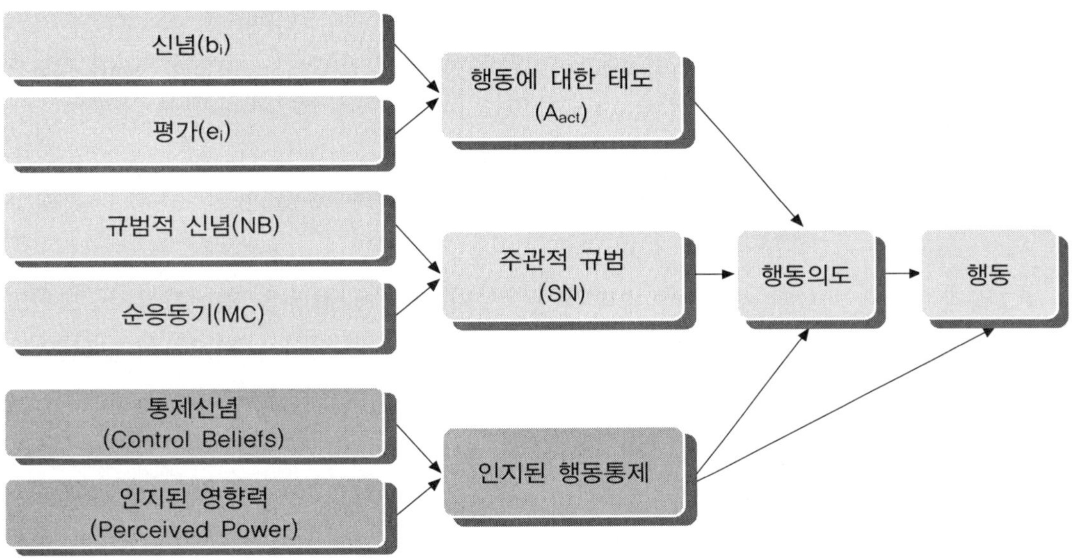

그림 2-6. 계획적 행동이론

자료 : Montano and Kasprzyk, 2008.

표 2-4. 합리적 행동이론(TRA)과 계획적 행동이론(TPB)의 구성요소

개념	정의	측정
행동의도	본인이 생각하는 행동을 할 가능성	가능성(unlikely-likely)의 양극 척도 : -3부터+3까지의 단계
태도		
행동적 신념	행동과 어떤 속성 혹은 결과간의 연관성에 대한 믿음	가능성(unlikely-likely)의 양극 척도 : -3부터+3까지의 단계
평가	행동의 결과 혹은 속성에 부여하는 가치	좋고 나쁨(bad-good)의 양극 척도 : -3부터+3까지의 단계
주관적 규범		
규범적 신념	준거인이 자신의 행동을 승인하는지, 아닌지 여부에 대한 믿음	찬성과 반대(disagree-agree)의 양극 척도 : -3부터+3까지의 단계
순응동기	준거인의 생각에 따르려는 정도	가능성(unlikely-likely)의 단극 척도 : 1부터 7까지의 단계
인지된 행동통제		
통제 신념	행동을 용이하게 하거나, 저해하는 요인의 존재여부에 대한 인식	가능성(unlikely-likely) 척도 : -3부터 +3 또는 1부터 7까지의 단계
인지된 영향력	행동의 촉진요인 또는 장애요인이 행동을 얼마나 쉽게 또는 어렵게 만드는 힘(영향력)을 가지고 있는 가에 대한 인식	양극의 난이도(difficult-easy) 척도 : -3부터 +3까지의 단계

자료 : Montano and Kasprzyk, 2008. 74-75쪽의 내용을 정리하였음.

〈그림 2-6〉은 계획된 행동이론에서 행동의도가 어떻게 행동을 결정하는지, 그리고 태도와 주관적 규범, 인지된 행동통제가 어떻게 행동의도에 영향을 미치는지 보여준다.

4) 합리적 행동이론과 계획적 행동이론의 활용

합리적 행동이론과 계획적 행동이론은 행동을 결정하는 요소의 개념화 및 측정과 원인 구명에 사용할 수 있는 우수한 분석 틀을 제공한다. 그 결과 합리적 행동이론과 계획적 행동이론은 운동, 흡연, 약물 사용, 에이즈와 성병 예방, 유방 X선 촬영, 예방

의료 차원에서의 의사방문 계획, 구강 청결 등과 같은 다양한 건강 행동을 설명하는데 그 쓰임이 늘고 있다.

쉼터

계획적 행동이론의 활용 사례

자료에 의하면 젊고, 미국 문화에 적응된 히스패닉 여성들은 나이가 많고, 미국문화에 덜 익숙한 여성들에 비해 자궁경부세포진검사(Pop smear)를 더 많이 받는 것으로 나타났다. 이에 보건부처는 나이 많은 히스패닉 여성들을 대상으로 자궁경부암 검진프로그램을 실시하기로 하였다. 캠페인의 기획단계에서 실무자들은 이 집단이 자궁경부세포진검사를 받는데 대한 신념, 태도, 의도가 무엇인지 알아내는 조사를 실시하고자 언제 마지막 검사를 받았는가(행동), 검사를 받고자 하는가(행동의도), 조사를 받는데 대한 태도(태도), 자신에게 중요한 사람들이 해당 개인이 검사를 받기 원하는가(주관적 규범), 검사를 받는 여부는 본인이 결정할 수 있는 것인가(인지된 행동통제) 등에 대한 조사를 설계하였다. 보건부처는 검사를 받은 사람과 받지 않은 사람의 자료를 비교함으로써 검사를 받게 하는 신념, 태도, 의도 등을 규명하였다.

자료 : Rimer and Glanz, 2005.

합리적 행동이론은 동기(행동의도)를 결정하는 인지적 요소(신념과 가치)에 중점을 두며, 그 외의 다른 모든 요소(㉠ 문화, 환경)들은 독립적으로 행동에 영향을 주지는 않는다고 가정한다. 이 이론은 행동, 특히 개인의 의지력에 의해 좌우되는 행동을 설명하는데 있어 그 유용성이 뛰어나다.

계획적 행동이론은 개인의 의지가 통제하기 어려운 행동을 설명하기 위해 인지적 행동통제를 추가함으로써 합리적 행동이론을 확장시켰다. 인지적 행동통제는 다양한 장애가 있는 환경 하에서 개인이 얼마나 그 행동을 수월하게 해낼 수 있는지를 판단하는 개념이라는 점에서 Bandura(1997)가 기술한 자기효능감(self efficacy)과 유사하다.

합리적 행동이론과 그 연장선상의 계획적 행동이론은 건강행태 변화를 위한 중재 전략을 기획하는데 유용하게 사용될 수 있다. 두 이론을 활용한 연구를 통해 개인의 태도, 주관적 규범과 인지적 행동통제를 결정하는 요인들을 확인할 수 있으며, 이들을 변화시킬 전략을 강구할 수 있다.

우리는 이미 태도를 변화시키기 위한 전략으로 ① 속성과 관련된 신념의 강도(b_i)를 변화시키기, ② 신념과 관련된 평가의 강도(e_i)를 변화시키기, ③ 중요하게 인식되지 않던 속성을 인지구조에 포함시키기 등의 방법이 있음을 학습화였다. 이와 마찬가지로 주관적 규범을 변화시키기 위해 ① 준거인의 생각 자체를 변화시키기, ② 대상자가 준거인의 생각을 잘못 인식하고 있다면 이를 바로잡기, ③ 순응동기를 변화시키기 등의 방법을 강구할 수 있다.

특히 많은 연구에서 인지적 행동통제가 행동의도와 행동에 대한 직접적인 예측인자라고 밝히고 있다. 만일 인지적 행동통제가 행동의도와 행동의 중요한 결정요소라 한다면 통제신념을 변화시키는 것이 행동변화의 중요한 전략이 될 수 있다.

그러나 두 이론을 활용함에 있어 명심하여야 할 사실이 있다. 두 이론에 포함된 구성요소들은 특정 상황과 특정집단을 대상으로 측정된다는 것이다. 행동과 행동의도에 영향을 미치는 주요한 요인들은 관련 행동과 집단, 상황이 달라짐에 따라서 다르게 나타난다는 사실을 잊지 말아야 한다. 따라서 합리적 행동이론이나 계획적 행동이론을 활용하기 위해서는 대상집단과 행동을 구체화하여야 한다. 또, 행동결과가 지니는 속성, 준거인, 행동통제에 영향을 미치는 요인 등을 사전에 표적집단면접을 통해 확인하여야 한다.

쉼터

합리적/계획적 행동이론의 활용을 위한 행동과 대상집단의 구체화

예를 들어 고위험 음주라는 행동을 연구하려면 선택된 표적 집단을 대상으로 아래와 같이 행동을 구체화하여야 좋은 결과를 얻을 수 있다.

- 행동의 구체화
  - 습관성 여부 : 처음 음주? 불규칙적인 음주? 규칙적인 음주? 중독?
  - 음주 장소 : 모임이나 파티? 혼자서?
  - 술의 공급원

- 대상집단의 구체화
  - 청소년, 직업을 가진 성인, 장애우, 능력이 처지는 대학생, 퇴출 위기의 중년 등

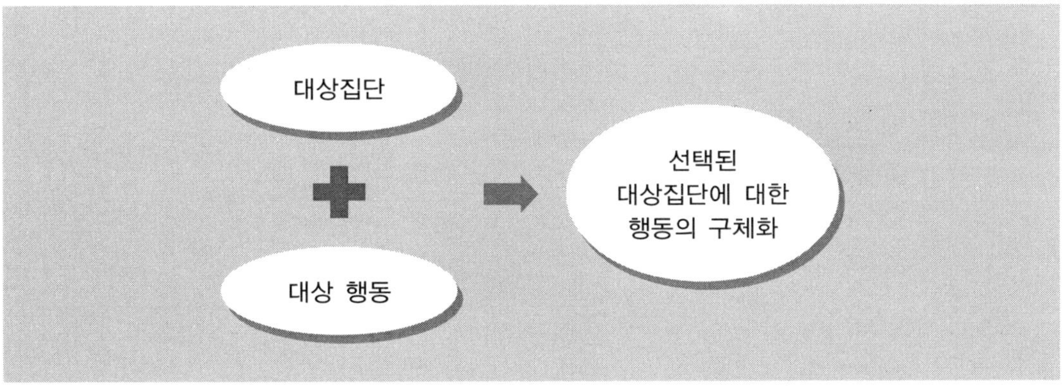

4 범이론모형(TTM : Transtheoretical Model) : 행동의 단계에 대한 이해

지금까지 우리는 건강믿음모형을 통해 인간 행동의 가장 강력한 동기인 효용 극대화 원칙이 건강행위와 관련된 의사결정 과정에 어떻게 반영되는지를 살펴보았다. 또 합리적 행동이론을 통해 태도가 어떻게 형성되며, 행동의도를 바꾸기 위해서는 어떻게 하여야 하는가에 대해서도 알아보았다. 지금부터는 개인적 수준의 행동에 대한 이해의 마지막 과정으로 행동이 어떤 단계를 거쳐 형성되는지에 대해 살펴보겠다.

1) 범이론모형의 개요

범이론모형은 1979년 미국의 로드아일랜드 대학 심리학 교수인 Prochaska가 개발하였다. Prochaska는 단 하나의 이론으로 행동변화를 다 설명할 수는 없다는 가정 하에 심리치료와 행태변화에 관한 수많은 이론을 비교분석하여 범이론모형을 개발하였다.

범이론모형은 행동변화와 관련하여 다음과 같은 기본 전제를 깔고 있다.

① 행동변화는 하나의 사건이 아니라 점진적으로 여러 단계를 거치는 지속적인 과정이다. 행동변화의 각 단계는 안정적이지만 변화에 노출되어 있다.

② 행동변화에 대한 준비상태나 동기화 수준은 사람마다 다르다. 계획된 개입이 없으면 사람들은 행동변화의 초기단계에 머무를 가능성이 높다. 대부분의 고위험집

단은 행동할 준비가 되어 있지 않다. 그럼에도 불구하고, 전통적인 행동변화 프로그램은 일거에 사람들을 변화시키려 한다. 건강증진 활동은 행동의 단계별로 접근할 때 효과가 높다.

③ 변화의 준비상태나 단계에 따라 대상자에게 맞는 적절한 개입방법을 선택해야 효과가 있다. 행동에는 생물학적, 사회적 요인과 자기통제 능력이 복합적으로 작용한다. 행동단계의 변화를 위한 프로그램은 우선 자기통제 능력을 향상시킬 수 있도록 고안되어야 한다.

범이론모형의 핵심 구성요소는 ① 행동변화단계, ② 변화의 과정이라 불리는 행동변화를 위한 개입방법, ③ 의사결정균형(decision balance), ④ 자기효능감(self efficacy)이다.

2) 범이론모형의 구성요소

(1) 행동변화단계

개인의 행동변화의 단계는 5단계(또는 6단계)를 거쳐 점진적으로 일어난다. 범이론모형이 과거의 행동변화 이론과 가장 차별되는 점이 바로 행동변화가 일련의 단계를 거쳐 일어난다는 가정이다.

쉼터

행동변화단계

행동변화에 관한 주요 이론 중 변화단계를 채택하고 있는 또 하나의 이론은 예방적 행위 채택과정 이론(The Precaution Adoption Process Model)이다. 예방적 행위 채택과정 이론에서 가정하는 행동변화단계는 아래와 같다(Weinstein 등, 2008).

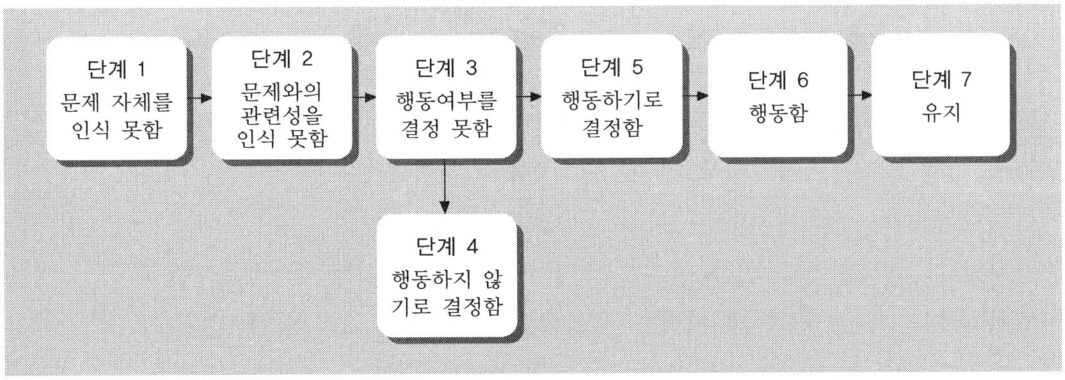

〈그림 2-7〉에 범이론모형에서 가정하는 행동변화단계를 그림으로 제시하였다. 이 그림을 통해 알 수 있듯이 행동변화는 반드시 앞 단계로만 진행하는 것이 아니다. 특정 단계에서의 정체, 특정 단계에서 한참을 유지 후 진행, 과거 행태로의 회귀(재발) 등이 모두 가능하다.

① **고려 이전**(Pre-contemplation)

고려 이전단계는 앞으로 6개월 이내에 어떠한 행위를 수행할 의도가 전혀 없는 시기를 말한다. 변화의 의도가 전혀 없고 자신이 문제를 갖고 있다고 생각하지도 않으며

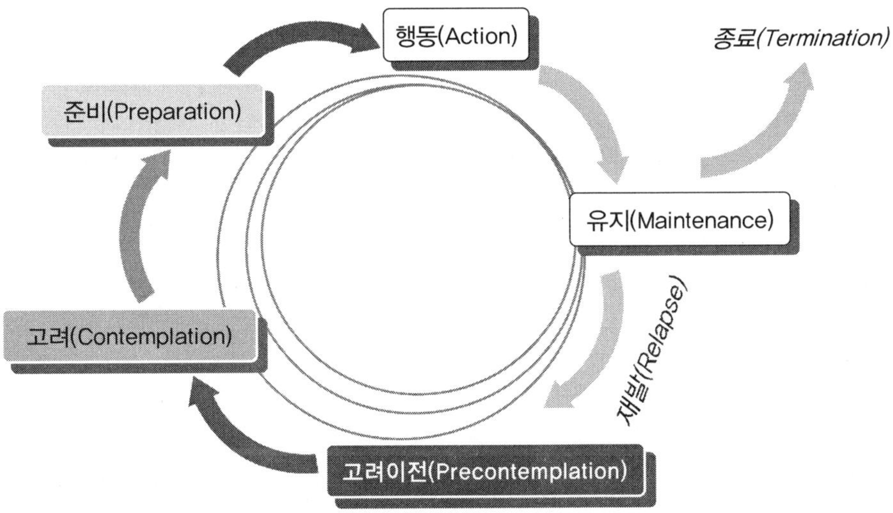

그림 2-7. 범이론모형에서 제시하는 행동변화단계

변화해야 할 필요성이나 위험을 느끼지 않는 단계이다. 이 단계에 있는 사람은 대부분 자신의 행동결과에 대하여 전혀 알지 못하거나, 혹은 그 이전에 행동변화를 여러 차례 시도해 보았으나 실패하여 변화 능력에 대한 자신감이 저하되어 있다. 이들은 자신의 행동에 대해 읽고, 이야기하고 생각하는 것을 꺼려한다. 이들은 종종 저항자 또는 동기화되지 않거나 준비가 안 된 사람 등으로 불린다. 이들에게는 문제에 대한 인식을 증가시키고, 행동변화를 위한 동기를 유발하여야 한다. 그런데 즉각적인 행동 교정을 지향하는 기존의 보건사업은 이러한 개인을 다룰 준비가 되어 있지 않다.

② 고려(Contemplation) 단계

고려단계는 앞으로 6개월 이내에 행위를 변화할 의도를 가지고 있는 단계이다. 이 단계에 해당하는 사람들은 고려이전 단계의 사람들보다 행동변화의 장점과 단점에 대해 잘 인식하고 있다. 행동을 변화시킴으로써 얻을 수 있는 이득과 행동변화가 유발하는 손실로 인해 행동변화에 대한 양가감정을 지니고 있고, 그 결과 오랫동안 고려단계에 머무른다. 구체적인 계획은 없이 행위 변화를 해야 한다는 막연한 생각만 하고 막상 행위 실천은 지연되는 특성을 보인다. 이 부류의 사람들은 만성적 심사 숙고자 혹은 행동지체자로 부를 수 있으며 행동을 위한 결단을 내리도록 자극(cue to action)이 필요하다. 그런데 즉각적인 행동 교정을 지향하는 기존의 보건사업은 이러한 부류의 사람들 역시 다룰 준비가 되어 있지 않다.

③ 준비(Preparation) 단계

준비단계는 앞으로 30일 이내에 행위를 취할 의도가 있거나 지난 1년 동안 이미 여러 차례 행동변화를 위한 시도를 해본 경험이 있는 단계이다. 이 시기의 사람들은 건강교육에 참가하거나 전문상담가나 의사로부터 상담을 받거나 자신에게 도움이 되는 책을 사는 등 행동변화를 위한 계획을 세운다. 이 시기의 사람들은 전통적인 행동 지향적 프로그램, 즉 금연, 체중조절, 운동교실과 같은 프로그램에 참여시켜야 한다.

④ 행동(Action) 단계

행동단계는 최근 6개월 이내에 생활양식을 변화시킨 단계이다. 전통적인 행동변화 이론에서는 이 단계를 행동이라고 정의하나 범이론모형에서 행동단계는 행동변화 단계의 하나일 뿐이다. 범이론모형에서는 모든 행동변화를 의미 있는 행동변화라고 간주하지는 않는다. 적어도 질병위험을 충분히 감소시킬 수 있다고 전문가가 제시한 기준을 달성했을 때에만 이를 행동변화로 간주한다. 예를 들어 운동 수준은 적어도 일주일에 3회 이상 1회에 30분 이상을 운동한 경우로 볼 수 있고 흡연의 경우엔 담배개피를 줄이거나 저 타르 담배로 바꾸는 행동은 해당되지 않으며, 완전히 금연한 경우를 말한다. 이 단계에 있는 사람들에게는 행동을 잘 실천할 수 있도록 기회를 제공하고, 돕는 전략이 바람직하다.

⑤ 유지(Maintenance) 단계

유지단계는 과거의 행동으로 회귀하지 않고 새로운 행동을 6개월 이상 계속하는 시기이다. 행동단계에서처럼 변화과정을 자주 필요로 하지 않는다. 이 단계는 점차 재발의 유혹을 적게 받으며 새로운 행동을 지속해 나갈 수 있다는 자신감이 보다 증가하는 시기이다. 하지만 유지단계에서 다시 재발하는 경우도 적지 않다. 1년 이상 금연 후 다시 정기적으로 담배를 피우는 사람의 비율이 43%에 이른다는 보고가 있다. 적어도 5년은 금연해야 재발률이 7% 이하로 떨어진다는 보고도 있다(Prochaska 등, 2008). 따라서 유지단계의 기간은 일률적으로 6개월이 아니고 행동에 따라 6개월부터 5년에 이른다. 이 단계에 있는 사람들에게는 재발을 막기 위한 노력이 필요한데, 자기효능감(self-efficacy)을 올려주거나, 재발방지 프로그램을 제공하는 것이 좋다.

⑥ 종료(Termination) 단계

유혹을 전혀 받지 않고, 자기효능감은 100%인 시기이다. 이 단계에 속하는 사람들은 외롭거나, 분노하거나, 스트레스를 받거나, 우울하거나, 짜증이 날 때도 자신이 과거에 가졌던 건강을 해치는 행동으로 돌아가지 않을 것이라는 확신에 차 있다. 확실하게 과거 습관으로 되돌아가지 않기 때문에 처음부터 그러한 행동습관이 없었던 것처럼 생각된다. 차를 타면 자동적으로 안전벨트를 하는 사람이 그 예이다. 약물중독 프로그램의 최종 목표가 종료 단계로 사람들을 이끄는 것이다. 행위의 변화가 계속되어야 하는 암 검진이나 지방섭취 감소와 같은 행위변화에는 종료단계가 나타나지 않을 수 있다.

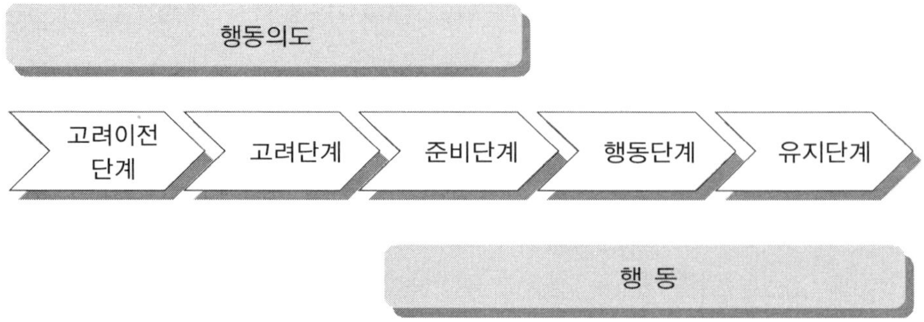

그림 2-8. 행동변화단계의 행동의도와 행동단계로의 구분

자료 : Velicer 등, 1998.

우리는 합리적 행동이론을 공부하면서 행동의 선행단계로서 행동의도에 대해 알아보았다. 그럼 행동변화단계를 행동의도와 행동으로 구분할 수 있을까? 〈그림 2-8〉을 보면 고려이전단계, 고려단계는 행동의도에 해당하는 단계이며, 준비단계는 행동의도와 행동단계가 동시에 나타나는 단계, 그리고 행동단계와 유지단계는 행동단계임을 알 수 있다.

쉼터

행동변화단계의 측정의 예 – 금연

1. 귀하는 현재 흡연을 하십니까?
   ① 예, 현재 흡연을 하고 있습니다.
   ② 아니오, 금연한 지 6개월 미만입니다.(실천단계)
   ③ 아니오, 금연한 지 6개월 이상 되었습니다.(유지단계)
   ④ 아니오, 흡연한 적이 없습니다.(비흡연자)

2. (흡연을 하시는 경우) 지난 1년 동안 금연한 횟수(최소 24시간 이상)는 몇 번이나 되십니까? : 총 (　　　)회

3. (흡연을 하시는 경우) 금연에 대하여 심각하게 고려해보셨습니까?
   ① 예, 다음 30일 안으로 금연하려고 한다. (지난 1년 동안 24시간 이상 금연한 적이 1회 이상 있으면 준비단계, 없으면 고려단계)
   ② 예, 다음 6개월 이내에 금연하려고 한다.(고려단계)
   ③ 아니오, 금연할 생각이 없다.(고려이전 단계)

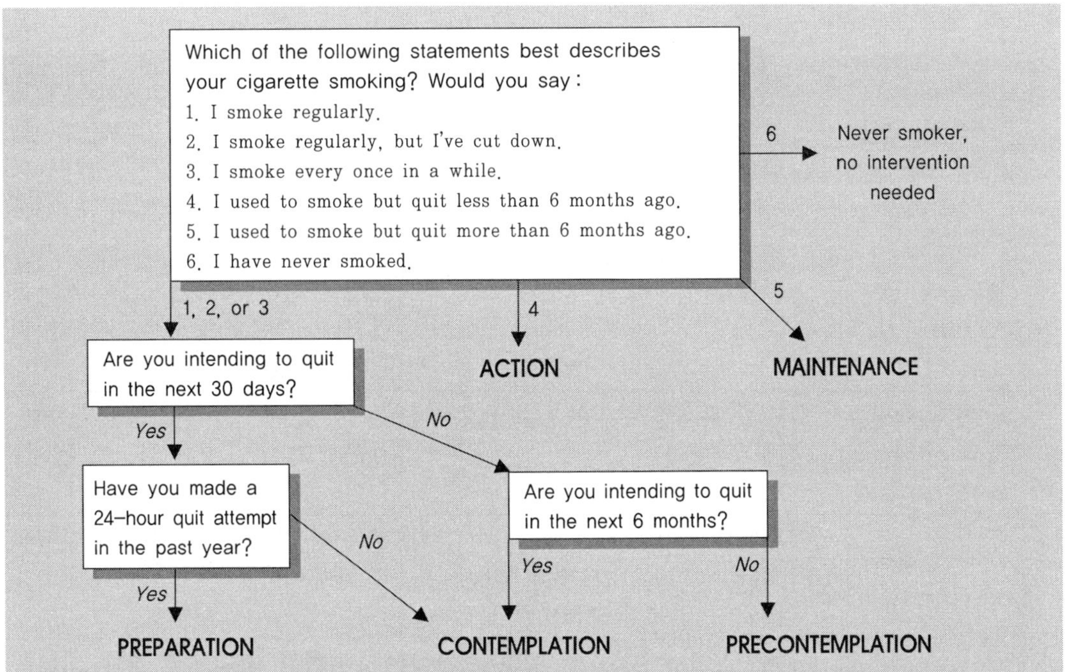

위에서 제시한 금연 이외의 주요 건강관련 행동들의 행위변화 측정 방법은 http://www.uri.edu/research/cprc/measures.htm에 제시되어 있으니 참고하기 바란다.

(2) 변화과정(process of change)

변화과정(process of change)은 변화단계의 앞으로 나아가기 위해 공공연하게, 또는 은밀하게 개인이 사용하는 방법을 말한다. 변화과정은 변화단계를 나아가기 위해 사람들이 타야하는 교통수단과 같기 때문에 중재프로그램을 개발하는데 중요한 지침이 된다. 범이론모형에서는 경험적 연구결과를 바탕으로 열 가지의 변화과정을 제시하였다〈표 2-5〉.

① 의식고취(conscious raising)

의식고취는 개인이 가지고 있는 특정 건강행위 문제뿐 아니라 그 결과나 해결방법에 대한 인식수준을 높이고자 취하는 방법이다. 대중매체, 인쇄물, 대화 등을 통해 관련 통계나 사례를 제공하거나, 직접적, 간접적으로 문제를 관찰하게 하거나, 중요한 주변 인물의 증언을 듣도록 하는 방법 등이 사용된다.

표 2-5. 범이론모형에서 제시하는 변화과정의 정의 및 예시

과정	정의	예시
1. 의식 고취 (Consciousness Raising)	정확한 정보를 접하고 행동변화의 필요성을 인지한다.	흡연에 관련한 바른 정보들을 찾는다.
2. 극적 안도 (Dramatic relief)	행동과 관련한 감정, 느낌(feeling) 등을 경험한다.	간접흡연으로 인한 폐암환자 사망 소식을 접하니 화가 나고, 실망스럽지만, 금연을 통해 이 문제를 해결할 수 있다.
3. 환경 재평가 (Environmental reevaluation)	건강 문제를 주위환경과 연결하여 재조명한다.	좀 더 많은 사람이 금연을 한다면, 깨끗하고 살기 좋은 환경이 된다.
4. 자기 재평가 (Self-reevaluation)	문제를 자기 자신과 연결하여 감정적(affective) 내지 인지적(cognitive) 측면에서 재조명한다.	한 집의 가장으로써 흡연은 무책임한 행동이다.
5. 자기 선언 (Self-liberation)	스스로가 변화할 수 있다는 것에 대한 믿음을 갖고 그 믿음을 실행하여 나간다.	나는 회식 자리에서 절대 과음을 하지 않겠다.
6. 협조 관계 (Helping relationship)	신뢰할 수 있고, 터놓고 이야기를 할 수 있으며 도움을 받을 수 있는 관계를 정립한다.	나의 금연에 대하여 터놓고 말할 수 있는 대상이 있다.
7. 사회적 해방 (Social liberation)	개인의 변화에 도움을 주는 사회적 변화들에 노력한다.	금연을 도와주는 사회적 규제 및 변화들(예 금연빌딩, 학교근처에 담배 자판기 설치 금지 등)을 도모한다.
8. 행동치환 (Counter conditioning)	건강에 위해한 행동대신 다른 행동들로 대체한다.	흡연이 잦아지는 술자리, 저녁 회식 대신, 사내에서 모임을 갖는다든가 가족동반 야유회를 개최한다.
9. 강화 요법 (Reinforcement management)	긍정적이고 건강에 유익한 행동들은 강화(reinforce)하고, 건강에 위해한 행동들에는 제제(punishment)를 가한다.	금연을 지속한다면 가족들이 기뻐하며 감사해 할 것이지만(강화), 흡연을 계속한다면 잔소리를 들을 것이다.
10. 자극 통제 (Stimulus control)	주위 환경 및 일상생활 등을 조정하고 준비하여 문제 유발의 가능성을 줄인다.	흡연이 가능하지 않도록, 재떨이, 담배, 라이터 등을 없애 버린다.

자료 : 배경희, 2007.

② 극적 완화(dramatic relief)

심리극(psychodrama), 역할극, 애도(grieving), 간증과 대중매체 캠페인 등의 방법을 통하여 건강하지 못한 행동을 하는 사람들의 비참한 상황을 목격하도록 하고, 본인은 적절한 행동을 취한다면 이런 상황에 노출되지 않을 것이라는 심리적 안도감을 느끼도록 해 준다.

③ 자기재평가(self-revaluation)

자기재평가는 특정한 행동을 할 때와 하지 않을 때의 자아상(self-image)에 대한 인지적이고 정서적인 평가이다. 예를 들어 운동을 할 때의 활기 넘치는 자기 모습과 소파에서 하루 종일 무기력하게 텔레비전이나 시청하는 모습을 대비시켜 봄으로써 자신의 서로 다른 모습에 대하여 인식하고 느끼게 한다. 개인이 실천해야 할 행위에 대한 가치를 분명하게 하거나, 건강한 역할 모델을 가지게 하거나, 심상법(reflection and imagery techniques)을 이용한다.

④ 환경재평가(environmental reevaluation)

환경재평가는 개인의 행동여부가 사회적 환경에 어떻게 영향을 미치는지를 인지적, 정서적으로 평가하는 것이다. 예를 들어 흡연함으로써 가족이나 직장동료와 같은 다른 사람들에게 미치는 영향을 파악하게 되어 자신의 부정적이거나 긍정적 역할모델을 인식할 수 있게 된다. 감정이입 훈련, 다큐멘터리나 비디오, 사진 자료의 제공, 중요한 주변 인물의 증언 및 가족중재(family intervention)와 같은 방법을 이용하여 건강행위와 그렇지 않은 행위가 어떠한 영향을 주는지에 대한 평가를 할 수 있다.

⑤ 자기선언(self-liberation)

자기선언은 나는 변화할 수 있다는 신념하에 행동하겠다는 자신의 결의를 대외적으로 알리는 것이다. 새해 첫날 개인적 선언이나 맹세, 가족과의 약속, 대중 앞에서의 공개적 선언, 계약 등 여러 가지 방법들을 통하여 자신의 결심을 다른 사람에게 공개함으로써 실천의지를 강화시킬 수 있다.

⑥ 협조관계(helping relationship)

협조관계는 건강한 행동변화를 위하여 다른 사람들로부터 지지를 받는 것을 포함하여 인정을 받거나 신뢰를 받는 것, 솔직하게 대우를 받는 것 등을 말한다. 가족이나 동료, 자조모임 등을 통하여 친밀감을 증진시키고, 치료를 위한 협조관계를 형성하거나 상담을 요청하고, 문제 해결을 위한 친구를 맺어 주는 것은 모두 사회적 지지를 강화시키는 방법이 될 수 있다.

⑦ 행동치환(counter conditioning)

행동치환이란 문제행동을 대체시킬 수 있는 건강행위를 학습하는 것이다. 행동의 계기나 자극물질에 대한 인식, 스트레스 관리를 위한 이완(relaxation), 긍정적인 자기기술이나 주장(assertion), 무감각화(desensitization)나 대체요법 등과 같이 보다 건강하고 안전한 행위를 할 수 있는 조건을 만들어 주는 것이다.

⑧ 강화요법(contingency management)

강화요법은 기대되는 방향으로 행동을 하게 만드는 즉각적 보상물을 제공해 주는 것이다. 바람직한 행위를 하면 상을 주고 문제행동을 하면 벌을 주는 것과 같이 상벌방법을 모두 사용할 수 있으나, 자발적 변화자들에게는 처벌보다는 보상법이 더 효과적인 것으로 나타났다. 성공시의 보상계약(contingency contracts), 공개적 또는 비공개적 보상, 인센티브, 집단 인정 등은 강화를 증가시키고, 나아가 건강한 행동이 계속될 가능성을 높여주는 방법이다.

쉼터

금연펀드

한 중소 전자업체가 회사 차원에서 금연펀드를 조성하는 등 캠페인을 벌이며 직원들의 금연을 권장하고 있어 화제다.

일체형 PC 및 모니터 제조업체인 에이텍(대표 신승영)은 9월 1일부터 내년 2월 말일까지 6개월간 '금연펀드'를 운영, 금연에 성공한 직원에게 포상금을 지급하기로 했다. 이 회사는 이미 2002년에도 금연자에게 매월 10만원을 지급하는 등 금연운동을 펼친 바 있지만 이번에는 '펀드'라는 수단을 동원해 직원들의 참여와 재미를 북돋우고 있다. 이에 따라 금연에 대한 생각만 하고 있던 직원들은 회사에서 적극적으로 지원해 준다는 소식에 '이번만큼은...'이라며 전의(?)를 다지고 있다는 소식이다. 회사 내 40여 명의 흡연자 가운데 30여 명이 이번 펀드에 신청했다.

내용은 신청자 본인 5만원과 회사지원 5만원을 합해 펀드를 조성하고 신청자 가운데 6개월간 금연에 성공한 직원을 대상으로 기 조성된 금액을 'N분의 1'로 나눠 지급하는 형태다. 여기에 회사가 30만원을 추가 지급한다.

금연 성공자 확인에 대한 규정도 엄격해 자칫 '한 대쯤이야...'하는 방심은 금물이다. 회사측은 캠페인 기간이 끝난 후 성공자에 대해 체내 니코틴 검사를 해 최종 성공 여부를 결정하기 때문이다. 또 신청자의 흡연을 목격한 직원이 신고할 경우 포상금 3만원도 펀드에서 지급된다.

에이텍은 이번 펀드 운영을 앞두고 신청자 가족들에게 일일이 전화를 걸어 "신청자가 금연에 성공할 수 있도록 회사와 가족이 함께 노력하자"고 협조를 구하기도 했다. 또한, 이 회사는 이번 금연 캠페인을 계기로 매주 수요일은 자체 '금연의 날'로 지정하고 해당일에는 사내 흡연을 자제토록 유도하고 있다.

에이텍 신승영 사장은 "건강의 첫걸음은 금연이라고 생각합니다. 직원들의 건강이 곧 회사 발전의 밑거름 아니겠습니까. 직원들의 금연과 건강을 위해 회사가 할 수 있는 일이라 생각해 이번 금연펀드 및 캠페인을 적극적으로 진행하고 있습니다"라고 말했다.

한편, 이번 펀드 내용에 따르면 30명의 신청자 가운데 최종 성공자가 5명일 경우 이들 개인에게는 351만원(회사 추가지급액 미포함)이 돌아간다.

[전자신문 2004-09-06 10 : 32]

'금연펀드'로 심장병어린이 돕는다

금융감독원이 임 · 직원을 대상으로 '금연펀드'를 만들어 심장병어린이 등 불우이웃돕기에 나서 화제다. 특히 현대증권이 지난 11월 사내에 1인당 10만원씩 모두 2천290만원 금연펀드를 조성, 금연실패자의 투자원금과 회사 격려금까지 금연 성공자에게 배당했던 반면 금감원은 기관의 공공성을 감안, 실패자의 투자원금 전액을 불우이웃돕기에 기증하기로 했다는 점에서 이채롭다.

내년 1월1일부터 시작되는 이번 펀드의 가입대상은 1천600여 임 · 직원중 자타가 공인하는 흡연자로 제한되며 1구좌당 10만원으로 1인당 5구좌까지 가입할 수 있다. 금연에 실패한 가입자는 원금을 돌려받지 못하며 이들의 투자원금은 금연성공자의 명의로 심장병어린이재단 등에 기탁된다. 당초 금감원은 금연펀드 기금을 채권 등에 투자하는 방안도 고려했으나 '상업성'을 배제하기 위해 일반은행에 6개월간 예치하는 방식을 택하기로 했다.

특히 금연 성공 여부를 가리기 위해 금연펀드 만기와 함께 펀드가입자들은 금감원에서 지정한 강남 소재 C병원의 도핑테스트를 거쳐 금연인증서를 받아야 한다.

지난해부터 시작된 금감원의 금연펀드 조성은 이번이 3번째로 앞서 두 차례 있었던 금연펀드의 평균 수익률은 60% 정도에 달한다고 이번 펀드를 주관한 총무국 복리후생팀의 박광우 선임조사역은 말했다. 박 조사역은 "지난해부터 실시한 금연펀드의 성금 조성액은 200만원 내외였다"면서 "6개월마다 금연펀드를 조성하고 있기 때문에 1년에 두 차례씩 불우이웃을 돕는 셈"이라고 밝혔다.

펀드에 가입한 공보실 황정욱 수석조사역은 "일반기업체들과 달리 수익을 배분하는게 아니라 성공수익금을 불우이웃돕기에 쾌척한다는 취지에 공감해 펀드에 가입했다"면서 "금연에 실패할 경우 다음번 펀드에 다시 가입할 생각"이라고 말했다.

[연합뉴스 2004. 12. 28]

⑨ **자극통제**(stimulus control)

자극통제는 건강하지 않은 습관의 원인요소들을 제거하고, 건강한 행동 대안을 촉발시키도록 돕는 방안이다. 위험요인의 회피, 환경의 변화, 사회관계나 일상생활의 변화, 자조집단 등은 새로운 건강행위 실천에 도움이 되도록 자극을 통제하여 위험 행동의 재발을 줄여주는 방법이다.

⑩ **사회적 해방**(social liberation)

사회적 해방은 옹호와 지지, 적절한 정책의 수립 등을 통해 상대적으로 취약하거나 억압받는 사람을 대상으로 사회적 기회나 대안을 확대시켜 주는 방법이다. 금연구역 확보, 편의점에서 콘돔이나 피임기구를 쉽게 구할 수 있게 하거나 학교 식당에 샐러드 코너를 갖추는 것 등은 모든 사람들의 변화를 도와주는 방법이다.

(3) 의사결정의 균형(Decisional Balance)

의사결정의 균형은 행동변화에 의한 개인의 이해득실 계산을 의미한다. 사람들은 만일 건강한 방향으로의 행동변화의 이득이 손실보다 더 크다면 그 쪽으로 움직일 것이고, 그렇지 않다면 지금의 행동단계에 머무를 것이다. 반대로 지금 단계에 있는 것보다 과거의 행동으로 돌아갈 때 이득이 손실보다 크다면 건강하지 못한 방향으로 행동의 재발이 일어날 것이다. 행동변화의 이득으로는 자기와 타인에게 발생하는 도구적 이익, 자기와 타인으로부터의 인정 등이 있고, 손실로는 자기와 타인에게 발생하는 도구적 비용, 자기와 타인으로부터의 불인정 등이 있다.

〈그림 2-9〉는 금연의 경우 행동변화단계별로 이득과 손실이 어떻게 분포하는 지를 보여주고 있다. 고려이전단계에서는 흡연에 의한 이득이 손실을 압도한다. 고려단계에서는 흡연의 이득과 손실이 유사하다. 이 후 단계에서는 흡연에 의한 이득과 손실이 모두 감소하지만, 손실이 이득을 초월한다. 〈그림 2-10〉은 운동에 의한 이득과 손실을 표시하고 있는데, 〈그림 2-9〉와는 다른 모습을 보여준다. 고려이전, 고려, 준비단계에서는 운동의 경우도 금연과 유사한 모습을 보이나, 행동과 유지단계에서도 운동에 의한 이득이 높게 유지된다. 왜 이런 차이를 보이는 것일까?

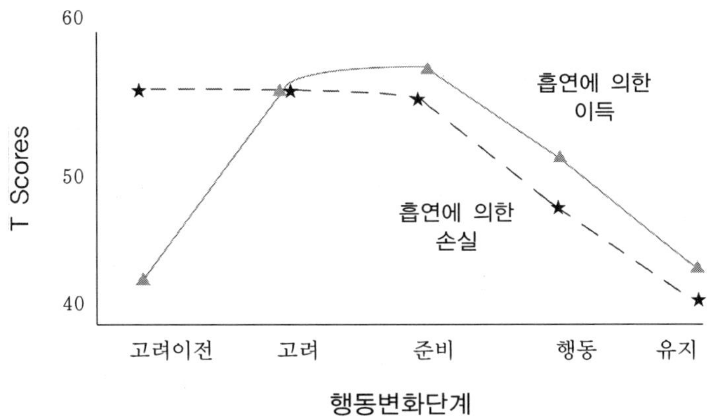

그림 2-9. 금연의 행동변화단계와 의사결정균형

자료 : Velicer 등, 1998

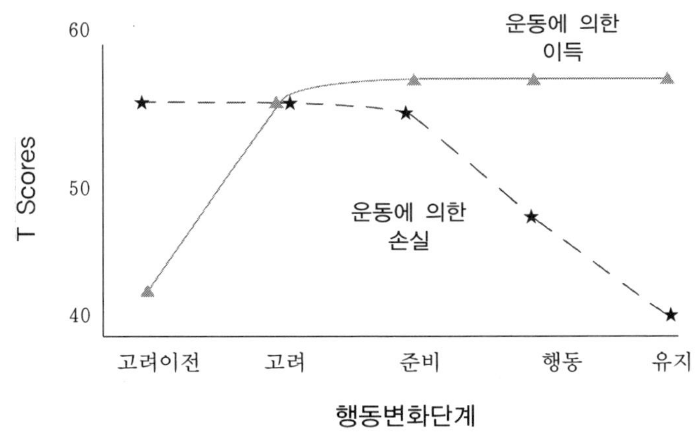

그림 2-10. 운동의 행동변화단계와 의사결정균형

자료 : Velicer 등, 1998.

금연의 경우 일정 기간이 지나면 흡연에 의한 이득과 손실 모두를 생각하지 않더라고 자동적으로 금연행위가 유지되지만 규칙적인 운동을 위해서는 운동의 이득과 손실에 대한 끊임없는 이해타산, 즉 의사결정 과정이 계속되어야 하기 때문이다.

(4) 자기효능감(self-efficacy)

자기효능감은 고위험상황에 처하더라도 건강하지 못한 행동을 재발하지 않고 잘 적응할 수 있다는 개인의 자신감으로 Bandura의 자기효능감(self-efficacy)으로부터 채택되었다(Bandura, 1977b, 1982).

두 가지 방법으로 측정이 가능하다. 상황적 충동(situational temptation)은 어려운 여건에서 건강에 해로운 특정 행동을 하고자 하는 충동의 강도, 또는 건강에 이로운 특정 행동을 하고 싶지 않은 충동의 강도를 측정한다. 반대로 자기효능감(self-efficacy)은 건강에 해로운 특정 행동을 하지 않을 자신감, 또는 건강에 이로운 특정 행동을 계속할 수 있다는 자신감을 측정한다(Velicer 등, 1998).

자기효능감은 특히 행동변화단계의 후기로 가면 급격히 증가한다〈그림 2-11〉. 역으로 말해 대상자의 행동을 행동단계와 유지단계로 이행시키려면 무엇보다 자기효능감을 강화시켜주어야 한다. 또 행동단계나 유지단계에 있는 사람들이 자기효능감이 감소하면 이전 행동으로 회귀하게 된다. 따라서 자기효능감은 행동의 재발을 예측하는데 유용하다.

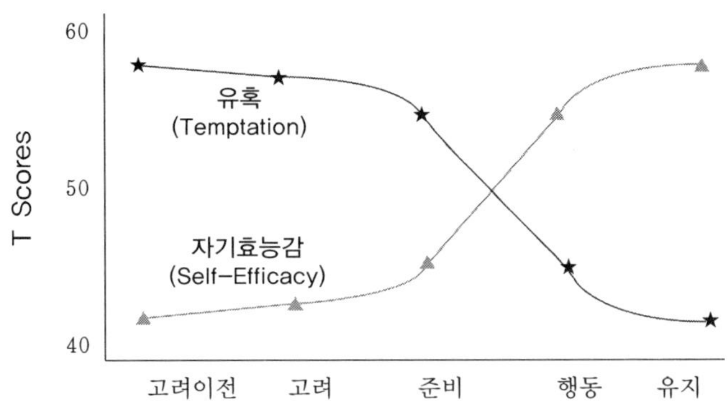

그림 2-11. 행동변화단계와 자기효능감의 변화

자료 : Velicer 등, 1998.

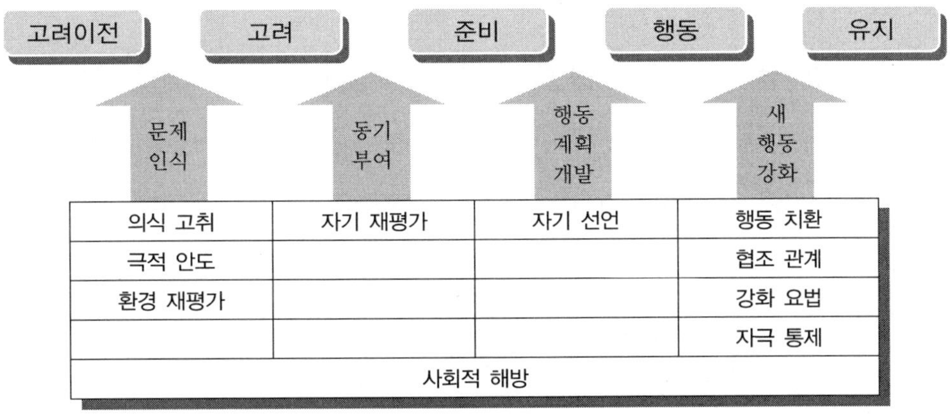

그림 2-12. 행동변화단계와 변화과정의 연관성

자료 : Prochaska 등, 2008. p.105를 재구성함.

3) 행동변화단계와 변화과정

행동변화에 대한 준비상태나 동기화 수준은 사람마다 다르기 때문에 변화의 준비상태나 단계에 따라 대상자에게 맞는 적절한 개입방법을 선택해야 효과가 있다는 것이 범이론모형의 기본 가정이었다.

그렇다면 실제 행동의 단계마다 어떤 개입방법을 선택하여야 할까? 범이론모형에서 제시된 10개의 변화과정은 단계별로 적합성에 차이가 있다. ① 고려이전단계에서는 문제에 대한 인식을 증가시켜야 한다. 이를 위해서 의식고취, 극적안도, 환경재평가가 가능하도록 한다. ② 고려단계에서는 동기부여를 강화한다. 이를 위해 자기재평가를 지원한다. ③ 준비단계에서는 행동계획을 수립하도록 한다. 자기선언이 도움이 된다. ④ 행동단계에서는 새로운 행동을 강화하여 재발이 일어나지 않게 하여야 한다. 행동치환, 협조관계, 강화요법, 자극통제를 강조한다. ⑤ 사회적 해방은 모든 단계에서 필요하다.

행동단계별로 유관한 변화과정을 고려할 때 각 단계에서 적합한 행동변화를 위한 중재방법은 〈표 2-6〉과 같이 정리할 수 있다.

표 2-6. 행동단계별 적합한 중재방법

변화단계	중재방법
고려이전 단계	· 변화의 필요성에 대한 인식 제고 · 위험과 이득에 대한 정보 개인화하기
고려단계	· 구체적인 계획을 세우도록 격려 · 동기화 촉진하기
준비단계	· 행위 실천을 위한 구체적인 계획을 세우도록 돕기 · 단계별 목적 설정 돕기
행동단계	· 피드백 제공 · 문제해결 돕기 · 사회적 지지 및 강화를 제공
유지단계	· 적응하도록 돕기 · reminder 제공 · 대안 찾기 및 재발에 대한 대처

자료 : Rimer and Glanz, 2005.

쉼터

범이론모형을 적용한 금연교육

배경희(2007)는 범이론모형을 적용하여 실무자들을 위한 금연교육 프로그램을 개발하였다. 변화단계별로 실무자가 적용할 수 있는 주요 변화과정의 예는 아래 표와 같다.

단 원	금연단계	목 적	교 육 전 략
교육 및 홍보	계획 이전단계	문제의 개요(overview)를 제시하여, 대상자의 행동 변화 동기화에 중점을 둔다.	비디오(담배에 관한 첨단 보고서), 데이터제시, 신문 및 잡지기사, 사진, 팸플릿, 에세이, 워크시트, 소집단토론, 동기화 메시지 강조
자가 평가	계획 이전단계 계획단계	각자의 건강 상태와 위험요인과의 연관성을 이해하도록 한다.	비디오(TV의 흡연/음주장면), 자가평가, OX퀴즈, 사례제시, 실습, 워크시트, 소집단토론
행동변화의 기대치 설정	준비단계	행동변화 기대치를 설정한다. 또한 장애 요인을 파악하여 전략을 개발한다.	비디오(19개의 흡연상황-BoRim), relaxation/breathing prescription, 워크시트, 소집단토론

단 원	금연단계	목 적	교 육 전 략
지식 및 기술함양	준비단계	금연 시작일을 정하고 언제, 어디서 왜 흡연을 하게 되는지 알도록 한다. 흡연을 피할 수 있는 방법과 다른 사람으로부터 지지를 구할 수 있는 방법을 준비한다.	건강행동서약서, 자가 평가, 중독에 대한 선택적 전략안 제공, identification of behavioral linkage, 워크시트, 소집단토론
건강행동의 실천기회	행동단계	실제 생활에 들어가기에 앞서 상황을 설정하여 실천해 보도록 한다. 금연에 필요한 기술들을 설정된 상황 속에서 연습해 본다.(예, 흡연을 거절하는 법, 금연 시 자기보상법)	체크리스트, 금연 시작일에 대한 지침, 사례제시, 역할극, 위험상황의 분석, 자기보상전략, 워크시트, 소집단토론
재발방지 (relapse prevention)	재발방지	고위험상황을 설정하고 전략을 구상해 보고, 자기평가에 따른 적절한 대응법을 마련한다.	자가 평가, 제안카드(suggestion card), 워크시트, 브레인스토밍
	유지단계	금단증상에 따른 신체적, 심리적 변화에 대한 대처법과, 흡연을 거절하는 법, 금연을 지속하는 법, 금전적 보상법, 다른 사람의 금연을 지지하는 방법 등을 실천한다.	역할극, 강화를 돕기 위한 메시지, 구체적인 행동지침, 금전적 보상책, 경고카드, 지지자의 편지, 워크시트, 브레인스토밍

자료 : 배경희, 2007

4) 범이론모형의 정리

범이론모형은 인간 행동의 변화를 단계적으로 변화하는 역동적인 과정으로 생각하고 개인이 어떻게 의도적으로 행동변화를 수행해 나가는지에 대한 이론적 틀을 제공한다. 이 이론은 2개의 상호 연관된 차원으로 구성되어 있는데, 하나는 변화의 단계(stage of change)이고, 다른 하나는 변화의 과정(process of change)이다. 변화단계는 모두 다섯 단계로 구분되며, 변화과정은 단계별로 10가지의 과정을 거치는 것으로 설명하고 있다. 이외에 의사결정균형(decision balance), 자기효능감(self efficacy)이 모형의 주요 구성요소이다.

범이론모형은 다양한 건강문제를 갖고 있는 사람들의 변화 과정을 매우 효과적으로 이해하고 또한 예측할 수 있는 모델로 평가받고 있다. 흡연, 음주, 식습관, 운동, 비만, 약물남용, 정서불안 및 공황증후군, 청소년범죄, HIV/AIDS 예방, 유방암 및 자궁암 검진, 임상예방서비스 실천, 의학처방에 대한 순응도, 계획되지 않은 임신의 예방, 자외선 노출 등 광범위한 건강문제의 연구와 사업에 범이론모형의 활용이 증가하고 있다(Prochaska 등, 2008). 우리나라에서도 보건소 금연클리닉이나 국가 암 검진 사업의 이론적 기반이 되고 있다.

범이론모형은 특히 오래되어 변화가 어렵고, 사회문화적 영향을 많이 받는 건강행태(예 흡연, 음주, 식이습관, 비만, 활동부족, 약물남용 등)나 지속적으로 받아야 하는 건강검진(예 유방암, 자궁경부암 검진 등) 등의 연구에 적합한 모형으로 평가받고 있다. 그러나 단기적인 행동변화나 빈번하지 않은 행동의 변화에 대해서도 범이론모형이 적합한 모형인지에 대해서는 더 많은 연구가 필요하다(Prochaska 등, 2008). 또, 개인의 행동변화가 아닌 집단이나 지역사회의 행동변화를 예측하는데 도움이 되는지도 검증되어야 한다.

범이론모형은 건강증진사업을 기획하는데 있어 세 가지 단계에서 발상의 전환을 가져왔다.

첫째, 사업대상자의 분류이다. 대상자의 필요에 맞는 맞춤식 사업을 위해서는 시장세분화와 표적 집단의 선정이 필수적이다. 일반적으로 시장세분화에는 ① 인구학적 변수, ② 지리적 변수, ③ 생활양식과 같은 심리적 변수, ④ 제품이나 서비스의 사용목적, 사용량, 사용경험, 상표충성도 등과 같은 행태적 변수가 사용되어 왔다. 그러나 행동변화단계에 따라 건강증진을 비롯한 보건사업의 시장세분화가 가능한데, 이는 동일한 행동변화단계에 있는 대상자들은 행동변화에 대한 준비상태나 동기화 수준이 유사하다는 점을 고려하면 당연하다(배상수, 2008).

둘째, 범이론모형은 행동변화단계와 변화과정이라는 개념을 통하여 대상자에게 적합한 중재방안을 개발하는데 크게 기여하였다. 〈그림 2-12〉와 〈표 2-6〉에서 볼 수 있듯이 행동변화단계별로 적합한 변화과정이 있다. 고려이전단계에 있는 사람에게 문제에 대한 인식을 증가시키기 위해 의식고취나 극적 안도와 같은 변화과정을 경험하도록 하는 것은 효과적이지만 행동단계에 있는 사람에게는 이러한 방법은 효과가 없다. 반대로 행동단계에 있는 사람에게는 강화요법이나 자극통제가 효과적이지만 고려이전단계에 있는 사람에게는 효과가 없다. 행동변화단계의 초기에 있는 사람들은 문제에 대한 인식과 태도, 행동변화에 따른 이득과 손실에 대한 평가를 변화시켜야 한다. 그러나 후기 단계에서는 자극통제, 행동치환, 강화를, 종결단계로 진행하기 위해서는 지지에 보다 더 의존하여야 한다. 이와 같이 범이론모형은 행동변화단계별로 적합한 변화과정을 제시하고 있다는 점에서 이론의 유형 중 변화이론에 속한다고 할 수 있다.

셋째, 범이론모형은 건강증진사업과 보건사업의 평가에 새로운 지평을 열었다. 전통적으로 보건사업의 평가는 결과지표인 행동의 변화 여부에 관심을 두었다. 즉, 의도한 행동의 변화가 일어나고, 유지되고 있는가를 측정하였다. 그런데 범이론모형에 의하면 행동의 변화는 일련의 단계를 거쳐 완성된다. 흡연자가 비 흡연자로 되는 행위변화 과정을 예로 들어보자. 흡연자는 흡연이 문제라고 생각하지도 않으며 금연의 필요성도 느끼지 못하는 단계에서, 금연의 필요성을 인지하고 금연을 해야겠다고 생각은 하지만, 막연히 “언젠가 해야지”라고 나중으로 미루는 단계로 접어든다. 그 다음단계로, 금연을 한 달 이내에 실행하고자 행동실행계획을 세우게 되고, 금연을 실행에 옮기게 되면 6개월 이상 금연의 행위가 지속되면서 비 흡연자로 접어들게 된다. 연구 결과에 따르면, 6개월 이상 금연을 지속하기 전에 대부분의 사람들은 재발단계를 겪게 되며, 대상자가 평균적으로, 5~6번의 재발단계를 거치고 난 후에 비로소 유지단계로 접어들어 비 흡연자가 된다고 한다. 이런 맥락에서 보면 과거의 행동으로 회귀하는 것, 즉 재발하는 것은 행동변화단계의 관점에서는 행동변화에 실패하는 것이 아니라 변화의 한 과정을 밟고 있는 것이다. 따라서 단순히 행동이 변하였나, 아닌가를 측정하는 것보다 행동변화의 단계가 변화하고 있는가를 측정하는 것이 건강증진사업과 보건사업의 효과를 평가하는 더 민감하고 타당한 지표라고 할 수 있다.

제 3 장 개인간 수준의 행동에 대한 이해

학습목표

- 건강수준 향상을 위해 개인간 수준의 변화가 필요한 이유를 이해한다.
- 개인, 행동, 환경의 상호관계에 대해 이해한다.
- 사회인지이론의 구성요소를 이해한다.
- 사회인지이론을 활용하여 행동변화를 위한 전략을 설계할 수 있다.

학습내용

- 행동주의 이론과 인지주의 이론
- 사회인지이론(Social Cognitive Theory)

쉼터

비만은 사회적 전염병

친구, 형제자매, 배우자 비만 땐 닮아가. 미국 연구팀 32년간 추적조사 밝혀져

- 배우자가 뚱뚱하면 37% 형제가 살찌면 40%
- 친구가 비만이면 57% 증가

친구나 형제자매, 배우자 등 주변 사람들이 뚱뚱한 경우 본인도 비만해질 가능성이 높다는 연구 결과가 나와 흥미를 끌고 있다.

미국 하버드대와 캘리포니아대 공동 연구팀이 매사추세츠에서 거주하는 서로 혈연이나 친분 관계가 있는 성인 1만2,067명을 지난 71년부터 2003년까지 32년간 추적 조사한 결과 이 같은 사실이 확인됐다.

연구팀은 25일 의학전문지 'New England Journal of Medicine'에 발표한 논문에서 주위에 살 찐 사람이 많을 경우 비만에 대한 저항감이 사라지게 되면서 자신도 뚱뚱한 사람으로 될 공산이 큰 것으로 지적했다.

그간 연구팀은 조사 대상 가운데 체격지수(BMI)가 30 이상인 비만자를 둘러싼 인간관계와 상대방의 BMI 등과의 연관성을 통계적으로 분석했다.

연구 결과 친구가 뚱뚱한 사람은 그렇지 않은 사람에 비해 비만으로 될 위험도가 57%나 급증했다. 형제가 살이 쪘을 경우에는 40%, 배우자가 그러면 남편 또는 아내가 비만으로 될 위험도는 37%나 높아지는 것으로 밝혀졌다.

이들 가까운 사람과 거주지가 떨어져 있어도 그 위험도 증가율은 거의 비슷했으며 단순한 이웃 사이인 사람이 비만자일 경우엔 별다른 영향이 없는 것으로 드러났다.

또한 남자 친구끼리의 경우 비만 위험도가 100%나 늘어난 반면 여자 친구 사이에선 38% 증가하는데 그쳐 대조를 보였다.

연구팀은 이런 현상이 주변 인물이 음식물을 맛있게 먹는 장면을 자주 보게 되는 사람의 먹는 것을 주관하는 뇌 부위가 자극을 받아 생긴다고 설명했다.

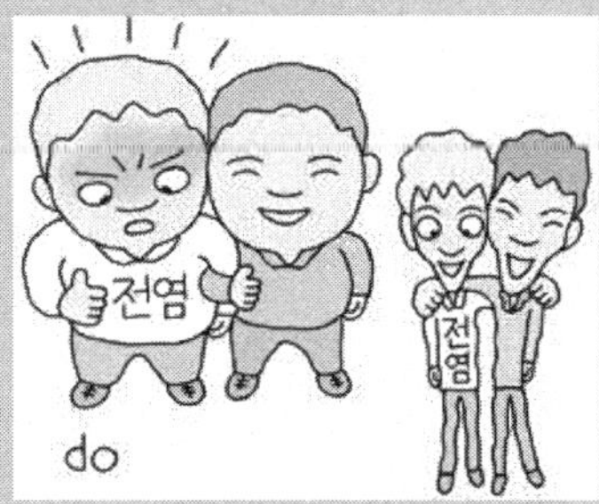

하지만 연구팀은 이번 조사 결과를 뒤집어 보면 한 사람이 건강한 식단을 즐기고 꾸준히 운동을 통해 날씬한 몸매를 갖게 될 경우 다른 주변 사람들도 덩달아 비만이 되지 않을 확률이 높아지게 된다고 강조했다.

〔스포츠한국, 2007-07-27〕

"인간은 사회적 동물이다"라는 말을 우리는 흔히 한다. 아리스토텔레스가 했다고 알려진 이 말은 인간은 홀로 살 수 없고 여럿이 어울려서 함께 살아간다는 뜻이다. 즉 인간은 타인과의 상호의존적 관계 속에서 생활한다는 뜻이다. 따라서 건강관련 행동도 다른 사람에 의해 영향을 받을 수밖에 없다.

Bandura는 인간의 행동은 다른 사람이나 사회적 규범 등의 영향을 받는다고 가정하고, 사회인지이론을 개발하였다. 이 장에서는 Bandura의 사회인지이론을 중심으로 사람과 사람 사이, 즉 개인간 수준에서 건강관련 행동에 영향을 미치는 요인이 무엇인지를 살펴보도록 하겠다.

1 인간의 학습과정

인간의 행동은 선천적으로 결정된 것일까? 아니면 후천적으로 결정되는 것일까? 건강행태를 비롯한 인간의 대부분의 행동은 본능적인 반응이라기보다는 경험이나 사고를 통해서 학습된 결과로 나타난 것이다. 학습(learning)은 경험이나 사고의 결과로써 행동의 변화가 나타나는 과정이다. 따라서 만일 우리가 어떤 사람의 잘못된 건강행태를 변화시키려면 우리는 그 사람에게 적합한 학습과정을 제공하여야 한다. 학습은 어떤 기전을 거쳐 가능할까?

인간의 학습과정을 설명하는 이론에는 행동주의 이론과 인지주의 이론이 있다. 행동주의는 모든 유기체의 행동은 환경적 자극에 대한 기계적 반응이라고 생각한다. 인간 역시 환경적 자극에 수동적으로 반응한다고 가정한다. 학습자의 모든 반응은 자극에 의해 유발되므로 반응을 유발시키는 자극, 그에 따라 발생하는 반응, 그리고 경험이 쌓이면서 자극과 반응의 관계가 변하는 방식에 주목한다.

이에 반해 인지주의는 학습을 자극과 반응사이의 기계적인 연관관계의 형성이 아니라 문제해결과정으로 생각한다. 따라서 그들은 개인이 환경에 대해 가지고 있는 인지(예컨대 태도, 신념), 그리고 인지가 행동을 결정하는 방식에 관심을 가진다. 이들에 따르면 학습은 문제를 해결하기 위해 자극을 지각하고, 자극을 욕구에 연관시키며, 행동을 평가하고, 기대가 충족되었는지 여부를 검토하는 인지과정(cognitive process)이다.

쉼터

고전적 조건화와 조작적 조건화

1) Pavlov의 고전적 조건화: 조건반사

행동주의 학습이론의 기초가 된 행동주의 심리학은 러시아의 생리학자 Pavlov의 조건반사에 대한 동물 실험이 기초가 되었다.

러시아의 생리학자 파블로프는 개의 소화선에 대한 생리적 연구를 진행하다가 개가 먹이를 먹을 때뿐만 아니라 먹이를 보거나, 먹이를 갖다 주는 사람의 발자국의 소리만 들어도 침을 분비하는 것을 알게 되었다. 그는 생리학적으론 규명하기 어려운 이러한 현상을 조건화

이론으로 설명하였다.

원래 개는 먹이를 먹으며 침을 흘리게 되는데 이는 무조건 반사에 의한 자연스러운 반응이다. 그런데 종소리를 울리고 음식물을 주는 일을 몇 차례 반복하게 되면 나중에 종소리만 울려도 개가 타액을 분비한다. 종소리를 울리고 음식물을 주는 과정을 반복하는 학습을 조건부여라고 한다.[6] 조건부여가 충분히 되면 종소리 뒤에는 먹이가 나온다는 사실을 알게 되기 때문에 개가 종소리만을 듣고도 침을 흘리게 되는 것이다.

일정한 자극(음식물)에 의해서 선천적으로 유발되는 반응(타액 분비)을 그것과 아무런 관계가 없는 중성자극(종소리)과 연합시킴으로써 그 중성자극이 조건자극으로 변화되어 조건반응을 일으키게 되는 것이다. Pavlov의 실험에서 개는 종소리에 대해 반응하도록 조건형성된 것이며, 이러한 과정을 고전적 조건형성이라고 한다.[7]

① 개에게 음식물을 주는 것 ――――――→ 무조건 자극
② 음식에 대해 타액을 분비하는 것 ――――→ 무조건 반응
③ 타액의 분비와 관계가 없는 종소리 ―――→ 중성자극
④ 종소리만 울려도 타액을 분비하는 것
　　종소리 ――――→ 조건자극
　　타액을 분비하는 것 → 조건반응

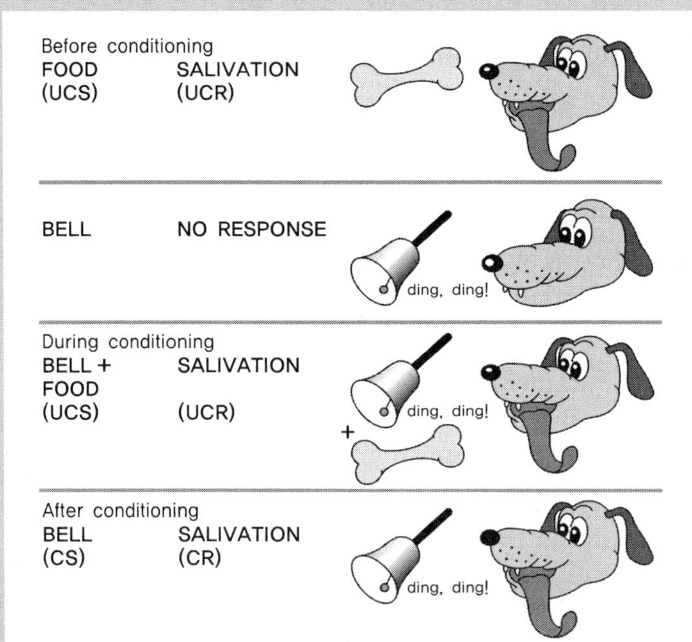

조건반사는 한 번 익혔다고 해서 계속 유지되는 것은 아니며, 자극이 계속 가해지지 않으면 사라지게 된다.

조건형성이 되었더라도 무조건 자극 없이 계속해서 조건자극만 주면 조건반응이 일어나지 않으며(소멸), 조건형성이 되었을 때 조건자극과 비슷한 자극에도 조건반응이 일어난다(자극일반화).

아동이 성장하면서 학습하는 행동은 고전적 조건형성으로 설명될 수 있는 것이 많다. 예를 들어 엄마가 젖을 주면서 이마를 만지면 조건화 후에는 이마를 만지기만 해도 젖을 빠는 반응을 보이고, 부모님이 아이를 혼내려고 할 때 무릎 꿇고 혼내기부터 했다면 아이에게 무릎 꿇고 앉으라고 하면 아이는 "이제 혼나겠구나."하고 생각하게 되는 것이다.

2) Skinner의 조작적 조건화

조작적 행동이란 인간이 환경적 자극에 능동적으로 반응하여 나타내는 행동을 말한다. 조작적 조건화는 어떤 반응에 대해 선택적으로 보상함으로써 그 반응이 일어날 확률을 증가시키거나 감소시키는 방법을 말한다. 여기서 선택적 보상이란 강화와 벌을 의미한다.

스키너(Skinner)는 유기체를 스스로 의지를 지닌 자발적인 존재로 보았다. 따라서 유기체의 행동은 고전적 조건형성에서 설명하고 있듯이 수동적이고 기계적인 반응행동만 있는 것이 아니라, 유기체 스스로 행동을 일으키고 환경을 통제하고 그것에 의해 통제받는 의지적이고 자발적인 조작행동이 더 많다고 보았다. 어린이가 놀이를 하거나, 피아노를 치거나, 책을 읽을 때 그들의 행동은 특정 자극에 의해 자동적으로 유발되는 것이 아니라, 과거에 그러한 행동을 할 때 어떤 보상을 받았느냐에 따라 달라진다는 것이다. 즉 인간의 행동은 그 행동의 결과에 의해 변화된다.

스키너는 고전적 조건형성이 특정자극에 대해 반응하는 간단한 반사행동의 학습을 설명하기에는 유용하나 유기체 스스로 조작하는 행동을 설명하기에는 부적당한 것으로 보았다. 예를 들어 개를 앉도록 훈련시킬 때 개가 앉으면 음식을 주는 것이 보통이다 즉 음식이 "앉는다" 라는 반응 뒤에 오므로 유기체는 자신의 행동을 조작한다. 그러나 파블로프의 실험에서는 반응 이전에 음식물이 제공된다는 것이 차이점이다. 다시 말하면 고전적인 조건화에서는 자극이 반응을 유도하나 조작적 조건화에서는 반응이 자극을 유도시킨다.

우리는 파블로프의 실험에서 있었던 조건반응을 반응행동(Respondent Behavior)이라고 하고 스키너의 실험에서 사용한 행동을 조작행동(Operant Behavior)이라고 한다. 반응행동은 고전적 조건화에서 사용된 반응과 같이 자극에 의해 직접적으로 유발된 반응으로 침을 흘리는 행동이나 동공의 수축, 무릎 반사 등이 이에 속한다. 반면에 조작행동은 어떤 자극에 의해 일어나는 것이 아니라 스스로 하는 행동, 혹은 어떤 자극이 있었다고 하더라도 그것이 무엇인지 알 수 없었던 경우의 행동을 말한다. 즉, 조작행동은 어떤 유기체가 환경적 자극에 능동적으로 반응하여 나타내는 행동을 말한다. 유기체가 행하는 조작행동은 결과에 따라 증가하기도 하고 감소하기도 한다. 어떤 조작행동에 대해 체계적이고 선택적으로 강화를 줌으로써(보상함으로써) 그 조작행동이 다시 일어날 확률을 증가시키는 것이 조작적 조건화이다.

조작적 조건형성은 스키너 상자(Skinner Box)를 통해 실험되고 증명되었다. 스키너 상자는 빈 상자 안에 지렛대가 하나 들어 있으며, 이 지렛대는 먹이통과 연결되어 있어 지렛대를 누르면 먹이가 나오도록 되어 있다. 이 상자를 가지고 조작적 조건형성을 실험했는데, 그 과정은 다음과 같다.

① 배고픈 상태의 흰 쥐를 스키너 상자에 넣는다. 방음이 된 이 상자는 한쪽 구석에 지렛대가 있고 이것을 누르면 자동적으로 먹이와 물이 나오도록 되어있으며 동물은 마음껏 상자

안을 돌아다닐 수 있게 되어 있다.
② 흰 쥐는 스키너 상자 안에서 돌아다니다가 우연히 지렛대를 누르게 된다.
③ 지렛대를 누르자 먹이가 나온다.
④ 지렛대와 먹이 간의 상관관계를 알지 못하는 쥐는 다시 상자 안을 돌아다닌다.
⑤ 다시 우연히 지렛대를 누른 흰 쥐는 또 먹이가 나오는 것을 보고 지렛대를 누르는 행동을 자주 하게 된다.
⑥ 이러한 과정이 반복되면서 흰 쥐는 지렛대를 누르면 먹이가 나온다는 사실을 학습하게 되고, 보상을 받기 위해 의도적으로 지렛대를 누르게 된다.

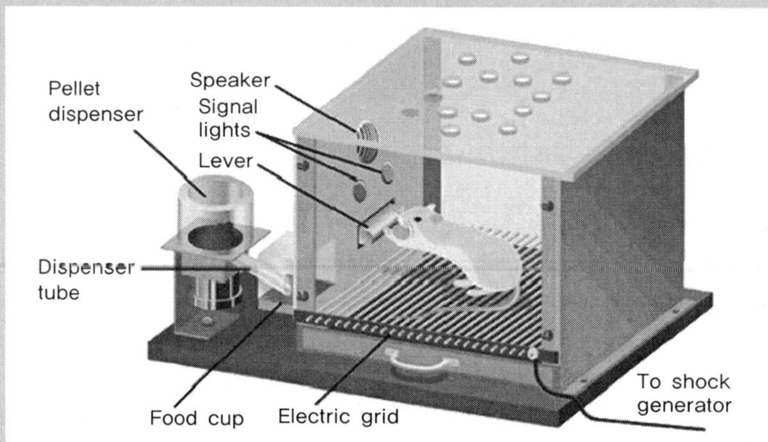

스키너는 위 실험에서 보상이 주어지거나 긍정적 강화를 받는 방향으로 쥐가 행동하거나 "조작(operation)"하도록 학습된다는 것을 밝혔다.

위의 실험에서 흰 쥐가 지렛대를 누르는 행동은 먹이에 의해 강화된 것이다. 만약 지렛대를 눌렀을 때 먹이가 나오지 않았다면 지렛대를 누르는 행동을 학습하지 못했을 것이다. 이렇게 어떤 행동을 한 뒤에 행동재현의 가능성을 높이기 위해 유기체가 원하는 자극을 제공하는 것을 강화(Reinforcement), 제공하는 자극을 강화물(Reinforcer)이라고 한다. 조작적 조건화가 이루어지기 위해서는 강화가 중요한 역할을 한다.[8)]

사람들은 강화(reinforcement)된 행위는 반복하는 경향이 있고, 강화되지 않은 또는 처벌된 행위는 반복할 확률이 줄어든다. 다른 사람을 도와주었을 때 "고맙다"라는 반응을 보이면 이 행위는 계속되고, 뜨거운 물에 손을 데면 앞으로 데지 않도록 노력할 것이다. 그러므로 신중한 강화계획에 따라 사람들의 행동수정(behavior modification)이 가능한 것이다. 스키너는 이와 같이 보상과 강화가 행동의 형성 과정에 엄청난 힘을 미친다는 것을 보여줌으로써 유용한 학습방법을 제공하였다.

3) 고전적 조건화와 조작적 조건화의 차이

고전적 조건화 이론은 유기체를 수동적이고 소극적인 존재로 보아 의식세계를 배제하고 단순한 행동만을 대상으로 한데 반하여, 조작적 조건화 이론은 유기체의 적극적이고 능동적인 행동을 유발하고 의식의 세계를 인정한 행동변화이론이다. 따라서 고전적 조건화 이론은 특정자극에 대해 반응하는 간단한 반사행동의 학습을 설명하기에는 유용하나 유기체 스스로 조작하는 행동을 설명하기에는 부적합하다.

고전적 조건화에서는 피험자의 반응과 관계없이 조건자극의 출현과 관련지어 강화가 주어지지만, 조작적 조건화에서는 유기체가 올바른 반응을 하였을 때만 강화가 주어진다. 고전적 조건화에서 유기체는 피동적인 반면 조작적 조건화에서는 적극적이다. 따라서 조작적 조건화에서는 반응에 대해 강화물을 받은 뒤 반응확률이 증가된다. 조작적 조건화에서 강화되는 행동은 유지되고 강화되지 않는 행동은 사라지게 된다.

고전적 조건화와 조작적 조건화의 비교

특징	고전적 조건화	조작적 조건화
Ⓢ, Ⓡ	자극이 반응을 유도	반응이 자극을 유도
자극의 특수성	특수한 자극은 특수한 반응을 일으킨다.	특수한 반응을 일으키는 특수한 자극이 없다.
조건형성과정	한 자극이 다른 자극을 대치한다.	자극의 대치는 일어나지 않는다.
내용	정서적, 불수의적 행동이 학습된다.	목적 지향적, 수의적 행동이 학습된다.

6) 학습을 통해서 자극에 대한 조건반사를 습득하게 되는 것을 조건부여라고 한다. 먹이를 먹으며 침을 흘리는, 동물이 원래 가지고 있는 반응을 무조건 반응(UCR : unconditioned response)이라고 한다. 그리고 이 무조건 반응을 일으키는, 먹이를 먹는다는 자극을 무조건 자극(UCS : unconditioned stimulus)이라고 한다. 파블로프의 실험에서 종소리를 울리는 것처럼 무조건 자극과 연관시키는 위한 자극을 조건자극(CS : condition stimulus)이라고 하는데, 이러한 조건자극을 준 후에 무조건 자극을 주면 이를 강화라고 한다. 파블로프의 실험의 경우에는 종소리를 울린 후 먹이를 주는 경우가 강화이다. 하지만 조건자극만을 준 후 무조건 자극을 주지 않으면 조건반사가 일어나지 않게 되는데, 이것을 소거라고 한다. 파블로프 실험의 경우에는 종소리를 울린 후 먹이를 주지 않는 경우가 된다.

7) 파블로프의 이론을 고전적 조건화로 부르는 것은 다음에 기술할 스키너(Skinner)의 조작적 조건화에 대비시키기 위해서이다.

8) 스키너는 보상을 주지 않거나 횟수를 바꾸는 것으로 실험을 계속했다. 지렛대를 세 번 눌러야 음식을 주기 시작하였다. 쥐들은 음식을 먹기 위해 지렛대를 세 번씩 누르는 일을 마다하지 않았다. 그리고 또 실험을 통해 음식이라는 보상을 더 이상 주지 않으면 지렛대를 누르지 않는다는 사실도 발견했다. 스키너는 또 음식이라는 보상을 간헐적으로 줄 때도 쥐들이 결과와 무관하게 지렛대를 계속 누른다는 사실을 알아냈다. 즉, 쥐가 40번을 눌러야 한 번 음식을 주거나, 60번을 눌러야 한 번 음식을 주었다. 언뜻 보면 이런 식으로 보상을 주면 좌절감이 생겨서 지렛대를 누르는 행동이 사라질 것 같지만 실제 결과는 전혀 달랐다. 스키너는 이런 일련의 실험을 통해서 보상이 비정기적으로 이루어질 때 행동이 소멸하기가 가장 어렵다는 사실을 발견했다. “간헐적 강화”의 효과에 대한 스키너의 실험으로 인간이 저지르는 어리석은 행동의 대부분을 체계적으로 설명할 수 있다. 기분 내키는 대로 전화하는 싸가지 제로 애인의 전화를 목 빠지게 기다리는 사람의 심리, 멀쩡한 남자가 카지노에만 가면 땡전 한 푼 안

2 사회인지이론(Social Cognitive Theory)

1) 사회인지이론의 개요

Bandura는 스키너의 조작적 조건화 이론에 동의하여 바람직한 행동은 강화되고, 바람직하지 않은 행동은 처벌될 수 있다고 생각하였지만 단지 자극-반응이라는 유형을 넘어서서 행동의 결정에 있어 복합적인 사회적 상호작용의 중요성을 강조하였다. 상호결정론이라고 불리는 사람의 행동이 전적으로 내적인 요소에 의하여 결정(인지주의)되거나 환경적인 자극에 의하여 결정(행동주의)되는 것이 아니며, 개인적이고 환경적인 요소들 간의 상호작용에 의하여 결정된다는 이 개념은 사회인지이론의 핵심이라 할 수 있다.

Bandura는 케니디의 시골 출신으로서 평화로운 전원 분위기 속에서 청소년기를 보냈다. 대학 입학과 더불어 대도시에서 생활하게 된 Bandura의 눈에는 대도시 청소년들의 가치나 태도, 범죄가 중요한 현상으로 경험되었다. 따라서 Bandura는 어떤 과정과 기제를 통해 청소년들의 공격성과 범죄행동이 증가되었는가에 대해 관심을 가지게 되었다. Bandura는 아동들이 어릴 때부터 TV나 영상물의 폭력적인 장면에 노출되었던 것이 이들의 공격적인 행동과 전반적인 성격형성에 큰 영향을 끼쳤음을 알게 되었다. 이를 기반으로 모든 학습이 직접적인 경험을 통해서 이루어진다고 본 스키너와는 달리 Bandura는 자신의 경험을 통해서뿐만 아니라 관찰학습을 통해서도 학습이 이루어진다고 보고, 사회학습이론(social learning theory)을 개발하였다(Bandura, 1977a).

1977년 Bandura는 인간 행동의 결정에 있어서 자기효능감(self efficacy)이 중요하다고 주장하였으며, 1978년에는 상호결정론 개념을 제안하였다. 이후 정보처리과정, 상징적 의사소통과 같은 인지 심리학의 최신 개념을 흡수하여 1986년 Bandura는 사회학습이론(social learning theory)을 사회인지이론(social cognitive theory)으로 명칭을 변경하였다(Bandura, 1986). 이후 사회인지이론은 사회학과 정치학의 개념까지 포함하여 집단과 사회의 기능과 적응 능력을 이해하기 위한 틀로 발전하였다(McAlister 등, 2008).

남기고 탕진하는 심리, 주식투자에 재산을 날리는 사람 등등이 바로 "간헐적 강화"의 효과 때문이다.

사회인지이론의 기본 가정을 정리하면 다음과 같다(최옥채 등, 2007).

① 인간의 행동은 환경적 자극에 의하여 동기화되고, 개인의 인지적 요인과 내적 사건들에 의하여 중재되어 최종적으로 표현하는 행동이 결정된다.

② 인간은 자기효능감을 성취하는 방향으로 행동을 규제할 수가 있다.

③ 새로운 행동의 학습은 외적인 강화가 없이도 이루어질 수 있다. 모델을 관찰하거나 대리강화를 통해서도 새로운 학습뿐 아니라 혁신적인 행동을 창조할 수 있다.

2) 사회인지이론의 구성요소

(1) 상호결정론

사회인지이론의 핵심적 개념은 상호결정론(reciprocal determinism)이다. Bandura는 인간의 행동과 성격은 개인적, 행동적, 환경적인 요소들 간의 지속적인 상호작용에 의하여 발달한다고 보았으며, 이를 상호결정론이라고 하였다.

상호결정의 과정은 〈그림 3-1〉에서 보는 바와 같이 환경(E)은 사람이 행동하는 상황을 제시하고, 사람(P)은 인지와 지각을 통하여 그 상황을 분석하여 어떤 행동을 선택할 것인지를 결정하며, 행동(B)은 사람의 상황분석과 관련된 정보를 제공하고 그 환경을 수정한다. 즉, 개인의 자신이 무엇을 할 수 있다는 믿음은 특정한 행동의 수행에 영향을 주고, 그 행동은 환경에 영향을 준다. 환경은 다시 그 사람의 기대를 변화시키는 역할을 한다. 그러므로 환경(E), 사람(P), 행동(B) 세 가지 요소는 서로에게 영향을 주며 상호 의존적이다(최옥채 등, 2007).

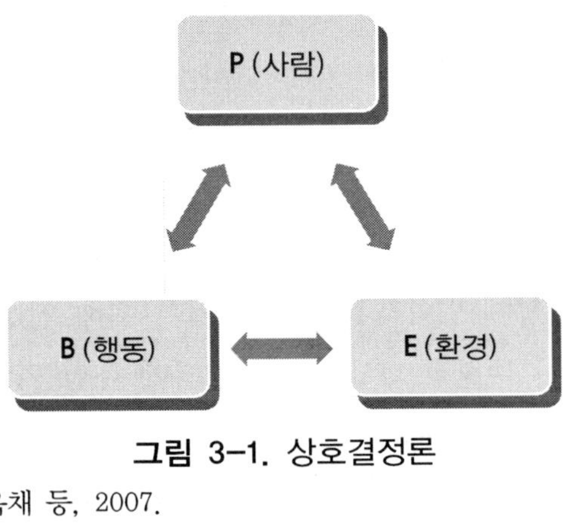

그림 3-1. 상호결정론

자료 : 최옥채 등, 2007.

(2) 행동의 심리적 결정요인

개인적 수준에서의 심리적 결정요인들이 사회인지이론에도 포함되어 있다.

① 결과에 대한 기대(outcome expectation)

결과에 대한 기대란 개인이 선택한 행동에 의해 특정 결과가 초래될 가능성과 그 결과의 가치에 대한 개인의 믿음을 의미한다.

습관이 되어 고착된 행동이 아니라면 사람들은 행동을 수행하기 전에 그 행동의 결과로서 무슨 일이 일어날 것인지 예측하려고 한다. 대부분의 경우, 이런 예측 행동은 행위자의 불안을 줄이고 그 상황을 조절할 능력을 증가시킨다. 따라서 모든 사람은 행동 이전에 결과에 대한 기대를 계산하려 한다.

이미 건강믿음모형에서 학습한 바와 같이 인간은 효용을 극대화하려는 본성을 지니고 있다. 편익이 크고, 손실은 적은 행동을 선택하려는 인간의 본성은 대부분의 행동이론에서 채택하고 있는 기본 가정이며 사회인지이론도 예외는 아니다. 즉, 사회적 인지이론에서도 결과에 대한 기대가 높은 행동을 사람들이 채택하리라고 가정하는 것이다.

합리적 행동이론이나 이성적 행동이론의 주요 구성요소의 하나는 주관적 규범이다. 주관적 규범이란 준거인의 기대에 따르려고 하는 행위자의 의지를 뜻한다. 우리는 주변 인물, 특히 나에게 큰 영향을 미치는 사람들의 기대에 순응할 때 높은 사회적 평판을 얻을 수 있다. 이러한 관점에서 본다면 주관적 규범 역시 사회적 평판을 획득하고자 하는 결과에 대한 기대 때문에 발생하는 요소임을 알 수 있다. 그런데 주관적 규범이란 이름에서도 드러나듯이 이 경우 준거인의 기대는 객관적으로 드러난 것이 아니라 행위자가 주관적으로 판단한 준거인의 기대이다. 사회인지이론에서도 이와 같은 "사회적 결과에 대한 기대(social outcome expectation)", 그리고 "주관적으로 평가된 결과에 대한 기대(self-evaluative outcome expectation)"를 행동의 결정요소로 고려한다. 일부의 사람들에게 있어서는 사회적이나 물질적인 보상보다 "주관적으로 평가된 결과에 대한 기대"가 훨씬 더 강력한 행동의 기제이다. 물질적 유혹이나 사회적 압력을 이겨내고 자신이 설정한 도덕적 기준을 지키기 위해 인정받지도 못하면서 헌신하는 사람들의 행동은 바로 "주관적으로 평가된 결과에 대한 기대" 때문이라 할 수 있다(McAlister 등, 2008).

결과에 대한 기대는 다음과 같은 과정을 통해 변화시킬 수 있다.

㉠ 비슷한 상황에 대한 이전의 경험(performance attainment : 수행 성취)
㉡ 비슷한 상황에 있는 다른 사람에 대한 관찰을 통해(대리 경험)
㉢ 다른 사람이나 사회적 설득을 통해 이런 상황에 대해 들음으로써
㉣ 행동에 대한 감정적 혹은 신체적 반응을 통해(심리적 각성)

사회인지이론에서는 장기적인 결과에 대한 기대를 단기적인 결과 못지않게 중요시하지만 일반적으로 사람들은 장기적인 결과 보다 단기적인 결과를 중시하는 경향이 있음도 유념하여야 한다. 오늘 자장면을 사줄까? 아니면 십년 뒤에 그럴듯한 호텔에서 저녁을 사줄까? 라고 여러분에게 질문을 한다면 여러분은 어느 쪽을 택하겠는가? 우리는 규칙적인 신체활동의 효과로 심장병 예방과 같은 장기적인 이익을 제시하지만 사람들은 정작 보다 매력적이고 보기 좋은 몸매를 가질 수 있고, 친구들과의 운동경기에서 이길 가능성이 높다는 단기적인 이익을 더 중시하는 경우가 많다. 따라서 사업대상자의 인식과 태도를 변화시키기 위해 결과에 대한 기대를 변화시키려고 할 때는 장기적, 단기적 기대에 대한 변화가 조화를 이룰 수 있도록 신중하게 접근하여야 한다.

② **자기효능감**(self-efficacy)**과 집단효능감**(collective efficacy)

외적인 보상이나 벌에 의하여 인간행동이 학습된다는 스키너 등의 급진주의적 행동주의자들과는 달리 Bandura는 인간이란 감정, 사고, 행동을 자기 스스로 통제할 수 있는 능력을 지니고 있다고 보았다. 자기효능감(self-efficacy)이란 자신이 바라는 목적을 이루기 위해 어떤 특정한 행동을 성공적으로 수행할 수 있다는 믿음이다. Bandura는 개인이 주관적으로 자기효능감(self-efficacy)에 대해 어떤 생각을 가지고 있느냐가 중요하다고 보고, 이를 “지각된 자기효능감(perceived self-efficacy)”이라고 하였다.

“지각된 자기효능감(perceived self-efficacy)”, 특히 자기 자신의 능력에 대하여 확신하느냐, 불신하느냐는 행동을 결정하는데 있어 매우 중요하다. 자신을 능력 있는 사람으로 생각하는 사람은 자신이 수행하여야 한다고 믿는 과업을 잘 해내고, 역경에 처하여도 이를 잘 극복해 나간다.

자기효능감은 이와 같이 행동을 결정짓는 중요한 요소이다. 특히 행동이 복잡하고, 어려울수록 결과에 대한 기대보다 자기효능감이 중요한 역할을 한다(Bandura, 1997).

또 범이론모형에서 보았듯이 행동을 유지하는데 결정적 역할을 한다. 이런 이유로 건강믿음모형, 범이론모형 등 많은 건강행태 이론에서 중요한 구성요소로 제시되고 있으며, 최근 보건사업, 특히 건강증진사업에서 중시되는 역량강화(empowerment)의 핵심주제이기도 하다.

물론 자기효능감은 단일한 개념이 아니다. 예를 들어서 어떤 사람이 운동에 대해서는 높은 자기효능감을 지니고 있어도 사회적 관계에 대해서는 낮은 자기효능감을 지니고 있을 수 있다. 따라서 자기효능감의 측정은 관찰하고자 하는 행동, 행위자가 속한 집단의 능력과 직면한 장애에 따라 구체화되어야 한다.

인간은 사회적 동물이며, 인간이 추구하는 많은 목적은 다른 사람과 함께 일함으로써 가능하다. Bandura는 이러한 점을 고려하여 개인의 자기효능감 개념을 집단목표를 달성하기 위해 행동을 조직하고 수행할 수 있는 능력에 대한 집단의 공유된 믿음을 뜻하는 "집단효능감(collective efficacy)"으로 확장하였다(Bandura, 1997).

자기효능감은 많은 연구에서 행동의 성공적인 수행자들에게서는 높게, 행동변화의 실패자들에게서는 낮게 나타났다. 따라서 건강증진사업의 주요 목표의 하나는 자기효능감을 증가시키는 것이다. 자기효능감을 향상시키는 방법을 알아보기 전에 먼저 자기효능감이 어떻게 형성되는가를 살펴보자.

자기효능감은 다음과 같은 4가지 경로를 통해 형성된다.

㉠ **과거의 성취경험 :** 목표를 달성하기 위한 시도에서 과거의 성공과 실패 경험은 자기효능감의 가장 중요한 결정요인이다.
  - 전에도 이런 일을 해 본 적이 있다. 내가 이런 일을 처음에는 실패했지만 결국 참고 이겨낸 결과 성공했다.

㉡ **대리경험 :** 다른 사람과의 비교를 통해 자신이 지닌 믿음을 변화시킨다.
  - 저 사람이 하는 것을 보니 나도 할 수가 있겠어. 저 사람이 하는 방법을 잘 보면 나도 따라할 수 있을 거야.

㉢ **언어적 설득 :** "칭찬은 고래도 춤추게 한다."라는 말이 있다. 다른 사람으로부터 어떤 행동을 수행할 수 있는지, 아닌지에 대해 들음으로써 자기효능감이 변화된다.
  - 이 일은 할 수 있겠지만 저 일은 하기 힘들 거야. 그러니까 이 일부터 끝내고, 저 일에 도전하도록 해봐.

㉣ **정서적 각성 :** 개인의 자기효능감은 주어진 상황에서 개인이 느끼는 정서적 각성

의 정도와 질에 의해 영향을 받는다.

- 어디 두고 보자. 내가 꼭 성공해서 네코를 납작하게 해 줄 거야. 불안해서 도저히 이일을 못하겠어.

자기효능감의 형성 경로를 이해하면 당연히 자기효능감을 향상시킬 수 있는 방법도 이해할 수 있다. 〈표 3-1〉에 자기효능감의 향상 방안을 정리하였다.

표 3-1. 자기효능감의 향상방안

방법	설명
단계적 성공의 경험 (mastery experience)	단계적으로 접근함으로써 성공의 경험을 축적하게 함. 성공의 경험은 자기효능감에 가장 큰 영향을 미침 ㉠ 당뇨병 환자에게 자가 인슐린 주사를 교육할 때 단계적, 반복적 학습을 통해 성공경험을 축적하고, 자신감을 배양함
역할모델의 제시 (social modeling)	자신과 비슷한 사람들이 대상 행동을 수행할 수 있음을 보여 줌. 복잡한 행동을 성취해야 하는 경우에는 변화 단계별로 자세하게 보여 줄 수도 있음
생리적, 감정적 상태의 고양 (improving physical and emotional states)	새로운 행동을 시작하기 전에 충분히 휴식을 취해 안정화시킴. 새로운 행동에 대한 공포나 염려가 흥분이나 기대로 바뀔 수 있도록 스트레스나 불안을 감소시키고, 긍정적인 감정을 지니도록 하여야 함
언어적 설득 (verbal persuasion)	당신은 할 수 있다고 행위자에게 말해 줌. 강력한 격려는 행동변화의 최초 단계를 시작할 수 있는 자신감을 불러일으킴

자료 : Bandura, 1997.

쉼터

자기효능감(self-efficacy), 자아존중감(self-esteem), 통제소재(locus of control)의 비교

- **자기효능감** : 개인의 특정 행동 수행능력에 대한 스스로의 판단
- **자아존중감** : 자신의 전반적인 가치에 대한 판단
- **통제소재** : 사건의 발생이 누구의 책임인가를 뜻하는 개념으로 자신의 노력이나 영향력에 의해 사건의 결과가 나타난다고 생각하는 내적 통제소재와 자신의 노력이나 영향력을 벗어나 외부 환경의 영향에 의해 결정된다고 생각하는 외적 통제소재로 구별됨

(3) 관찰학습(observational learning)

Bandura는 사회학습에 있어서 중요한 과정은 모방이라고 하였다. 사람들은 다른 사람의 행동을 관찰하고, 그 행동의 결과를 평가함으로써 자신의 행동을 변화시킬 수 있다고 생각하였다. 이를 관찰을 통하여 이루어지는 학습이라고 하여 "관찰학습"이라고 하는데 때로는 "대리학습(vicarious learning)", "사회학습", "모델링(modeling)"이라고도 부른다(최옥채 등, 2007). 관찰학습은 환경적 자극에 대한 반응을 통하여 행동을 학습하는 것이 아니라 타인의 행동을 통하여 학습하는 것이다. 따라서 사람들은 자신의 행동에 대하여 직접 강화(보상이나 벌)를 받지 않더라도 다른 사람이 행동의 결과로 보상이나 벌을 받는 것을 관찰함으로써 강화를 받기 때문에 보상받는 행동을 하게 되고, 벌을 받는 행동은 하지 않게 된다. 관찰학습은 다음의 네 가지 단계를 거쳐 일어난다.

① 주의집중단계(attention)

모델을 관찰하는 과정에서 사람들은 관련된 자극에 주의를 기울이고 관찰된 행동을 배우면서 중요하지 않은 것은 걸러낸다. 예를 들어 아이들은 친구, 형제, 부모, 교사 등의 행동을 주의 깊게 관찰하면서 그들의 행동 중 어떤 것을 선택할 것인지를 결정한다. 제시된 역할모델의 종류는 관찰가능한 행동의 종류에, 그리고 개인이 가지고 있는 결과에 대한 기대는 선택할 행동의 결정에 영향을 미친다.

② 유지단계(retention)

주변 모델로부터 받은 내용과 인상을 자신의 내면에 오랫동안 기억하는 것을 말한다. 기억력 같은 개인의 인지 능력에 의해 영향을 받는데, 시연(rehearsal)과 같은 기법을 통해 관찰된 행동을 잘 유지할 수 있도록 도와줄 수 있다.

③ 생산단계(production)

기억을 행동으로 전환하는 것이다. 행위자의 신체적, 언어적 능력, 자기효능감 등에 의해 영향을 받는다.

④ 동기단계(motivation)

관찰학습 과정의 결과를 유지하기 위해서는 동기가 필요하다. 동기는 행동 결과에 대한 손익계산을 통하여 결정된다. 사람들은 행동을 수행할 수 있는 능력을 가지고 있다 하여도 인센티브나 동기가 제공되지 않는다면 행동을 수행하지 않는다.

관찰학습을 제공하기 위해 대중매체를 활용하는 경우가 늘고 있다. 오락물 형태를 취한 교육 프로그램이 증가하고 있으며, 지역사회의 실제 인물을 등장시키는 경우도 있다. 스토리텔링 기법을 활용하기도 한다.

관찰학습은 모델이 자신과 비슷한 처지에 있는 사람일 때 가장 잘 일어난다. 아이들은 또래 아이들로부터 배운다. 사람들은 텔레비전 연속극을 보면서 자신과 비슷한 처지에 있는 사람들의 극중 상황에 공감하면서 눈물을 흘리고 분노하고, 즐거워한다. 소위 마음이 통하는 것이다. 따라서 자기효능감 향상을 위한 역할 모델 역시 또래 집단이 가장 바람직하다.

(4) 행동의 환경적 결정요인

사회인지이론은 상호결정론의 관점을 취하므로 행위자의 환경이 새로운 행동을 지지하지 않는다면 관찰학습만으로는 행동변화가 일어나기 어렵다고 가정하고 있다. 행동변화를 유도하기 위한 환경변화의 방법으로 주로 사용되는 것은 인센티브(incentive motivation)와 촉진(facilitation)이다.

① 인센티브(incentive motivation)

인센티브란 바람직한 행동과 바람직하지 않은 행동에 대하여 보상과 처벌을 제공하는 것이다. 이미 지적한 바와 같이 처벌보다는 보상이 바람직한 유인책이다. 담배가격 인상은 사람들로 하여금 담배를 끊거나 피우지 않는 사람들로 하여금 다른 용도로 사용할 수 있는 재정적 여유를 제공한다.

② 촉진(facilitation)

행동을 가능하게 하거나 용이하게 하는 구조나 자원을 제공하는 것을 촉진(facilitation)이라 한다. 행동을 방해하는 많은 요인들이 존재한다. 이를 확인하고 극복하도록 도와주는 것은 행동변화를 촉진할 것이다. 콘돔 사용의 가치에 대한 교육과 함께 무료로 콘돔을 나누어주면 콘돔 사용이 훨씬 더 촉진될 수 있을 것이다. 많은 장애요인들로 인해 사람들은 규칙적 운동을 하지 못하고 있다. 시간이 없어 운동을 못하는 사람을 위한 직장 내 휴식시간을 이용한 운동프로그램의 실시, 혼자 운동하기 힘든 사람을 위한 운동 동아리 결성, 운동할 공간이 없는 사람을 위한 근린 체육공원의 조성 등은 촉진의 예이다.

쉼터

강화(reinforcement)의 방법

행동을 지속하기 위해 유기체가 원하는 자극을 제공하는 것을 강화(reinforcement)라고 한다.

1) 강화물(reinforcer)

강화를 위해 제공하는 자극을 강화물이라 한다. 강화물은 일차적 강화물과 이차적 강화물로 나누어 볼 수 있다. 먼저 일차적 강화물은 유기체의 행동을 직접적으로 증가시킬 수 있는 강화물이다. 예를 들면 음식이나 물과 같은 것이 되겠는데, 당장 배고픈 유기체에게 음식으로 만족을 주는 것으로써 바로 다음 행동을 증가시킬 수 있다. 반면에 이차적 강화물은 유기체의 행동을 바로 증가시키지 못한다. 하지만 일차적 강화물과 연합하여 행동을 증가시킬 수 있는데, 쿠폰이나 토큰 등이 이에 해당한다. 즉, 쿠폰이나 토큰으로도 유기체를 강화할 수 있지만 그것은 유기체를 직접 강화하는 것이 아니라 일차적 강화물과 교환할 수 있기 때문에 강화가 가능하다는 것이다. 이차적 강화물로써 가장 대표적인 것이 돈이다. 돈은 여러 종류의 일차적 강화물과 교환할 수 있기 때문에 일반화된 강화물이라고 부르기도 한다.

2) 긍정적 강화(positive reinforcement)와 부정적 강화(negative Reinforcement)

즐거운 자극의 제공 뿐 아니라 혐오스러운 자극의 제거로도 유기체를 강화시킬 수 있는데, 즐거운 자극의 제공으로 행동의 빈도수를 높이는 강화를 긍정적 강화라고 하고 혐오스러운 자극의 제거로 행동의 빈도수를 높이는 강화를 부정적 강화라고 한다.

교사가 아침결식률을 줄이기 위해 아침식사를 한 학생들에게 "칭찬 스티커 판"에 스티커를 붙여 주는 것은 긍정적 강화의 예가 되는데, 여기서는 아침식사라는 행동의 빈도수를 높이기 위해 "칭찬 스티커"라는 즐거운 자극을 제공함으로써 학생을 강화시킨 것이 된다.

부정적 강화는 즐거운 자극을 제공하지 않고 혐오스러운 자극을 제거하는 것으로 유기체가 유리하다고 느끼게끔 한다. 담배를 피우다 적발되어 화장실 청소를 하도록 되어 있는 아이에게 "오늘부터 금연하면 화장실 청소를 하지 않아도 좋다"라고 이야기하여 아이가 금연하였다면, 화장실 청소라는 혐오스러운 자극을 제거함으로써 금연이라는 행동을 증가시킨 것이 된다.

3) 외적(external or extrinsic) 강화와 내적(internal or intrinsic) 강화

외적 강화는 돈이나 체벌같이 개인의 외부로부터 주어지는 강화이다. 반면에 내적 강화는 (외부 자극에 의해 나타나기도 하지만) 개인 스스로가 본인 내부로부터 행하는 강화를 말한다. 예를 들어 운동을 해서 더 건강해지도록 하여야겠다는 생각이 내적 강화라 할 수 있다.

장기 교육과정에 지속적 참여를 독려하기 위해 외적 강화를 제공하는 경우가 많다. 그러나 외적 강화는 개인의 행동변화 욕구나 변화를 위한 헌신을 불러일으키지 못하는 경우가 많아 장기적으로 변화를 지속하는 데는 한계가 있다.

4) 프리맥 원리

프리맥은 물질적 자극이 아닌 스스로의 행동도 강화물 역할을 할 수 있음을 알게 되었다. 프리맥에 의하면 유기체가 자주 하는 행동은 잘하지 않는 행동을 증가시키기 위한 강화물로 사용될 수 있다. 쉽게 예를 들자면 컴퓨터게임을 좋아하는 아이에게 일정한 양의 운동을 하게 한 뒤에 컴퓨터게임을 하도록 허락하는 것이다. 이렇게 되면 컴퓨터게임은 운동을 하기 위한 강화물로써 작용하게 되는 것이다.

그러나 컴퓨터게임을 먼저 한 뒤 운동을 시키면 효과가 없다. 프리맥 원리의 강화물은 어떤 긍정적 행동을 한 뒤에 제공해야 바른 효과를 얻을 수 있다.

5) 처벌(punishment)

처벌은 유기체의 행동의 결과로 어떤 즐거운 자극을 제거하거나 혐오스러운 자극을 제공하는 것을 의미한다. 특히 혐오스러운 자극을 제공하는 것을 수여성 처벌이라고 하는데, 수여성 처벌은 처벌Ⅰ이라고도 한다. 수여성 처벌의 대표적인 예로 체벌을 들 수 있다. 학생이 흡연과 같은 바람직하지 못한 행동을 했을 때 교사가 체벌을 가함으로써 그 행동을 더 이상 하지 않게 만드는 것이다.

반면에 즐거운 자극을 제거하는 처벌은 박탈성 처벌이라고 한다. 박탈성 처벌은 처벌Ⅱ라고도 하는데, 그 동안 받아오던 강화물을 제거한다는 말과 같다. 박탈성 처벌의 예로 "운동 동아리의 참가 금지"가 있다. 어떤 회원이 운동 동아리에서 분란을 야기하는 경우, 그 회원을 일시적으로 동아리에서 추방하는 것이다. 동아리를 통해 친구들과 함께 운동할 기회를 박탈당하는 것은 직접적인 혐오스러운 자극을 부여하는 것이 아니라 즐거운 자극을 제거하는 박탈성 처벌에 해당한다.

처벌을 적용할 때는 다음의 사항을 주의해야 한다.

- 처벌은 가능한 한 유기체가 바람직하지 못한 행동을 한 뒤에 즉각적으로 제공해야 한다.
- 문제 행동이 일어날 때마다 처벌을 제공해야 한다(주어지던 처벌이 없으면 부정적 강화로 여길 가능성이 있다).
- 처벌의 강도는 처음부터 가능한 한 강한 것을 사용해야 한다(처벌에 대한 면역 현상이 생길 수 있다).

- 바람직하지 못한 행동은 처벌을 제공하되 대안적 행동을 확실히 알려주고, 제대로 강화해야 한다.

6) 강화계획(schedules of reinforcement)

행동을 통제하기 위해 어떤 반응을 어떻게 강화할 것인가에 대한 계획을 강화계획이라 한다. 행동이 일어날 때마다 강화해주는 연속적 강화 계획, 행동이 발생할 때마다 강화하지 않고, 부분적으로 강화해주는 간헐적 강화계획이 있다. 간헐적 강화계획에는 다음의 종류가 있다.

- 고정간격계획(fixed-interval schedules) : 일정한 시간 간격으로 강화. ㉠ 매달 첫째 월요일 운동능력 검사 등
- 변동간격계획(variable-interval schedules) : 강화 시간간격이 일정하지 않고 변화는 계획. ㉠ 매달 한 번씩 강화를 하나 첫째 월요일, 셋째 월요일, 둘째 월요일 식으로 변함
- 고정비율계획(fixed-ratio schedules) : 강화 횟수가 고정된 계획. ㉠ 아침 먹고 올 때마다 칭찬스티커 2개 주기
- 변동비율계획(variable-ratio schedules) : 변하는 횟수나 비율로 강화를 주는 계획. ㉠ 아침 먹고 오는 것에 대해 칭찬스티커 2개, 다음 날은 4개, 그 다음 날은 3개 등

7) 소거(extinction)

반응이 강화를 통해 빈도가 증가된 이후 그러한 반응이 강화되는 것이 완전히 중단되면 반응이 일어날 빈도는 감소되는데 이렇게 형성된 조작행동이 줄어들거나 나타나지 않는 것을 소거라 한다.

(5) 자기 규제(self-regulation)

자기 규제란 자신의 행동을 감독하고 스스로 자부심을 가지는 것으로서, 인간의 행동은 자기강화에 의하여서도 규제된다. 즉, 인간의 행동이란 외부로부터의 보상이나 처벌에 의하여 영향을 받기도 하지만 내적인 표준의 지배를 받기도 한다. 자기 규제는 자신의 성과를 어떻게 평가할 것인지 개인적인 기준에 의해 좌우되며 자기평가와 관련이 있다. 예를 들어서 자신의 행동이 자신의 기대를 초과할 때에는 자부심을 느끼지만 자신의 기대에 미치지 못할 때는 수치심을 느낀다.

Bandura(1997)는 자기 규제가 형성되는 6가지 과정을 제시하였는데 그 내용은 다음과 같다.

① **자기 모니터링**(self-monitoring) : 자신의 행동에 대한 지속적인 감시

② **목적 설정**(goal-setting) : 성취하고자 하는 점진적 및 장기적 변화의 확인
③ **환류**(feedback) : 성취(목적 달성)에 대한 평가와 어떻게 개선할 수 있을까에 대한 정보
④ **자기 보상**(self-reward) : 자기 자신에 대한 유, 무형의 보상의 제공
⑤ **자기 지도**(self-instruction) : 복잡한 행동의 수행 전과 도중에 일어남.
⑥ **사회적 지지의 획득**(enlistment of social support) : 자기 통제를 하려는 자신의 노력을 도와 줄 사람을 발견

사람들은 자신이 만든 기준뿐만 아니라 다른 사람들이 만든 외적 기준에 의해서도 자신의 행동을 규제한다. 사람들은 자신을 위한 기준을 개발할 때 다른 사람들이 만든 기준에 부합하려고 노력한다. 타인의 기준에 부합될 때는 자기강화(self reinforcement)를 통해 보상하지만 기준에 맞지 않을 때는 죄책감을 가지게 되고, 자신을 처벌하게 된다. 그래서 결국은 자신을 통제하고 규제하는 행동을 하게 된다.

사람들이 장기적인 긍정적인 결과에 대한 기대 때문에 단기적인 부정적 결과를 극복하는 것은 바로 자기 규제 때문이다. 자기 규제 개념은 자기효능감의 개념과 유사하다. 목적의 설정과 목적의 성취 여부를 판단할 기준의 설정은 자기효능감에 의해 영향을 받을 것이다. 자기 규제와 자기효능감, 양자는 개념의 유사성으로 인해 변화를 위해 상호 중복된 방법을 사용한다.

(6) 도덕적 일탈(moral disengagement)

사회인지이론은 사람들이 어떻게 자기 규제를 위한 도덕적 기준을 획득하고, 이 기준이 다른 사람에 대한 폭력이나 잔혹함을 피하도록 하는지에 대해서도 기술하였다. 하지만 사람들은 Bandura가 도덕적 일탈(moral disengagement)이라고 부른 기전을 통해 도덕적 기준을 파괴하기도 한다(Bandura, 1999).

① **완곡한 어법**(euphemistic labeling) : 폭력적 행동을 덜 공격적인 언어를 사용하여 치장하는 것
② **차별과 희생자 비난**(dehumanization and attribution of blame to victims) : 희생자를 인종이 다르다거나 책임이 희생자에게 있다고 비난
③ **책임의 전가**(diffusion and displacement of responsibility) : 집단이나 책임

자에게 의사결정의 책임을 미룸

④ **도덕성 정당성을 포장**(perceived moral justification) : 위험한 행동에 대해 이득이 있었고, 피할 수 없었다고 자위

도덕적 일탈은 인간의 폭력적 행동을 설명하는데 유용한 개념이다. 물론 건강 문제를 설명하는데도 유용하다. 전쟁으로 인해 모든 사람의 건강이 위협을 받으나 전쟁대상 국가의 민족을 자신과는 다른 인간이라고 간주하여 전쟁을 옹호한다. 담배를 제조하고, 판매하는 사람들은 책임을 전가하거나, 흡연은 개인의 선택의 자유라는 믿음으로 포장하여 자신들의 의사결정을 정당화하려 한다.

사회인지론의 주요 구성요소는 〈표 3-2〉와 같다.

쉼터

사회인지이론의 활용 사례

시골지역의 한 대학에서 교회를 기반으로 교인들이 암 발생위험 감소 지침(cancer risk reduction guidelines)에 맞도록 그들의 행동을 변화시키기 위한 사업을 개발하였다.

많은 교인들은 낮은 임금, 과체중, 육체적 활동 및 운동부족, 당과 지방이 높은 음식을 섭취하고, 건강보험에 가입하지 않았다(**개인적 요인**).

시골에 위치하고 있기 때문에 그들은 교회에 참석하기 위해, health clinic을 방문하기 위해, 또는 식료품을 사기 위해 장거리를 운전해야만 하였다(**환경적 요인**)

개발된 프로그램은 건강한 요리법과 운동 기술을 가르치는 수업을 제공하였다(**행동실행능력**). 참석자는 건강한 식이와 운동이 어떻게 그들에게 이득이 되는 가를 학습하였다(**기대**). 건강지도자는 참석자와 협약을 통해 행동변화를 위한 점진적인 목표를 세웠다(**자기효능감**). 신도 중 존경받는 인물이 역할모델(role model)을 수행하였다(**관찰 학습**). 참석자는 티셔츠와 책, 그리고 다른 유인을 제공받았다(**강화**).

교회 구성원들은 건강한 생활습관에 대해 배울수록 교회에 건강에 좋은 음식을 가져오게 되고, 건강한 습관이 강화되었다(**상호결정주의**).

자료 : Rimer와 Glanz, 2005.

표 3-2. 사회인지이론의 주요 개념

개념	정의	예
상호결정주의	환경적 요인이 개인과 집단에 영향을 미침. 반대로 개인과 집단도 자신의 환경에 영향을 미치고, 자신들의 행동을 통제할 수 있음	건강과 행동에 영향을 미치는 환경적 요인을 변화시킴으로써 공중보건을 계획적으로 증진하거나 보호함
결과에 대한 기대	행동의 결과가 발생할 확률과 가치에 대한 믿음	콘돔 사용과 관련된 믿음을 변화시킴
자기효능감	자신이 행동을 수행할 수 있을 것이라는 개인의 믿음	파트너가 콘돔을 사용하도록 확신시킬 수 있다는 여성의 믿음
집단효능감	집단적으로 행동을 수행할 수 있을 것이라는 집단의 믿음	미성년자의 음주를 감소시키기 위해 주류 없는 파티를 계획하고, 필요한 환경적 변화를 옹호할 수 있다는 학부모 모임의 믿음
관찰 학습	대중매체나 주변인물을 통한 새로운 행동의 학습	대중매체를 통한 콘돔 사용의 홍보
인센티브 동기화	행동을 변화시키기 위한 보상이나 처벌의 사용	담배에 대한 과세를 통한 흡연시작 연령의 지연
촉진	새로운 행동의 실행이 용이하도록 도구나 자원을 제공하거나 환경을 변화시킴	무료로 콘돔을 배포
자기 규제	자기 자신에 대한 모니터링, 목적 설정, 피드백, 자기에 대한 보상, 자기지도, 그리고 사회적 지지의 획득 등을 통해 자기를 통제함	천식환자를 위한 컴퓨터를 이용한 자가관리 프로그램. 금연을 위한 전화상담
도덕적 일탈	유해한 행동과 자가 관리의 도덕적 기준을 이탈함으로써 고통을 겪고 있는 사람들을 생각	희생자 비난과 책임의 전가가 공공을 해치는 일탈과 집단적 범죄에 영향을 미침

출처 : McAlister 등, 2008.

3) 사회인지이론의 평가

사회인지이론은 학습에 대한 전통적인 행동주의적 관점은 상황적인 측면, 특히 학습에 미치는 사회적 영향의 중요성을 간과하고 있다고 생각한 Bandura에 의해 개발되었다. 인간의 행동과 성격은 개인적, 행동적, 환경적인 요소들 간의 지속적인 상호작용에 의하여 발달한다는 상호결정론을 핵심으로 결과에 대한 기대, 자기효능감, 관찰학습 등을 주요 개념으로 하고 있다.

사회인지이론은 행동변화에 관한 이전의 인지적, 감정적, 행태적 이해를 총괄하고 있다. 사회인지이론은 다른 학문분야에서 개발된 행동변화와 관련된 이론을 건강행동 변화에 적용이 가능하도록 확장되어 왔다. 사회인지이론은 보건교육이나 건강증진 프로그램의 설계에 있어 매력적인 모형으로 인정받고 있는데, 이 이론이 개인 행태의 역동성을 설명하고, 행동변화를 위한 전략설계에 도움이 되기 때문이다.

사회인지이론이 포괄적인 행동변화 프로그램을 디자인하고 실행하고 평가하기 위한 틀로서 훌륭하지만 이 이론을 사용하는 데는 몇 가지 제한점도 존재한다(McAlister 등, 2008). 첫째, 모형이 너무 포괄적이고, 너무 많은 구성요소를 포함하고 있다. 따라서 사회인지이론을 사용하는 연구자는 모형의 적용범위를 구체화하여야 하는 한편 모형을 적용할 수 없는 상황을 이해하여야 하며, 특정 행동에 영향을 가장 많이 미치는 구성요소를 확인하고, 변화의 대상이 되는 구성요소를 변화시킬 수 있는 개입방법을 개발하고 시험해야 한다. 모형의 유용성에 대한 연구자의 주장은 실증적 연구에 의해 지지되는 근거에 한정해야 한다. 둘째, 모형의 많은 구성요소가 신뢰성 있는 측정 수단을 가지고 있지 못하는 등 구성요소의 측정에 대해서도 비판이 많다. 사회인지이론을 기반으로 한 프로그램의 평가는 타당성과 신뢰성을 갖춘 측정도구를 사용해야 가능하다.

제4장 조직 수준의 변화에 대한 이해

학습목표

- 건강수준 향상을 위해 조직 수준의 변화가 필요한 이유를 이해한다.
- 구성원의 건강수준과 건강행동에 영향을 미치는 조직의 특성을 이해한다.
- 조직변화를 위한 이론을 이해한다.
- 조직변화 이론을 적용하여 조직을 변화시킬 수 있다.

학습내용

- 조직의 정의와 주요 특성
- 조직변화의 필요성
- 조직변화의 종류와 접근 차원
- 조직변화 이론

제2부 제2장에서는 개인의 건강행태를 설명하려는 건강믿음모형, 합리적 행동이론, 계획적 행동이론과 범이론모형에 대하여 공부하였다. 인간의 행동은 인간을 둘러싸고 있는 환경의 영향을 받는다. 외부 환경과 개인의 행동 사이의 상호작용을 알기 위해 제2부 제3장에서는 개인간 수준에서 행태를 설명하려는 사회인지이론에 대하여 학습하였다.

조직과 지역사회는 개인을 둘러싸고 있는 중요한 환경이다. 개인은 조직과 지역사회의 한 구성원으로 조직과 지역사회를 형성함과 동시에 조직과 지역사회로부터 영향을 받는다. 조직이나 지역사회 속에서 개인들은 상호 영향을 주고받을 뿐만 아니라 조직이나 지역사회와도 서로 영향을 주고받는다. 따라서 조직과 지역사회는 개인에게서 떼어 놓을 수 없는 중요한 환경이다. 조직과 지역사회가 개인의 건강과 건강행태에 어떻게 영향을 미칠까? 개인의 건강과 건강행태에 유리하도록 조직과 지역사회를 어떻게 변화시킬 수 있을까? 이 질문에 답하기 위하여 제2부 제4장에서는 먼저 조직수준의 변화에 대해 설명하고자 한다.

1 조직의 정의와 주요 특성

1) 조직의 정의

조직이란 "어떤 기능을 체계적으로 수행하기 위하여 결합된 개개의 역할을 지닌 요소들의 집합체", "개인이 완수할 수 없는 목표를 달성하기 위한 여러 사람들의 협동·수단·시스템"을 말한다. 쉽게 말해 조직이란 공동의 목적을 달성하기 위해 의도적으로 형성된 집합체이다.

일상생활에서 조직은 개인의 사회적, 정치적, 경제적 목적을 달성하기 위한 중요한 수단일 뿐만 아니라 건강과 관련된 다양한 욕구 역시 조직을 통해 충족되는 경우가 많다. 뿐만 아니라 조직은 조직구성원 각자가 자신과 타인으로부터 무엇을 기대할 것인가를 규정한다. 결국 인간에게 있어 조직이란 개인이 수행하여야 할 의무를 부여할 뿐만 아니라 건강을 비롯한 개인의 사회적 욕구를 규정하면서 동시에 실현시키는 수단이다.

쉼터

조직과 집단

집단이란 적어도 두 사람 이상이 모여 공통의 목적과 흥미, 혹은 관심을 공유하면서 서로에게 영향을 주고받는 모임이다. 이는 공동의 목적을 달성하기 위해 의도적으로 형성된 집합체라는 조직의 정의와 유사한 것처럼 보인다.

집단과 조직은 모두 인간에 의한 집합체로 특정 목표와 고유의 문화를 공유한다는 점에서 유사하다. 그러나 집단에 비해 조직은 훨씬 더 관료주의적인 조직체계, 즉, 공식적인 상하위 관계, 정교한 노동의 분배 등을 가지고 있다. 따라서 집단의 구성원은 조직의 구성원에 비해 훨씬 더 자율적으로 활동할 수 있다. 마지막으로 조직은 집단보다 훨씬 더 목표 지향적이다. 조직은 조직이 실현하고자 하는 목적을 위해 조직원의 현재의 행동에 강력한 영향력을 미치며, 그들의 행동을 통제할 수 있다.

2) 조직의 특성

조직이 구성원의 건강에 어떻게 영향을 미치는가? 조직을 구성원의 건강향상을 위하여 어떻게 변화시킬 것인가? 이에 대한 답을 얻기 위해서는 먼저 조직의 주요 특성을 이해할 필요가 있다.

(1) 조직화

조직은 하나의 사회체계이다. 따라서 목표 지향적이다. 조직은 하부 단위들에 의해 구성되는데 하부 단위들은 조직 목적의 달성을 위해 상호 유기적으로 연관되어 있다. 이를 조직화(organizing)라고 한다. 즉, 조직화는 조직이 일정한 질서를 갖고 유기적인 활동을 하게끔 하부 단위들의 통일을 이루는 것을 말한다.

(2) 조직규율

조직의 목적을 달성하고 조직체계를 유지하기 위해 조직의 구성원이 지켜야 할 규칙을 의미한다. 조직규율은 조직구성원이 수행하여야 할 의무, 역할, 권리, 조직의 운영방식 따위를 명시함으로써 조직이 추구하고자 하는 목적을 달성하고 기능을 원활하게 한다.

(3) 조직문화

조직문화는 조직구성원들이 공유하는 가치체계 · 신념체계 · 사고방식의 복합체를 말한다. 조직문화는 조직구성원들에게 정체성(organizational identity)을 제공하고, 집단적 몰입(collective commitment)을 가져오며, 조직 체계의 안정성을 높이고, 조직구성원들의 행동을 형성하는 기능을 수행한다. 조직문화에는 조직이 속해 있는 사회의 문화 · 관습 · 규범이 영향을 미치며, 조직 내 최고관리자의 조직관리 이념과 전략

그리고 구성원들의 특성이 반영된다.

미국 국립노동안전연구소(NIOSH)는 건강한 직장을 '조직의 문화나 풍토, 실제의 경영행동이 종업원의 건강과 안전 뿐 아니라 조직의 효율도 실현하는 조직'이라고 정의하고 있는데, 이는 조직문화가 조직구성원의 건강에 얼마나 중요한 가를 보여주는 좋은 예이다.

(4) 집합행동

원래 집합행동, 또는 집단행동은 어떤 형태로든 사회의 변화를 요구하기 위해 여러 사람이 모여 함께 취하는 행동을 통틀어 이르는 말이다. 조직과 관련하여 집합행동이 의미를 가지는 것은 조직이 조직구성원의 결집을 강화하면 대외적으로 큰 힘을 발휘할 수 있기 때문이다(최옥채 등, 2007). 지역사회의 건강문제에 대응하기 위해서는 개인의 노력도 중요하지만 조직의 구성원이 합심하여 집합행동을 취할 때 그 영향력이 커질 수밖에 없다.

2 조직변화의 필요성

조직의 환경이나 정책이 조직 구성원들의 건강에 큰 영향을 미친다. 예를 들어보자. 회사 식당에서 건강한 식단을 제공하는가? 근로자들을 유해물질로부터 보호하는가? 엘리베이터 대신 계단을 이용할 수 있도록 매력적이고 편리한 계단을 갖추고 있는가? 또, 많은 건강증진 프로그램들이 조직을 중심으로 제공되고 있다. 청소년 대상 성교육과 약물남용 예방 프로그램은 학교에서, 금연이나 절주 교육은 작업장에서 이루어지고 있는 것이 그 예이다.

조직은 조직 구성원뿐만 아니라 고객의 건강에도 큰 영향을 미친다. 대형 매장의 환경이 소비자들의 건강에 미치는 영향, 의료기관의 건강교육과 상담 프로그램이 환자와 가족의 건강에 미치는 영향, 건강에 유해한 물품을 생산하는 기업에 의해 소비자들이 받는 건강피해 등을 생각하면 조직의 건강에 대한 영향력은 조직 구성원을 넘어서 사회의 구성원 모두에게 미침을 알 수 있다.

이와 같이 조직은 건강을 지지하거나 저해하는 정책이나 환경을 조성할 수 있어 조직이 개인이나 집단의 건강에 미치는 영향이 심대하다. 그럼에도 불구하고, 놀랍게도 학교, 기업, 의료기관과 같은 조직이 건강증진 프로그램에 대해 모두 호의적이며 즉각적인 수행태세가 갖추어져 있는 것은 아니다. 따라서 건강증진 연구자나 실무자들은 조직의 정책이나 제도, 관행을 건강에 유리한 방향으로 변화시키기 위하여 노력할 필요가 있다.

3 조직변화의 범위와 접근 차원

1) 조직변화의 범위

McNamara(2006)는 조직변화를 다음의 네 가지 유형으로 분류하였다. ① 전체 조직(organization-wide) 대 하부조직(subsystem)의 변화, ② 완전한 변화(transformational) 대 점증적(incremental) 변화, ③ 보완적(remedial) 대 발전적(developmental) 변화, ④ 사후(reactive) 대 사전(proactive) 변화

(1) 전체 조직(organization-wide)의 변화 대 하부조직(subsystem)의 변화

전체 조직의 변화는 조직의 성격이나 목표에 중대한 변화가 발생할 때 나타나며, 조직의 중대한 재설계(restructuring) 또는 새로운 협력(collaboration)을 필요로 한다. 통상적으로 조직 문화의 변화도 동반한다. 하부조직의 변화는 클리닉 시간의 연장, 연합을 위한 새로운 리더십 형성, 새로운 서비스 전달 정책이나 과정의 수행 등과 같이 서비스의 추가나 제거를 동반한다.

(2) 완전한(transformational)/급진적(radical) 변화 대 점증적(incremental) 변화

완전한 변화 혹은 급진적 변화는 조직의 근본적 구조와 문화의 변화를 필요로 하는데, 예를 들면, 전통적인 상의하달 방식의 계층적 구조에서 각자가 주도적인 역할을 하는 팀으로 변화시키는 것이다. 점진적 변화는 시간 경과에 따라 발생하는 일련의 작은, 종종 계획된 단계를 통해 이루어지는 변화이다. 지속적 질 향상(CQI)이나 효율을

높이기 위한 컴퓨터 시스템의 도입을 포함하기도 한다.

(3) 보완적(remedial) 변화 대 발전적(developmental) 변화

보완적 변화는 현재의 상황을 개선하기 위해 시도된다. 예를 들면, 성과를 향상시키고, 낭비를 줄여 조직이 좀 더 생산적이 되도록 도와주거나 예산 부족을 시정한다. 이러한 변화들은 현재의 주요한 문제를 다루기 때문에 좀 더 집중적이고, 긴급하며, 가시적이다. 발전적인 변화는 보다 일반적이고 생산품이나 서비스, 환자 수의 증가와 같이 조직을 보다 효과적이고, 성공할 수 있도록 만들기 위한 목적으로 이루어진다.

(4) 사후(reactive) 대 사전(proactive) 변화

지도자의 사임과 같은 주요한, 갑작스러운 사건으로 인해 조직 구성원들이 매우 혼란스러운 방법으로 대처하게 될 때 사후적(reactive)인 혹은 무계획적인(unplanned) 변화가 발생한다. 사전적(proactive) 변화는 전략기획의 작성과 같이 조직 리더들이 주요 변화에 대한 필요를 인지하고 변화를 달성하기 위해 준비할 때 나타난다.

2) 조직변화를 위한 접근 차원

건강증진을 위한 조직의 변화는 여러 차원에서 동시에 이루어져야 한다(Butterfoss 등, 2008). 먼저 조직 구성원 개개인의 변화가 필요하다. 개인 수준(individual level)의 행태 변화는 개인이 가지고 있는 지식, 태도, 믿음, 동기, 자아상, 과거 경험, 기술과 같은 요인에 초점을 맞춘다. 개인은 친구, 동료, 관리자 및 조직 내에서 영향력 있는 사람의 행태, 조언이나 지지에 의해 영향을 받는다. 개인의 행태는 지도, 훈련, 목표 설정, 성과에 대한 피드백을 통하여 개선될 수 있다.

팀과 같은 집단 차원(group level)의 행태 변화도 필요하다. 이는 효과적인 커뮤니케이션과 역할 모델의 제공과 같은 예시를 통해 촉진될 수 있다. 갈등 관리도 또 다른 전략이 될 수 있다.

마지막으로 조직 수준(organizational level)에서의 변화가 요구된다. 조직 수준의 변화는 조직 내부 및 외부의 문화와 환경의 영향에 민감하게 반응하는 복잡한 보완 전략을 필요로 한다.

조직의 변화는 외부 환경을 고려하면서 동시에 다양한 차원을 대상으로 할 때 효과적이며, 지속 가능성도 높다. 따라서 조직변화를 구상하거나 실행, 평가할 때는 이미 학습한 바 있는 생태학적 모형(ecological model)을 참조하는 것이 좋다(Butterfoss 등, 2008).

4 조직변화를 위한 이론

1) 조직변화 이론의 중요성

조직의 활동을 건강에 유리하도록 변화시키기 위해서는 조직변화의 이론에 대해 숙지할 필요가 있다. 조직변화의 이론은 지금까지 건강증진이나 공중보건사업에서 개인 행태의 변화 이론만큼 자주 사용되지는 않았다. 하지만 조직변화의 이론은 조직 내부에서 건강증진을 위한 중재의 실행을 어떻게 촉진할 것인가에 대한 통찰력을 제공하고, 조직이 긍정적 건강정책이나 서비스를 도입하거나 도입하지 않는 이유를 설명하는데 도움을 준다. 조직변화의 이론에 대해 잘 알고 있는 연구자나 실무자들은 조직의 정책이나 환경의 변화를 촉진시킬 수 있는 반면에, 그렇지 못한 연구자나 실무자들은 조직 구성원 하나하나의 건강문제를 해결하는데 대부분의 시간을 보내고 결국은 성과도 거두지 못한다. 건강증진 전문가들은 조직이 혁신적인 건강증진 프로그램, 서비스, 정책에 유연하게 반응하도록 유도하고, 필요할 때에는 다른 조직과도 함께 일할 수 있도록 조직을 변화시키고 혁신시키기 위해 조직변화 이론을 숙지할 필요가 있다.

2) 조직변화 이론의 종류

조직 내에서의 변화와 관련된 이론은 ① 단계 이론(Stage Theory)과 ② 조직개발(Organizational Development) 이론이 있다. 이 밖에도 지역사회 차원에서 여러 조직의 협력에 의해 지역사회 역량을 강화하고자 하는 지역사회 연합 활동(Community Coalition Action) 이론이 있다. 후자는 지역사회 차원의 변화이론으로 보는 것이 맞으나 설명의 편의를 위해 이 장에서 다루도록 하겠다.

3) 조직변화를 위한 단계 이론(Stage Theory of Organizational Change)

개인의 행동변화가 단계를 거친다는 것을 우리는 범이론모형을 통해 공부하였다.[9] 이와 마찬가지로 조직 역시 변화할 때 일련의 단계를 거친다는 것이 단계 이론의 기본 가정이다. 변화 단계에 맞추어 변화전략, 즉 변화과정(process of change)을 구사하여야 한다는 범이론모형의 생각은 조직 차원에서도 유효하다.[10] 성공적인 변화를 위해서는 조직은 변화의 단계마다 적합한 변화 전략을 채택하여야 하는데, 전략의 적절성은 현재 조직이 놓여 있는 변화의 단계와 조직외부의 사회경제적 상황의 영향을 받는다. 따라서 조직은 자신이 처해 있는 변화의 단계와 외부 상황을 주의 깊게 확인하여야 변화를 촉진할 수 있는 적합한 전략을 채택할 수 있게 된다.

조직변화의 단계에 대해 Beyer와 Trice(1978)는 7단계를, Kaluzny와 Hernandez(1988)는 이를 요약한 4단계를 제시하였다〈표 4-1〉.

변화의 각 단계별로 "변화의 주체(change agents)"는 상이하다(Butterfoss 등, 2008). 학교를 예로 들면 교육감은 문제를 인식하고 정의하는 단계에서 영향력을 행사한다. 교장이나 부장 교사는 변화의 채택 및 초기 실행 단계에서 영향력이 있으며, 교사들은 실행 단계에서 영향력이 있다. 교육감은 다시 제도화 단계에서 영향력을 행사한다. 따라서 조직의 변화를 위해서는 변화의 단계에 적합한 변화의 주체를 선정하고 이들이 변화과정을 주도하도록 지원하여야 한다.

4) 조직개발 이론(Organizational Development Theory)

조직개발 이론은 조직의 구조와 업무 과정이 근로자의 행태나 동기, 의사소통, 문제

9) 범이론모형에 대해서는 제2부 제2장을 참조하기 바람.

10) 조직변화를 위한 단계 이론(Stage Theory of Organizational Change)이 변화의 단계와 단계에 맞는 변화 전략의 필요성을 강조하지만 범이론모형으로부터 유래된 것은 아니다(Butterfoss 등, 2008).

표 4-1. 조직변화를 위한 단계 이론

개념		정의	적용
Kaluzny와 Hernandez	Beyer and Trice		
1. 문제의 정의 (인식 단계)	1. 조직의 충족되지 못한 수요를 감지 2. 가능한 반응에 대한 조사 3. 대안의 평가 4. 행동과정을 채택할 것인가를 결정	문제를 인식하고 분석; 해결방안을 찾고 평가	인식을 증가하기 위한 활동에 관리계층과 다른 관계자들을 참여시킴
2. 활동의 시작 (채택 단계)	5. 조직 내에서 활동의 시작	정책이나 지시를 만듦; 변화를 시작하기 위한 자원을 배정	채택과정에서 무엇을 하여야 하는 가를 의사결정권자와 실행 담당자들이 알 수 있도록 상담을 제공
3. 변화의 실행	6. 변화의 시작	혁신을 실행; 반응이 나타나고, 역할변화가 생김	훈련을 제공하고, 기술적 원조와 문제해결을 위한 지원을 제공
4. 변화의 제도화	7. 변화의 제도화	정책이나 프로그램이 조직에 자리를 잡음; 새로운 목적과 가치가 내재화됨	성공자의 확인과 장애를 극복하고 제도화를 위한 노력, 통합을 위한 구조를 구축

자료: Butterfoss 등, 2008.

해결 능력 등에 영향을 미친다는 1930년대의 인간관계 이론으로부터 발전하였다. 조직개발 이론은 지속적인 진단, 행동 기획, 실행, 평가의 과정을 거쳐 조직에 필요한 지식과 기술을 학습시키고, 조직의 규범과 가치를 변화시켜 조직의 문제 해결 및 변화를 위한 역량을 향상시키고자 한다.

(1) 조직개발 이론의 구성요소

Butterfoss 등(2008)은 조직개발 이론의 주요 구성요소를 ① 조직 풍토, ② 조직 문화, ③ 조직 역량으로 정리하고 이들 각각에 대해 다음과 같이 설명하였다.

① **조직 풍토**(Organizational Climate)

조직의 관행에 대한 태도와 믿음이 조직 풍토를 형성하고 이러한 인식(perception)은 구성원들의 집단 행태에 영향을 미친다. 리더십, 의사소통 방식, 참여적 관리, 역할의 명확성, 갈등 해소와 같은 조직 풍토의 특성은 근로자의 만족도에는 긍정적으로, 스트레스에는 부정적으로 영향을 미친다. 조직 풍토는 조직이 제공하는 서비스의 질과 결과에 영향을 미치며, 새로운 프로그램의 성공적인 실행도 영향을 받는다.

② **조직 문화**(Organizational Culture)

풍토와 긴밀히 관련되어 있는데, 조직 문화는 구성원들이 내면 깊숙이 공유하는 가치, 규범, 행태와 관련되어 있다. 조직 문화의 다섯 가지 기본적인 요소는 ㉠ 가정(assumption), ㉡ 가치(value), ㉢ 행동 규범(behavioral norm), ㉣ 행동 패턴(behavioral pattern), 그리고 마지막으로 ㉤ 미션이나 로고와 같이 문화적 메시지를 표현하는 상징물을 의미하는 인공물(artifact)이다. 가정, 가치, 규범과 같은 조직 문화의 주관적 특징은 구성원들이 무의식적으로 조직을 생각하고 판단하는 방식을 반영한다. 그리고 이러한 주관적 특성에 의해 행동이나 상징이 조직 내에서 어떤 모습으로 나타날지가 결정된다. 조직 풍토는 동적이고 상황에 따라 변화하지만 조직 문화는 장시간에 걸쳐 천천히 형성되고 좀 더 포괄적이고, 안정적이며, 잘 변하지 않는다.

조직 풍토와 조직 문화는 조직이 건강증진이나 보건사업의 새로운 과학적 근거를 받아들여 새로운 사업을 시작하거나 사업을 변화시킬 것인지, 다른 부서와의 협력을 강화할 것인지, 우수한 성과를 거둔 프로그램이나 개인, 부서에 대해 보상을 할 것인지 등에 대해 영향을 미친다. 결국 조직의 풍토와 문화에 의해 건강증진프로그램의 채택, 실행, 효과가 영향을 받게 되는 것이다.

③ **조직 역량**(Organizational Capacity)

풍토와 문화 모두 조직이 효과적, 효율적으로 기능할 수 있는 역량에 영향을 미친다. Prestby와 Wandersman(1985)에 의하면 조직 역량은 ㉠ 자원의 획득, ㉡ 조직의 유지 체계/조직 구조, ㉢ 생산체계/활동, ㉣ 외부 목적의 달성/성취 등의 네 가지 요소로 구성된다. 따라서 적절하고 적합한 자원을 획득하는데, 자원의 획득과 업무 수행에 필요한 조직 구조를 설계하는데, 자원을 효과적, 효율적으로 동원하는데, 생산품을 설계하는데, 무엇인가 가치 있는 것을 성취하는데 실패한 조직은 소멸하게 된다.

(2) 조직개발 이론의 적용

조직개발은 진단, 행동 기획, 중재, 평가의 단계를 거쳐 진행된다.

① 진단(Diagnosis)

조직의 성과에 나쁜 영향을 미치는 문제를 확인하고 그 근본 원인을 찾도록 도와준다. 진단은 조직의 미션, 목적, 정책, 구조, 기술과 함께 조직의 풍토와 문화, 외부 환경적 요인, 바람직한 결과, 행동 준비태세 등을 조사하는데, 조직이 스스로의 문제를 이해할 수 있도록 도와주는 외부 전문가의 도움을 받아 진행된다. 진단 방법은 핵심 정보제공자에 대한 비공식적 면접에서부터 전체 조직 구성원을 대상으로 한 공식적 조사에 이르기까지 다양하다.

② 행동 기획(Action planning)

진단된 문제를 해결하기 위한 전략적 중재방안을 개발하게 된다. 조직의 풍토를 감안할 때 제안된 전략을 채택할 준비가 되어있는지, 조직의 어디서부터 어떻게 중재를 시작할 것인지, 조직개발 담당자의 능력 등을 고려하여 중재 방안을 선택하게 된다.

③ 중재(Intervention)

관리방식의 재설계(management redesign), 구조의 재설계(building and structural redesign), 과정 상담(process consultation), 팀 개발(group development)을 포함한다. 변화의 단계를 구체화하고, 순서를 매긴다. 과정을 모니터링하며, 이해관계자의 참여를 강화한다. 구성원들이 변화의 장애요인을 확인하고 이를 해결할 수 있도록 조직개발 상담자는 노력하여야 한다.

④ 평가(evaluation)

변화를 위한 조직의 진전을 추적하고, 조직 전반에 대한 파급효과를 입증하고, 다른 대안이 필요한지를 판단함으로써 변화를 위한 계획된 노력을 평가한다.

표 4-2. 조직개발 이론

개념	정의	적용
조직 개발	근로생활의 질을 개선하고자 하는 접근법	조직 진단을 통하여 노동자들에게 긍정적, 부정적 영향을 미치는 근로생활의 양상을 확인함
조직 풍토	조직의 성격	변화를 위한 노력으로 기존 수단을 이용함
조직 문화	조직구성원들이 공유하는 가정 및 믿음 ; 무의식적으로 작용함	조직 문화를 평가하기 위해서는 외부인이 필요. 개입을 설계하기 위해서는 깊은 이해가 필요
조직 역량	조직 하부시스템의 최적의 기능	프로그램 기획의 일부로 조직의 강점 및 약점을 확인함
행동 연구	조직 개선을 위한 네 단계 ; 진단, 행동 기획, 중재, 평가	조직 진단을 기반으로 변화를 위한 계획을 개발, 수행함
조직 개발을 위한 중재	조직 개선에 사용되는 t-group과 같은 특정 기술들	조사, cultural inventories, t-group, 과정 상담과 같은 기술을 사용

자료 : Butterfoss 등, 2008.

쉼터

남양유업 천안신공장 금연캠페인

남양유업 천안신공장에서는 세계최고의 유가공사업장으로서 전사원이 건강하고 청결한 분위기에서 근무할 수 있는 건강한 회사를 만들고, 최고의 위생수준에서 최고품질의 제품을 만들기 위해 지난 2003년부터 2005년까지 2년간 금연캠페인을 전개하였다. 그 결과 전사원이 금연을 실천하고 사업장전구역에서 금연을 실천하는 '완전금연사업장'을 실현하게 되었고, 이를 통해 청결하고 깨끗한 회사의 이미지를 고객을 비롯한 외부인들에게 심어줄 수 있었다. 남양유업 천안신공장을 찾는 방문객들은 '완전금연사업장'이라는 소개에 놀라움과 부러움, 찬사를 아끼지 않았으며 금연은 이제 남양유업 천안신공장의 기업문화로 정착된 것이다.

완전금연공장의 필요성과 효과에 대한 충분한 의사소통과 노동조합의 협조를 통해 조직변화의 해빙단계에서 발생할 수 있는 저항력을 최소화하였으며, 공장장의 강력한 의지와 지원 · 체계적인 프로그램의 추진 · 성공자에 대한 적절한 보상 등을 통하여 조직 변화 단계에서의 추진력을 증가시켰고, 지속성 있는 프로그램의 추진 · 금연자에 대한 지속적인 관심과 피드백 · 다양한 형태의 흥미 있는 프로그램의 전개·금연규칙의 엄격하고도 예외 없는 적용 등을 통해 조직변화의 재동결 단계의 새로운 균형을 고착시켰다.
남양유업 천안신공장의 완전금연사업장 달성을 통하여 확립된 기업문화는 기업문화가 수행하는 4가지 기능, 즉 조직구성원에게 소속 조직원으로서의 정체성을 제공하여 문화의 동질화를 이루었으며, 가치관 · 믿음 · 행동의 통일을 가져왔고, 명예와 긍지를 심어줌으로써 조직구성원들의 집단에 대한 몰입과 참여가 손쉽게 이루어 질 수 있게 되었다. 그 결과 기업체계의 안정성을 높이는 결과를 가져왔으며, 일종의 학습도구로서의 기능을 수행함으로서 구성원들의 행동을 회사가 원하는 방향으로 조각해 나갈 수 있도록 공감대를 형성해나가는 분위기를 조성하였다. 금연은 남양유업 천안신공장에서 전 구성원들이 느끼는 당연하고 반드시 실천해야 할 철학과 분위기, 가치관이 될 것이다.
이러한 남양유업 천안신공장의 금연캠페인 성공으로 형성된 기업문화로 말미암아 사원들의 의식향상과 기업이미지 및 신뢰향상 뿐만 아니라, 품질 향상, 생산성 향상의 성과를 가져오게 되었다. 금연캠페인을 시작한 후 완전금연사업장을 이룩할 때까지의 기간 동안에는 금연자로 분류되었던 사원들 중에서 다시 흡연의 유혹에 빠지는 사례가 발생하기도 하면서 2년이라는 기간이 소요되었으나, 금연산업장으로 선포된 이후에는 우리나라 최초 유일의 완전금연사업장 근무 사원으로 긍지와 자부심을 갖고 금연문화를 능동적으로 철저하게 지켜가고 있다.

자료 : 정승환, 정규언, 2006.

5) 조직들의 변화 : 지역사회 연합 활동 이론 (Community Coalition Action Theory)

최근 조직이나 기관사이의 협력과 연합이 지역사회의 역량을 강화하고 건강문제를 해결하기 위한 수단으로서 주목받고 있다. 조직 간의 협력과 연합을 통해 새로운 정보나 생각, 자원에 대한 접근성을 높이고, 서비스의 중복을 줄이며, 자원의 효율적 사용을 가능하게 하고, 권한과 영향력을 확대시키며, 단일 조직의 권한을 넘어서는 문제에 대한 해결 능력을 강화하고, 복잡하고 상충하는 문제의 해결을 위한 공동 책임을 강조할 수 있다(Alter and Hage, 1993 ; Butterfoss, Goodman and Wandersman, 1993). 그러나 반대로 조직 간의 협력과 연합은 개별 조직의 미션이나 목적을 모호하게 할 수 있고, 조직의 정책에 상충될 수도 있어 그 결과 조직의 자율성을 손상할 수도 있다. 또 개별 조직들의 경쟁적 구도를 훼손하여 오히려 비용의 증대를 초래할 수도 있으며, 의견 충돌로 인해 의사결정의 지연을 가져올 수도 있다(Alter and Hage, 1993)〈표 4-3〉.

표 4-3. 지역사회 연합 활동의 장점과 단점

장 점
· 유형, 무형의 자원을 획득할 수 있음 · 지식, 생각, 전략을 교환 · 특정 주제에 대한 지역사회의 관심이나 지지를 획득 · 집단행동을 통해 개인이나 집단의 권한을 최대화 · 지역사회 부문과 조직, 개인간의 신뢰를 높이고 대화를 촉진 · 지역사회 문제 해결에 대한 합법성 획득과 제도화에 유리 · 지역사회 외부의 자원을 지원받는데 용이 · 문제 및 전략선정에서 지역사회의 특수성이 고려됨 · 건강문제 해결을 위한 자원의 중복을 막고 효율을 제고 · 환경의 불확실성을 감소시키고 관련된 비용과 위험을 분담 · 지역사회 역량 개발에 도움이 됨
단 점
· 조직의 자율성을 손상 · 조직 사이의 경쟁적 구도를 훼손하여 비용의 증대를 초래 · 의사결정의 지연

조직이나 기관사이의 협력과 연합이 이득과 손실을 모두 초래할 수 있어 보건사업이 반드시 지향하여야 하는 방향이라고 볼 수 없다는 일부의 생각에도 불구하고 최근의 대세는 조직이나 기관간의 협력체계 구축인데 이는 지역사회의 역량강화가 바로 조직이나 기관사이의 협력과 연합을 통해 가능하다는 생각 때문이다.

조직이나 기관사이의 협력과 연합을 위한 이론으로 최근 주목받는 것은 지역사회 연합 활동 이론(CCAT : Community Coalition Action Theory)이다. Butterfoss와 Kegler(2002)가 개발한 지역사회 연합 활동 이론은 지역사회 개발과 조직관계이론을 기반으로 하고 있다.

지역사회 연합 활동은 "지역사회의 다양한 조직, 부분, 구성기관을 대표하는 일군의 개인들이 공동의 목적을 달성하기 위하여 형성한 연합(Feighery and Rogers, 1990)"이다. 지역사회 연합 활동은 내규나 정관, 협약서 등을 지닌 공식적 구조이며, 여러 목적을 지닌, 장기간에 걸친 동맹으로서 대개 유급 직원을 고용한다. 지역사회 연합 활동의 규모는 다양하며, 구성원 중 전문가 조직이나 풀뿌리 조직, 일반 시민회원의 비율도 연합마다 다르다.

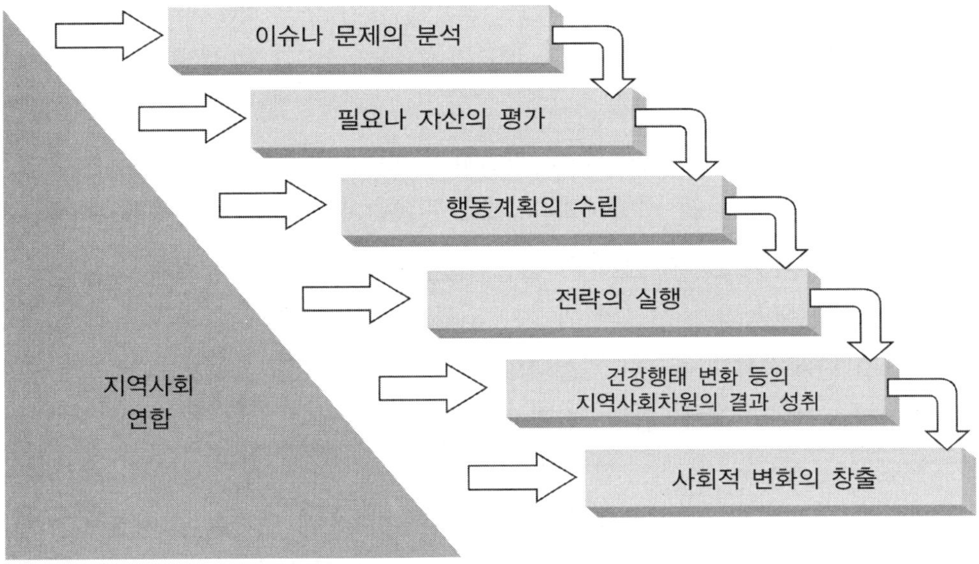

그림 4-1. 지역사회 연합 활동의 내용

자료 : Whitt M, 1993

지역사회 연합 활동은 대체로 건강문제 해결을 위해 다음과 같은 활동을 수행한다. ① 문제나 과제의 분석, ② 지역의 필요나 자산(asset)의 평가, ③ 행동계획의 수립, ④ 전략의 실행, ⑤ 지역사회 차원의 결과의 성취, ⑥ 사회적 변화의 창출(Whitt, 1993).

지역사회 연합 활동 이론은 지역사회의 정치적, 문화적, 지리적, 역사적, 사회적, 경제적 상황이 지역사회 연합 활동에 영향을 미친다고 가정한다. 지역사회 연합 활동 이론에서는 단계이론을 채용하여 연합이 형성, 유지, 제도화의 단계를 거치며, 새로운 문제나 과제에 봉착하게 되면 다시 형성단계로 돌아간다고 생각한다.

연합의 형성 단계는 주도적 기관이나 주최 집단이 관심 문제 해결을 위한 핵심 집단을 모집하는 단계이다. 주도적 기관이나 주최 집단에 다양한 이익집단, 기관, 조직이 핵심 집단에 포함될 때 연합의 성공가능성이 높아진다. 지역사회의 문지기(gate keeper) 역할을 하는 개인이나 집단이 포함되어 있어야 하며, 건강 형평성 향상을 위해 필요한 구성원의 확보에도 관심을 두어야 한다. 주도적 기관이나 주최 집단은 지역사회의 다른 기관에 믿음, 기술이나 자원을 제공할 수 있어야 하고, 네트워크를 형성할 수 있어야 한다. 형성 단계에서는 주요 지도자를 확인하고 직원을 채용하여 이들이 연합의 미션, 목적과 목표, 구조, 규정이나 정관, 지침, 역할 분담과 협력 과정, 교육 및 훈련

과정을 개발하여야 한다. 형성 단계에서는 구성원 간의 우호적인 조직 분위기를 조성하도록 노력하여야 한다. 이를 위해 구성원 간에 공개적이고 빈번한 대화를 가지도록 하고, 갈등관리에 주의하여야 한다.

유지 단계는 구성원들의 참여를 유지시키면서, 연합의 목적을 달성하기 위한 구체적인 활동을 취하는 단계이다. 이 단계에서는 지역 건강문제에 대한 포괄적인 평가(assessment)와 기획이 이루어져야 연합의 성공가능성이 높아진다. 또 연합 구성원과 외부자원과의 통합 및 활성화가 성공의 관건이 되므로 자원을 시너지 효과가 있게 통합해야 한다. 유지 단계에서는 중, 단기 결과인 개인의 지식, 태도, 행동, 자기효능감이 향상되고 지역사회 제도, 정책, 관행, 환경에 변화가 나타난다.

마지만 단계인 제도화 단계는 성공적인 연합 활동을 통해 실행 전략이 제도화되고, 지역사회의 다른 조직에 의해 채택되게 되는 단계이다. 이 단계를 거치면서 지역사회의 역량이 발전되고, 다른 건강 및 사회문제 해결에도 활용되게 된다. 제도화 단계의 결과는 지역사회 변화, 건강수준 변화 및 지역 역량 변화로 측정한다. 지역사회 변화는 프로그램이나 정책의 변화, 지역사회 기관, 기업 및 정부조직의 관행의 변화를 통해 파악한다. 이외에 개인의 건강관리 기술과 지역사회 공동체 의식의 향상이 나타나며, 지역사회 문제에 대한 새로운 시각의 등장, 시민 참여의 기회나 기전의 변화, 조직 간의 연계방식과 수준의 변화, 지역사회의 물리적 및 환경적 변화가 야기된다.

지역사회 연합 활동 이론의 구성요소와 모형을 정리하면 〈표 4-4〉 및 〈그림 4-2〉와 같다.

지금까지 지역사회 연합 활동 이론에 대해 살펴보았다. 최근에 많은 사람들이 조직이나 기관 연합에 대해 높은 관심을 보이고 있지만 실패하는 사례도 적지 않다. 조직연합의 성공 가능성을 높이기 위해서는 다음과 같은 사항을 유의하여야 한다.

① 상호 협력에 대한 필요성을 구체화하여야 한다.

② 인력, 시간, 전문성 등 활용이 가능한 자원을 확보하여야 한다.

③ 예산지원 또는 감독기관이 연합을 권장하거나 의무로 강제하여야 한다.

④ 명확하고 상호 공유된 목적, 가치, 이해관계, 규범이 존재하여야 한다.

⑤ 상호 협력에 대한 과거의 긍정적 경험을 확산하고, 공유하여야 한다.

⑥ 유사한 자원을 보유한 기관보다는 유사한 이념을 가진 기관 사이에 연대가 쉽다.

표 4-4. 지역사회 연합 활동 이론의 구성요소

구성요소	전 제
	형성단계
발전 단계	전제 1. 연합은 특정단계를 따라 발전한다. 새로운 구성원이 들어오거나 계획을 수정하거나 새로운 문제가 발생하면 이 단계를 다시 순환한다.
	전제 2. 각 단계마다 특정요인이 연합의 기능이나 다음 단계로의 진행을 촉진한다.
지역사회 상황	전제 3. 연합은 모든 단계에서 지역사회의 상황적 요인에 크게 영향을 받는다.
주도기관/ 소집 집단	전제 4. 연합은 주도기관이나 소집 집단이 기회, 위협, 의무에 반응할 때 형성된다.
	전제 5. 연합은 주도기관이나 소집 조직이 기술이나 자원을 지원하거나, 신뢰를 주거나, 가치 있는 접촉이나 네트워크를 제공할 때 형성될 가능성이 높다.
	전제 6. 연합은 지역사회를 이해하고, 구성원들의 신뢰와 믿음에 도움을 줄 수 있도록 소집 집단에 지역사회 문지기가 포함될 때 보다 성공적으로 될 수 있다.
연합 구성원의 자격	전제 7. 연합 형성은 보통 건강이나 사회문제 해결에 전념하는 핵심인물들을 모음으로써 시작된다.
	전제 8. 보다 효과적인 연합은 핵심집단이 다양한 이익집단, 기관, 조직을 대표하는 광범위한 구성원으로 확대될 때 가능하다.
연합의 작동 및 과정	전제 9. 직원과 구성원 간의 공개적이고 빈번한 대화는 우호적인 조직 분위기를 만들고, 편익이 비용을 초과하도록 하며, 자원의 통합, 구성원 가입, 효과적인 사정과 기획에 도움을 준다.
	전제 10. 의사결정의 공유와 공식화는 우호적인 조직 분위기를 만들고, 편익이 비용을 초과하도록 하며, 자원의 통합, 구성원 가입, 효과적인 사정과 기획에 도움을 준다.
	전제 11. 갈등관리는 우호적인 조직 분위기를 만들고, 편익이 비용을 초과하도록 하며, 자원의 통합, 구성원 가입, 효과적인 사정과 기획에 도움을 준다.
	전제 12. 참여의 편익은 비용을 초과하여야 한다.
	전제 13. 구성원 간의 긍정적 관계는 우호적인 연합 분위기를 창출한다.
리더십과 직원채용	전제 14. 간부 팀이나 구성원에 의한 강력한 리더십은 연합의 기능을 향상하고, 자원의 통합 증가, 구성원 가입, 효과적인 사정과 기획을 가능하게 한다.
	전제 15. 대인간 또는 협동 과정을 조장하는 조직 기술을 가진 유급 직원은 자원의 통합 증가, 구성원 가입, 효과적인 사정과 기획을 가능하게 한다.
구조	전제 16. 공시적인 규정, 역할, 구조, 절차가 사정과 기획을 보다 가능하게 한다.

구성요소	전 제
유지단계	
구성원과 외부자원의 통합	전제 17. 구성원과 지역사회 자원을 시너지 효과가 있게 통합함으로써 효과적인 사정, 기획, 전략의 실행에 도움을 받을 수 있다.
구성원 연대	전제 18. 만족하고 헌신적인 구성원이 연합의 업무에 더욱 전적으로 참여할 것이다.
사정과 기획	전제 19. 포괄적인 사정과 기획이 이루어졌을 때 전략의 성공적인 실행이 보다 가능할 것이다.
제도화단계	
전략의 실행	전제 20. 연합을 통해 다양한 단계에서의 개입이 실행될 때 연합이 지역사회 정책, 관행, 환경의 변화를 더 잘 초래할 수 있을 것이다.
지역사회 변화 결과	전제 21. 지역사회 정책, 관행, 환경을 변화시킬 수 있는 연합이 역량을 증가시키고, 건강과 사회적 결과를 향상시킬 수 있을 것이다.
건강 및 사회적 결과	전제 22. 연합의 효과에 대한 궁극적인 지표는 건강과 사회적 결과의 향상이다.
지역사회 역량	전제 23. 성공적인 연합에 참여한 결과로써 지역사회 구성원들과 조직은 다른 건강 또는 사회적 문제에 적용 가능한 능력을 개발하고, 사회적 자본을 구축한다.

자료 : Butterfoss와 Kegler, 2002.

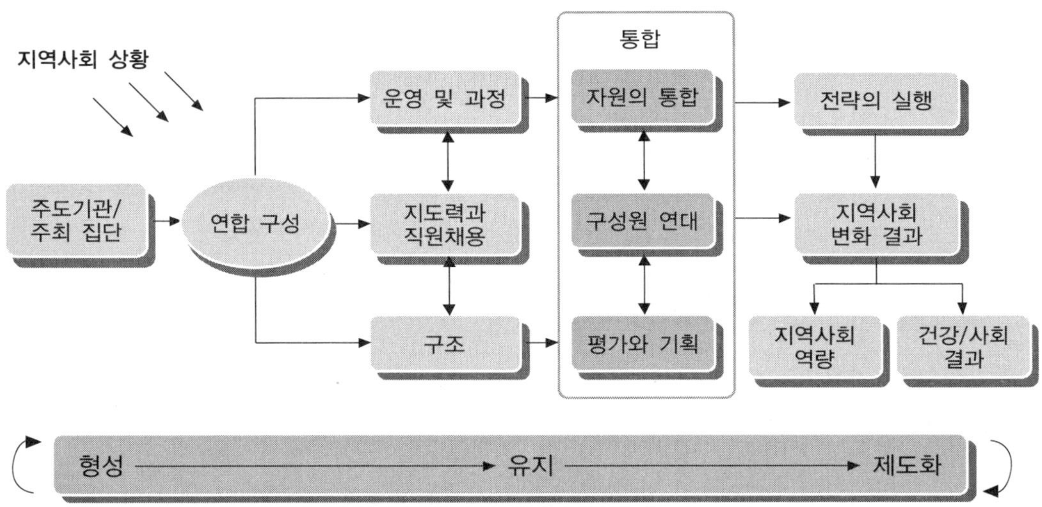

그림 4-2. 지역사회 연합 활동의 모형

자료 : Butterfoss, Kegler and Francisco, 2008. 348쪽.

제5장 지역사회수준의 변화에 대한 이해

학습목표

- 건강수준 향상을 위해 지역사회수준의 변화가 필요한 이유를 이해한다.
- 구성원의 건강수준과 건강행동에 영향을 미치는 지역사회의 특성을 이해한다.
- 지역사회 역량의 구성요소에 대해 이해한다.
- 지역사회 변화를 위한 이론을 이해한다.
- 지역사회 변화 이론을 적용하여 지역사회를 변화시킬 수 있다.

학습내용

- 지역사회의 정의와 주요 특성
- 지역사회 변화의 필요성
- 지역사회 역량의 정의와 구성요소
- 지역사회 개발
- 지역사회 수준 변화의 장점과 단점

건강증진이란 사람들로 하여금 그들의 건강에 대한 통제력을 증가시키고 건강수준을 개선시킬 수 있는 능력을 배양시키는 과정이다. 그런데 개인의 건강관리 능력은 지역사회로부터 영향을 받는다. 건강에 영향을 미치는 대부분의 요인들도 지역사회 차원에서 접근할 때 더 효과적으로 관리될 수 있다. 따라서 오타와 헌장을 비롯한 건강증진 관련 문헌들은 건강문제의 정의, 우선순위의 결정, 전략의 수립과 실행, 평가 등의 모든 영역에서 지역사회 차원의 활동의 중요성을 강조하고 있다.

오타와 헌장에서 건강증진의 주요 전략의 하나로 제시한 능력강화(enabling)는 개인적 차원에서 뿐만이 아니라 지역사회 차원에서도 이루어져야 한다. 건강수준 향상을 위한 지역사회 차원의 활동(community action for health)은 건강결정요인에 대한 지역사회의 통제력을 향상시켜 건강수준을 향상하고자 하는 지역사회의 집단적 노력을 말한다(WHO, 1998). 이러한 관점에서 보면 역량이 높은 지역사회란 지역사회의 개인이나 조직이 건강우선순위를 조정하고, 지역사회의 건강필요를 충족시키기 위해 그들이 가진 기술과 자원을 집단적으로 활용하는 사회이다. 지역사회의 높은 역량은 건강을 위한 사회적 관심과 지지를 향상시키고, 건강문제와 관련된 갈등을 해소시키며, 활용 자원을 증대시키고, 사업의 안정성을 향상시켜 궁극적으로는 건강결정요인에 대한 지역사회의 통제력을 증가시킬 것이다.

이러한 이유로 건강증진 운동에서는 지역사회 차원의 역량강화를 중시하는 것이다. 서구 사회에서는 오랜 기간에 걸친 시민사회의 성장에 따라 지역사회 차원에서 시민들의 활동이 활발하다. 이는 건강분야에서도 마찬가지다. 우리나라에서도 최근 지역사회의 역량을 강화하여 주민의 건강수준을 향상시켜야 한다는 목소리가 높아지고 있다. 하지만 지역사회의 역량을 강화하여야 한다는 주장만큼 실제로 이를 위한 노력이나 지원이 이루어져 왔는가는 의심스럽다. 이와 같이 당위와 현실이 상이한 이유는 여러 가지가 있겠지만 지역사회 역량강화에 대한 이해의 부족도 일조하고 있음에 틀림없다.

이 장에서는 지역사회의 역량이 무엇인지 살펴보고, 이를 강화하기 위한 방법을 지역사회 개발 이론을 중심으로 살펴볼 것이다. 그리고 현장에서 지역사회 수준의 변화를 위해 어떻게 접근하여야 하는지를 알아보도록 하겠다.

1 지역사회와 지역사회 역량

1) 지역사회의 개념

(1) 지역사회의 정의

지역사회 역량에 대해 살펴보기 전에 먼저 지역사회(community)가 무엇인가에 대해 생각해보자. 왜냐하면 지역사회를 어떻게 생각하는 가에 따라 지역사회에 내재해 있는 가치와 규범, 자원이 상이해질 수밖에 없고, 따라서 지역사회 역량에 대한 생각도 변할 수밖에 없기 때문이다.

지역사회란 용어는 다양한 의미로 사용되는데 크게 지리적 지역사회(geographic community)와 기능적 지역사회(functional community)의 두 유형으로 구분이 가능하다(Ross, 1967).

① 지리적 지역사회

지역사회를 지리적 단위로 규정하는 것으로 지역사회에 대한 전통적인 정의가 이에 해당된다. 가까운 지리적 거리(지리적 공동) 내에 살고 있는 주민들은 동일한 생활권 내에서 공동생활(생활의 공동)을 하므로 공통의 이해관계와 습관, 전통, 문화(문화의 공동)를 가지게 된다. 이러한 지역기반의 집단을 지역사회라고 호칭한다.

② 기능적 지역사회

현대사회에서는 인구이동이 심해지면서 지리적 기반의 지역사회는 점차 해체되고 있다. 최근 인터넷의 확대에 의해 동일한 취미를 가지거나 이해를 가진 사람들은 지리적인 거리에 상관없이 하나의 커뮤니티를 형성하고 있다. 이와 같이 특정주제에 관한 관심에 의해서 형성된 지역사회를 기능적 지역사회라고 한다. 기능적 지역사회는 흔히 "공동체"라고 불리는데, 이는 지역사회를 반드시 지리적 공간이 동일하지 않더라도 공동의 관심을 가진 개인이나 기관들의 결합체로 보기 때문이다. 공동체로서의 지역사회에서는 합의, 일체감, 공동 생활양식 및 가치, 그리고 공동노력이 강조된다. 정당, 교회, 전문적 단체, 친목회 등이 그 예이다.

지리적 지역사회와 기능적 지역사회를 포괄하는 지역사회의 정의를 내려 본다면 지역사회는 구성원들을 상호 연결하는 공유된 특성을 가지고 있는 사람들의 집합체로 정의할 수 있으며, 그러한 특성에는 지리적 위치, 관심사, 문화, 정체감, 또는 공통된 활동이 포함된다.

(2) 지역사회의 특성

지역사회는 다음과 같은 특징을 지니고 있다.

첫째, 일정한 지리적 범위이다. 동일한 지역에 거주함으로써 주민들은 공동생활이 가능하다. 그러나 지역사회의 지리적 단위로서의 특징은 이미 지적한 바와 같이 점차 약화되고 있다.

둘째, 공통된 특징과 관심이다. 기능적 지역사회의 구성원들은 다른 지역사회의 구성원과 비교할 때 공통된 특징과 동일한 관심을 가진 경우가 많다. 그들은 종교적 신념이나 직업, 출신지역, 취미 등에 의해 상호 연결된다.

마지막으로 소속감과 공동체(연대)의식이다. 지역사회의 구성원들은 자신의 지역사회에 대해 약한 소속감으로부터 강력한 연대의식에 이르기까지 차이는 있으나 다른 지역사회의 구성원들과는 차별되는 동료의식을 지닌다.

2) 건강증진사업에서 지역사회의 중요성

지금까지 지역사회가 무엇인가에 대해 알아보았다. 그러면 건강증진사업을 비롯한 보건사업에서 왜 지역사회의 역할이 중요한 것일까? 지금부터 이 문제에 대해 살펴보도록 하겠다.

(1) 지역사회는 동일한 환경에 노출되어 있어 유사한 건강문제를 지닌다.

건강결정요인으로서 물리적 및 사회적 환경이 중요하다는 것은 잘 알려져 있다. 지역사회 주민들은 동일 지역에 거주하므로 동일한 물리적 환경에 노출되며, 공통된 문화와 관습을 지니고 있음으로써 동일한 사회적 환경에 노출된다. 따라서 지역사회 주민은 다른 지역사회 주민과 비교할 때 유사한 건강문제를 지니게 된다.

(2) 지역사회는 경제적 공동체로서 생산, 분배, 소비에 영향을 미친다.

지역사회를 통해 구성원들은 일상생활에 필요한 물자와 서비스를 생산, 분배하고 소비한다. 생산과 소비는 근로자와 소비자 모두의 건강에 영향을 미친다. 세계보건기구는 방콕 헌장을 통해 건강한 기업 활동의 중요성을 강조한바 있는데 기업의 생산은 지역사회를 통해 이루어진다.

공정한 분배는 지역사회 구성원들의 갈등을 예방하고, 역량을 결집하는데 도움을 줄 뿐만 아니라 지역사회의 건강수준에 큰 영향을 미친다. 집단이나 개인의 가장 중요한

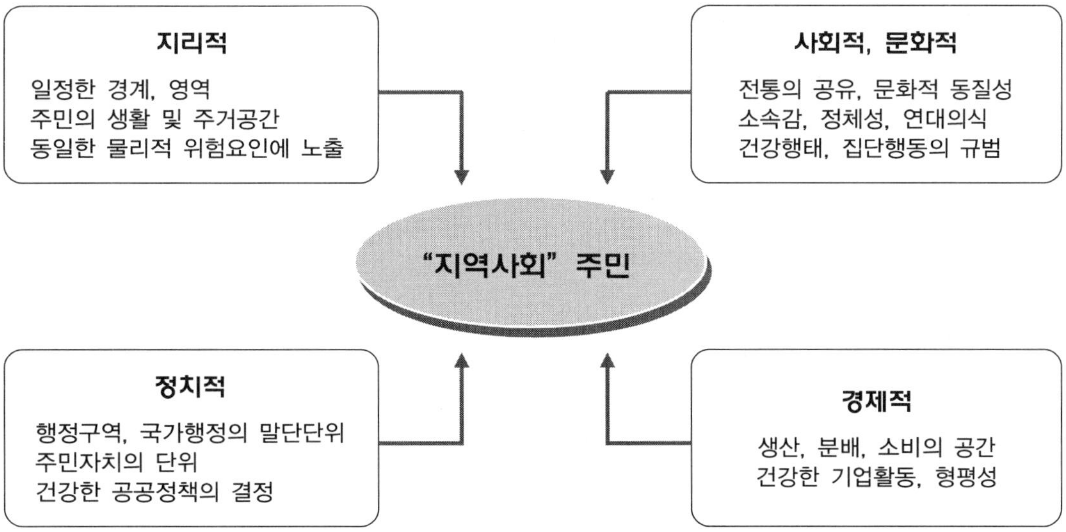

그림 5-1. 건강증진사업에서 지역사회의 중요성 이유

건강결정요인 중 하나가 형평성이라는 것은 이미 학습한 바 있다.

(3) 지역사회는 가치와 문화를 공유한다.

지역사회는 사회화(socialization) 기능을 통해 사회가 향유하고 있는 규범, 관습, 사회적 가치, 그리고 행동양태를 그 사회의 구성원들에게 내면화시킨다. 또, 지역사회는 그 구성원들에게 사회규범에 순응하도록 사회통제(social control) 기능도 수행한다. 이러한 기능을 통해 지역사회의 구성원들은 동일한 가치와 문화를 공유하며, 사회통합의 방향으로 동기화 되고 있다. 지역사회의 이와 같은 특성은 지역사회 구성원의 건강행태나 규범에 영향을 미칠 뿐 아니라 건강문제 해결을 위한 상부상조, 지지와 연대의 전통에도 영향을 미친다.

(4) 지역사회는 정치적 의사결정 기구이다.

지역사회는 정치적으로는 주민자치의 단위이다. 따라서 건강한 공공정책을 수립할 수 있는 의사결정 단위이다. 건강문제의 해결을 위해서는 사회제도적 접근이 중요하고, 이는 지역사회의 정치적 결단에 의해 가능하다.

(5) 지역사회는 문제해결을 위한 능력과 자원을 가지고 있다.

지역사회는 외부환경의 변화에 대처하고, 구성원들의 변화하는 요구에 대응하기 위해 끊임없이 변화한다. 정체된 지역사회는 살아남을 수 없다. 지역사회는 스스로의 자원을 가지고 있으며, 이러한 자원을 활용하여 문제를 해결할 수 있는 역량을 가지고 있다. 이와 같은 지역사회의 변화능력은 건강문제 해결에 있어서도 다른 문제와 같이 동일하게 작용한다.

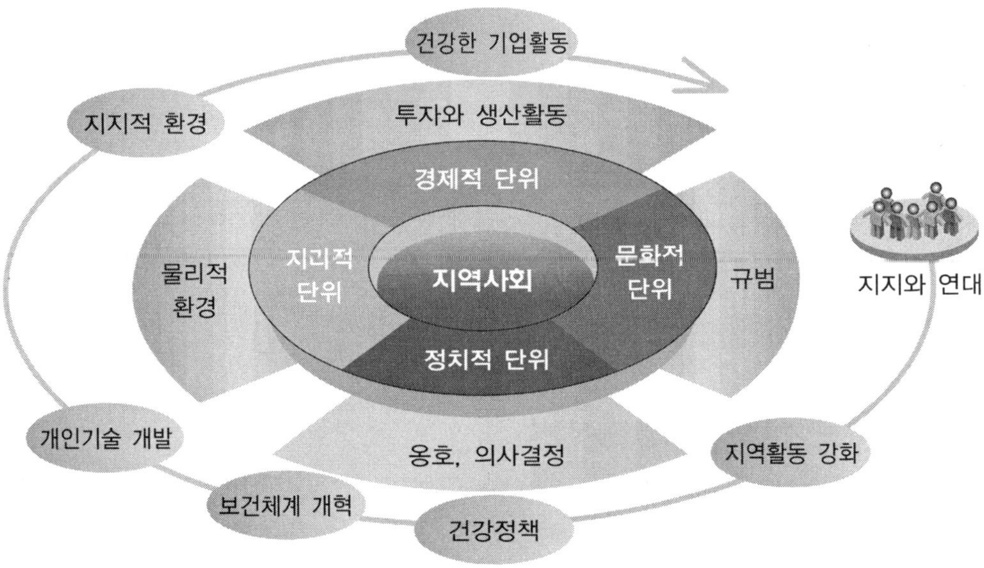

그림 5-2. 지역사회의 특성과 건강증진을 위한 지역사회의 역할

3) 지역사회 역량

(1) 지역사회 역량의 정의

지역사회 역량(community capacity)11)이란 지역사회가 안고 있는 문제를 효과적으로 해결할 수 있는 지역사회의 능력을 말한다. 그런데 문제해결을 위해서는 자원이

11) community capacity와 유사한 뜻을 가진 단어로 community competence, community cohesiveness 등이 사용된다. Kegler(2000)는 community capacity가 지역사회의 잠재적 능력(potential state)이라면 community competence는 실현된 수준(realized state)이라고 정의하였다.

필요하므로 지역사회 역량이란 합의에 의해 수립된 목적을 달성하기 위하여 자원을 조직하고 동원하는 주민의 능력이라고 정의할 수도 있다.

쉼터

지역사회 역량에 대한 정의

- 지역사회 문제를 확인하고, 자원을 동원하고, 해결하는 지역사회의 특성(Kegler, 2000)
- 개인, 조직, 기업 및 정부가 함께 지역사회의 현재와 미래에 대해 학습하고, 심사숙고하여 결정을 내리며, 이러한 결정을 실행하기 위해 함께 노력하는 능력(Aspen Institute, 1996)
- 지역사회 건설과 지역사회 건강 향상에 힘을 미칠 수 있는 지역사회의 동적인 특성, 자원과 그들의 관계의 집합(Norton 등, 2002)
  - 개인의 인식, 기술, 자원
  - 구조적 네트워크
  - 구조적 네트워크를 개발, 유지하기 위한 과정
- 집단문제의 해결이나 지역사회의 복지를 유지, 향상시키는데 지렛대가 될 수 있는 특정 지역사회에 존재하는 인간 자본, 조직 자원과 사회적 자본의 상호작용(Chaskin 등, 2001)
- 사회문제와 공공 보건문제를 확인하고, 의제화하며, 시정할 수 있는 지역사회의 능력에 영향을 미치는 지역사회의 특성(McLeroy, 1996)

(2) 지역사회 역량의 구성요소

지역사회 역량(community capacity)은 지역사회가 안고 있는 문제를 효과적으로 해결할 수 있는 지역사회의 능력을 말한다고 하였다. 그럼 문제를 해결할 수 있는 지역사회의 능력이란 구체적으로 어떤 것일까?

지역사회 역량에 대한 정의에도 학자마다 조금씩 차이가 있었지만 지역사회 역량이 구체적으로 무엇을 의미하는 가에 대해서 합의된 것은 없다. 하지만 지역사회 역량을 설명한 학자들의 의견을 비교해 보면 지역사회 역량을 구성하는 공통적 요소를 발견할 수 있다〈표 5-1〉.

표 5-1. 지역사회 역량의 구성요소

	Goodman 등(1998)	Chaskin 등(2001)	Laverack(2001)
기술과 자원	기술 (재정적, 기술적, 기타 물질적) 자원	자원에 대한 접근	내부자원의 동원과 외부자원에 대한 접근 능력
사회적 관계의 성격	지역사회 의식 사회자본/신뢰	지역사회 구성원들의 헌신(전념) 지역사회 의식	다른 사람과의 연계 외부 기관의 역할(촉진자/조직가, 상담자)
지역사회 대화의 구조와 기전	사회적, 조직간 네트워크 지역사회를 관통하는 대화기전과 시민참여 기전	문제해결 기전	중재 구조 (지역사회 통제를 포함한) 프로그램 관리
리더십	리더십		강한 리더십
시민 참여	참여 지역사회 권력(분포)		참여 문제의 평가(문제의 확인과 해결을 위한 활동은 지역사회의 결단에 의해 이루어짐)
가치체계	지역사회의 가치		
학습 문화	지역사회 역사의 이해 비판적 성찰		근본적인 문제에 대한 의문제기(asking why)

자료 : Wendel 등, 2009. 286~287쪽의 표를 일부 수정하였음.

① 지식, 기술, 자원

㉠ 전략적 기획, 대인간 의사소통 및 집단 의사결정 과정에 관한 기술 등이 필요

㉡ 지역사회 내부 자원(풀뿌리 지도자 등) 외에 외부 자원도 중요. 그러나 외부 자원에 대한 의존은 곤란함

㉢ 지역사회 정보기반의 확대가 필요 : 자산목록 작성, 자산지도 그리기 등의 기법을 활용

쉼터

자산지도

1. 지역사회 자산지도 그리기(Mapping Community Assets)

1) 지역사회 자산지도

지역사회의 개인이나 조직, 기관이 지닌 자산과 관계를 그림으로 표시한 것

2) 자산지도를 그리기 전에 준비할 사항

① 협력의 목적과 기대를 명확히 함
㉠ 목적 없이 자산지도를 그리는 것은 의미가 없음
㉡ 우리는 협력을 통해 구체적으로 무엇을 얻고자 하는가?
② 파트너로부터 기대하는 자산을 명확히 함
목적을 달성하기 위해 우리가 필요로 하는 파트너의 자산은 구체적으로 무엇인가?
③ 협력을 통해 얻을 수 있는 상호 이익을 명확히 함
협력을 통해 우리와 파트너가 얻을 수 있는 이득은 각각 무엇인가?

3) 자산지도 그리기

(1) 1단계
① 아래의 잠재적 협력대상자를 대상으로 자산목록을 조사
㉠ 시민단체나 비영리 조직: 지역사회 조직, 종교단체 등
㉡ 공공기관: 병원, 학교, 도서관, 시설공단 등
㉢ 민간기관: (중소)기업, 은행, 대기업 지점 등
㉣ 개인: 지역 주민이나 특수 계층이나 집단(예술가 등)
② 협력활동에 필요한 자산을 기초로 조사목록을 먼저 만들고, 조사대상자들에게 자신이 보유한 자산목록을 작성하게 함
③ 조사목록에는 다음과 같은 사항이 포함됨
㉠ 개인 또는 조직의 특성
㉡ 보유자산
ⓐ 개인 또는 조직이 가지고 있는 자산: 협력 상대방이 보유하기를 바라는 자산 목록
ⓑ 개인 또는 조직이 가지고 있는 자산 중 가장 가치 있다고 판단하는 기술: 전문성이나 숙련도, 다른 사람으로부터의 평가, 본인이 다른 사람을 위해 사용하기를 원하는 자산 등의 기준을 사용하여 판단

ⓒ 개인 또는 조직이 학습하기를 원하는 자산 :
· 지역사회 참여나 협력의 경험이나 희망 여부
· 알고 있는 지역사회개발 또는 협력의 지도자나 단체

(2) 2단계
4가지 그룹이 지닌 지역사회의 주요자산 목록을 정리

(3) 3단계
정리된 자산목록을 바탕으로 자산지도를 그림

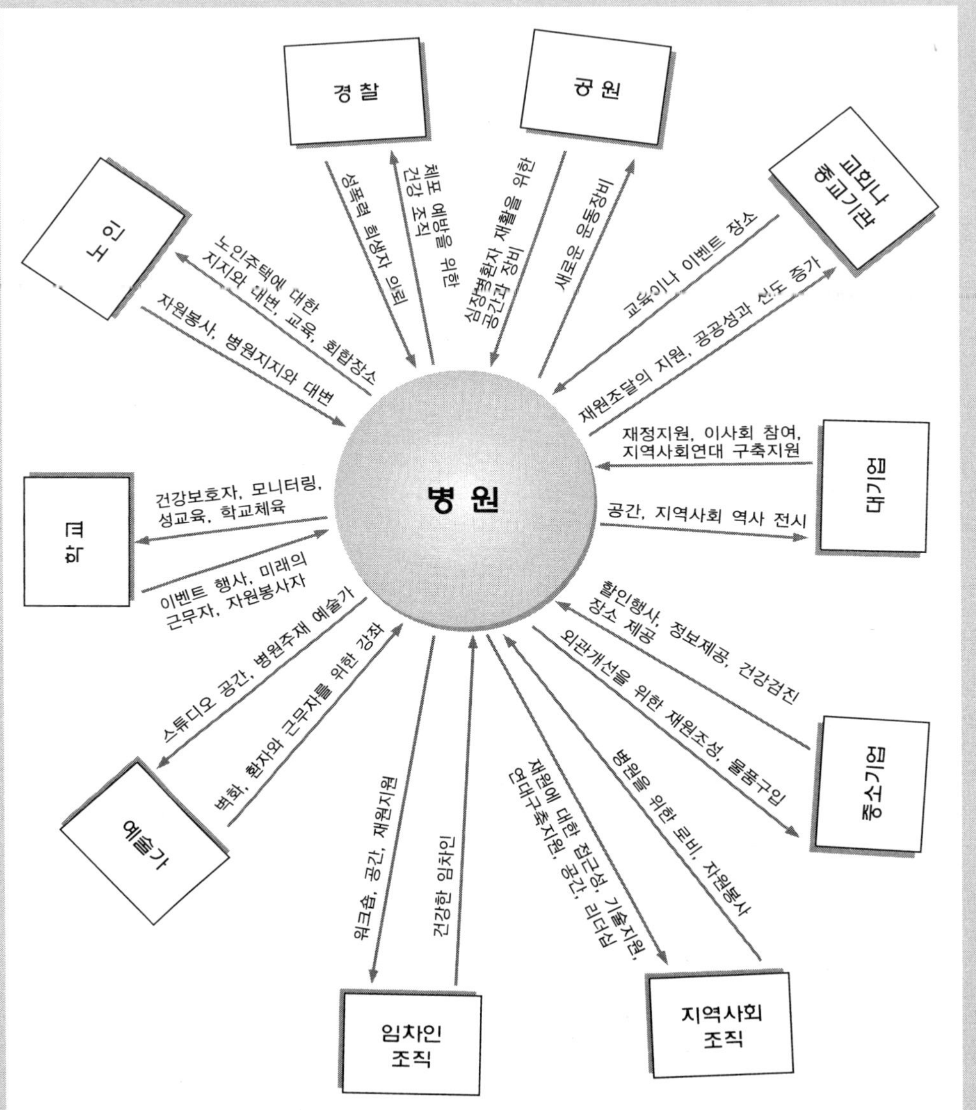

(4) 4단계 : 자산지도의 활용
① 개인과 조직이 보유한 자산을 근거로 건강증진사업을 위한 강력하고, 구체적이며, 상호 이익이 되는 파트너십을 형성
② 형성된 파트너십과 개인/조직의 지역사회 역량강화 과정에의 적극적인 참여를 바탕으로 지역사회 외부 자원과의 새로운 관계 형성을 시도

2. 개인이 지닌 자산 찾기

- 잠재적 협력대상자인 개인을 대상으로 자산목록을 조사
- 응답자들이 응답을 꺼리는 문항에 대해서는 응답하지 않아도 됨
- 응답자들의 응답은 그들의 자산을 강화하여 지역사회를 위하여 쓰이도록 하기 위함임. 단순히 연구목적이나 흥미를 위한 조사는 안 됨

개인의 자산목록(Capacity Inventory)

영 역	항 목
Part Ⅰ. 보유기술 정보	Priority Skills(개인이 보유한 가장 자신 있는 기술) – 남보다 잘할 수 있는 기술로 지역사회를 위해 자신 있게 활용하고 싶은 기술
	건강관리 : 노인, 정신장애나 치매, 환자, 지체장애자나 발달장애자의 관리 수발 : 목욕, 식사, 조리, 운동/신체활동지도, 길 안내, 몸단장, 옷 입히기 등 사무기술 건축이나 수리 보수, 청소, 유지 요리나 식사 제공 어린이 돌보기 교통 기기의 작동과 수리 감독 판매 음악 보안 기타 • 우선순위가 높은 기술 찾기 1) 당신이 지니고 있는 기술 중에서 자신이 가장 잘한다고 생각하는 기술 3가지는 무엇인가요? ① ② ③

영 역	항 목
	2) 당신이 지니고 있는 기술 중에서 그 기술을 이용하기 위하여 다른 사람들이 당신을 고용할 것이라고 생각하는 기술은 무엇인가요? ① ② ③ 3) 당신이 지니고 있는 기술 중에서 다른 사람들에게 가르치고 싶은 기술은 무엇인가요? ① ② ③ 4) 당신이 가장 배우고 싶은 기술은 무엇입니까? ① ② ③
Part Ⅱ. 지역사회 참여 기술	참여한 적이 있는 지역사회 활동의 종류를 파악하고, 앞으로 하고 싶은 일을 조사. 응답자가 앞으로 하고 싶은 일이 지역사회 활성화의 원자재가 됨. 응납자가 가신 기술과 희망에 따라 적합한 지역사회 조직을 연결시켜야 함
Part Ⅲ. 기업 활동에 대한 관심과 경험	응답자들이 사업(돈을 벌 수 있는 모든 일)을 준비하고 있는지, 현재 사업이나 이와 유사한 활동을 하고 있는지를 조사 자산개발 지도자나 그룹을 확인 사업(시작)에 장애가 되는 요인을 확인하여 제거해 줌 현재의 사업에 대해 도와 줄 수 있는 요인을 확인 응답자들이 민감한 개인 문제에 대해 질문한다고 생각할 수 있으므로 주의
Part Ⅳ. 개인 정보	

3. 지역사회 조직이 지닌 자산 찾기

1) 지역사회 조직을 찾는 방법

어떤 경로를 찾아 지역사회의 주민조직을 찾을 수 있을까?

(1) 등록단체
① 관공서에 등록되는 단체의 유형은?
② 실제 관공서 등록 단체 명단 찾기
(2) 인쇄물을 이용
① 주민조직이 소개되는 인쇄물에는 어떤 것들이 있을까?

② 전화번호부, 지방 신문, 소식지, 기타 인쇄물 등
③ 인쇄물을 이용하여 지역사회 단체 찾기

(3) 지역사회 기관(institution) 근무 관계자로부터 정보 입수
① 주민조직에 대해 잘 알고 있는 지역사회 기관은 어디일까?
② 주민자치센터, 종교단체, 시민단체, 공공시설(장소임대) 등
③ 지역사회 기관 근무자에게 접촉하는 방법 : 공문에 포함될 내용 등
㉠ 자기소개
㉡ 취지 설명 : 목적, 조사결과의 활용 등
㉢ 해당 기관에 접촉하는 이유
㉣ 응답자에게 요구하는 내용
㉤ 추후 접촉 일시와 방법
㉥ 준비 자료 : 단체 명단, 주요 활동, 대표자, 연락처 등
㉦ 감사의 말 등
④ 지역사회 기관 근무자로부터 수집해야 할 정보
㉠ 소속단체
㉡ 활동을 직접 지원하는 단체
㉢ 활동을 직접 지원하지는 않으나 해당 기관을 이용하는 단체(장소나 시설, 장비 등을 임대해 주는 단체)
㉣ 지역사회에서 활동하고 있다고 알고 있는 단체
㉤ 기타

(4) 네트워크 조사

(5) 지역주민에 대한 전화조사
① 조사대상자의 선정
전화번호부를 이용한 표본추출
② 효과적인 접촉 방법
㉠ 조사 우편물 발송 : 조사취지, 지역사회 단체의 유형 설명, 조사결과의 사용 등
㉡ 추후 접촉방법(전화)과 일시
③ 전화 질문 내용
㉠ 자기소개
㉡ 우편물 수령 여부 확인
㉢ 전화를 한 이유 소개
㉣ 통화 수락여부 확인
㉤ 본인 또는 가족이 지역사회에서 참가하고 있거나, 알고 있는 단체명칭 : 단체의 주요 유형별로 확인
㉥ 본인 또는 가족이 지역사회에서 참가하기를 원하는 단체 : 주요유형별로 확인
㉦ 비공식적인 조직/모임에 대한 확인
㉧ 지역사회에 대한 동질성, 지역사회 활동 참여 의사 등

잠재적인 협력 조직의 명단

유 형	기관명/성명	비 고
보건의료		
복지		
행정		
교육		
대중매체		
기업/사업		
특수계층/집단 대상 기관		
자원봉사단체		
전문가단체		
소비자단체		
기타		

2) 지역사회 조직의 활동과 자산 조사

① 활동 : 조직의 기존 활동과 새로운 활동(지역사회 조직이 새로이 시작하기를 원하는 활동)을 조사

② 조직의 자산 조사 : 개인에게 자산조사 목록을 이용하여 자산을 조사하듯이 조직에 대해서도 그들이 지닌 자산을 조사

자료 : Kretzmann과 Mcknight, 1993

② 사회적 관계

헌신과 조화, 지역사회 의식, 사회적 신뢰, 상호주의에 대한 규범, 긍정적인 집단간 관계 등

③ 의사소통과 집단행동을 위한 지역사회의 구조

㉠ 지역사회 역량(개발)과 관련된 유형적 자산을 의미

㉡ 자발적인 조직 활동과 같은 조직간 네트워크의 활성화 정도 : 일상생활 속의 공식적, 비공식적 네트워크의 정도

㉢ 지역사회 기획과 활동을 촉진하고 실행하기 위한 기전

㉣ 사회적 활동과 문제 해결을 위한 지역사회 내의 공간

ⓜ 지역사회의 대화를 촉진하는 개인이나 조직의 존재

④ 리더십의 질과 개발

ⓐ 지역사회에 대한 이해, 공동선에 대한 감각, 의사소통 능력, 분석 및 판단, 지도, 비전, 신뢰구축, 팀 활동, 반성과 학습, 동반자 관계 형성 등

ⓑ 새로운 리더의 양성 체계

⑤ 시민참여

ⓐ 참여의 범위, 깊이, 강도

ⓑ 지역사회의 권력구조와 권력의 배분과 관련이 있음

쉼터

시민참여의 수준

- 명목상(marginal) 참여 : 참여 범위가 제한적이고, 지역사회 건강수준이나 의사결정에 거의 영향을 미치지 못함
- 실질적(substantive) 참여 : 우선순위의 결정과 문제해결을 위한 활동에 지역사회의 상당한 참여가 있으나 여전히 외부의 통제도 강한 경우
- 구조적(structural) 참여 : 지역사회 참여에 대한 이념적 지지가 있고, 참여가 사업이나 활동의 기본 전제임

자료 : Kickbush와 O'Byrne, 1995

⑥ 가치체계

지역사회 비전, 규범, 가치 또는 지역사회의 공통된 목표 : 형평, 민주적 참여, 협동, 포용과 사회적 책임, 자원봉사와 이타주의 등이 지역사회를 주도하는 가치임

⑦ 학습문화

ⓐ 비판적으로 사고하고, 근본적인 대안을 고려하며, 다른 사람의 행동으로부터 배우는 지역사회의 능력

㉡ 지속적 학습, 시민 교육, 학습문화, 비판적 성찰, 지역사회에 관한 토론 등이 특징임

(3) 지역사회 역량강화(community empowerment)의 정의

지역사회 역량강화는 지역사회의 문제를 효과적으로 해결하기 위하여 주민들이 자신의 삶과 지역사회 생활에 대한 통제력을 확보하고자 하는 활동 과정이다. 지역사회 역량에 대한 정의에서 언급한 바와 같이 실질적인 통제력은 자원의 활용과 결부되므로 지역사회 역량강화는 지역사회가 (건강을 포함하여) 그들의 생활을 향상시키기 위하여 동원할 수 있는 자산과 특성(assets and attributes)을 증가시키는 과정이라고 생각할 수도 있다.

4) 지역사회 역량강화의 필요성

지역사회의 역량을 강화하여야 할 필요성은 크게 두 가지 관점에서 주장되고 있다.

첫 번째는 건강증진사업을 비롯한 보건사업의 효과와 효율을 높이기 위한 것이다. 건강수준이나 건강결정요인을 변화시키기 위해서는 사회적 지지와 연대를 강화하고, 지역자원을 활성화하여야 하며, 정책과 환경을 건강친화적으로 변화시켜야 하고, 사업이나 활동의 안정성과 지속성을 높여야 한다. 그런데 이러한 노력은 모두 지역사회의 문제해결 능력, 즉 지역사회 역량과 관련이 있다. 즉 지역사회 역량을 향상시키면 건강문제에 대한 사회적 관심과 지지를 향상시키고, 문제의 정의나 해결과 관련된 갈등을 해소시키며, 활용 자원을 증대시키고, 사업의 안정성을 향상시켜 건강증진사업이나 활동의 효과를 높일 수 있기 때문이다.

이러한 생각은 주로 보건전문가에게서 나타나는데 지역사회 역량을 건강증진사업의 효과를 높이기 위한 도구로 간주한다는 점에서 지역사회 역량강화 자체를 목적으로 하는 접근과는 구분될 필요가 있다.

지역사회 역량강화의 두 번째 필요성은 지역사회의 기존 권력과 통제력을 변화시키기 위해서이다. 지역사회의 건강문제는 대부분 기존의 의사결정구조와 자원배분구조가 특권계층에 유리하게 작동하기 때문에 발생하고 유지된다고 생각하는 사람들은 지역사회의 역량강화를 그동안 의사결정과정에서 소외되었던 사람들이 비판적 의식화, 참여

표 5-2. 목적으로서의 지역사회 역량강화와 관련된 개념

개 념	정 의
지역사회 역량	지역사회가 안고 있는 문제를 효과적으로 해결할 수 있는 지역사회의 능력
역량강화	주민들이 자신의 삶과 지역사회 내의 생활에 대한 지배력을 확보하기 위한 사회활동 과정
참여와 연대	"주민이 있는 곳에서 출발"하여 지역사회구성원 모두가 동등하게 참가하는 지역사회 특성
이슈 선택	지역사회의 장점을 살려서 해결 가능한 구체적인 관심사를 확인하는 것
비판적 의식화	문제의 근본 원인에 대해 이해하는 것

와 연대를 통해 자신의 삶과 지역사회 내의 의사결정에 대한 지배력을 확보하는 과정이라 생각한다〈표 5-2〉.

권력과 통제력의 변화를 통해 가능한 지역사회 역량강화는 단순히 보건사업이나 건강증진사업의 효율을 높이기 위해 추진되는 것이 아니다. 이는 인간이 인간답게 살기 위한 노력이므로 그 자체가 목적이지, 다른 사업의 수단으로 간주될 수는 없다.

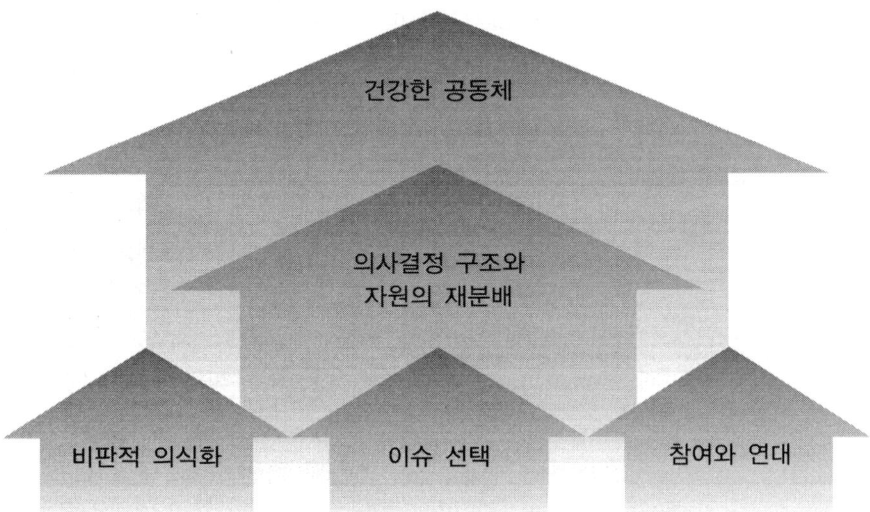

그림 5-3. 지역사회 역량강화의 필요성

5) 지역사회 역량강화의 차원

Norton 등(2001)에 의하면 지역사회 역량은 지역사회 건설과 지역사회 건강 향상에 힘을 미칠 수 있는 지역사회의 동적인 특성으로 개인의 인식, 기술 및 자원의 증가와 개인 및 조직 사이의 네트워크 활성화[12)]를 의미한다.

Norton 등(2001)의 정의를 따른다면 지역사회 역량강화는 개인적 역량과 조직 역량을 강화하는 것이라고 생각할 수 있다〈그림 5-4, 5〉. 그런데 개인이든 조직이든 혼자서는 힘을 발휘하기 어려우므로 지역사회 역량강화는 개인과 조직의 역량강화와 함께 개인의 지역사회 활동참여와 조직의 네트워크 및 협력강화가 병행되어야 한다.

(1) 개인의 역량강화

개인의 역량강화를 위해 향상시켜야 할 능력에는 건강문제의 해결을 위한 기술, 자기효능감(self-efficacy)과 같은 문제해결을 위한 심리적 능력, 비판적인 성찰 능력, 공동체 의식 등이 포함된다.

(2) 시민 참여

만일 개인의 역량이 자기 자신의 이익 극대화만을 위해 사용된다면 지역사회 차원의 역량으로 발전하지 못할 것이다. 따라서 시민(지역사회) 참여가 지역사회 역량의 한 차원이라 할 수 있다.

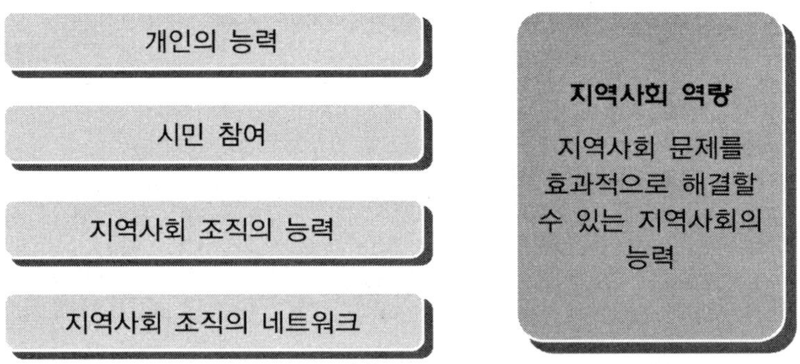

그림 5-4. 지역사회 역량의 차원

12) 지역사회 조직의 네트워크 활성화는 제2부 제4장의 조직 연합 활동 이론에서 다루었다. 조직 연합 활동은 지역사회 역량과 관련이 깊으므로 지역사회수준 변화이론으로 취급하여야 하나, 논의의 편의상 조직수준의 변화이론에서 설명하였다는 것은 이미 밝힌 바 있다.

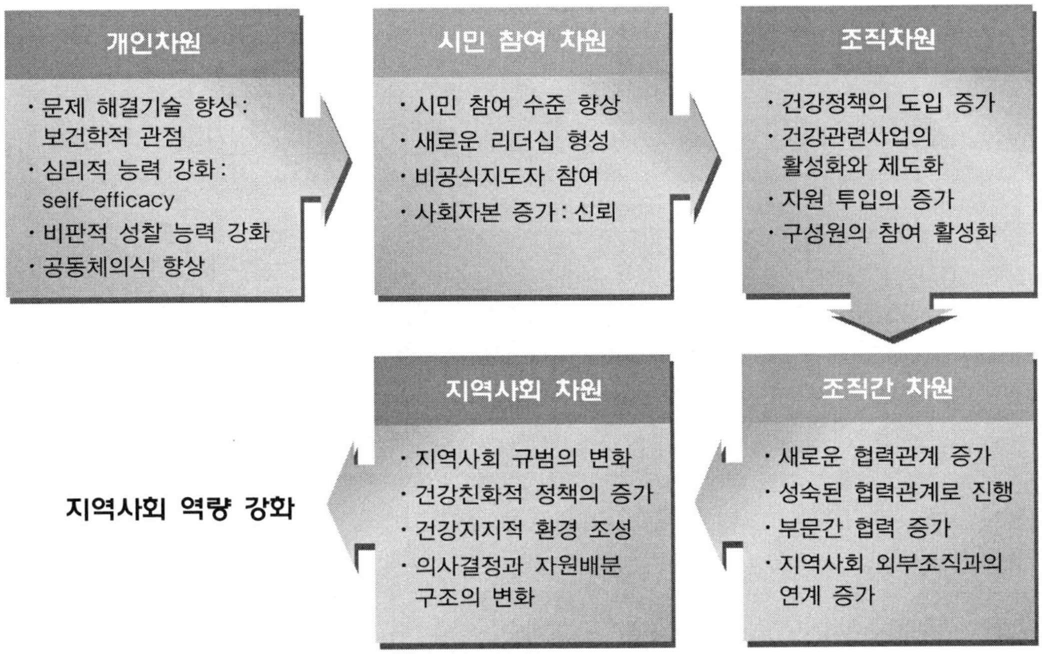

그림 5-5. 지역사회 역량의 차원별 지표

(3) 조직의 역량강화

지역사회에 존재하는 각종 조직의 문제해결 능력을 향상시켜야 한다. 조직차원에서의 건강문제에 대한 관심과 문제해결의 의지, 관련 사업을 위한 자원의 배분, 관련사업의 활성화와 제도화, 조직 구성원의 참여 정도 등이 포함된다.

(4) 조직간 네트워크와 협력 강화

개인의 경우와 마찬가지로 조직도 자기 조직만이 아니라 지역사회 공동의 이익을 위해 노력할 때 지역사회 역량이 극대화된다. 그리고 이러한 노력은 지역사회 조직들의 공동 활동을 통해 구현된다. 구체적으로는 지역사회 조직 사이의 새로운 협력관계의 증가, 성숙된 협력관계로의 진행, 부문간 협력 증가, 지역사회 외부조직과의 연계 증가 등이 해당된다.

정리하면 지역사회 역량은 개인적 차원의 역량 발전과 상호지지집단의 활성화 단계를 거쳐 지역사회 구성원들은 비판적 의식화에 이르게 되고, 의식화된 주민들은 집단

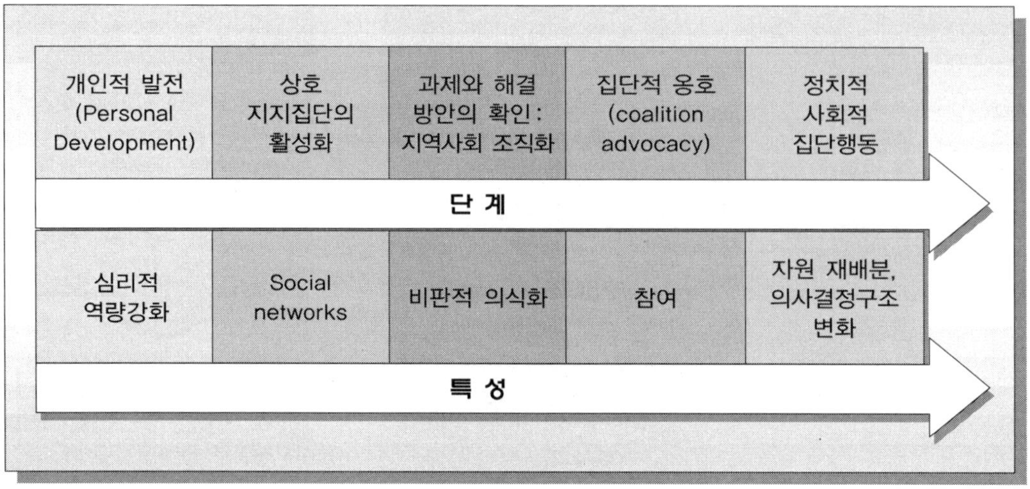

그림 5-6. 지역사회 역량의 강화 단계

자료 : Rissel, 1994를 재구성하였음.

적인 문제해결에 나서 의사결정구조를 변화시키고, 자원을 새롭게 분배하게 되는 차원으로 발전하게 된다.

2 지역사회 개발(community development) 이론

1) 용어의 정리 : 지역사회 기반 접근과 지역사회 개발

지역사회 역량을 강화하기 위한 접근법은 community development(지역사회 개발), community building(지역사회 건설), community organizing(지역사회 조직화), community capacity building(지역사회 역량구축), 지역사회 참여(community participation), 지역사회 동원(community mobilization), 지역사회 행동(community action), 사회 행동(social action) 등과 같은 다양한 용어로 표현되고 있다. 이러한 용어들이 어감과 내용에 있어 미묘한 차이가 있을 수 있지만 실제로는 구별 없이 사용되고 있다(Green과 Tones, 2010).

다양한 지역사회 수준의 접근법들을 구분하는 중요한 관점은 관심의 대상인 접근법이 "지역사회에서 활동(working in communities)"하는 것인지, 아니면 "지역사회와 함께 활동(working with communities)"하는 것인가의 여부이다(Green과 Tones, 2010).

전자는 외부적으로 정의된 의제를 해결하기 위한 (주로 건강행태 개선을 중심으로 하는) 건강증진 활동의 장소나 표적으로서 지역사회와 관련이 있다. 이 용어는 종종 "지역사회 기반 접근"이라고도 불리며, 상의하달 방식을 채택한다. 반대로 후자는 지역사회의 의제 개발에 지역사회를 참여시키고, 지역사회 건강수준 향상을 위해 집단적으로 활동하겠다는 의지를 담고 있다. 일반적으로 후자의 접근방식을 지역사회 개발이라고 부른다.

〈표 5-3〉에 지역사회 기반 접근과 지역사회 개발의 차이를 요약하여 정리하였다.

표 5-3. 지역사회 기반 접근과 지역사회 개발의 차이

이슈	지역사회 기반 접근	지역사회 개발
지역사회 조직화 모델	사회 기획	지역개발, 사회행동
근원적 요인	개인의 책임	환경
접근방향	취약성, 결핍 문제해결	강점, 역량 역량강화
문제의 정의	기관, 정부, 외부 조직에 의해	지역사회에 의해
건강증진과 변화의 일차적 전달 수단	교육, 서비스의 향상, 생활습관 변화, 식품 공급, 매체	지역사회 활성화와 통제, 지역사회 자원과 역량의 증가, 경제적 · 정치적 변화
전문가의 역할	의사결정의 중심이자 핵심	자원
지역사회 주민과 조직의 참여 역할	좋은 서비스의 제공, 소비와 지지의 증가	지역사회의 통제력 증가, 사회구조의 개선
보건복지기관과 공식적 도우미의 역할	서비스 전달체계의 핵심 기전	지역사회 구성원의 필요를 충족시켜 주는 여러 기전의 하나
주요 의사결정권자	기관 대표, 산업계의 리더, 정부 대표, 임명된 지역사회 지도자	자연적으로 선출된 리더
지역사회에 대한 시각	다양한 문제의 진원지, 기술적, 외부적 관점에서 정의됨, 소비자	구체적이고 명확한 문제해결의 원천지, 내부적, 주관적으로 정의됨, 삶의 터
지역사회의 자원	적음	많음
지역사회 구성원의 주인의식	낮음	높음

자료 : Boutilier 등, 2000

쉼터

Rothman의 지역사회 개입에 대한 유형 분류

1979년 Rothman은 지역사회 개입의 유형을 아래와 같이 제시하였는데, 그의 분류는 이 책에서 사용하는 지역사회 수준의 활동 분류의 효시가 된다.

사회기획 (social planning)	사회행동 (social action)	지역개발 (locality development)
· 현재의 권력구조 내에서 건강문제를 합리적으로 해결하려 시도 · 전문가의 역할을 중시 · 주민 참여의 정도는 상황에 따라 다름	· 강제적인 방법을 통한 지역사회의 권력구조의 이동을 시도 · 사회정의의 관점에서 취약계층에 대한 더 많은 자원 배분을 요구	· 기존 권력구조의 한계 내에서 정부와 자발적 조직의 협력을 통해 지역사회의 잠재력을 향상 · 대화와 토의를 통한 합의의 도출
· 지역사회의 문제해결과 관련된 과업(task) 중심의 목표	· 시민권 보장, 노동권 보장, 비흡연자의 권리 보장 등을 위한 캠페인, 사회정책, 입법 등 · 권력의 이동, 사회변화 등의 과업/과정 중심 목표	· 광범위한 계층/이해관계자의 참여를 통한 지역사회의 변화를 추구 · 성인교육을 위한 지역사회 활동 등 · 자조(self-help), 지역사회 역량, 통합 등의 과정(process) 중심 목표

자료 : Rothman, 1979.

2) 지역사회 개발의 정의

지역사회 개발에 대한 몇 가지 정의를 소개하면 다음과 같다.

"지역사회가 자신의 요구와 목적을 결정하고 우선순위를 정하며, 이를 달성하고자 하는 신뢰와 의지를 확고히 함으로써 문제의 해결을 위한 내적, 외적 자원을 확보하고 필요한 조치를 취하며, 이러한 사업을 통해 지역사회 내에서 협동적 태도와 실행을 개발해 가는 과정(Ross 1955)"

“사회정책의 목적을 달성하기 위한 전략. 인간의 가치와 존엄, 기회의 평등에 대해 관심을 가진다. 사회적으로 기술과 자원이 취약한 지역사회에 가장 필요하다. 빈곤, 실업, 장애, 부적합한 주택이나 교육에 의해 가장 고통을 받는 사람들, 계급, 소득, 인종이나 성 등으로 인해 다른 사람보다 지역사회 활동에 참여를 제약받거나 제약을 받는다고 느끼는 사람들과 함께 진행된다(Calouste Gulbenkian Foundation, 1984).”

“건강과 관련된 요인에 대한 의사결정에 지역사회가 밑으로부터(from the ground up) 참여할 수 있도록 하는 과정…주민과 지역사회가 즉각적인 문제를 해결할 뿐만 아니라 장기간에 걸쳐 그들의 능력과 자신감을 배양할 수 있도록 함께 노력(Baum, 1989)”

“지역사회의 구성요원이 그들의 경제적, 사회적, 문화적, 환경적 상황을 변화시키기 위해 시작하는 사회적 행동의 과정(Mattessich와 Monsey, 1997)”

“지역사회 개발은 사회정의와 상호지지에 바탕을 두고 활동적이고 지속가능한 지역사회를 구축하고자 하는 것이다. 지역사회 개발은 사람이 그들의 삶에 영향을 미치는 주제에 대해 참여하는 것을 방해하는 장벽을 제거하기 위해 권력구조를 변화시키는 것이다(Standing Conference for Community Development, 2001).”

3) 지역사회 개발의 핵심가치와 활동

이상의 정의를 종합해 보면 지역사회 개발은 다음과 같은 가치를 중시함을 알 수 있다.

① **평등과 사회정의**: 위계질서와 권력관계의 타파
② **참여**: 명목상의 참여가 아닌 실질적, 구조적인 참여를 중시
③ **경험과 학습**: 일반인의 지식과 경험을 존중하고, 비판적 의식화와 지속적인 학습을 중시
④ **협력**: 경험을 집단화하고 문제점을 공유하며, 공동 노력에 의한 문제해결을 중시

⑤ **역량강화** : 교육, 기술개발, 단체 활동을 통해 개인과 지역사회의 역량을 강화 (empowerment)

지역사회 개발 이론에서는 위에서 제시한 핵심가치를 구현하기 위해 다음과 같은 활동을 강조한다(Standing Conference for Community Development, 2001).

① 조직과 지역사회 내에서 차별적이고, 억압적인 관행에 대한 도전
② 환경을 보호하는 관행과 정책을 개발
③ 지역사회와 조직 사이의 네트워크와 연결을 장려
④ 모든 집단과 개인에 대하여 접근성과 선택을 보장
⑤ 지역사회의 관점에서 정책과 프로그램에 대한 영향력을 행사
⑥ 빈곤과 사회적 소외 문제에 대해 우선적으로 관심을 기울임
⑦ 장기적이고 지속가능한 사회적 변화를 추진
⑧ 사회 내의 불평등과 권력의 불균형을 바로 잡음
⑨ 지역사회가 이끄는 집단적 행동을 지지

4) 지역사회 개발의 역사

지역사회수준의 변화에 대한 관심은 최근에 시작된 것이 아니다. 적어도 19세기에는 이러한 관점에서 사회변화를 시도하려는 노력들이 진행되기 시작하였다(Baum, 1989).[13] 20세기에 들어와 지역사회 개발에 대한 관심은 교육학 분야에서 처음 시작되었다(Green and Tones, 2010). 1940년대에는 교육학 이외에도 농촌사회학, 사회복지, 지역사회심리학, 인류학, 농업 등의 분야에서 지역사회 개발이라는 용어가 사용되기 시작하였다. 1950년대에는 UN 등에서 낙후된 후진국 농촌에 대한 기술지원과 개발을 위해 자조와 지역사회 개발을 강조하였다. 1960년대 미국에서는 빈곤퇴치사업을 위해 지역사회 개발을 중시하기 시작하였다(Kindervatter, 1979).

20세기에 보건분야에서 다시 나타난 지역사회 개발에 대한 관심은 제3세계 학자들이 견인하였다. 자원의 부족과 불평등으로 인해 고통을 받던 제3세계에서는 “희생자 비

13) 19세기 중반부터 시작된 위생개혁 운동이 대표적이다.

난" 논리를 수긍할 수 없었고, 자연스럽게 지역사회 개발 이론에 대한 관심이 높아졌다(Baum, 1989). 1960년대 후반부터 서구사회의 보건전문가들도 지역사회수준의 변화에 대해 관심을 가지기 시작하였고, 1980년대 이후에는 이러한 관심이 더욱 높아졌다.

세계보건기구도 1978년 알마아타 선언 이후 지속적으로 지역사회 차원의 변화에 대해 강조하여 왔다.

쉼터

세계보건기구의 지역사회수준의 변화에 대한 지지

- 1978 Alma Ata 선언 : 사람들은 보건의료문제의 기획과 실행에 개인적으로 또는 집단적으로 참여할 의무와 권리가 있다
- 1985 세계보건기구 유럽지구의 Targets for HFA(Health for All) : 충분한 정보와 동기를 가지고 적극적으로 참여하는 지역사회는 공동목표를 달성하기 위한 핵심적 요소이다.
- 1986 Ottawa 헌장 : 건강증진은 구체적이고 현실적인 지역사회 행동, 즉 우선순위를 정하고 결정을 내리고 전략을 짜고 그것들을 실행에 옮겨 더 나은 건강을 달성하려는 행동을 통해 이루어진다. 이 과정의 중심에는 지역사회에의 권리부여, 지역사회의 주인의식, 자신들의 노력과 운명에 대한 통제가 있다.
- 1988 Adelaide 선언 : 지역사회 활동은 공중보건정책을 육성하는 핵심이다.
- 1997 Jakarta 선언 : 건강증진은 주민들에 의해 주민들과 함께 수행되어야 하며 주민들을 "대상으로" 수행되어서는 안 된다. 건강증진은 개인들의 행동능력, 집단역량, 지역사회 조직을 개선함으로써 건강의 결정요인에 영향을 미치게 된다. 건강증진을 위한 지역사회의 역량개선은 교육, 지도력 훈련과 자원에의 실질적인 접근을 필요로 한다.

5) 지역사회 개발의 성공을 위한 접근방법

지역사회 개발과 같은 지역사회수준의 접근방식의 성공에는 ① 추진자의 특성, ② 지역사회의 특성, ③ 추진과정, ④ 외부환경과 같은 요인이 영향을 미친다.

(1) 추진자의 특성

지역사회 개발은 지역사회가 주도하는 활동이지만 외부 전문가들이 전혀 관여하지 않는 것은 아니다. 하지만 지역사회 개발의 주체는 지역사회이므로 전문가들은 주민을 지

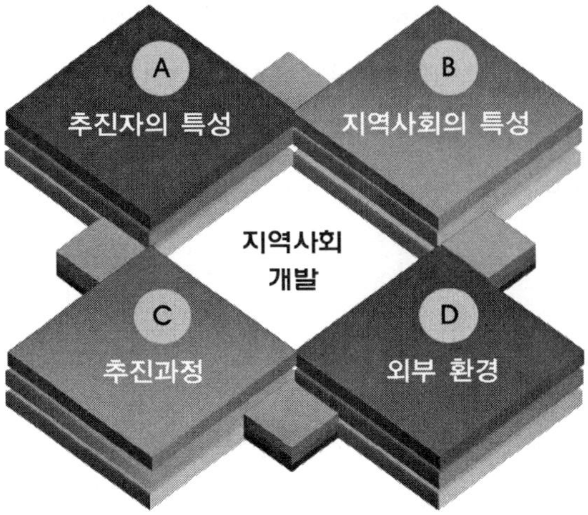

그림 5-7. 지역사회 개발의 성공에 영향을 미치는 요인

도하려는 입장에서 벗어나 지역사회 활동의 촉진자(facilitator) 또는 촉매자(catalyst)로서 주민과 함께 활동하여야 한다. 전문가적 시각을 고집하려 하지 말고, 주민의 시각을 중시해야 하는 것은 당연하다. 지역사회의 기존 관계와 질서가 변화의 대상이라 할지라도 처음부터 이를 무시하고 접근해서는 성공하기 어렵다. 주민들이 스스로 문제를 깨달을 때까지 학습과정을 반복하면서 기다려야 한다.

따라서 지역사회 개발의 성공을 위해서 전문가들은 다음과 같은 특성을 지녀야 한다.

① 지역사회를 이해하려는 자세
② 지역사회에서의 다양한 경험
③ 지역사회 활동에 대한 헌신
④ 주민, 지역사회 조직과의 신뢰 형성
⑤ 유연성과 적응력

성공적인 촉매자가 되기 위해서는 다음과 같은 지식과 기술의 습득도 필요하다.

① 지식(knowledge) : 지역사회의 변화 과정에 대한 이해, 지역사회의 역사, 가치체계, 관습, 자원 등에 대한 이해
② 기술(skill) : 리더십, 경청하기와 의사소통, 전략적 기획, 조직 만들기와 Network 형성, 그리고 관리, 갈등관리, 평가 등

(2) 지역사회의 특성

모든 지역에서 지역사회 개발 활동이 성공하는 것은 아니다. 다음과 같은 특성을 가진 지역사회가 성공의 확률이 높다.

① 지리적 반경이 작은 지역사회

② 공동체 의식(sense of community)이 강한 지역사회

③ 정체성이 강한 지역사회

④ 지역사회 리더(예 풀뿌리 지도자)가 존재하는 지역사회

⑤ 의사결정과정이 유연하고, 토의를 통한 합의도출과 협력을 중시하는 지역사회

⑥ 사회적 통합이 높은 지역사회

⑦ 지역사회 차원의 문제해결 성공 경험이 있는 지역사회

(3) 추진과정의 특성

지역사회 개발의 성공을 위해서는 추진과정이 적절하여야 한다. 먼저 스코틀랜드에서 개발한 지역사회 개발을 위한 원칙을 살펴보자(Communities Scotland, 2005).

① 공정, 형평, 포용이 지역사회 개발의 모든 측면을 뒷받침하여야 하며, 정책과 모든 사람의 참여 방식에 반영되어야 한다.

② 지역사회 개발은 명확하고 동의된 목적을 가지고 있어야 하고, 이러한 목적을 달성하기 위한 방법을 지니고 있어야 한다.

③ 지역사회 개발의 질을 향상시키기 위해서는 학습과 경험에 대한 전념이 필요하다.

④ 기술은 지역사회를 건설하고, 평등의 원칙을 구현하며, 주인의식을 공유하며, 모든 시각을 반영시킬 수 있도록 활용되어야 한다.

⑤ 지역사회 개발에 관여하는 모든 집단은 학습, 경험, 관찰과 반성에 기반을 둔 지식을 보유하여야 하고, 효과적인 관리 과정을 통해 이러한 지식을 공유하고, 활용하여야 한다.

⑥ 모든 집단에게 그들의 지식과 기술을 개발할 수 있는 기회가 제공되어야 한다.

⑦ 효과적인 관리를 위해서는 정확하고 시의적절한 정보가 필수적이다.

스코틀랜드에서는 이러한 원칙을 바탕으로 지역사회 개발을 위한 10가지 기준도 제시하였다(Communities Scotland, 2005).

① **참여** : 지역사회 개발에 관심을 가지고 있는 개인이나 조직을 확인하고 참여시킨다.
② **지원** : 참여에 대한 장애요인을 확인하고 극복한다.
③ **기획** : 필요와 활용가능한 자원에 대한 근거를 수집하고, 이러한 근거를 활용하여 지역사회 개발 활동의 목적, 범위, 일정에 대해 합의한다.
④ **방법** : 목적에 부합하는 지역사회 개발 방법에 대해 합의하고, 이를 활용한다.
⑤ **협력** : 모든 참여자가 효과적이고 효율적으로 협력하여 일하는 것이 가능하도록 명확한 절차를 제시하고 활용한다.
⑥ **정보의 공유** : 필요한 정보는 참여자들에게 전달되도록 보장한다.
⑦ **다른 기관/사람과 일하기** : 지역사회 개발에 관심을 가지고 있는 다른 기관/사람들과 효과적으로 일한다.
⑧ **향상** : 적극적으로 모든 참여자의 기술, 지식, 자신감을 개발한다.
⑨ **피드백** : 지역사회 개발의 결과를 관련된 지역사회와 기관에 제공한다.
⑩ **모니터링과 평가** : 지역사회 개발 활동이 목적에 도달하고, 전국기준에 부합하는지를 모니터링하고 평가한다.

Henderson 등(2004)이 제시한 올바른 지역사회 개발을 위한 접근방식은 〈표 5-4〉에 요약되어 있다.

표 5-4. 지역사회 개발과 보건 활동을 위한 올바른 방법

명확하고 현실적인 역할과 업무소관	· 건강에 대한 적극적인 정의를 수용하고, 건강을 지역사회의 중요한 과제로 인식 · 협력의 원칙과 가치, 그리고 합의에 대해 명확히 하고 합의에 도달 · 프로젝트의 모든 단계에서 지역사회의 참여 · 문화와 법으로 정해진 활동 방식의 변화 · 활용 가능한 시간과 자원, 지역사회와 주민의 필요와 역사를 고려하여 현실적인 프로젝트 소관을 지정 · 프로젝트의 구체적인 과제와 함께 소수집단과 다수집단의 필요를 모두 존중

프로젝트 수행을 위한 적절하고 적합한 자원	• 적절하고 장기적인 재원의 확보 • 접근가능하고 적합한 전제들 • 지역사회 개발 기술에 대해 경험이 많고 오래 근무한 직원들 • 신뢰성 있고, 헌신적이며, 적절하게 지원을 받는 자원봉사자와 활동가들
프로젝트를 지원하기 위한 적절하고 적합한 관리와 평가	• 시간, 기술, 경험을 보유한 사람들에 의한 효과적이고 지지적인 프로젝트 관리 • 특정 개인에 대한 과도한 의존을 피하고, 지역사회의 필요와 관심에 부응할 수 있도록 프로젝트와 주요 기관 사이에 명확하게 정의된 조직 구조를 갖춤 • 프로젝트 관리와 의사결정에 지역사회의 참여 • 프로젝트의 기획과 개발을 위해 적절한 모니터링과 평가를 실시
프로젝트 외부의 광범위한 환경의 중요성을 인지	• 지역사회와 지역 기관의 과거 역사와 경험을 바탕으로 하고, 이러한 배경을 고려하여 새로운 프로젝트를 개발 • 지역 정치가의 지지를 획득하고, 지역사회 참여를 지원하는 국가의 새로운 정책과 프로젝트를 연결시킴 • 효과적인 기관간, 부문간 연계와 협력
장기적인 지속가능성을 높임	• 지역사회 건강 프로젝트를 보건 및 사회 정책 영역에서 새롭게 대두하는 변화의 의제와 연결시킴 • 성취 가능한 실질적인 변화와 편익에 대해 조망하고, 이를 지역사회, 재원지원 기관, 관련 기관 등에 홍보 • 기술, 정보, 접촉지점, 네트워크, 집단 등과 관련된 지역사회 역량을 구축 • 지역사회 참여, 지역사회의 필요와 시각을 프로젝트의 기획, 정책, 우선순위 결정에 반영시키고, 확인된 변화의 필요성에 적절하게 대응할 수 있도록 하기 위해 지역사회의 기관과 전문가가 기술, 지식, 헌신하는 자세를 확실하게 갖추도록 함 • 지속가능성을 프로젝트의 종료단계에서가 아니라 모든 단계에서 고려함

자료 : Henderson 등, 2004. Green과 Tones, 2010에서 재인용함.

쉼터

미국 CDC(1997)가 제시한 지역사회개발의 단계에 따라 적용하여야 할 원칙 9가지

① 시작 전

㉠ 지역사회 개발 노력의 목적과 대상 지역사회와 인구에 대해 명확히 한다.

㉡ 지역사회의 경제상태, 정치구조, 규범과 가치, 인구학적 경향, 지역사회 활동의 역사

와 경험 등에 대한 지식을 축적한다. 지역사회 개발 활동을 시작하는 사람들이 지역사회에 대해 알도록 한다.

② 지역사회 개발의 시작을 위해

㉠ 지역사회 활성화 과정을 만들어 내기 위해 지역사회로 가서 관계를 구축하고, 신뢰를 쌓고, 공식적, 비공식적 지도자와 함께 일하며, 지역사회 조직과 지도자로부터 지지를 획득하여야 한다.

㉡ 지역사회의 자기 결정 권한은 모든 지역사회 주민의 책임이자 권리라는 것을 기억하고 받아들여야 한다. 어떤 외부기관도 지역사회의 자기 이익을 위한 활동 권한을 부여할 수 없다.

③ 지역사회 개발의 성공을 위해

㉠ 변화와 건강수준 향상을 위해서는 파트너십이 필요하다.

㉡ 지역사회 개발의 모든 측면에서 지역사회의 다양성을 확인하고 존중하여야 한다. 다양한 문화와 기타 제반 요인들에 대한 인식은 지역사회 개발 접근법을 고안하고, 실행하는데 있어 매우 중요하다.

㉢ 지역사회 개발은 지역사회 자산을 확인하고 활성화함과 동시에 지역사회의 의사결정과 활동을 위한 역량과 자원을 개발함으로써 지속가능해진다.

㉣ 지역사회 개발을 위한 조직이나 개인은 지역사회를 위한 활동이나 중재에 대해 준비되어 있어야 하며, 지역사회의 변화하는 필요에 부응할 수 있도록 유연하여야 한다.

㉤ 지역사회 협력은 참여 기관과 그들의 파트너들로부터 장기간의 지지를 요구한다.

(4) 외부환경

지역사회 개발의 성공을 위해서는 장기적이고 안정적인 활동이 필수적이다. 만일 외부환경의 지지가 없다면 이는 불가능하다. 그러나 지역사회 개발 활동에 대해서는 지

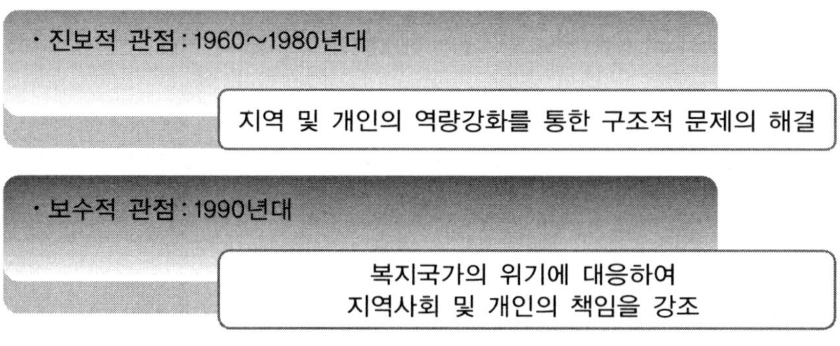

그림 5-8. 지역사회 개발 접근법에 대한 시각

역역량 강화 = 좌파적 사고라는 기득계층의 적대감이 심하고, 건강증진 사업 팀 내부에서도 반대가 만만찮을 수 있다. 따라서 외부의 지지를 획득하기 위하여 단기적인 성과의 제시, 사업의 목적과 내용에 대한 적극적인 홍보, 지역사회 개발 방식에 대한 옹호세력의 결집과 정치적 영향력 행사 등이 계속되어야 한다.

6) 지역사회 개발의 장 · 단점

지역사회 개발의 장점에 대해서는 이미 여러 차례 언급되었다. 그런데 지역사회 개발 방식은 과연 단점은 없는 것일까?

① 객관화된 평가 방법이 부족하다. 하지만 지역사회 개발과 같은 접근방식을 실증주의적 관점에서 평가하려 하는 것은 타당하지 않다는 반론도 있다.[14]

② 지역사회 개발 활동은 수용가능성이 높지 않다. 지역사회 개발 접근법은 이 이론이 가지고 있는 이데올로기로 인해 사회의 기득계층에게 받아들여지기 어렵다. 지역사회나 외부의 책임 있는 당국자는 지역사회 개발이 주로 관심을 가지는 소수 취약계층 보다 다수를 대상으로 한 사업을 중시하는 경향이 있다.

③ 사업 과정에서 갈등을 야기하는 경우도 많다. 지역사회 개발을 위한 활동가와 재정지원자, 지역사회는 동반관계를 강화하는 것이 바람직하지만 실제로는 외부의 재정지원자와 지역사회 활동가 사이에는 갈등이 나타나고, 지역사회는 무관심한 경우가 많다.

④ 정치적 이유와 객관적 평가의 부족, 미흡한 가시적인 성과 등의 이유로 안정적인 재원을 확보하기 어렵다.

⑤ 행동의 촉진자, 또는 촉매자 역할을 할 적합한 전문가를 구하는 것이 쉽지 않다.

〈표 5-5〉에 지역사회 개발의 장 · 단점을 정리하였다.

---

14) 이에 대해서는 제4부 제2장 건강증진의 평가를 참조하기 바람.

표 5-5. 지역사회 개발의 장 · 단점

장 점	단 점
· 건강문제의 근본원인에 대한 관심 · 참여를 통한 능력개발과 신뢰감 형성 · 민주적 원칙과 책임의 확장 · 다양한 분야에서 향상된 지역사회 역량을 활용 가능	· 시간이 많이 걸림 · 비가시적이고 측정 불가능한 결과 · 소규모 집단이나 사람들을 대상으로 하여 객관적 평가가 힘듦 · 지엽적인 문제에 매몰되어 전체를 조망하지 못하는 경우도 있음 · 불안정한 재원확보 · 기존의 건강증진전문가들은 자신의 역할에 갈등을 느낌

3 사회자본(Social Capital)

쉼터

"스타벅스가 지역사회 망쳐"〈美학자〉

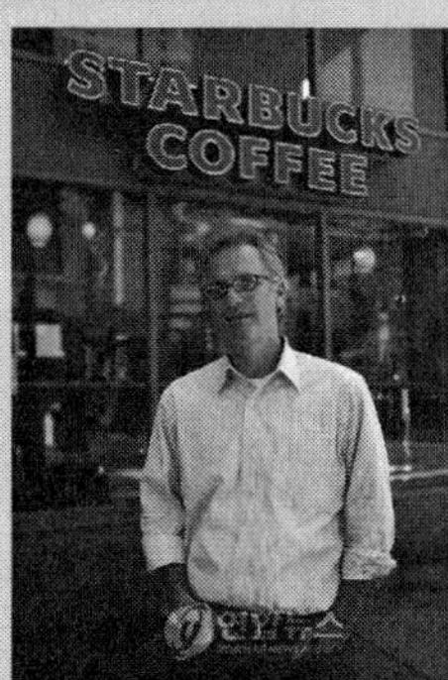

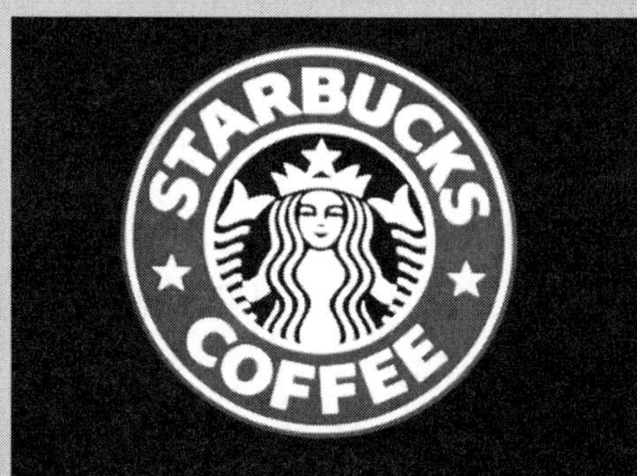

필라델피아의 한 스타벅스 매장 앞에 서 있는 사이먼 교수(AP=연합뉴스)

"작으면서도 공간이 넓게 배치된 테이블, 무료 무선인터넷 서비스, 테이크-아웃 고객의 선호…".

미 템플대학의 브라이언트 사이먼 교수는 최근 그의 저서를 통해 고립된 개인적 공간을 조성하는데 앞장서고 있는 스타벅스 커피 체인점들이 자유로운 대화와 교류로 상징되는 지역사회의 생활방식을 파괴하고 있다고 주장했다.

전 세계 1만6천개 매장에 지난해 104억 달러의 매출을 기록한 세계최대의 커피 전문 체인점 스타벅스가 점내에 지역메시지 보드를 설치하는 등 직장과 가정 사이 '제3의 장소'로서 역할을 주장하고 있으나 사이먼 교수는 이는 '허구'라고 일축했다.

영국 일간지 텔레그래프가 28일 보도한 바에 따르면 사이먼 교수는 그의 저서 '커피 이외의 모든 것 : 스타벅스로부터 미국을 배운다'에서 사람들은 스타벅스에 들어서면서 자신만의 조그만 공간을 마련한다면서 "노트북 컴퓨터를 펴고 헤드폰을 끼고... 이 이상 고립적일 수가 없다"고 꼬집었다.

사이먼 교수는 9개국 425개 스타벅스 매장을 방문해 고객들과 대화를 가졌으나 매장 내에서 자연스러운 대화나 교류는 거의 볼 수가 없었다면서 스타벅스가 생각하는 공동체는 매우 협소한 것이라고 지적했다.

또 스타벅스는 값이 비싼데다 배타적 분위기를 유지하기 위해 고급소비자들이 드나드는 지역에만 문을 열고 있었다면서 스타벅스의 성공은 커피와는 아무런 관계가 없으며 순전히 이미지와 독자성 때문이라고 덧붙였다.

스타벅스 커피를 들고 있는 사람들을 보면 성공하거나 조금 세련된 사람으로 보인다는 것이다.

〈연합뉴스, 2009-09-29〉

쉼터

무관심을 파는 커피숍

커피숍들을 대상으로 한 가지 실험을 해 보았다. 스타벅스 몇 군데와 스타벅스 식으로 운영되는 다른 체인 및 지역 커피숍을 찾아 몇 시간씩 보내보는 것이다. 그러면서 '제3의 공간'으로 가장 마음에 드는 곳을 찾아 그 이유를 분석하는 것이다. 어차피 커피숍에 살다시피 하는 사람이므로 이 작업은 별도의 수고와 시간을 필요로 하지 않았다.

몇 주간 이곳저곳에서 시간을 보내 본 결과, 미국 커피숍에서 가장 중요한 요소는 '무관심'이라는 사실을 알아냈다. 불친절을 말하는 것이 아니다. 점원은 최대한 친절하고 정중해야 한다. 하지만 돈을 받고 커피를 건넨 이후에는 그 고객과의 소통은 완전히 단절되어야 한다. 고객은 그 '친절한 무관심' 속에서 원하는 시간만큼 원하는 일을 하다 돌아갈 것이다.

이러한 익명성을 위해 필요한 것은 점원들의 시선이 미치지 않을 만큼 넓거나 시선을 적당히 차단해 주는 공간구조다. 독서에 불편함은 없지만 적당히 얼굴을 가려주는 부분조명은 고객 사이의 시선을 차단하고 있었다. 미국인들은 돈을 지불하고 산 무관심의 안락 속에서 제할 일들을 하다 소리 없이 하나둘 일어섰다.

흥미로운 것은, 내가 아는 한국의 커피숍은 스타벅스를 포함해 더 밝고 개방적인 구조를 갖추고 있다는 사실이다. 방문객들은 활기찬 분위기 속에서 큰 소리로 웃으며 끝없이 대화를 나눈다. 조용히 노트북 자판기를 두드리거나 책을 읽고 있는 사람들 앞에조차 따뜻한 시선을 보내는 친구가 앉아 있기 일쑤다. 한국에서 커피숍은 분명히 다른 공간이다.

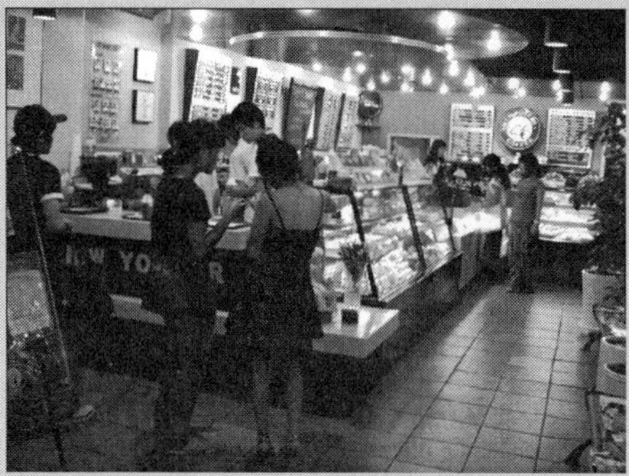

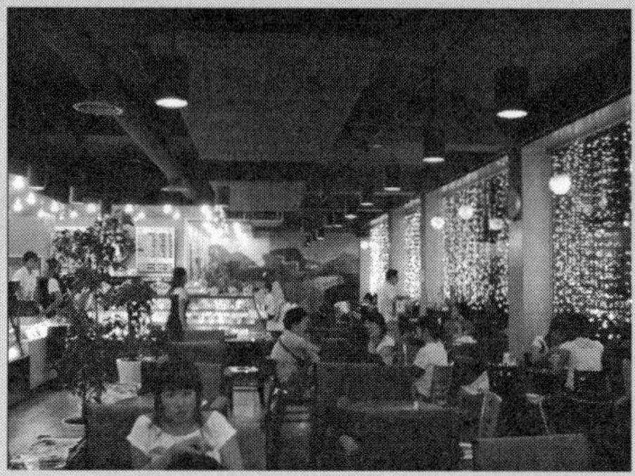

지난여름, 한국의 한 커피숍을 석 달 동안 '일터'로 사용한 적이 있다. 한국을 떠나기 전 작별인사를 하자, 그 곳의 직원들은 아쉬운 표정을 지으며 커피와 케이크 값을 대신 내주었다. 미국의 커피숍에서는 느낄 수 없는 인정이 오가는 한국사회의 축소판을 보는 순간이었다. 그래서일까? 오래 머물기 편한 쪽은 미국 커피숍이지만, 그리움의 대상이 되는 곳은 언제나 한국 쪽인 까닭이.

출처 : 강인규, 나는 스타벅스에서 불온한 상상을 한다. 인물과사상사, 2008.

1) 사회자본[15)]의 개념과 정의

우리는 흔히 "백지장도 맞들면 낫다"라는 말을 한다. 또 "한 개의 화살은 꺾기가 쉽지만 여러 개의 화살은 꺾기가 어렵다"는 속담도 자주 인용한다. 이러한 속담의 공통점은 사람이 살아가는 데는 혼자 보다는 다른 사람을 신뢰하고, 협력하는 것이 바람직하다는 것이다.

15) 지역사회 개발을 통해 이루고자 하는 지역사회는 목적을 공유하고, 사회관계 네트워크가 잘 짜여 있으며, 공동목적을 성취하기 위해 협력해서 활동하는 능력, 다른 사람을 도와주는 능력 등을 갖춘 사회이다. 이런 능력을 우리는 사회자본이라고 통칭한다. 따라서 지역사회 개발을 통해 이루고자 하는 사회는 바로 사회자본이 많은 지역사회라고 할 수 있다.

최근 우리나라 자살률이 OECD 국가 중에 제일 높다는 보도가 있었다. 일찍이 프랑스의 사회학자 뒤르켐은 그의 저서 「자살론」을 통해 사회통합 수준과 자살률이 관련성이 있다고 주장하였다. 뒤르켐에 따르면 사회 통합 수준이 높은 사회에서는 자살률이 낮으며, 다양한 형태의 사회적 혼란이 존재하고 사회적 유대가 이완된 사회에서는 자살률이 높다는 것이다. 그 이유로 뒤르켐은 응집력이 있는 사회는 "서로 간에 도덕적 지지"가 풍부하다는 특징을 가지고 있는데, 이러한 지지에 의해 개인을 어려운 환경하에서 혼자의 힘만으로 버텨가도록 내버려두는 것이 아니라 집단적 에너지를 공유하고 지쳤을 때 서로를 지지 해주기 때문이라는 것이다.

다른 사람에 대한 신뢰나 사회적 유대나 응집력 등을 최근에는 사회자본(social capital)이라는 개념을 이용하여 설명한다. 사회자본이란 개인들로 하여금 사람과 사람사이의 협력과 효과적인 집단행동을 촉진하는 신뢰, 규범이나 네트워크와 같은 사회구조의 특징을 말한다.

자본이란 경제적 이익을 생성하는 자원을 총칭하는 개념이다. 사회자본이란 용어가 의미하듯이 사회자본 역시 자본의 한 종류이다. 그러나 우리가 일반적으로 생각하는 경제적 자본과는 차이가 있다. 자본은 경제적 자본(economic capital)과 비경제적 자본(non-economic capital)으로 구분된다. 경제적 자본에는 재화나 부동산과 같은 물적 자본(physical capital)과 화폐, 유가증권, 차용서와 같은 금융자본(financial capital)이 해당된다. 대표적인 비경제적 자본이 인간자본(human capital), 문화자본(cultural capital), 그리고 지금 우리가 학습하고 있는 사회자본이다(유석춘 · 장미혜, 2006)〈표 5-6〉.

다른 형태의 자본과 비교할 때 사회자본은 다음과 같은 특성을 지니고 있다(유석춘 · 장미혜, 2006).

① 사회자본은 행위자들이 개별적으로 보유하고 있는 자본이 아니라 행위자들 사이의 관계 속에 내재하고 있다. 즉, 개인이 소유하고 있는 개인적 자원이 아니라 개인들 간의 관계를 통해서 접근할 수 있는 사회적인 자원이다(Lin, 2001).

② 다른 자본은 자본의 소유자에게 이익이 배타적으로 돌아가지만 사회자본에 의한 이익은 자본의 소유자에게 배타적으로 돌아가는 것이 아니라 공유된다.

③ 사회자본은 소유자가 특별한 노력을 기울이지 않아도 그것을 지속적으로 보유할 수 있는 다른 형태의 자본과는 달리 지속적으로 관계를 유지하려는 노력이 필요

표 5-6. 경제적 자본, 인적자본, 문화자본과 사회자본의 차이점

	경제적 자본	인간자본	문화자본	사회자본
이론적 의의	화폐가 아닌 생산수단의 형태로 존재하는 자본	자본가에 의해서만 배타적으로 소유될 수 있는 자본의 개념에 대한 수정	경제적 자본과 문화자본의 불일치	개인이 아닌 사회적 관계 속에서 파생되는 자본
자본의 소유자	개인 (자본가)	개인 (노동자)	가족 전체 또는 가족의 개별구성원	집단 (사회집단)
자본소유자에게 주는 이익	타인의 노동력에 대한 착취를 통한 경제적 이익	노동시장에서의 협상력 증대, 높은 임금	다른 계급과의 구별 짓기와 계급의 문화적 재생산	정보의 취득, 사회적 연대와 결속의 창출
자본의 존재형태	물질적 대상 (토지 및 기계와 같은 생산수단)	교육 및 직무 훈련을 통해 개별노동자에게 체화된 기술과 지식	가족구성원들에 의해 공유되는 문화적 취향	개별행위자가 아닌 사회적 관계 속에 존재하는 신뢰와 결속관계
연구의 핵심	자본가와 노동자 사이의 계급적인 착취관계	교육과정과 임금 사이의 연관성	문화자본을 통한 세대간 계급 재생산	개인 혹은 집단 사이의 관계 유형
분석수준	구조(계급)	개인	가족	개인/집단

자료 : 유석춘 · 장미혜, 2006. 27쪽

한 자본이다.

④ 사회자본을 매개로 한 사회적 교환관계는 경제적 거래처럼 동등한 가치를 지닌 등가물의 교환이 아니며, zero-sum 관계도 아니다. 오히려 사회자본은 거래 당사자 모두가 사용하면 할수록 축적되고 더욱 증가하는 관계이다. 즉, 사회자본은 사용할수록 총량이 늘어나는 속성을 지닌다.

⑤ 마지막으로 경제적 자본의 교환은 시간적으로 볼 때 동시에 일어나지만 사회자본의 교환은 이러한 동시성을 전제로 하지 않는다. 도움의 제공시 제공자에게는 앞으로 보상을 받을 권리가, 도움을 준 사람에게는 장차 갚아야 할 의무가 생기는 그런 관계이다. 그런데 이런 믿음은 언제나 배신당할 수 있으므로 사회자본은 일

반적인 호혜성의 원칙에 입각한 자원이지만 그 호혜성은 원천적으로 불안하다.

사회자본의 개념이 대두된 배경에는 소위 "합리적 인간"에 대한 비판과 반성이 있다. 개인과 집단의 경제적 행위를 시장의 논리로만 설명하는 경제학적 접근에서는 시장의 행위자는 자신의 손실은 극소화시키고 이익은 극대화시키는 인간으로 가정된다. 따라서 인간은 자신의 이해와 부합하는 경우에만 타인과 협동하고 집단행동에 참여할 것이라고 상정된다. 우리가 지금까지 배운 개인차원의 건강행태 이론은 "합리적 인간"에 대한 가정에 기초하고 있다. 그러나 우리는 이해타산에 기반을 두지 않은 협동과 희생을 통해 집단의 가치를 강화하고, 또한 이를 통해 질서가 유지되는 경우를 흔히 목격할 수 있다. "합리적이지만 어리석은 인간", "제한적 합리성을 가진 인간"들이 어떤 경우에 서로 협력하는 존재로 변화하는가를 밝히고자 하는 관심에서 사회자본에 대한 연구가 시작되었다(유석춘 · 장미혜, 2006).

사회자본은 시민사회의 성숙과 민주주의의 발전을 가져오는 원동력으로 신뢰와 호혜성에 기초한 공동체의 건설에 필수적인 전제조건이다. 사회자본에 대한 저명한 연구자인 Putnam(1993)은 "분열된 개인을 집합시켜 공동의 관심을 추구하도록 만드는 공동체 중심의 사회자본은 바로 현대사회에서 사라지고 있는 퇴니스의 게마인샤프트에 상응하는 개념이다."라고 주장하였다. 또, Fukuyama(1995)는 "사람들 사이에 다양한 결사가 활성화되고 또한 이를 통해 사람들 사이의 결속이 다양한 방법으로 교차하면서 증진될 때에만 사회 전체적으로 공동의 목표를 성취하는 집합적인 능력이 향상될 수 있다. 그리고 사회자본의 축적이야말로 민주주의 발전에 가장 핵심적인 조건이 된다."라고 하였다. 이와 같이 사회자본은 서구 정치문화의 일반적인 경향인 개인주의적 지향을 어떻게 하면 공동적인 관심으로 바꿀 수 있는가 하는 논의에 빠지지 않고 등장한다.

하지만 사회자본의 기본적 성격과 의의에 대해서 많은 사람들이 동의하는 것과 달리 정작 사회자본의 정의에 대해서는 학자마다 상이한 의견을 가지고 있다. 〈표 5-7〉에 주요 학자들의 사회자본에 대한 정의를 소개하였다.

표 5-7. 사회자본에 대한 정의들

저 자	정 의
Bourdieu(1985)	지속적인 네트워크 혹은 상호 면식이나 인정이 제도화된 관계, 즉 특정한 집단(가족, 계급, 학교, 정당)의 구성원이 됨으로서 획득되는 실제적인 혹은 잠재적인 자원의 총합이다.
Coleman(1990)	사회자본은 그것의 기능에 의해 정의된다. 사회자본은 단일한 실체가 아니라, 두 가지 공통된 특징을 가진 다양한 실체로 구성된다. 공통요소란 사회적 구조에서 생긴다는 점, 그리고 그 구조 안에 있는 개인들의 특정 행동을 촉진한다는 점이다. 사회자본은 다른 형태의 자본과 마찬가지로 생산적이며, 그것 없이는 달성할 수 없는 특정 목표의 달성을 가능하게 만든다. 물리적 자본이나 인간자본과 같이 사회자본은 완벽하게 다른 것으로 대체될 수 없으며 특정한 행위에 특화되어 나타난다. 하나의 주어진 사회자본은 특정한 행위를 촉진하는 가치를 지니지만 다른 사람에게는 무용할 수도 있고 경우에 따라서는 해가 될 수도 있다. 다른 형태의 자본과 달리 사회자본은 둘 혹은 다수의 행위자들 사이의 관계의 구조 안에 내재하고 있다. 그것은 행위자 자체에 혹은 물리적인 생산 도구 속에 존재하지 않는다.
Portes(1995)	네트워크 또는 보다 넓은 사회 구조에 소속된 덕택으로 희소한 자원을 확보할 수 있게 된 개인의 능력이다. (사회자본을) 획득할 수 있는 능력은 개인에게 내재되어 있는 것이 아니라 개인이 갖고 있는 다른 사람과의 관계 속에 존재한다.
Putnam(1996)	연결망, 규범, 그리고 신뢰와 같이 상호이익을 위한 협력과 조정을 용이하게 하는 사회조직의 특성을 의미한다(그들이 공유한 목적이 칭찬받을만한가는 물론 다른 문제이다).
Fukuyama(1999)	한 집단의 구성원들이 공유하는 비공식적인 가치들 또는 규범으로서 구성원들 사이에 협동을 가능하게 한다. 만약 집단 구성원들이 다른 사람들이 믿을만하고 정직하게 행동할 것이라는 기대를 하게 되면, 그들은 서로를 신뢰하게 될 것이다. 신뢰는 집단을 더 효과적으로 움직이게 만드는 윤활제와 같다.

자료 : Kreuter and Lezin, 2002. 232쪽.

2) 사회자본의 구성요소

사회자본에 대한 정의가 학자마다 상이하듯이 사회자본의 구성요소에 대해서도 학자마다 다른 견해를 가지고 있다(소진광, 2004). 그러나 대부분의 학자들은 사회자본이 연결망(Network), 호혜성의 규범과 가치, 신뢰로 구성되어 있다고 생각한다.

(1) 네트워크

사회자본은 행위자들 간의, 그리고 사회제도 간의 네트워크 구조 안에서 존재하는 자본이다. 네트워크의 형태와 양에 따라 개인의 행동은 제한을 받거나 격려를 받는다. 사회자본에 대한 연구는 네트워크를 통해 행위자들은 신뢰를 형성하고 사회적 거래비용을 낮출 수 있다는 전제를 내포하고 있다.

(2) 신뢰

신뢰 역시 사회적 거래비용을 낮출 수 있는 수단으로 주목받고 있다. 시장에서 물건을 구매할 때 신뢰할 수 있는 판매자를 알고 있다면 거래비용을 감소시킬 수 있는 것이 그 예이다. 사회자본에서 관심이 되는 신뢰에는 "사람에 대한 신뢰"와 "제도에 대한 신뢰"가 있다(Giddens, 1990).

사람에 대한 신뢰는 기본적인 신뢰의 형태로서, 친척이나, 친구, 이웃사람, 나아가 낯선 사람 등에 대한 사적인 형태의 신뢰를 의미한다. 제도에 대한 신뢰는 국가나 지역사회 등의 제도에 대한 공적인 신뢰를 의미한다. 제도에 대한 신뢰 정도에 따라 사람들은 특정한 행위가 가능하게 되기도 하고, 제약을 받기도 한다. 정부나 지방자치단체에 대한 주민들의 신뢰, 즉 제도적 신뢰에 의해 국가가 주도하는 건강검진사업에 대한 수진율이 영향을 받게 되는 것이 그 예이다. 현대사회에서는 낯선 사람에 대한 신뢰는 현실적으로 어려운 것이기 때문에 제도에 대한 신뢰가 중요하다. 사회적 신뢰에 대한 조사결과, 우리나라 사람들은 사람에 대한 신뢰는 다른 국가와 비교하여 비슷한 수준을 유지하고 있지만, 제도에 대한 신뢰는 낮은 편인 것으로 보고되고 있다(유석춘 · 장미혜 · 배영, 2002).

(3) 호혜성의 규범

규범은 사회적 제도 내에서의 합의(consensus)의 정도를 의미한다. 내면화 되거나 혹은 외부적 제재를 통해 유지되는 규범은 사회 문제를 해결하는 데 중요한 역할을 수행한다. Putnam(1993)은 규범에서 가장 중요한 요소는 호혜성이라고 하면서, 포괄적 호혜성의 규범은 황금률과 같은 것으로 사회자본의 중요한 구성요소라고 하였다.

(4) 사회자본의 구성요소 간의 관계

사회자본을 구성하는 개념요소는 상호 밀접하게 연결되어 있는데, 이들의 관계를 도식화하면 〈그림 5-9〉와 같다(김용학, 2004).

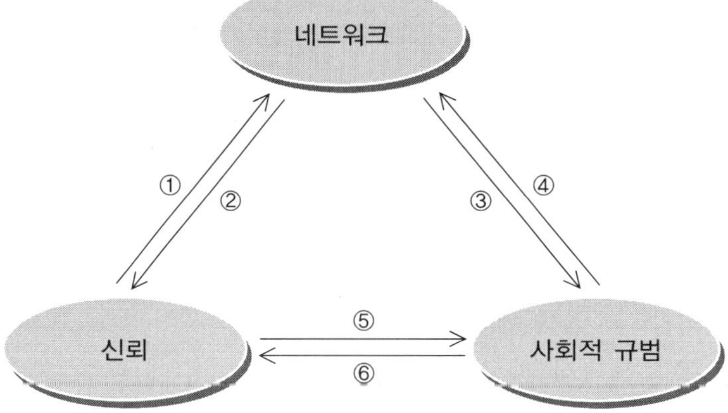

그림 5-9. 사회자본 구성요소 간의 상호관계

자료 : 김용학, 2004

① 신뢰의 축적은 네트워크의 결속을 강화하고, 불신 대상자는 연결망에서 배제하거나 제재를 가해 네트워크 내의 위험요인을 제거한다.

② 네트워크는 신뢰가 축적되는 중요한 장으로써, 연결망 안에서의 누적적인 상호작용의 경험을 통해서 신뢰가 생겨나고 안정화된다.

③ 사회규범이나 규약은 반복적인 상호작용의 네트워크 안에서 빠르게 생성된다.

④ 사회규범은 일탈행위를 억제함으로써 연결망의 결속을 다져서 생산성을 증가시키고, 공공재화를 비교적 쉽게 만들 수 있도록 한다.

⑤ 신뢰가 사회규범에 미치는 단기적인 인과적 영향은 없지만 장기적으로 신뢰는 공동체 구성원들이 전체의 이익에 헌신하도록 하는 규범을 내면화 하도록 한다.

⑥ 사회규범은 제제를 통하여, 혹은 개인에게 내면화된 규범을 통하여 신뢰와 협동을 유도한다.

3) 사회자본의 유형

(1) 구조적인 사회자본과 인지적인 사회자본

Uphoff(2000)는 사회자본을 구조적인 사회자본(structural social capital)과 인지적인 사회자본(cognitive social capital)으로 구분하였다. 전자는 네트워크, 연합, 제도, 규칙, 절차와 같은 상대적으로 객관적이고 측정 가능한 것이 해당된다. 근린단체, 운동동아리 등이 모두 구조적인 사회자본의 예들이다. 후자는 좀 더 주관적이고 무형의 정신적인 것들로서 태도, 규범, 공유된 가치, 호혜성, 신뢰 등이 그 예이다.

구조적인 사회자본과 인지적인 사회자본은 서로를 강화시키는 특성이 있지만, 다른 하나가 없어도 존재할 수 있다. 정부가 의무적으로 구성한 조직은 인지적 요인이 반드시 존재하는 것은 아니라는 점에서 구조적 사회자본을 대표한다. 유사하게, 다양한 상호신뢰의 관계들은 조직에서 공식화되어 있지 않아도 지속된다(유석춘 · 장미혜, 2006).

(2) 결속적(태생적)인 사회자본(bonding social capital)과 교량적(연결적)인 사회자본(bridging social capital)

Wallis(1998)는 두 가지 유형의 사회자본을 구분하였는데, "결속적인 사회자본"과 "교량적인 사회자본"이 그것이다. "결속적인 사회자본(bonding social capital)"은 동일한 집단 내부의 사람들을 묶어 주는 힘인데, 같은 연령대, 같은 종교, 같은 출신지역 등과 같이 동질적인 사람들과 교류할 때 나타난다. "교량적인 사회자본(bridging social capital)"은 한 집단의 경계를 넘어서 다른 집단과의 관계를 만들어 가는 힘으로 다른 출신지역 사람들과 같이 상이한 사람들과 교류할 때 나타난다. "결속적인 사회자본"은 일종의 집단 유대감(group solidarity)을 양성하는데 중요한 요인이 되나, 자신의 집단 구성원 사이에서만 배타적으로 작용한다. 반대로 "교량적인 사회자본"은 공동의 목적을 가진 지역사회 내부의 다른 조직체와 연계하거나, 지역사회 외부의 자원과 자산에 접근하는데 필요하다. 다양한 속성을 가진 인구집단으로 구성된 복잡한 사회가 평화롭게 발전하기 위해서는 "교량적인 사회자본"이 강화되어야 한다.

미국에서 작은 규모의 두 개의 지역사회를 대상으로 한 사회자본과 지역사회 건강증진사업에 대한 연구는 흥미로운 결과를 보여주고 있다(Kreuter and Lezin, 2002).

이 연구에 의하면 “결속적인 사회자본”과 “교량적인 사회자본”이 모두 높은 한 지역사회에서는 지역사회 조직 내부의 높은 수준의 신뢰와 조직 사이의 활발한 협력에 의해 지역사회 기반의 건강증진 프로그램이 성공하였다. 강력한 “결속적인 사회자본”과 “교량적인 사회자본”의 결합에 의해 지역사회의 지지와 참여가 활성화되고, 시기적절하게 프로그램이 실행되었기 때문이다. 그러나 “결속적인 사회자본”은 높으나 “교량적인 사회자본”은 취약한 또 다른 지역사회에서는 지역사회 구성원과 조직 사이에 의견충돌이 일어나고 지역사회에 대한 불만이나 불신이 드러나 건강증진 프로그램이 성공하지 못하였다. 이러한 연구결과는 “교량적인 사회자본”의 정도가 낮은 지역사회에서 지역사회 건강증진을 위해서는 공동의 노력에 필요한 신뢰 구축을 병행하여야 성공할 수 있다는 것을 시사한다.

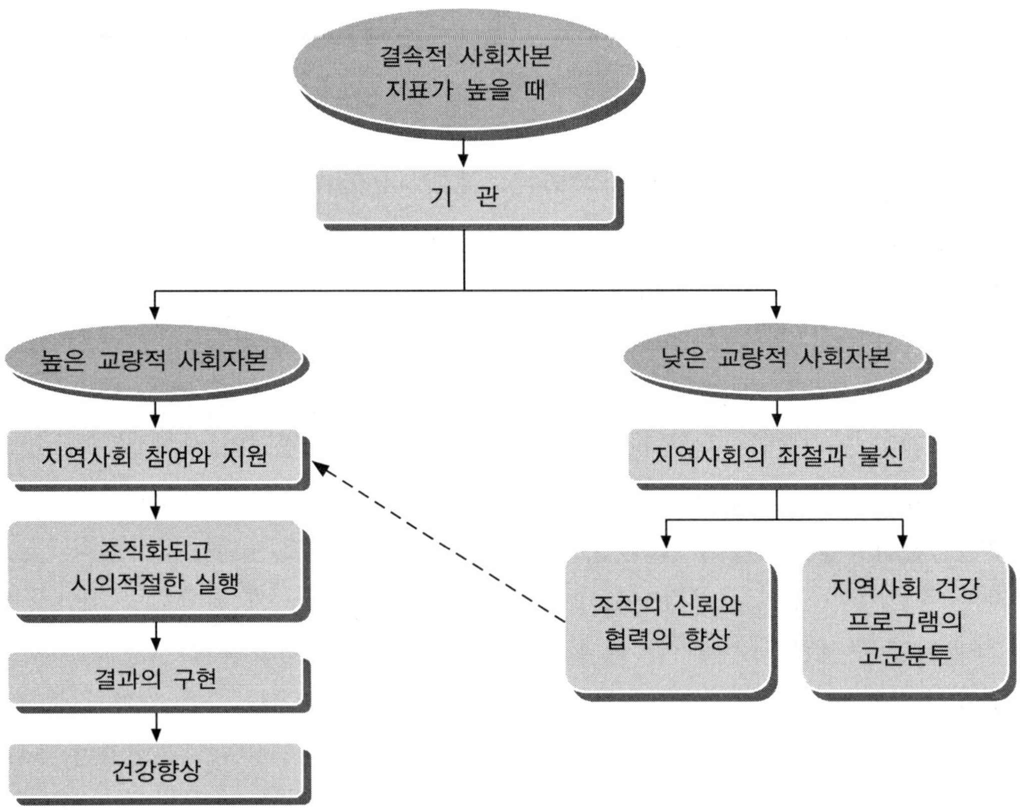

그림 5-10. 교량적 사회자본 : 지역사회 프로그램의 매개요인

자료 : Kreuter and Lezin, 2002.

4) 사회자본에 대한 접근방법

사회자본에 대한 여러 정의를 통해 알 수 있듯이 사회자본은 다차원적이고 다면적인 속성을 가지고 있다. 따라서 사회자본을 어떤 관점에서 접근하느냐에 따라 사회자본의 개념과 구성요소가 달라진다. 사회자본의 유형과 구성요소를 정리하기 전에 먼저 사회자본에 대한 접근방법에 대해 살펴보자.

(1) 미시적 접근

미시적 접근은 Ronald Burt, Nan Lin, Alejandro Portes와 같은 일군의 사회학자들에 의해 주장되어 왔다(Grootaert 등, 2004). 개인이나 집단이 다른 사람과의 관계에 의해 획득할 수 있는 자원을 사회자본이라 생각하는 접근법이다. 미시적 접근에 따르면 사회자본 연구의 초점은 특정한 사람이나 집단이 다른 사람이나 집단에 비해 자원동원의 측면에서 유리한 혹은 불리한 위치를 차지하게 되느냐의 문제이다.

> "개인이 사회적 관계를 통해 다른 사람의 관심이나 도움을 얻을 수 있는 자원을 동원할 수 있는 능력(Lin, 2001)"
>
> "사회적 연결망 혹은 사회구조의 구성원이 됨으로써 확보할 수 있는 행위자의 능력(Porters, 1998)"
>
> "특정한 개인이 확보할 수 있는 사회자본의 양은 그 개인이 동원할 수 있는 연결망의 크기나 범위 혹은 연결망 내의 위치에 따른 중심성이나 배태성 그리고 자율성 등에 의해 결정된다(Burt, 2001)."

(2) 거시적 접근

사회자본을 주어진 사회의 문화적 또는 조직적 특성으로 파악하여 그 사회의 전통이 신뢰나 협동과 같은 호혜성에 기반을 둔 가치나 관계를 어느 정도 뒷받침하고 있는가를 문제 삼는다. 즉 공동체나 집합체 전체의 정치문화나 조직의 특성에 대해 거시적으로 접근하는 방법으로 정치학자인 Robert Putnam이 이러한 접근법을 대표한다(Grootaert 등, 2004).

"상호간 이익을 위한 협동과 협력을 촉진시키는 연결망, 규범, 사회적 신뢰와 같은 사회조직의 특성(Putnam, 2001)"

거시적인 접근의 관점에서 보면 사회자본은 현대사회에 만연된 개인주의 병폐를 치유하고 사람들로 하여금 보다 서로를 신뢰할 수 있도록 하는 또는 적극적으로 공적인 문제에 관심을 기울이게 하는 "절대 선"으로 간주된다. 즉 사회자본은 공동체의 유지와 발전에 반드시 필요한 전제조건이다. 반면 미시적인 접근에서는 사회자본을 특정한 개인이나 집단이 자신의 이해관계를 관철시키거나 혹은 명성을 유지하기 위해서 동원할 수 있는 자원의 총합으로써 인식함으로써 긍정적인 측면과 부정적인 측면이 동시에 존재한다고 본다.

5) 사회자본의 측정

사회자본의 정의와 구성요소의 복잡함을 고려할 때 사회자본을 측정하는 것은 쉬운 일이 아니다. 사회자본을 측정하기 위한 연구는 그동안 주로 개별 연구차원에서 접근되어져 왔으나, 최근에는 국가나 지역차원의 대규모 조사 연구가 이루어지고 있다. 이 중 세계은행(World Bank)의 사회자본 연구단(Social Capital Thematic Group)에 속해 있는 Grootaert, Narayan, Jones 그리고 Woolcock(2004)이 개발한 the Integrated Questionnaire for the Measurement of Social Capital(SC-IQ)이 사회자본의 측정을 위해 널리 사용된다. Grootaert 등(2004)은 이제까지의 사회자본의 측정에 대한 연구를 종합하여 일련의 설문지를 개발하였다. 그들은 사회적 자본의 속성을 고려하여 사회적 자본을 각각 다른 여섯 가지의 차원으로 분류하고 이를 조사하기 위한 설문지를 개발하였는데, 그들이 분류한 사회적 자본의 여섯 가지 차원은 다음과 같다 〈표 5-8〉.

첫째는 사회적 자본과 가장 밀접하게 관련되어 있는 집단 및 네트워크에 관한 것으로, 다양한 유형의 사회조직에 대한 가족구성원의 참여성격과 범위, 비공식 네트워크, 그리고 사람들이 사회조직이나 비공식 네트워크를 통해 주고받는 혜택과 기여 등을 조사항목에 포함시켰다. 또한 기존 단체구성원의 다양성, 지도자 선발과정, 시간이 지남에 따라 변화하는 구성원들의 참여방식 등도 설문에 포함되어 있다.

둘째는 신뢰와 연대인데, 일반적인 신뢰에 대한 질문 이외에 이웃, 중요 서비스 공급자 및 낯선 자에 대한 신뢰를 조사항목에 포함시키고 있으며, 그러한 신뢰가 시간이 지남에 따라 어떻게 변화하는지도 포함시켰다.

셋째는 집단행동과 협력인데, 가족구성원이 위기에 처했을 때 혹은 공동사업과 관련하여 지역사회의 다른 사람들과 협력하고 있는지, 협력하고 있다면 어떤 방식으로 협력하는 지를 조사항목에 포함시키고 있다.

넷째는 정보와 의사소통인데, 가난한 가계가 시장에 대한 정보나 공공서비스에 대한 정보를 얻는 방법과 수단, 그리고 통신기반시설에 대한 가난한 사람들의 접근 정도 등을 조사항목에 포함시키고 있다.

다섯째는 사회적 응집력(social cohesion)과 포섭력(inclusion)인데, 여기에는 지역사회 내부의 차이점의 성격과 범위, 그러한 차이점이 드러나는 기전, 그리고 어떤 집

표 5-8. World Bank의 SC-IQ의 구성 내용

개념 요소	주요 조사 내용
집단 및 네트워크 (Group and Networks)	· 다양한 유형의 사회조직에 대한 가족구성원의 참여성격과 범위 · 비공식 네트워크 · 사회조직이나 비공식 네트워크를 통해 주고 받는 혜택과 기여
신뢰와 연대 (Trust and Solidarity)	· 이웃, 중요 서비스 공급자, 낯선 자에 대한 신뢰 · 신뢰의 변화 추이
집단행동과 협력 (Collective Action and Cooperation)	· 위기에 처한 가족구성원이 지역사회에서의 다른 사람과의 협력 정도 · 협력의 방식 등
정보와 의사소통 (Information and Communication)	· 시장정보, 공공서비스에 대해 정보를 얻는 수단과 방법 · 통신기반 시설에 대한 접근 정도
사회적 응집력과 포섭력 (Social Cohesion and Inclusion)	· 지역사회 내부의 차이점과 차이점을 드러내는 메커니즘 · 공공서비스로부터 소외받는 집단의 성격 · 지역사회 내에서의 일상적 상호작용의 형태
역량강화와 정치적 행동 (Empowerment and Political Action)	· 자신의 삶을 변화시킬 수 있는 중요한 의사 결정에의 참여 정도 · 정치적 결과에 따른 가족구성원의 행복감, 효능감, 능력 등

자료 : Grootaert, Narayan, Jones and Woolcock, 2004.

단이 지역사회에서의 중요 공공서비스로부터 소외되고 있는지를 다루고 있다. 또 지역사회 안에서의 일상적인 상호작용의 형태도 설문문항에 포함되어 있다.

여섯째는 역량강화(empowerment)와 정치적 행동인데, 여기서는 자신의 삶을 변화시킬 수 있는 중요한 의사결정에의 참여 정도, 그리고 행복감, 개인적인 효능감 및 능력을 다루고 있다.

SC-IQ의 구성 요소 중 "집단 및 네트워크"는 조직 차원의 사회자본(구조적 특성)을 반영하는데 사회자본의 투입(input) 측면을 대변한다. "신뢰와 연대"는 주관적 차원의 사회자본(인지적 특성)을 반영하는데, 사회자본에 대한 연구자의 개념적 틀에 따라 투입 또는 산출로 간주될 수 있다. "집단행동과 협력", 그리고 "정보와 의사소통"은 사회자본의 작동양식을 대변한다. "사회적 응집력과 포섭력", 그리고 "역량강화와 정치적 행동"은 사회자본의 결과지표이다. 이와 같이 SC-IQ는 사회자본의 개념과 구성요소에 대한 지금까지의 논의를 정리하고, 사회자본의 투입, 작동양식, 사회적 자본을 통해 얻게 되는 주요한 결과 영역 등을 포괄했다는 측면에서 가치가 크다.

사회자본을 정의하거나 측정할 때 유념하여야 할 사항의 하나는 사회자본의 관찰 단위이다. 미시적 수준(micro level)에서의 사회자본은 개인과 가구사이의 수평적 네트워크와 이러한 네트워크의 근간이 되는 규범과 가치의 형태로 나타난다. 중간 수준(meso level)은 개인과 사회의 중간영역으로서 집단 사이의 수평적, 수직적 관계를 포착하고자 한다. 마지막으로 거시적 수준(macro level)에서의 사회자본은 경제적, 사회적 활동의 배경이 되는 제도적, 정치적 환경의 형태로 나타난다(Grootaert와 Bastelaer, 2002).

6) 사회자본과 건강과의 관계

사회자본과 건강에 관한 그 동안의 축적된 연구는 사회자본이 빈곤, 소득 불평등, 범죄, 복지와 같은 영역 뿐 아니라, 사람들의 주관적 건강상태, 관상동맥질환, 뇌혈관질환, 암, 영아사망률, 우발적 손상과 같은 객관적 건강수준, 신체활동 등의 건강행태, 그리고 건강형평성 등에 영향을 미친다는 증거를 보여주고 있다(김길용 등, 2009 ; Blaxter, 2000 ; Brennan 등, 2003 ; Hawe와 Schiell, 2000 ; Kawachi 등, 1996 ; Kawachi

등, 1997 ; Kawachi 등, 1999 ; Lindström 등, 2001 ; Poortinga, 2005 ; Rose, 2000 ; Schultz 등, 2008 ; Veenstra, 2000).

사회자본이 건강에 영향을 미치는 기전은 다음과 같이 설명할 수 있다. 첫째, 사회자본은 사회적 관계를 통해 정보에 대한 잠재적 접근성을 높여줌으로써 정보획득과 관련된 거래비용을 줄이는 효과적인 수단이 된다(Coleman, 1988). 신체활동의 예를 들어보면 사회자본은 신체활동의 필요성과 이득, 활동을 위한 모임이나 장소에 대한 정보의 획득을 용이하게 해 줌으로써 신체활동을 활성화시킬 수 있다. 둘째, 사회자본을 통해 증가되는 지역사회의 공동문제를 해결하기 위한 협동과 집합적 행동은 건강문제를 해결하는데도 영향을 미친다. 왜냐하면 건강문제는 개인적 차원이 아닌 사회 환경 및 제도의 문제에 의해 발생하는 경우가 많은데 이러한 문제는 집단적으로 노력할 때 해결의 가능성이 높기 때문이다. 그리고 이는 지역사회의 보건서비스에 대한 접근성을 향상시키는데 기여할 것이기 때문이다. 셋째, 사회자본을 구성하는 신뢰와 연대는 다른 사람에 대한 순응동기를 높이고, 다른 사람을 도우려는 이타심을 강화한다. 이는 건강증진 활동에 유리한 방향으로 사회·문화적 요인을 개선하는데, 즉 사회적 지지를 활성화하고, 역할모델에 대한 순응동기를 높이는데 기여할 수 있다. 넷째, 사회자본의 중요한 요소의 하나인 규범은 개인이나 집단으로 하여금 특정한 행위를 하도록 유도하고 촉진한다(Coleman, 1990). 이는 건강관련 활동을 증진시키고, 일탈적인 건강관련 활동에 대해서는 사회적 통제를 행사하려는 주민들의 의지를 강화시킬 것이다. 청소년 음주나 흡연, 마약과 같은 일탈행위의 예방에는 청소년의 범법행위를 용인하지 않는 사회적 규범이 영향을 미칠 것이다. 이와 같이 사회적 규범을 준수하고자 하는 성향이 강한 사회에서 건강증진 활동을 강화하는 정책이나 지침이 받아들여질 가능성이 높을 것이다. 사회자본은 나아가 건강증진 활동의 성공 경험을 확산시키고, 문화적 틀로 만드는데 기여할 것이다.

쉼터

퍼트남의 〈혼자서 볼링하기〉

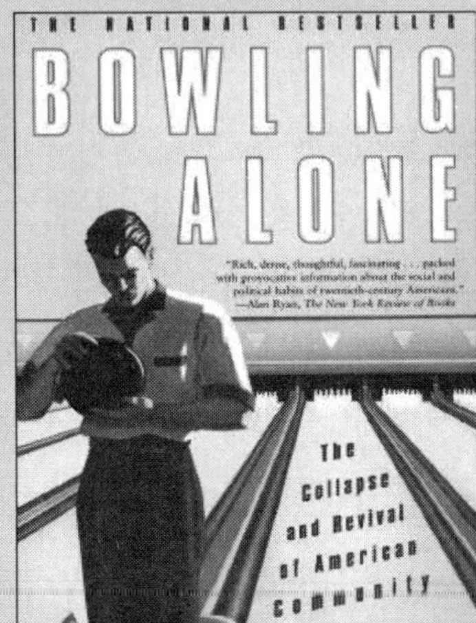

퍼트남의 〈혼자서 볼링하기〉는 20세기 중반 이후 미국 사회에서 사람들 간의 유대관계가 어떻게 파괴되어 왔는지를 보여준 책이다.

퍼트남은 사회구성원간의 신뢰와 유대를 '사회자본(social capital)'이라는 개념으로 이론화하고 있다. 그에 따르면 사회자본은 시민들의 민주적 참여를 가능케 하는 무형의 자산으로 기능한다. 그러나 민주주의 발전의 토대가 된 이 시민들 간의 연대와 상호관계가 지난 30년 동안 쇠락의 길을 걸어왔다는 것이 퍼트남의 주장이다.

사람들은 이전보다 더 자주 볼링장을 찾지만, 그들은 더 이상 다른 사람들과 어울려 웃고 떠들며 시합을 하지 않는다. 그들은 혼자서 외롭게, 혹은 기껏해야 가족들과 함께 말없이 볼링공을 굴릴 뿐이다. 과거에 사람들이 볼링 시합 후 다른 사람들과 피자와 맥주를 놓고 벌이던 대화의 장을 이제 찾아보기 어렵게 되었다고 퍼트남은 주장한다. 독일 철학자 하버마스가 찻집에서 발견했던 '공론장'을 그는 볼링 시합 후의 피자회식에서 발견한 셈이다.

그렇다면 사회자본이 쇠퇴하고 있는 이유는 무엇일까? 퍼트남은 그 이유 중 하나로 '여가활동의 개인화'를 꼽고 있다. 20세기를 특징짓는 가장 큰 경향 가운데 하나는 "과학기술에 의한 여가시간의 개인화"다. 20세기 초 만해도 음악을 듣기 위해서는 공연장에 다른 사람들과 함께 앉아있어야 했으나, 현대인들은 자신의 방에 앉아서도 고성능 음악기기로부터 흘러나오는 '현장감 넘치는' 음악을 들을 수 있게 되었다.

이들이 집 밖으로 나와 사람들이 넘치는 거리로 나선다고 해서 사정이 달라지지는 않는다. 이들의 귀에 꽂혀있는 '아이포드' 이어폰은 자신만이 초대받는 휴대용 공연장인 동시에 다른 사람들과의 소통을 차단하는 벽이 되기 때문이다. 라디오, 텔레비전 등의 '개인화된 미디어'가 제공하는 무수히 많은 채널 선택의 폭은 사람들의 관심사를 더욱 파편화하고 차별화함으로써 타인들과의 소통을 더 어렵게 하고 있다.

제 3 부

건강증진과 삶의 터 접근

제1장 삶의 터 접근

학습목표

- 삶의 터가 무엇인지 이해한다.
- 삶의 터 접근방식의 특징을 이해한다.
- 건강증진에서 삶의 터 접근이 필요한 이유를 이해한다.
- 건강증진을 위해 활용 가능한 삶의 터 종류를 확인한다.
- 삶의 터 접근방식의 성공에 영향을 미치는 요인을 이해한다.

학습내용

- 삶의 터의 정의와 유래
- 삶의 터 접근방식의 특징
- 건강증진에서 삶의 터의 활용 이유
- 삶의 터 접근방식의 성공을 위한 과제

"삶의 터(setting)"에 기반을 둔 건강증진은 세계보건기구를 비롯한 많은 전문가들이 권장하는 건강증진의 실행 전략이다. 우리나라에서도 건강증진사업이 활성화된 초기부터 삶의 터에 대한 관심이 높았으며, 지금도 이는 여전하다. 보건복지부는 건강증진사업과 관련된 지침을 통해 삶의 터를 중시할 것을 요구하고 있으며, 많은 전문가들도 삶의 터에 기반을 둔 건강증진사업이 사업의 효과를 높일 것이라고 주장한다. 그러나 삶의 터에 대한 높은 관심에도 불구하고 우리나라에서는 아직 삶의 터에 기반을 둔 건강증진활동의 근거, 접근방법, 실제 수행하여야 할 활동, 평가방법과 실제 결과에 대한 이론적 성찰은 부족하다. 그저 삶의 터에 기반을 둔 건강증진활동이 대세니까 우리도 이러한 접근방법을 채택하여야겠다는 생각만으로는 삶의 터의 의의를 충분히 실현하기 어렵다. 삶의 터에 기반을 둔 건강증진활동의 틀을 채택한다고 해서 자동적으로 성과가 나타나리라고 생각하는 것은 나무 밑에 마냥 누어서 과일이 떨어지는 것을 기다리는 것과 같다. 삶의 터에 기반을 둔 건강증진활동의 잠재력과 효과를 제한하는 많은 요인들에 대해 잘 이해하여야만 소기의 성과를 거둘 수 있다. 이 장에서는 삶의 터에 기반을 둔 건강증진활동이 단순히 언어의 유희로 끝나지 아니하고 실질적 성과를 거둘 수 있도록 하기 위해 삶의 터에 기반을 둔 건강증진활동의 유래, 의의, 삶의 터 접근의 유형, 접근방법, 장점과 유의사항 등에 대해 살펴볼 것이다.

1 삶의 터의 정의와 유래

1) 삶의 터의 정의

건강증진 관점에서 삶의 터(setting)[1]란 "사람들이 일상 활동을 수행하는 장소나 사회적 맥락(context)으로서 환경 요인, 조직 요인, 그리고 개인적 요인들이 상호작용하면서 건강과 안녕에 영향을 미치는 곳이다(a place or social context in which people engage in daily activities in which environmental, organizational and personal factors interact to affect health and well-being)"(Nutbeam, 1998). 일반적으로 삶의 터는 물리적 경계를 가지고, 특정한 역할을 지닌 구성원들이 있으며, 조직 구조를 지니고 있다. 사람들은 삶의 터가 지닌 환경을 적극적으로 활용하고, 변화시키면서 건강과 관련된 문제를 발생시키기도, 해결하기도 한다.

삶의 터를 도구적 관점에서만 정의하여 보건사업의 표적 집단이 거주하는 중립적이고, 독립적인 공간으로 보거나 구성원들이 (보통은 건강과는 관련 없는 목적을 달성하기 위한) 과업을 수행하기 위해 모이는 물리적으로 규정된 시공(時空)이라고 보는 견해는 타당하지 않다. Green 등(1999)은 삶의 터의 다양성, 현존하고 있는 사회적 관계, 경계의 투과성 등에 주목할 것을 요청하면서 삶의 터는 문화적으로 규정되고 개인

1) "setting"은 우리나라 말로 생활의 장, 생활의 공간, 생활의 터, 삶의 터 등으로 번역되고 있다.

의 상호관계와 활동에 의해 조정된다고 주장하였다. Green 등에 의하면 삶의 터는 "기존의 구조, 정책, 특성, 제도적 가치, 그리고 행태에 대한 공식적, 비공식적 지지를 지니고 있는 지속적인 상호작용의 무대이다(arenas of sustained interaction, with pre-existing structures, policies, characteristics, institutional values, and both formal and informal social structures on behaviors)."

2) 삶의 터의 종류

Poland(2007)는 삶의 터를 공식적 조직인지 여부와 지리적 단위인지 여부를 이용하여 구분하였다. Poland의 구분을 기준으로 세계보건기구가 제시한 건강증진에서 활용되는 삶의 터를 분류하면 다음과 같다.

표 1-1. 건강증진운동에서 활용되는 삶의 터

유형	삶의 터의 예
공식적 조직(Formal organizational environments)	학교 직장 병원(의료기관) 감옥
사회적 연대를 지닌 지리적 단위(Geographic areas with social ties)	지역사회(마을) 시 권역(동북아시아, EU, 남아메리카)
비공식적 삶의 터(Informal settings)	가정 거리 식당 주점 시장

3) 삶의 터 접근의 역사

삶의 터에 대한 관심과 삶의 터에 기반을 둔 건강증진활동2)은 다양한 경로로부터 시작되었다. 삶의 터에 대한 관심은 특히 1960~70년대의 조직사회학과 조직심리학의 발전이 크게 기여하였는데, 이들 학문을 통해 인간행동과 지역사회, 직장, 학교와 같은 환경의 상호연관성에 대한 이해가 깊어졌다. 이외에도 생태학, 지리학, 인류학 등의 발전이 삶의 터 접근을 활성화하는데 공헌하였다.

건강증진 분야에서 삶의 터 접근은 오타와 헌장(WHO, 1986)으로부터 기인된다(Green and Tones, 2010). 오타와 헌장에서는 "건강은 사람들이 배우고, 일하고, 즐기고, 사랑하는 일상생활의 공간(삶의 터)에서 사람들에 의해 만들어지고 지속되는 것"이라고 선언하였다. 오타와 헌장은 개인적 행태적 접근으로부터 삶의 터가 건강에 미치는 영향에 대해 주목하는 계기가 되었다. 자카르타 헌장(WHO, 1997a)에서는 다음과 같이 삶의 터 접근을 더욱 명확하게 지지하고 있다. "건강수준 향상을 위해서는 포괄적인 접근이 가장 중요하다… 특정한 삶의 터는 포괄적인 전략의 실행을 위한 실제적인 기회를 제공한다." 세계보건기구 유럽지구(1999a)는 Health 21 : The Health for All Policy Framework for the WHO European Region이라는 보고서를 통해 "2015년까지 유럽권역에 사는 사람들은 가정, 학교, 직장과 지역사회에서 건강한 물리적, 사회적 환경에서 살 수 있는 더 많은 기회를 가져야만 한다"라는 삶의 터에 초점을 둔 타깃을 발표하였다. 또, 방콕 헌장(WHO, 2005)에서는 건강증진의 전략개발에 있어 삶의 터의 역할을 부각시키고, 통합적인 정책 및 삶의 터를 통한 활동에 전념할 필요성을 주지시켰다. 이와 같은 세계보건기구의 삶의 터를 통한 건강증진에 대한 지지는 많은 국가에서 다양한 삶의 터에 기반을 둔 건강증진사업을 활성화하는데 기여하였다.

2 삶의 터 접근의 특징

사람은 복잡한 사회적, 문화적, 경제적, 정치적 환경 속에서 살고 있으며, 환경은

2) 삶의 터 접근이 여러 분야의 관점을 통합하면서 발전하다 보니 삶의 터에 기반을 둔 건강증진사업을 표현하는데 "건강증진적인 삶의 터(health promoting setting)", "건강한 삶의 터(healthy setting)", "건강증진적 환경(health promoting environments)", "건강증진 무대(health promoting arenas)" 등과 같은 다양한 용어가 사용되어 왔다(Whitelaw 등, 2001). 최근에는 이중에서 "건강증진적인 삶의 터(health promoting setting)"나 "건강한 삶의 터(healthy setting)"라는 용어의 사용이 증가하고 있다.

단독으로 또는 서로 상호작용하여 건강을 향상하거나 손상시킬 수 있다. 이러한 전제를 기반으로 건강친화적인 환경을 조성하기 위해 조직구조나 업무관행에 변화를 추구하는 것이 삶의 터 접근방식의 핵심이다.

삶의 터 환경은 구성원의 건강에 직접적으로 영향을 미칠 뿐만 아니라, 개인의 건강이나 건강행태와 관련된 선택에 영향을 미쳐 간접적으로도 영향을 미치게 된다. 따라서 삶의 터 접근은 순전히 개인들을 변화시키려 하기 보다는 개인들이 살고 있는 환경(맥락 : context)을 변화시키기 위한 전략을 중시한다. 좀 더 구체적으로 표현하면 개인적 차원에서 특정 건강문제를 해결하기보다는 거시적 차원에서 조직구조나 업무관행을 변화시켜 건강친화적인 환경을 만들고자 하는 것이다.

이런 관점에서 보면 삶의 터에 기반을 둔 건강증진 운동은 개인적 · 의학적 접근보다는 사회 · 환경적 접근에 가깝다. Beattie의 건강증진활동 모형 중에서는 개입의 초점을 개인이 아닌 집단에, 개입의 유형을 권위적이 아닌 타협적 활동으로 간주하는 유형에 해당한다. 또, Caplan과 Holland의 모형 중에서는 지식을 객관적이 아니고 주관적인 것으로 보며, 사회변화의 성격을 사회규제 보다는 근본적 변화로 간주하는 접근방식에 가깝다.

삶의 터에 기반을 둔 건강증진 운동은 다음과 같은 특징을 지니고 있다.

① 삶의 터에 기반을 둔 건강증진 운동은 개인적 차원의 건강문제나 위험요인 관리를 위한 전문가의 능력보다는 **삶의 터가 가지고 있는 잠재력을 중시**한다. Kickbush (1996)는 삶의 터 접근은 "질병의 의학적 모형으로부터 관심을 일상생활이 이루어지는 사회적, 제도적 삶의 터에 내재되어 있는 건강잠재력으로 전환시켰다"고 설명하였다. 즉, 삶의 터에 기반을 둔 건강증진 운동은 개인, 질병, 건강위험요인을 강조하는 의학적 사고에서 벗어나 체계나 조직이 가지고 있는 건강문제 해결을 위한 능력을 강조한다. 따라서 삶의 터에 기반을 둔 건강증진활동에서는 조직의 역량강화가 중시된다. 그렇다고 해서 삶의 터 접근이 개인의 건강관리 능력 향상에 관심을 두지 않는다는 것은 아니다. 개인의 능력 역시 개인이 속한 삶의 터와의 관계에 의해 영향을 받으므로 삶의 터 자체가 가지는 역량을 더 중시하는 것이다.

② 삶의 터에 기반을 둔 건강증진 운동은 **모든 활동이 상호 지지적이고, 통합되어서**

시너지 효과를 나타낼 것을 강조한다. 따라서 개인적 차원의 활동과 조직차원의 활동 사이의 통합성을 강조한다(Johnson과 Baum, 2001). 건강에 영향을 미치는 다양한 요인들은 서로 영향을 주고받는다. 흡연은 개인의 기호이지만 조직이나 사회 환경, 정책에 의해 영향을 받는다. 단순히 흡연에 대한 폐해만을 강조하거나, 금연 환경만을 조성한다고 해서 금연하는 사람의 비율이 올라가기는 힘들다. 삶의 터 운동은 개인적 차원의 변화를 위한 미시적 전략과 조직이나 사회 환경의 변화를 위한 거시적 전략이 병행될 때 목적을 달성할 수 있다고 본다. 개인 지식이나 기술의 개발을 위한 활동 이외에 건강한 공공정책의 개발, 환경의 개선, 삶의 터를 통한 파트너십의 형성과 참여의 활성화, 조직/지역차원의 역량개발, 권력구조의 변화 등을 위한 노력이 통합적으로 추진될 것을 삶의 터 접근에서는 요구한다(Whitelaw 등, 2001).

쉼터

삶의 터 접근을 위해 요구되는 활동

개인적 능력의 개발
정책
환경의 개선
파트너십 형성
참여에 의한 지속적인 변화의 유도
조직 역량의 개발
삶의 터 전반에 걸친 권력구조의 변화

자료 : Whitelaw 등, 2001

③ **삶의 터의 모든 측면과 일상 활동에 건강증진의 개념과 활동을 반영**하여야 한다. 즉, 건강과 건강증진 활동이 삶의 터를 구성하는 모든 사람의 관심의 대상이 되어야 하고, 규범이 되어야 한다. 건강증진 운동이 일시적인 프로젝트가 아니라 삶의 터의 문화로 뿌리내려야 한다. 이렇게 되기 위해서는 상의하달 방식으로는 불가능하며, 삶의 터 구성원들의 적극적 참여와 부문간 협력이 있어야만 가능하다.

④ 학교와 직장은 모두 지역사회를 구성하는 기관이다. 각종 삶의 터는 학교와 직장의 관계처럼 동등한 차원에서, 또는 학교와 지역사회의 관계처럼 더 큰 삶의 터를 구성하는 구성요소의 하나로서 상호 영향을 주고받는다. Galea 등(2000)은 이를 "구성요소로서의 삶의 터(elemental setting)"와 "배경으로서의 삶의 터(contextual setting)"로 구분하였다. 삶의 터 접근은 **삶의 터 사이의 상호 연관성을 중시**한다(Dooris, 2006). 구성요소인 삶의 터에서의 건강증진 운동은 배경이 되는 삶의 터의 건강증진 운동으로 나아갈 수 있을 때 그 가치가 배가된다.

⑤ 건강증진활동가들은 과거 전통적으로 수행해 오던 의학적 접근 방식의 전문가를 탈피하여 새로운 기술을 개발하고, 새로운 역할을 담당하며, 새로운 파트너들과 협력함으로써 **변화의 촉진자(change facilitator)**가 되어야 한다. 건강증진활동가들은 리더십, 조직구성 및 관리역량, 프로젝트 관리 능력 등을 갖춤으로써 조직개발, 부문간 협력, 건강증진을 위한 하부구조의 구축 등에 전념하여야 한다(Whitelaw 등, 2001).

쉼터

삶의 터 접근의 특징

삶의 터(조직)의 역량강화
조직차원의 변화
포괄적이고 통합적인 접근
구성원들의 적극적 참여와 부문간 협력
규범과 문화의 변화를 통한 장기적인 변화
삶의 터 사이의 상호 연관성
변화의 촉진자(change facilitator)로서 건강증진활동가

3 건강증진 운동에서 삶의 터 활용 이유

건강증진 운동에서 삶의 터를 활용하는 이유는 전통적인 보건의료관리적 관점으로부

터 건강증진 본연의 관점에 이르기까지 다양한데, 이 책에서는 다음의 3가지로 요약하고자 한다.

① 삶의 터를 건강증진활동 장소로 이용하는 경우 **지리적 접근성을 향상**할 수 있다는 것이다. 지리적 접근성은 보건의료서비스 이용에 영향을 미치는 요인으로 오래전부터 주목받아 왔다. 삶의 터는 건강증진활동의 대상이 되는 사람들이 거주 또는 활동하는 장소이므로 삶의 터를 활용하여 건강증진활동을 실행하면 지리적 접근성을 향상시킬 수 있다. 특히 저소득층이나 이동이 용이하지 않은 인구집단에 대한 좋은 접근 경로가 될 수 있다.

② 동일한 삶의 터에서 살고, 일하는 사람들은 동일한 환경에 노출되므로 공통된 원인에 의한 건강문제를 가질 가능성이 높다. 이런 경우 삶의 터 접근을 통해 **공통된 원인을 관리**하게 되면 효과적으로 건강관리가 가능하다. 산업보건 분야에서는 이러한 논리에서 오랫동안 근로자의 건강관리를 삶의 터를 통해 실행해왔다.
하지만 삶의 터에 기반을 두고 공통의 건강결정요인을 관리하려는 노력은 단순히 대상자가 가진 공통 건강문제(질환이나 사고 등)를 치료하려는 접근법과는 구분되어야 한다. 우리나라에서는 아직도 많은 삶의 터를 활용한 건강증진사업이 단순히 대상자의 주요 건강문제를 진단하고, 이의 환경적 원인은 도외시한 채 치료위주의 대책을 강구하고 있다. 예를 들어 운수회사에 대한 직장 건강증진사업을 보면 운전기사들에게서 유병률이 높은 고혈압의 치료율을 높이기 위한 활동에는 적극적이지만 고혈압 유병률이 높은 원인에 대해서는 방관하는 경우가 많다. 삶의 터가 지닌 사회적, 환경적, 제도적 문제를 해결하지 아니하고, 이와 같이 공통의 질환을 개인적 접근을 통해 해결하려는 접근방법은 삶의 터를 통한 건강증진 운동의 가치를 실현하지 못할 가능성이 높다.

③ 삶의 터는 건강증진활동에 필요한 지역사회 자원이 투입되는 곳일 뿐만 아니라 건강증진 활동을 위한 **지역사회 자원이 존재**하는 곳이다.
개인적, 행태적 관점에서 건강증진을 바라보는 경우는 삶의 터 구성원들의 건강관리를 위해서는 외부의 전문자원이 투입되어야 했다. 그러나 지역사회 개발이나

지역역량 강화의 관점에서 건강증진을 바라보는 경우에는 건강증진활동을 위한 자원은 바로 삶의 터에 내재되어 있다.

이런 맥락에서 삶의 터는 건강증진활동의 대상이 되는 사람들이 거주 또는 활동하는 장소로서 건강증진을 위한 지역사회 자원이 투입되는 곳일 뿐만 아니라 삶의 터 구성원들에 의해 스스로의 건강증진을 위한 동기 부여와 활동이 이루어지는 장소여야 한다. 오타와 헌장에서는 건강증진을 위한 주요 활동으로 지지적 환경(supportive environment)을 건설할 것을 주창하였다. 지지적 환경을 만들기 위해서는 삶의 터의 물리적, 사회적 환경을 개선하여야 할 뿐만 아니라 삶의 터를 구성하는 각종 구성원들이 건강에 유익한 방향으로 행동을 변화시킬 수 있도록 다양한 정보와 교육 및 훈련 기회 등이 제공되어야 한다.

그동안 우리나라에서는 보건소를 비롯한 행정당국자가 어린이집, 학교, 직장, 경로당 등을 방문하여 행정당국이 소지한 자원을 활용하여 건강증진서비스를 제공하면서도 오로지 건강증진활동의 장소가 삶의 터라는 이유로 전문가 주도 방식의 사업을 삶의 터 사업이라고 강변해왔다. 그러나 건강증진 분야에서 삶의 터가 중시되는 이유는 삶의 터가 그 구성원들에 의해 스스로 건강증진을 위한 동기 부여와 활동이 이루어져, 자체역량으로 건강관리가 가능해질 수 있는 장소이기 때문이라는 사실을 명심하여야 한다.

지금까지 건강증진활동에서 삶의 터를 중시하는 세 가지 이유를 설명하였다. 접근성(accessability)이 보건교육을 비롯한 건강증진서비스의 제공에 중요한 요건이라는 것은 분명하다. 하지만 단순히 접근성을 높이기 위하여 삶의 터를 이용하는 것은 “삶의 터를 통한 건강증진활동의 제공(health promotion within a setting 또는 health promotion in a setting)”으로서 “건강증진적인 삶의 터(health promoting setting 또는 settings for health approach)”와는 구분되어야 한다(Baric, 1993 ; Green and Tones, 2010). 우리가 삶의 터에 기반을 둔 건강증진활동이라고 평가하는 것은 바로 “건강증진적인 삶의 터”를 만드는 활동인 것이다.

4 삶의 터에 대한 시각과 접근방법의 차이

삶의 터에 기반을 둔 건강증진사업은 개인적 차원을 뛰어 넘어 환경적 맥락을 중시하는 접근방법이라고 설명하였다. 그러나 개인과 환경과의 관계에 대해 환경이 절대적으로 사람의 행동에 영향을 미친다고 생각하는 사람도 있고, 환경이 개인에게 영향을 미치지만 개인 또한 환경에 영향을 미친다고 생각하는 사람도 있다. 이러한 인식의 차이에 따라 건강증진사업에서 삶의 터를 바라보는 관점도 〈표 1-2〉에서 볼 수 있듯이 다양하게 나타나고 있다(Whitelaw 등, 2001).

첫 번째 관점은 삶의 터를 중립적이고 수동적인 도구로 간주하는 수동적 모형(passive model)이다. 핵심적인 문제와 대부분의 해결책은 개인의 자발적 영역 내에 놓여 있으며, 삶의 터는 개인에 초점을 맞춘 건강증진활동(예를 들어 매스미디어, 건강 상담, 개인적 건강관리 기술의 개발 등)을 위한 인구집단이나 환경에 대한 접근수단일 뿐이라고 생각한다. Baric(1993)이 "삶의 터를 통한 건강증진활동의 제공(health promotion within a setting)"이라고 불렀던 모형이다. 수동적 관점에서 보면 삶의 터는 전통적인 교육활동의 보조적인 역할만 수행한다.

두 번째 관점은 적극적 모형(active model)이다. 특정한 개별 문제를 해결하고자 하는 목적을 달성하기 위해 조직이나 삶의 터 내부의 다양한 자원을 보완적으로 활용하고, 활성화하고자 한다. 해결이 필요한 중요한 문제는 여전히 개인의 행동 때문에 발생한다고 생각하나 문제의 해결을 위해서는 개인이 존재하는 체계의 특성을 고려하여야 한다고 생각한다. 삶의 터를 기반으로 한 활동을 통해 억압되어 있는 개인의 변화 잠재력을 표출시킬 수 있기 때문이다. 오타와 헌장의 다양한 건강증진활동(정책개발, 환경개선, 지역사회 활동, 개인기술 개발, 보건체계의 재정립)이 특정한 문제 해결을 위해 활용된다.

세 번째 관점은 매개수단 모형(vehicle model)이다. 건강증진활동은 특정문제를 해결하는 것이지만 문제의 해결방안을 단순히 문제를 야기하는 개인행동의 변화에만 두지 않고, 삶의 터가 가진 광범위한 특성을 변화시키고자 한다. 적극적 모형에서는 특정한 건강문제 해결을 위한 개인의 변화를 일차적인 목적으로 보고, 삶의 터의 자원 변화를 이차적이라고 간주하였다. 이에 반해 매개수단 모형에서는 특정한 문제해결을 위한 건강증진 프로젝트는 삶의 터 내에서의 광범위한 변화라는 일차적 목적을 달성하기 위한 도구로 간주된다.[3] 문제는 주로 체계의 특성 때문에 발생한다고 간주된다. 하지만 실용적인 이유나, 변화나 구체적인 학습은 가시적이고 특정한 건강관련 활동에 의해 가능하다는 믿음 때문에 건강증진활동은 제한된 특정문제의 해결을 위한 프로젝트를 통해 실행된다.

네 번째 관점은 조직 모형(organic model)으로서 위에서 언급한 모형들이 특정 과제를 중심으로 한 건강증진활동을 중시하는데 비해 조직화를 통한 개인과 소집단의 발전을 강조한다. 체계는 개인행동의 산물이라는 가정 하에 문제는 주로 체계의 특성에 따라 발생하지만 해결방안은 전체를 구성하는 개별 요소들의 활동에 달려있다 생각한다. 건강에 대한 사회 심리적 요인들의 영향을 중시하고, 의사소통과 풀뿌리 참여를 건강증진활동으로 강조한다. 이러한 활동의 결과로 행태나 환경의 변화와 같은 가시적 성취뿐만 아니라 기풍이나 문화와 같은 무형의 변화를 중시한다. 집단적 참여와 행동을 강조하는 조직모형의 특징은 넓은 의미에서는 지역사회 개발, 좁은 의미에서는 하의상달에 따른 의사결정이라는 전통과 이어져 있다.

마지막 관점은 포괄적 모형(comprehensive model)인데 체계가 이를 구성하는 개인보다 우위에 있는 존재라고 간주한다. 개인은 무기력한 존재여서 의미 있는 변화에 참여하기 어렵기 때문에 삶의 터의 구조와 문화에 대한 직접적이고 의미 있는 변화를 불러일으키고자 한다. 체계의 변화는 강력한 수단(powerful lever)에 달려 있다는 결정론적 관점(deterministic view)을 취하므로 삶의 터의 정책이나 환경을 변화시킴으로써 근본적이고 지속적인 변화를 추구하고자 한다.

이상의 5가지 모형 중에서 "이상적인" 삶의 터 접근은 마지막 두 가지 모형에 근접한다 할 수 있다. 하지만 어떤 접근 모형이 이상적인가는 삶의 터 접근을 채택할 삶의 터의 성격(크기, 복잡성 등), 활동가들의 능력, 삶의 터 구성원과 활동가들이 선호하고

3) 이모형을 매개수단 모형이라고 부르는 이유는 바로 특정문제에 초점을 맞춘 프로젝트를 삶의 터의 변화를 위한 수단으로 생각하기 때문이다.

지지하는 활동방법 등에 의해 정해지게 된다.

표 1-2. 건강증진사업에서 활용되는 삶의 터의 5가지 유형

유형	핵심적 시각/문제와 해결책의 분석	건강증진과 삶의 터의 관계	중점 활동	기여 학문 분야	지표
수동적 (passive) 모형	문제와 해결책은 개인의 행동과 활동에 달려있음	삶의 터는 수동적 ; 단지 개인과 매체에 대해 접근경로를 제공할 뿐. 건강증진은 삶의 터 내에서 이루어지나 삶의 터의 특성과는 무관함	매스미디어, 의사소통, 개인 교육	교육학 / 전통적 심리학	전통적인 개인지표(지식, 태도, 행동)
적극적 (active) 모형	문제는 개인의 행동에 달려 있으나 해결책은 삶의 터에 달려있음	삶의 터는 건강증진 목적을 달성할 수 있는 적극적이고 포괄적인 자원을 제공해 줌 ; 건강증진은 삶의 터 자원을 활용함	매스미디어, 의사소통, 개인 교육에 더하여 특정영역에 대해서는 보완적으로 정책개발이나 환경변화	기본적으로는 교육학 / 전통적 심리학 ; 보완적으로 정치학, 조직학, 정책연구	전통적인 개인지표(지식, 태도, 행동)를 중시하되 더하여 삶의 터가 기여하는 것에 대한 광범위한 평가
매개수단 (vehicle) 모형	문제는 삶의 터에 놓여있고, 개인에 기반을 둔 프로젝트를 통해 해결책을 모색	건강증진활동은 광범위한 삶의 터 개발을 위한 적절한 수단을 제공 ; 건강증진은 삶의 터 변화를 위한 수단으로 간주됨	매스미디어, 의사소통, 개인 교육을 통하여 나타나는 정책개발, 구조변화에 초점을 맞춘 활동	기본적으로는 정치학, 조직학, 정책연구 ; 보완적으로 교육학 / 전통적 심리학	프로젝트와 환경변수를 복합적으로 이용(개별 프로젝트와 광범위한 개발사이의 상호관계와 연결에 대한 높은 관심)
조직 (organic) 모형	문제는 삶의 터에 달려있고, 해결책은 개인의 행동에 달려있음	의사소통과 참여를 포함한 조직의 환경이 건강과 건강증진에 본연적으로 결부되어 있음	집단적/지역사회 활동의 촉진과 강화	사회학, 인류학, 지역사회 개발	조직 환경 지표 (예 의사소통과 참여의 수준 ; 인력개발의 정도 등)
포괄적 (comprehensive)/ 구조적 (structural) 모형	문제와 해결책 모두 삶의 터에 달려있음	광범위한 삶의 터 구조와 문화가 건강과 건강증진에 본연적으로 결부되어 있음 ; 건강증진은 포괄적인 삶의 터 개발의 구성요소임	정책개발과 구조변화	정치학과 조직학, 정책연구	삶의 터 개발과 관련된 총괄지표 (예 정책과 환경의 파급효과)

자료 : Whitelaw 등, 2001

5 삶의 터 기반 접근을 활성화하기 위한 과제

삶의 터에 기반을 둔 건강증진사업을 활성화하기 위해서는 크게 두 가지 과제의 해결이 필요하다. 첫째는 이론적 과제로서 삶의 터 접근의 개념적, 이론적 기반이 아직 취약하므로 이를 굳건히 하기 위한 노력이 필요하다. 두 번째는 사업의 실행과 관련된 과제로 삶의 터 속에서 건강증진 프로젝트를 구체적으로 구현하는 방법, 다시 말해 삶의 터를 기반으로 무엇을 어떻게 할 것인가, 그리고 어떻게 삶의 터 활동을 장기적으로 유지시킬 것인가 등에 대한 방법의 개발이 필요하다(Whitelaw 등, 2001).

이상의 과제를 구체화하면 다음과 같다.

1) 삶의 터 접근에 대한 이론적 인식의 강화

삶의 터를 활용한 건강증진사업은 건강의제와 상충하거나 경쟁하는 목표와 이를 추구하는 세력의 존재, 가시적인 성과를 드러내고자 하는 내부의 압력, 변화의 촉진자로서 신뢰할만한 건강증진활동가의 존재 여부, 변화에 충분한 재정적 및 시간적 지원의 유무 등에 의해 영향을 받게 된다. 따라서 삶의 터 활동은 타협적이며 실용적인 경우가 많다〈표 1-3〉.

그 결과 삶의 터를 활용한 건강증진프로그램은 삶의 터의 종류(시, 마을, 학교, 대학, 보건기관/병원, 직장, 감옥 등), 차원(국가적 수준의 접근으로부터 매우 제한된 지역이나 조직수준에서의 활동), 활동의 목표(기대성과), 실제 활동 내용(정책이나 환경개선과 같은 광범위한 활동으로부터 보다 개인적이고 참여적인 활동) 등에 있어 많은 차이를 나타내고 있다.

삶의 터 접근을 시행하는 과정에서 부딪히게 되는 문제에 실용적으로 대처하는 과정에서 나타나는 사업의 다양성은 반드시 극복해야 할 성격은 아니다. 하지만 삶의 터 접근에 대한 그릇된 오해에서 빚어지는 잘못된 사업은 반드시 바로잡아야 한다.

삶의 터 접근과 관련된 오늘의 현실은 다양한 영역의 용어와 사고, 실행전략들이 삶의 터라는 구호 아래 뭉텅 그려져 있다. 우리나라의 경우 보건소 직원이나 외부전문가를 동원하여 특수한 건강증진프로그램을 실시하면서도 단지 서비스 제공 장소가 직장이

표 1-3. 관점에 따른 삶의 터와 건강증진 활동을 바라보는 시각

	현실적(수동적) 관점	진취적 관점
삶의 터의 특성	전통적인 위계질서 구조; 중앙집권적인 문화; 지위에 기반을 둔 권위를 선호	유연하고 개방된 구조, 분권화된 문화; 지식과 지혜에 기반을 둔 권위의 존중
삶의 터 내에서 건강과 건강증진의 위치	건강은 삶의 터에 중요하다고 명백하게 인식되지 않음; 건강증진은 삶의 터의 다양한 구성요소의 하나	건강은 삶의 터에 중요하다고 명백하게 인식됨; 건강증진은 삶의 터 개발의 중요한 요소
필요한 지지의 성격과 활동의 유형	전통적인 전문가 자원에 의존; 기존의 건강증진사업을 위한 기술에 대한 강조; 기존의 지위에 따른 권위에 의거한 활동	새로운 유연한 전문가의 역할; 삶의 터 개발을 위한 실행가; 포괄적이고 일반적인 기술에 대한 강조
활동의 범위	실용적; 단기적; 제공가능하고 가시적인 활동	야심적; 장기적; 삶의 터의 광범위한 목적에 대한 기여

자료: Whitelaw 등, 2001

나 학교, 경로당이라는 이유로 삶의 터 사업이라는 이름을 붙이고 있다. Baric(1993)의 "삶의 터를 통한 건강증진활동의 제공(health promotion within a setting)"과 "건강증진적인 삶의 터(health promoting setting)"에 대한 구분을 소개한 바 있다. Wenzel(1997)은 전자가 삶의 터 접근을 전통적인 개인 중심의 사업들을 지속하는데 이용하고 있다고 비판하였다. 〈표 1-3〉의 수동적 모형에 기반을 둔 삶의 터 접근방식은 Baric이 말한 "삶의 터를 통한 건강증진활동의 제공(health promotion within a setting)"으로 귀결되며, 이를 "건강증진적인 삶의 터(health promoting setting)" 또는 삶의 터에 기반을 둔 건강증진활동으로 포장하려는 시도는 단호히 비판되어야 한다.

이러한 혼란은 삶의 터에 기반을 둔 건강증진사업의 이론적 기반이 아직 취약하여 나타나는 것이므로 삶의 터에 기반을 둔 건강증진활동의 활성화와 발전을 위해서는 이론적 기반을 공고히 하기 위한 노력이 계속되어야 한다.

2) 주요 이해관계자들의 참여 증대

우리는 대다수의 시민, 보건의료제공자, 환자, 기업가, 근로자, 교사, 학생 등이 그들의 삶의 터를 중심으로 한 건강증진 운동을 지지하고 적극 기여하기를 원하지만 이러한 사업은 쉽게 발견할 수 없다. 대부분의 삶의 터에 기반을 둔 건강증진 운동은 실제로는 소수의 결집과 연대에 의해 추진되는 문제를 안고 있다(St Leger, 1997). 학교 건강증진사업을 추진함에 있어서 교사와 학부모의 의견을 존중하면서 실제 학생들의 의견은 반영하지 않는 경우도 많다. 근로자들의 의사수렴이 없이 설계된 직장 건강증진사업도 있다. 정책당국자 뿐만이 아니라 일반 시민 집단과 개인들이 삶의 터에 기반을 둔 건강증진 운동에 더 많이 참여할 수 있도록 삶의 터 사업의 필요성과 비전, 활동 방향과 전략을 주요 이해관계자의 참여 하에 개발하고, 의사소통을 강화하여야 한다.

3) 다른 분야와의 경계 허물기

삶의 터에 기반을 둔 건강증진 운동은 부문간 협력을 요구한다. 그러나 실제 현장에서 보면 부문간 협력을 이루는 것은 매우 어렵다. 많은 사람들이 자신의 전문 직종, 소속 부서나 기관, 지역의 이해에 집착하여 큰 그림을 보려하지 않는다. 뿐만 아니라 다른 분야에서 무엇을 하는 가에 대한 이해의 부족도 부문간 협력을 어렵게 하고 있다(St Leger, 1997). 예를 들어 의료인들은 교사가 학교에서 하는 일에 대해 고정된 편견을 지니고 있다. 교사들 역시 의료인이 실제 어떤 일을 하는지에 대해 자세히 알지 못한다. 이와 같은 상황에서 교육분야와 보건분야가 협력하여 학교기반의 건강증진사업을 성공시키기를 바라기는 어렵다.

삶의 터를 기반으로 한 건강증진 운동의 초기부터 다양한 관계자들이 참여하는 조직을 만들어 상호 이해를 높이는 한편, 사업을 공동으로 기획하고, 자원을 공유하며, 문제 해결을 위한 지원체계를 갖추도록 하는 것이 다른 분야와의 경계를 허무는데 도움이 된다. 또한 지금까지의 전문가 양성과 보수교육이 전문직종의 업무에 필요한 지식과 기술을 습득하는데 치중되어 있으며, 이러한 점이 부문간 협력을 어렵게 한다는 사실을 고려하여 삶의 터에 기반을 둔 건강증진 운동에 필요한 리더십 개발, 전략적 기획, 의사소통, 조직관리, 파트너십 형성 등과 같은 소양을 길러 줄 수 있는 교육 및 훈련체계를 마련하는 것도 필요하다.

4) 삶의 터 변화를 위한 큰 그림 그리기

삶의 터에 기반을 둔 건강증진 운동을 성공시키기 위해서는 개인이나 소집단의 행동 변화 전략과 같은 세세한 사항에만 집착해서는 안 된다. 항상 건강한 정책의 개발, 조직구조나 문화의 개선 등과 같은 큰 그림을 그림으로써 건강친화적인 환경을 만들어 낼 수 있도록 노력하여야 한다.

또, 사업 대상인 삶의 터에만 관심을 가져서는 안 된다. 병원이나 학교, 직장은 구성원의 건강에 영향을 미치는 환경(삶의 터)이지만 지역사회라는 더 넓은 시각에서 보면 지역사회의 환경에 의해 영향을 받는 구성요소일 뿐이다. 도시는 건강하지 않은데 건강증진 직장의 구성원들만 건강해 질 수 있다는 착각에서 벗어나야 한다. 사업대상인 삶의 터와 이를 둘러싼 외부 환경에 동시에 관심을 가지고 삶의 터가 지역사회의 건강과 삶의 질에 최대한 공헌하도록 노력하여야 한다.

5) 조기에 가시적인 성과를 얻기

삶의 터에 기반을 둔 건강증진 운동은 장기적 과제이며 비전을 실현하기 위해서는 오랜 시간이 필요하다. 그러나 작지만 가시적인 성과를 조기에 얻어 이에 기여한 사람들이 자부심을 가지고, 운동의 미래에 대해 확신할 수 있게 하지 못한다면 운동은 추진동력을 상실할 위험성이 높아진다.

6) 삶의 터에 속하지 않는 경계인(境界人)들에 대한 배려

삶의 터 운동이 건강도시나 건강마을처럼 지역 구성원 전체를 대상으로 하지 않고 공식적 조직을 대상으로 이루어 질 경우 소위 경계인(marginal man)을 배제하는 문제가 발생하게 된다. 건강학교의 경우 정규학교를 다니지 않는 청소년, 건강직장은 실직자, 건강병원은 의료기관에서 치료를 받지 않는 환자나 고위험군이 삶의 터 사업에서 배제되는 결과를 초래한다.

삶의 터 운동이 건강수준 격차를 심화시키는 모순을 극복하려면 이미 지적한 것처럼 더 큰 삶의 터(예 지역사회)의 구성요소가 되는 삶의 터(예 직장)를 대상으로 하는 건강증진활동은 배경이 되는 더 큰 삶의 터에서의 건강증진활동을 통해 보완되어야 한다. 또 정형적이지 않은 특수한 삶의 터에 대한 관심을 높이는 것도 도움이 된다. 건강주점, 건강시장, 건강식당, 건강거리 조성 등은 지금까지 건강학교, 건강직장 위주의 삶의 터 접근이 가져오는 경계인 배제 문제에 대한 해결책이 될 수 있다.

7) 삶의 터 접근방식의 편익 입증과 민간조직에 대한 동기 부여

민간 직장이나 학교에서 삶의 터 접근을 활성화하는 것은 공공기관보다 훨씬 어렵다. 건강한 직장을 예로 들어보자. 법에 의거하여 민간 기업의 책임 하에 산업재해 예방이나 건강진단율 향상 활동을 강제할 수는 있다. 하지만 삶의 터 접근에서 요구되는 건강한 직장을 만들기 위한 각종 조치는 경영자와 근로자의 의식, 기업의 문화, 의사결정과정이 변해야만 가능한데, 이는 법적 규제나 정부 정책에 의존하는 것만으로는 어렵다.

우리나라에서 그동안 건강학교나 건강직장 등이 정부의 사업 관심과 지원이 있는 동안에만 시행되고, 이후에는 사라졌던 가장 큰 원인은 삶의 터 접근방식이 가져올 편익을 인식시킴으로써 민간조직에서 삶의 터 접근방식을 자발적으로 선택하게 한 것이 아니라 공적 권력을 통해 요구한 경우가 많았기 때문이다. 따라서 민간조직에서 삶의 터 접근이 활성화되기 위해서는 삶의 터 접근방식의 편익이 보다 명확하게 밝혀져야 한다.

8) 과학적 근거의 확보

Whitelaw 등(2001)은 문헌 고찰을 통해 삶의 터에 기반을 둔 건강증진사업의 성과를 다음과 같이 정리하였다.

첫째, 건강문제에 대한 인식의 증가

둘째, 건강증진정책의 개발과 건강관련 예산의 증가

셋째, 물리적, 사회심리적 환경의 개선

넷째, 빈번하게 이루어지는 질적으로 향상된 파트너십

다섯째, 구체적인 건강증진 프로젝트의 개발
여섯째, 행태, 기능 등 다양한 개인 속성의 변화
일곱째, 경제적 편익

Mullen 등(1995)은 많은 나라에서 삶의 터 접근이 건강수준을 향상시키는데 강력하고 가치 있는 기전이라고 밝혔다. 이와 같이 삶의 터에 기반을 둔 건강증진사업이 다양한 효과와 편익을 발생시키고 있다는 문헌이 축적되고 있지만 아직까지는 삶의 터 접근이 엄격한 연구나 평가의 결과 보다는 열정에 의해 합리화되고 있다는 비판도 있다(St Leger, 1997).

따라서 삶의 터 접근에 대한 더 많은 과학적 근거의 확보가 요구되나 삶의 터 접근은 전통적인 보건의료 활동과는 상당한 차이가 있어 과학적 근거를 확보하기가 쉽지는 않다(Dooris, 2006). 예를 들어 공중보건 활동에 대한 평가나 과학적 근거는 대부분 특정질환이나 위험요인에 대하여 이루어졌다. 삶의 터 접근에 대한 과학적 근거는 역학적 관점보다는 사회적, 정치적 관점에서 분석되고 평가되는 것이 더 바람직하나, 이는 평가결과의 비교가능성과 확대 해석에 어려움을 초래한다.[4] 삶의 터를 구성하는 다양한 요소와 투입된 활동 간의 상호연관성과 시너지 효과를 측정하는 것은 연속적으로 스냅사진을 찍는 것과는 차원이 다르다.

삶의 터 접근에 대한 평가와 과학적 근거의 확보를 위해서는 삶의 터 활동에 대한 명확한 이론적 기반의 구축, 안정적인 평가환경의 구축과 함께 복합적인 문제의 평가를 위한 이론의 개발이 병행되어야 할 것이다.

4) 건강증진활동의 평가에 대해서는 제4부 제2장 건강증진의 평가를 참조하기 바람.

제2장 건강증진학교

학습목표

- 건강증진학교의 개념을 이해한다.
- 건강증진학교의 필요성을 이해한다.
- 건강증진학교 접근방식의 특징을 이해한다.
- 건강증진학교의 추진과정을 이해한다.
- 건강증진학교의 성공에 영향을 미치는 요인을 이해한다.

학습내용

- 건강증진학교의 개념
- 건강증진학교의 중요성
- 건강증진학교의 발전
- 건강증진학교의 모형과 실행
- 건강증진학교의 평가

오래전부터 학교가 학생들의 건강을 향상시킬 수 있다는 생각을 많은 사람들이 해왔다. 학생들의 수가 많고, 건강생활습관이 형성되는 시기이며, 학교가 다른 지역자원과 교류하는 장소이기 때문에 학교보건은 매우 중요하게 여겨졌다. 지구상의 대부분의 나라는 학생들의 건강향상을 위해 보건교육과 체육을 교과과정에 편성하고, 학교 급식을 시행하며, 건강검진을 실시한다. 하지만 전통적인 학교보건은 학생들을 수동적인 존재로 생각하고, 개인적 차원의 건강관리 방식에 지나치게 의존한다는 비판도 받고 있다.

삶의 터 접근방식이 건강증진의 이념을 구현하는 접근으로 선호되기 시작하면서 학교를 단순히 학생에 대한 보건교육이나 보건서비스의 제공 장소가 아니라 학교와 교사의 삶의 터로 인식하는 "건강증진학교(healthy school 또는 health promoting school)" 운동이 시작되었다. 많은 나라에서 건강증진학교 프로젝트가 시행 중이며, 최근 우리나라에서도 관심이 높아지고 있다.

우리나라에서는 학교가 학생의 성적에만 지대한 관심을 가져 학생건강에는 소홀하거나, 부차적인 문제로 취급한다는 비판이 많다. 성적 향상을 위해 체력강화나 정신건강은 외면하는 것이 우리의 현실이다. 하지만 교육은 단순히 지적 능력 향상이 아닌 전인적인 인간을 양성하는 수단이다. 건강증진에서 기대하는 인간은 적극적이고 총체적인 건강관(健康觀)을 지닌 인간인데, 이는 전인적 인간이 갖추어야 할 속성의 하나이다. 따라서 건강증진과 올바른 학교교육은 공통의 목적을 지니고 있다고 할 수 있다. 건강증진학교는 단순히 학생의 건강을 향상하고자 하는 학교가 아니라 전인적인 인간을 육성하자는 교육과 보건분야의 공동노력의 결실이다. 이러한 점에서 건강증진학교는 비뚤어진 우리나라 학교교육을 바로잡는 계기도 될 수 있을 것이라 생각된다.

하지만 단순히 건강증진학교를 추진한다고 해서 모든 문제가 해결되는 것은 아니다. 우리는 삶의 터 접근이 실제로는 보건사업의 혁신보다는 기존 보건사업을 포장하는데 악용되는 것을 조심하여야 한다는 것을 제3부 제1장 삶의 터 접근에서 강조하였다. 이 장에서는 올바른 건강증진학교 운동이 정착될 수 있도록 건강증진학교의 개념, 특성과 추진방법에 대해 살펴보고자 한다.

1 건강증진학교의 개념

1) 건강증진학교의 정의

세계보건기구에 의하면 건강증진학교(health promoting school)는 "건강한 삶의 터로서 생활하고, 학습하고, 일하는 역량을 지속적으로 강화하는 학교(A health promoting school is one that constantly strengthens its capacity as a healthy setting for living, learning and working)"이다.[5)]

---

5) http://www.who.int/school_youth_health/gshi/hps/en/index.html

또 다른 정의를 소개하면 건강증진학교는 "학생들에게 건강을 증진하고 보호할 수 있는 통합적이고, 긍정적인 경험과 구조를 제공하기 위하여 학교의 모든 구성원이 함께 일하는 학교이다"(WHO, 1997b).

건강증진학교는 특정한 프로젝트나 교육 활동의 실행 여부, 또는 물리적 특성의 존재 여부에 의해 정의되는 것이 아니다. 건강증진학교를 시작과 끝을 가진 하나의 프로그램으로 보아서도 안 된다. 건강증진학교는 학교라는 삶의 터의 건강과 행복(well-being)을 보호하고, 향상하기 위해 학교 전체가 전념하는 학교이다(State of Queensland, 2001).

2) 용어의 비교

건강증진학교를 표현하기 위해 Health Promoting School, Healthy School, Comprehensive School Health Programmes, Coordinated School Health, Comprehensive Health Promotion Approach in Health Settings 등과 같은 다양한 용어가 사용되고 있다.

처음부터 사용되었고, 또 현재도 가장 널리 사용되는 용어는 Health Promoting School이다. Healthy School이라는 용어는 세계보건기구 유럽지구가 건강증진학교를 삶의 터 접근방법 중 최초로 시작된 건강도시(Healthy City)와 연관시키기 위해 사용하기 시작하였다. 그러나 오래지 않아 Healthy School 보다는 Health Promoting School이라는 용어가 더 널리 사용되게 되었다(Young, 2005). Comprehensive School Health Programmes은 주로 미국에서 사용되는 용어로 유럽에서 주로 사용되는 Health Promoting School과 많은 점에서 유사하다. 그러나 미국과 유럽의 철학적, 문화적 차이를 반영하여 후자가 학생참여, 학생의 자긍심, 형평성 등을 건강증진학교의 특성으로 더 중시한다(Young, 2005). 미국은 최근에는 Coordinated School Health라는 용어를 사용하고 있다(Bogden, 2006).[6)7)] 캐나다에서는 Comprehensive Health

---

6) http://www.cdc.gov/HealthyYouth/CSHP/

7) 1997년 IOM은 Coordinated School Health Program을 다음과 같이 정의하였다.
"A (coordinated) school health program is an integrated set of planned, sequential, school-affiliated strategies, activities, and services designed to promote the optimal physical, emotional, social, and educational development of students." (Bogden, 2006)

Promotion Approach in Health Settings이라는 용어를 사용한다(Ministry of Health Promotion, 2010).

3) 건강증진학교의 특성

건강증진학교는 건강증진에 유리한 지지적인 환경을 만듦으로써 전체 학교 구성원들의 건강수준을 향상시키고자 한다. 따라서 건강증진학교는 안전하고 건강친화적인 환경을 개발하기 위한 기회를 제공하고, 이를 위해 전념하는 특징을 지니고 있다. 건강증진학교의 특징이 무엇인가에 대해 많은 전문가들이나 전문단체가 의견을 개진한 바 있다.

1997년 개최된 유럽 건강증진학교 네트워크의 제1차 국제 컨퍼런스에서는 아래와 같이 건강증진학교를 특징짓는 10가지 원칙을 제시하였다(ENHPS, 1997).

(1) 민주적인 실천과 참여(Democratic practices and participation)

건강증진학교는 학습, 개인적 및 사회적 발전, 건강에 민주주의가 도움이 된다는 생각에 기반을 둔다. 건강증진학교는 조직, 의사결정방법, 관리구조, 그리고 문화가 모두 민주적이 되도록 보장하고, 학생, 교사, 학부모의 진정한 참여를 장려한다. 학생자치조직, 학부모 모임, 지역사회의 구성원을 포함하는 학교 기획위원회 등이 민주적인 실천을 가능하게 하는 도구이다.

(2) 형평(Equity)

건강증진학교는 억압이나 공포, 조롱으로부터 해방될 수 있도록 하기 위해 형평의 원칙을 중시한다. 건강증진학교는 우수한 학업성취를 보이는 학생뿐만 아니라 특수한 돌봄이 필요한 학생이나 소수 인종 학생에 이르기까지 모든 학생들에게 교육의 전 영역에 있어 공평한 기회를 제공한다. 건강증진학교의 목적은 모든 개인의 정서적 및 사회적 발전을 촉진하고, 차별 없이 개인의 잠재력을 충분히 발휘하도록 보장하는 것이다.

(3) 역량강화와 활동 능력(Empowerment and action competence)

건강증진학교는 행동하고 변화를 만들어 낼 수 있는 학생의 능력을 향상시킨다. 건강증진학교는 학생들이 교사와 다른 사람들과 함께 활동하면서 성취감을 느낄 수 있는 삶의 터를 제공한다. 역량강화의 목적은 자율성이다. 자율성에 의해 학생들은 자기 스스로 결정할 수 있고, 자신의 활동과 삶을 통제할 수 있으며, 독자적으로 생각할 수 있고, 자신의 행동이 초래할 결과에 대해 전적으로 책임을 질 수 있게 된다. 학생들의 비전 및 아이디어와 연관된 역량강화는 그들의 생활과 생활환경에 영향을 미칠 수 있도록 해준다. 이는 중요한 의사결정에 참여할 수 있는 기회를 제공하는 질적 수준이 높은 교육정책과 실행에 의해 가능하다.

(4) 학교 환경(School environment)의 중시

건강증진학교는 물리적 · 사회적 학교 환경이 건강을 증진하고 유지시키는 중요한 요인이라 생각한다. 환경은 건강과 행복을 향상시키는 정책의 토양이 됨으로써 효과적인 건강증진을 위한 귀중한 자원이 된다. 이에는 건강이나 안전에 관한 기준치의 도입과 모니터링, 적합한 관리구조의 도입 등이 포함된다.

(5) 건강증진에 기반을 둔 교과과정(Curriculum based health promotion)

건강증진학교의 교과과정은 학생들에게 지식과 통찰력, 필수적인 삶의 기술을 얻을 수 있는 기회를 제공한다. 교과과정은 학생들의 창의력을 자극하고, 학습을 권장하며, 필요한 기술을 제공할 뿐만 아니라 학생들의 현재 및 미래의 필요에 부응하여야 한다. 건강증진학교의 교과과정은 교사와 학교에 근무하는 다른 인력들에게도 영감을 주어야 한다. 또한 그들의 개인적 및 전문적 발전에 자극이 되어야 한다.

(6) 교사 교육의 제공(Provision of teacher training)

교사에 대한 훈련은 교육뿐만 아니라 건강을 위한 투자이다. 건강증진학교의 개념적 틀을 기반으로 하는 교사의 임용교육 및 직무훈련을 위한 구조를 굳건히 하기 위해 적절한 인센티브의 제공과 함께 법적 기반을 마련하여야 한다.

(7) 성공의 측정(Measuring success)

건강증진학교는 학교와 지역사회에 대한 활동성과를 측정한다. 성공을 측정하는 것은 지지와 역량강화를 위한 수단이 된다. 또, 성공의 측정을 통해 가장 효과적인 결과를 낳는 방향으로 학교건강증진의 원칙을 적용할 수 있다.

(8) 협력과 파트너십(Collaboration and partnership)

부처간, 특히 교육부처 및 보건부처의 책임감의 공유와 밀접한 협력은 건강증진학교를 위한 전략기획을 수립하는데 관건이 된다. 국가차원에서 보여주는 파트너십은 권역 및 지방 수준에 그대로 반영된다. 모든 부서에 대해 자신의 역할과 책임을 명확히 부여하여야 한다.

(9) 지역사회의 참여(Involving communities)

학부모와 지역사회는 건강증진학교의 개념을 선도하고, 지지하며, 강화하는데 핵심적 역할을 수행한다. 협력적으로 일함으로써 학교, 학부모, 민간단체, 지역사회는 긍정적 변화를 위한 강력한 동력이 될 수 있다. 마찬가지로 학생 자신들도 지역사회 내에서 보다 활동적인 시민이 될 수 있다. 학교와 지역사회는 공동으로 건강에 도움이 되는 사회적, 물리적 환경을 조성하는데 긍정적인 영향을 미칠 수 있다.

(10) 지속가능성(Sustainability)

모든 건강증진학교 계획은 지속가능하여야 하고, 장기적이어야 하며, 적절한 자원을 제공받아야 한다. 건강증진학교 계획은 일상적인 학교 교육과정에 내포되어야 한다. 각급 정부는 건강증진학교를 위한 자원을 배정하여야 한다. 이러한 투자는 지역사회의 장기적이고 지속가능한 발전에 기여할 것이다. 그리고 그 보상으로 건강증진학교를 위해 자원을 제공하는 지역사회가 증가하게 될 것이다.

정리

유럽 건강증진학교 네트워크가 제시한 건강증진학교의 원칙

① 민주적인 실천과 참여(Democratic practices and participation)
② 형평(Equity)
③ 역량강화와 활동 능력(Empowerment and action competence)
④ 학교 환경(School environment)

⑤ 건강증진 기반의 교과과정(Curriculum based health promotion)
⑥ 교사 교육의 제공(Provision of teacher training)
⑦ 성공의 측정(Measuring success)
⑧ 협력과 파트너십(Collaboration and partnership)
⑨ 지역사회의 참여(Involving communities)
⑩ 지속가능성(Sustainability)

자료 : ENHPS, 1997.

ENHPS의 건강증진학교의 원칙 중 세 번째 원칙인 "역량강화와 활동능력"이 건강증진학교의 총괄적 목적을 표현하고 있다(Barnekow 등, 2006). 이 원칙은 건강증진학교가 무엇을 할 것인가에 대해 중요한 시사점 두 가지를 제공한다.

첫째는 건강증진을 위해서는 행태적 접근에 국한되어서는 안 되고, 학생들이 활동하는 생활환경을 포함하여야 한다는 것이다. 건강은 개인의 생활습관 뿐만이 아니라 환경에 의해 영향을 받는다. 따라서 건강은 학교, 지역사회뿐만이 아니라 세계적인 문제에 의해서도 영향을 받게 된다. 건강증진학교는 그 활동과정에서 이와 같은 다차원적인 요인들에 대해 인지하고, 이를 개선하기 위해 노력하여야 한다.

두 번째는 건강증진학교의 목적은 학생들이 자신들의 건강뿐만 아니라 이를 결정하는 건강결정요인에 영향을 미치고, 통제할 수 있는 능력을 개발하고, 헌신할 수 있도록 하여야 한다는 것이다.

역량강화와 활동 능력은 바로 이러한 목적을 달성하기 위해 노력하는 건강증진학교의 결과로 나타난다. 학교와 지역사회는 학생들이 미래에 대한 비전과 꿈을 개발하도록 하는 것에 더하여 학생들의 행동동기를 고취하는데 중요한 역할을 하여야 한다. 건강증진학교는 학생들의 행동변화를 처방하여서는 안 된다. 오히려 학생들이 건강한 삶과 건강한 환경에 대한 그들 스스로의 생각을 가지고, 자신들의 생각에 따라 행동하도록 유도하여야 한다. 따라서 건강증진학교에서의 활동은 행동 지향적(action-oriented)이어서 학생들이 구체적인 행동을 도출하는데 도움이 되어야 한다.

한편 유럽 건강증진학교 네트워크는 건강증진학교가 되려면 충족시켜야 할 12가지 기준을 제시하였는데 다음과 같다(Gray 등, 2006).

① 모든 사람이 학교생활에 공헌할 수 있다는 것을 보여줌으로써 모든 학생들의 자

긍심을 적극적으로 고양시킴
② 학교에서의 일상생활 과정에서 교사와 학생, 학생과 학생사이의 좋은 관계를 발전시킴
③ 교사와 학생에게 학교의 사회적 목적에 대해 명확히 함
④ 광범위한 활동을 통해 모든 학생들에게 자극적인 도전을 제공
⑤ 학교의 물리적 환경을 개선하기 위해 모든 기회를 활용
⑥ 학교, 가정, 지역사회 사이에 좋은 관계를 맺기
⑦ 일관된 교과과정을 기획하기 위해 초, 중, 고등학교 사이에 좋은 관계를 맺기
⑧ 건강관련 문제에 대해 교사 역할모델을 고려
⑨ 교직원의 건강과 복지를 적극적으로 향상시킴
⑩ 보건 교과과정을 보충하는 학교급식
⑪ 보건교육을 지원하는 지역사회 내의 전문서비스 구축
⑫ 정기적인 검진을 벗어나 교과과정을 적극 지원할 수 있도록 학교 보건서비스의 교육적 잠재력을 개발

2 건강증진학교의 중요성

학교는 과거부터 건강증진의 중요한 터로 여겨져 왔다. 인구의 상당부분을 학생이 차지한다. 그리고 청소년기는 신체적, 정신적 발달과정에 있어 커다란 변화가 나타나는 시기로서 이 시기에 형성된 태도나 생활습관은 일생동안 지속된다. 건강관련행태 뿐만이 아니라 청소년기에 형성된 자긍심, 자아인식은 미래의 건강수준과 삶의 질에도 영향을 미친다. 청소년기는 또래집단의 영향력을 강하게 받게 되는데, 학교는 또래집단과의 지속적인 접촉이 이루어지는 곳이다. 현대사회에서 청소년들이 학교에 다니는 기간이 계속 증가함에 따라 학교가 청소년의 건강에 미치는 영향도 계속 증가할 수밖에 없다. 학교는 학생의 건강에 영향을 미칠 뿐만 아니라 교직원이나 학교가 속한 지역사회의 건강에도 영향을 미친다. 이러한 이유로 학교를 기반으로 한 건강증진활동은 학생들의 건강수준 향상에 크게 기여할 것으로 여겨졌다. 세계보건기구 유럽지구(1999)는 Health 21 : The Health for All Policy Framework for the WHO European

Region이라는 보고서를 통해 건강증진학교의 중요성을 다음과 같이 정리하였다.

> "학교는 건강을 만들고, 유지하는 중요한 삶의 터이다. 젊은이들의 건강에 대한 인식은 공식적인 교과과정을 통해 크게 향상될 수 있다. 건강을 보호하고 증진하는 활동은 학교의 물리적 환경 속에서 활기차게 진행될 수 있다. 넓게 생각해 보면 학교는 학생들뿐만 아니라 교사, 학부모, 보건관계자, 지역사회의 인식, 태도, 행동에 영향을 미친다. 조직생활의 모든 측면이 육체적, 사회적, 정서적 건강에 기여한다. 게다가 젊은이들은 의사결정에의 직접적인 참여를 통해 책임감과 역량강화에 대해 가장 잘 배울 수 있다."

나아가 건강증진학교는 학업의 향상에도 기여할 수 있다. 건강과 교육은 상호 밀접한 관계를 가지고 있다. 건강수준은 학업능력에 영향을 미친다. 건강행태 역시 학업 성취에 영향을 미친다(International Union for Health Promotion and Education, 1999a, b). 교육수준은 건강정보 획득능력이나 의사결정에 영향을 미친다. 양자의 이러한 관계 때문에 한 분야에서의 성과는 다른 분야에서도 편익을 발생시킬 것이라고 많은 사람들이 생각하게 되었고, 학교가 중요한 건강증진활동의 터로 주목받아왔다.

3 건강증진학교의 발전과 국제 네트워크

학교를 통해 아동들의 건강을 향상시키자는 것은 1950년대부터 WHO, UNESCO, UNICEF, 그리고 다른 국제기구의 목표였다. 학교보건을 향상시키기 위한 주요 국제회의만 하더라도 손꼽기 어려울 정도로 많았다(WHO, 1997b). 하지만 보건교육에 대한 혁신적인 사고가 싹트고 있었지만 1980년대 이전까지는 여전히 교육을 개인변화를 위한 수단으로 간주하는 것이 대세였다(Young, 2005)〈표 2-1〉.

건강행태의 변화를 위해 건강과 건강결정요인에 대한 지식과 기술을 가르치던 학교보건교육 프로그램이 건강증진학교로 발전하게 된 것은 알마아타 선언이나 오타와 헌장과 같은 보건/건강증진의 개념과 정책의 발전 이외에도 전학교적 접근(whole-school approach)과 같은 교육이론의 발전 영향을 받아서이다.

오타와 헌장은 환경이 건강과 건강증진에 미치는 영향과 개인기술 개발의 중요성에

표 2-1. 기존의 학교보건과 건강증진학교의 차이

기존의 학교보건	건강증진학교(ENHPS)
건강의 개념	
학생 개인의 건강문제나 생활습관에 초점	학교 조직의 총체적 측면을 중시. 삶의 터 접근을 채택. 건강한 학교정책의 개발
신체적 건강을 중시. 신체활동은 체육을 통해서만 제공	신체적, 정신적, 사회적 건강을 중시. 즐거운 신체활동을 중시
질병이 없는 상태가 건강한 상태. 질병, 진단, 치료를 중시	적극적인 건강개념. 삶의 질, 건강문제 예방, 총체적인 건강수준 향상을 중시
보건교육은 가치중립적인 접근방법이라 생각	민주주의, 형평성, 참여 같은 명백한 원칙에 기반을 둔 건강증진
위기관리와 같은 사건에 대한 단기대응	생애의 주기에 맞춘 장기적인 접근
보건교육 개념	
건강행태의 변화, 건강한 생활습관의 습득 ; 순종	자율과 의사결정능력을 중시
보건교육은 별도의 교과로 다루어짐	보건교육과 교과과정을 통합
교과과정은 지식의 교육을 목표로 함	교과과정은 학생들에게 지식이외에 태도와 기술을 가르침. 목표는 행동능력의 향상임
교사 중심의 교육과 의사결정. 수동적인 학생	의사결정에서의 학생참여. 가르치는 것보다 배우는 것을 중시. 피교육생의 참여를 유도하는 교수법
겁주고 공포를 조성하는 부정적 메시지를 강조	건강이 가져오는 장점, 선택과 의사결정 같은 긍정적 수단을 강조
학교 전체	
교사는 별도의 존재이거나 도덕적 관점에서 역할모델로 간주됨	교사의 정신적, 정서적, 사회적 건강도 중시함. 교사에 대한 지원과 훈련은 필수적
체육시설이나 위생상태 등 일부 물리적 환경만 건강에 관련이 있다 간주됨	교실, 복도, 운동장, 화장실, 통학로, 건강한 식사 등 총체적 환경이 건강에 영향을 미침
지역사회와의 관계	
지역사회의 전문가가 교육에 참여	학교와 학생은 지역사회에 참여하고 파트너로 기능함. 학생들도 존중받음
문제를 가진 학생을 후송하기 위해 외부기관을 활용	학교의 모든 활동에 외부 기관이 참여
학부모와 지역사회는 무시되거나 학교를 지원하는 대상임	학부모와 지역사회가 적극적으로 의사결정에 참여. 교외활동 프로그램이 있음
평가	
흡연, 음주 등 학생의 행태를 측정	학생의 활동능력(사고, 전념, 비전)을 측정
무엇을 해 왔는가를 기초로 행동을 설계	무엇이 효과적일 것 같은가에 대한 근거를 바탕으로 행동을 설계

자료 : Gray 등, 2006.

대해 주목하였다. 오타와 헌장에서 제시된 건강증진을 위한 주요 활동은 학교 건강증진도 삶의 터 접근을 기반으로 하여야 한다는 인식을 확산시켰다. 알마아타 선언과 오타와 헌장은 건강증진을 위한 부문간 협력과 참여의 중요성을 강조하였다.

1980년대 학교 교육의 이론과 현장에서도 변화가 나타났다. 개인 또는 집단 교육이나 상담과 같은 개별적 교육이 가지는 효과에 대한 실망으로 교육과 상담, 학급활동 및 학교정책을 유기적으로 연결하고, 궁극적으로는 학교의 체계와 문화를 바꾸고자 하는 전학교적 접근(whole-school approach)이 나타났다(Lister-Sharp 등, 1999). 전학교적 접근은 학생들의 학교에서의 학습은 공식적인 교과과정을 통해 학습된 내용뿐만이 아니라 학교 환경, 인간관계, 생활 활동 등과 같은 학교 내에서의 총체적인 경험과 비공식적인 교과과정 등의 산물이라고 생각한다. 따라서 전학교적 접근에서는 개인, 학급, 학교 차원에 대해 동시에 개입을 실시하고, 모든 학생을 대상으로 참여를 중시하며, 교육 프로그램 간의 통합을 강조하였다. 이러한 전학교적 접근의 개념은 삶의 터 접근과 매우 유사하여 건강증진학교(health promoting school)의 기반이 되었다.

1986년 세계보건기구 유럽지구의 협력센터였던 Scottish Health Education Group이 주관한 "건강증진학교(The Health Promoting School)" 국제 심포지엄이 개최되었는데, 이 심포지엄에서 건강증진학교의 개념이 최초로 제시되고, 정리되었다(Young, 2005).[8)] 이후 세계보건기구 유럽지구는 건강증진학교의 이론개발과 실천에 선구적 역할을 해왔다.

1980년대 유럽지역서 나타난 건강증진학교에 대한 관심은 1991년 세계보건기구 유럽지구, 유럽위원회(European Commission) 및 유럽회의(Council of Europe)가 협력하여 교육과 건강증진이 지니고 있는 잠재력을 극대화하기 위해 양자를 결합하자는 프로젝트를 실시함으로써 더욱 확산되었다. 프로젝트의 목적은 전학교적 접근을 통해 학교가 건강증진을 위한 강력한 주체가 될 수 있다는 것을 입증하는 것이었다. 주도적인 역할을 한 세 기구 이외에도 7개의 유럽국가와 수백 개의 학교가 참여하여 1992년

8) 이 회의의 보고서는 "건강학교(The Healthy School)"라는 명칭으로 발간되었는데, Health Promoting School이라는 명칭 대신에 Healthy School이라는 이름을 사용하게 된 것은 그 당시 세계보건기구 유럽지구가 건강증진학교를 건강도시 프로젝트와 연관시키고 싶어 하였기 때문이었다는 사실은 이미 설명하였다(Young, 2006).

유럽 건강증진학교 네트워크(The European Network of Health Promoting School : ENHPS)가 결성되었다(Stewart-Brown, 2006). 1996년까지 ENHPS에는 36개 국가가 가입하였으며, 회원국들은 각국의 상황에 맞게 건강증진학교 프로젝트를 운영하였다.

ENHPS는 1997년 그리스에서 개최된 제1차 국제컨퍼런스를 통해 이미 기술한 건강증진학교의 10가지 원칙을 제시하였으며(ENHPS, 1997), 2002년에는 네덜란드에서 제2차 국제컨퍼런스를 개최하여 교육과 보건분야의 협력의 중요성에 대해 논의하였다(International Planning Committee, 2002). ENHPS는 국제컨퍼런스 이외에도 각종 기술보고서의 발간을 통해 건강증진학교의 기본 모형, 추진과정, 평가방법의 개발에 기여하였고, 프로젝트의 실제 성과를 분석해왔다.

ENHPS는 이후 Schools for Health in Europe Network(SHE Network)[9]로 발전하였다. SHE Network는 유럽지역의 43개 국가의 조정관(National Coordinators)들로 구성된다. 건강증진학교 활동에 관심을 가진 전문가들에게 유럽지역 차원의 활동기반을 제공하고, 회원국에서 학교건강증진을 더욱 발전시키고 유지시킬 수 있도록 각종 관련단체나 전문가들을 지원하는 것을 목적으로 하고 있다. 2009년 제3차 국제컨퍼런스를 "건강을 통하여 좋은 학교 만들기(Better schools through health)"라는 의제로 리투아니아에서 개최하여 사회 모든 분야와 지역들의 공통된 활동을 통해 건강증진학교 운동을 한 단계 더 발전시킬 것을 주창하였다(Schools for Health in Europe Network, 2009).

쉼터

SHE Network(Schools for Health in Europe Network)의 소개

1) 핵심가치(SHE core values)

- 형평성(Equity) : 모든 사람에게 교육과 건강에 대한 접근 형평성 보장
- 지속성(Sustainability): 보건, 교육, 발전의 연계. 활동은 장기간에 걸쳐 체계적으로 시행됨

9) http://www.schoolsforhealth.eu/index.cfm

- 포용(Inclusion) : 다양성을 장려. 학교는 모두가 신뢰받고 존중받는다는 느낌을 받는 공동체가 되어야 함
- 역량강화(Empowerment) : 학교를 구성하는 모든 구성원은 적극적으로 참여하여야 함
- 민주성(Democracy) : 건강증진학교는 민주적 가치에 기반을 둠

2) 전략(SHE pillars)

- 건강을 위한 전학교적 접근(Whole school approach to health) : 교실에서의 보건교육과 학교 정책, 환경, 생활 능력을 결합하고 학교의 전 구성요소를 포함시킴
- 참여(Participation) : 학교, 교사, 부모의 주인의식
- 학교의 질(School quality) : 건강증진학교는 향상된 지도와 학습 과정 및 결과를 제공함. 건강한 학생이 더 잘 배우고, 건강한 교사가 더 잘 일할 수 있음
- 근거(Evidence) : 기존의 또는 새롭게 입증되는 연구를 기반으로 접근방법 및 개입수단을 개발
- 학교와 지역사회의 적극적인 협력(Schools and communities. Active collaboration)

3) 활동

- 회원국에서 학교건강증진을 더욱 발전시키고 유지시킬 수 있도록 각종 관련단체나 전문가들을 지원
- 건강증진학교와 유관한 정보의 확인과 공유
- 뛰어난 사업, 전문성, 기술의 공유
- 건강증진학교 운동의 옹호
- 회원국들의 전문적 기술을 연계

자료 : http://www.schoolsforhealth.eu/index.cfm

ENHPS의 노력에 힘입어 유럽지역의 많은 나라들이 국가 네트워크를 결성하였다(Rasmussen, 2005). 또 건강증진학교 운동은 유럽지역 이외의 세계 각국으로 확산되었다(Young, 2005 ; Clift and Jensen, 2005 ; Stewart-Brown, 2006).

2006년에는 건강증진학교에 관심을 가진 각국의 학교보건이나 공중보건기구, 정부당국자, 연구자, 국제기구 등이 국제 학교보건 네트워크(International School Health Network : ISHN)[10]를 조직하였다(McCall 등, 2005). ISHN은 비공식적인 자발적

10) http://www.internationalschoolhealth.org/

조직으로서 건강증진학교 운동을 옹호하고, 정보의 교환, 효과적인 도구나 교재의 교환, 관련 연구주제의 선정, 정책당국자에 대한 과학적 근거의 제공 등을 위해 노력하고 있다.

4 건강증진학교의 모형과 실행

1) 건강증진학교의 주요 활동

건강증진학교를 만들기 위해 실제 추진해야 할 활동이 무엇인가는 건강증진학교의 원칙을 통해 유추할 수 있다. 실제로 건강증진학교 활동에 대한 전문가/단체의 제언을 살펴보면 이를 확인할 수 있다.

(1) 세계보건기구는 포괄적 보건교육과 건강증진전문가 위원회에서 건강증진학교의 주요활동으로 다음의 4가지 범주를 제시하였다(WHO, 1997b).
① 건강과 관련된 공식적, 비공식적 교과과정
② 안전하고 건강친화적인 환경 조성
③ 적절한 보건서비스의 제공
④ 건강을 향상시키기 위한 노력에 가족이나 지역사회의 참여

(2) St Leger(1999)는 건강증진학교의 필수요소를 다음과 같이 정리하였다.
① 건강 및 복지(wellbeing) 향상을 위한 학교정책 만들기
② 학교의 물리적, 사회적 환경의 개선
③ 건강기술과 활동 능력의 개발
④ 지역사회와의 연계 구축

(3) Stewart Burgher 등(1999)은 ENHPS 학교의 활동을 5가지 유형으로 분류하였는데, 이 역시 건강증진학교의 원칙을 통해 우리가 예측할 수 있는 내용이다.
① 물리적 환경의 개선

② 건강주제에 대한 교육
③ 학교 내의 민주주의 정착
④ 정책의 개발
⑤ 교사에 대한 문제 중심(topic-based) 및 기술 중심(skills-based) 훈련 실시

(4) 미국은 Coordinated School Health의 주요 활동으로 다음의 8가지를 제시하였다[11)12)]
① 보건교육
② 체육
③ 보건서비스
④ 영양서비스
⑤ 상담, 사회심리(psychosocial) 및 사회(social) 서비스
⑥ 안전하고 건강친화적인 학교 환경
⑦ 교직원의 건강증진
⑧ 가정과 지역사회의 참여

2) 건강증진학교의 모형

Jensen은 10개 유럽국가의 건강증진학교 프로젝트를 분석한 결과를 바탕으로 건강

11) http://www.cdc.gov/healthyyouth/cshp/components.htm

12) 미국은 Coordinated School Health라는 용어를 사용하기 전에 Comprehensive School Health Programmes라는 용어를 사용하였다. Comprehensive School Health Programmes의 주요 활동(Kolbe, 1993) 역시 Coordinated School Health의 주요 활동과 거의 유사하다.
- 학교보건교육
- 학교보건서비스
- 학교 보건환경
- 학교 체육 및 신체활동 프로그램
- 학교 급식
- 학교 심리 상담 프로그램
- 교직원의 건강을 보호하고 향상시키기 위한 프로그램
- 학교와 학생의 건강을 향상시키기 위한 학교와 지역사회 기관의 통합된 노력

증진학교 프로젝트가 반드시 수행하여야 할 활동을 구성요소로 포함시킨 건강증진학교 모형을 제시하였다(Jensen and Simovska, 2002)〈그림 2-1〉.

〈그림 2-1〉에 건강증진학교가 공통으로 지니고 있는 7가지 구성요소가 표시되어 있다. 첫 번째 구성요소는 건강증진학교의 총괄목적인 학생의 역량강화와 활동능력 개발인데 모형의 중앙에 위치해 있다. 이는 건강증진학교에서의 모든 활동은 학생의 역량강화와 활동능력 개발을 위한 수단으로 간주된다는 것을 보여 준다. 나머지 6가지 구성요소는 건강증진학교의 목적을 달성하는데 도움이 되거나 방해가 되는 요인들로서 교육과정과 교사의 능력, 그리고 (학교 내에서의, 그리고 학교와 주변 환경사이의) 협력, (물리적 및 사회적) 학교 환경이다.

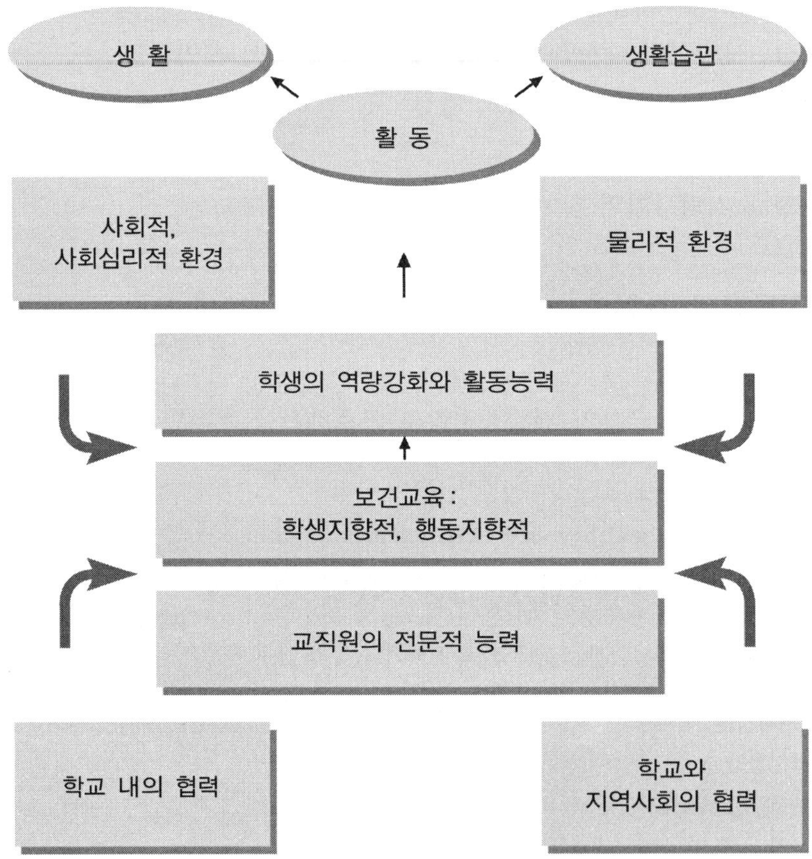

그림 2-1. 건강증진학교의 핵심요소

자료 : Jensen and Simovska, 2002.

교육과정과 교사를 포함한 교직원들의 능력은 건강증진학교의 총괄목적 달성에 영향을 미치는 요인들이다. 교과과정은 학생들의 활동능력을 개발할 수 있도록 학생들의 필요에 부응하고, 그들의 창의력을 자극할 수 있도록 조직되어야 한다. 그러기 위해서는 교사들이 다양한 전문기술을 보유하여야 한다. 교사들은 한편으로는 건강문제에 대한 전문가적 지식의 보고여야 하며, 동시에 건강문제가 사회에 미치는 영향, 문제의 근본원인, 문제를 해결하고, 건강을 증진하기 위한 전략, 학생을 포함하여 시민들이 전략에 영향을 미치기 위하여 어떻게 행동하여야 하는 가 등에 대한 통찰력을 지니고 있어야 한다. 또한 교사들은 학생들의 능동적 참여를 이끌어 낼 수 있는 다양한 교수법에 대해 익숙해져야 한다.

나머지 4가지 구성요소인 환경과 협력요인은 교육, 학생의 역량, 교사의 능력에 영향을 미친다. 환경적 요인에는 학교의 물리적 환경과 사회심리학적 환경이 포함되어 있다. 협력 요인에는 학교 구성원 사이의 협력과 학교와 지역사회 각종 조직 사이의 협력이 포함되어 있다. 전학교적 접근이나 삶의 터 접근은 환경적 요인의 변화와 협력의 강화가 없이는 불가능하다는 사실을 상기하면 건강증진학교의 주요 구성요소에 환경과 협력이 포함되어야 한다는 것은 당연하다.

한편, 건강은 개인의 생활습관 뿐만이 아니라 학교, 지역사회, 국가, 나아가 세계적인 문제에 의해서 영향을 받게 된다. 또, 건강증진학교 접근에 영향을 미치는 요인들, 즉 건강증진학교 모형을 구성하는 요인들 역시 지역사회, 국가, 세계라고 하는 환경에 의해 영향을 받는다. 따라서 건강증진학교는 그 활동과정에서 이와 같은 다차원적인 요인들에 대해 인지하고, 이를 개선하기 위해 노력하여야 한다. 건강증진학교가 다양한 차원의 외부환경과 가지는 네트워크를 반영하여 Parsons 등(1996)은 건강증진학교의 eco-holistic model을 제시하기도 하였다〈그림 2-2〉.

3) 건강증진학교의 추진전략

미국 CDC는 건강증진학교의 추진전략으로 아래의 8가지를 제시하였다.[13)]

---

13) http://www.cdc.gov/healthyyouth/cshp/schools.htm

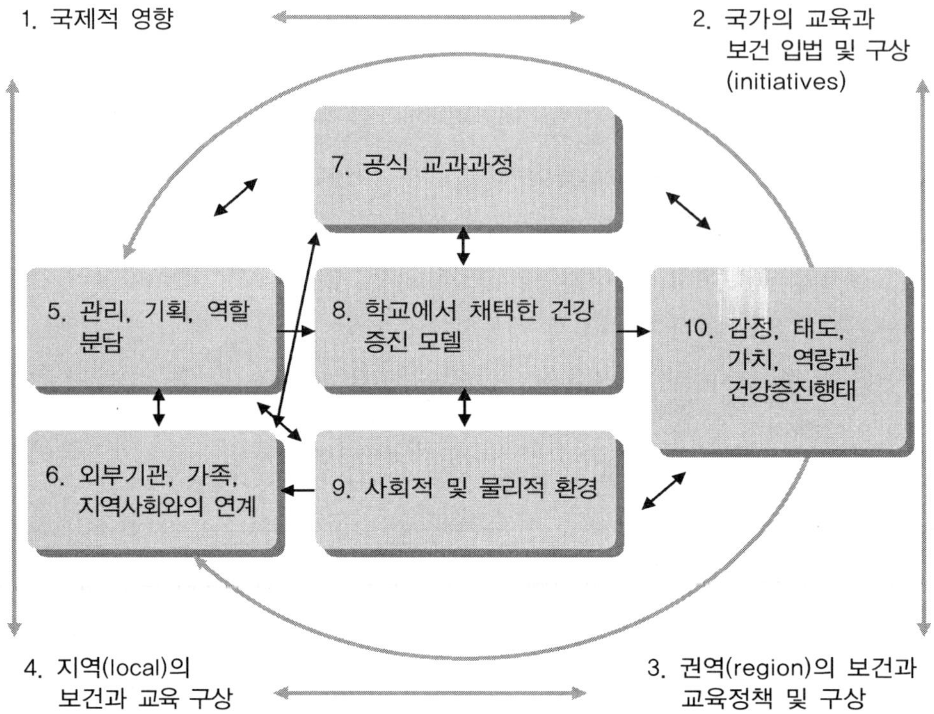

그림 2-2. 건강증진학교의 eco-holistic model

자료 : Parsons 등, 1996.

(1) 행정적 지원과 지지의 획득과 유지

지역차원에서 교육감, 그리고 학교차원에서 교장의 지지를 획득하는 것이 건강증진학교 운동의 실행과 유지에 중요하다. 행정적 지원은 다음과 같은 차원에서 도움을 준다.

① 건강을 학교의 비전과 미션에 포함시키고, 학교의 발전계획에 건강목표를 포함시킬 수 있다.

② 학교 보건/건강증진학교 활동을 감독할 수 있는 사람을 임명할 수 있다.

③ 자원을 할당할 수 있다.

④ 건강행태 개선의 모델을 만들 수 있다.

⑤ 학생, 교직원, 학부모에게 정기적으로 건강과 행복의 중요성을 전달할 수 있다.

(2) 건강증진학교 위원회나 팀의 조직

건강증진학교 운동은 원활한 기획과정의 추진과 학교와 지역사회 사이의 협력을 촉진하기 위해 팀 접근을 사용한다. 지역차원의 건강증진학교 위원회에는 적어도 건강증진학교 활동의 세부 활동별 대표 1인과 학교보건 관리자, 학부모, 학생, 학생의 건강 및 행복과 관련이 있는 지역사회의 대표가 참여하여야 한다. 학교차원의 건강증진학교 팀에는 학교 관리자, 확인된 학교보건 지도자, 교사, 기타 교직원, 학부모, 학생의 대표, 그리고 적합한 지역사회 대표가 참여하여야 한다.

(3) 학교건강증진 책임자의 선정

전임 또는 비상근 학교건강증진 책임자는 학교건강증진 운동을 성공시키는 중요한 요인이다. 학교건강증진 책임자는 학교건강증진 위원회나 팀을 활성화시키고, 사업계획을 견인하고, 관련 정책, 프로그램, 활동, 자원 등을 확보하며, 학교와 지역사회의 협력을 촉진시키는 역할을 담당한다.

(4) 사업계획의 개발

보건과 교육을 융합하기 위해 건강증진학교 계획은 학교의 전반적인 발전계획과 통합되어야 한다. 미국 CDC는 학교가 그들의 정책, 프로그램, 서비스의 강점과 약점을 분석하고, 개선방안을 찾을 수 있도록 School Health Index를 개발하여 제공하고 있다.[14)]

(5) 다양한 구성요소를 통한 복합 전략의 실행

교육, 상담, 직접 서비스의 제공, 환경변화, 정책개발, 학부모와 지역사회의 참여, 사회적 지지의 제공 등 다양한 전략을 복합적으로 제공하여야 한다.

(6) 학생에 초점을 맞춤

건강증진학교의 핵심은 학생의 교육적 및 건강상의 필요를 충족시키고, 학생들에게 학교와 지역사회 활동에 의미 있는 참여의 기회를 제공하는 것이다. 따라서 건강증진학교 활동은 학생들에게 리더십을 행사하고, 기술을 개발하며, 주변인들과 좋은 관계

---

14) http://www.cdc.gov/healthyyouth/shi/index.htm

를 형성하고, 그들의 학교와 지역사회에 기여할 수 있는 기회를 제공하여야 한다.

(7) 우선순위가 높은 건강행태의 시정

학교는 학생들이 우선순위가 높은 건강을 위협하는 행태를 피하거나 감소시킬 수 있도록 도와주는 정책과 프로그램을 도입하여야 한다.

(8) 교사들에게 전문적인 발전 기회를 제공

교사, 행정인력, 기타 학교 종사자들에게 문제의 확인, 문제 해결능력의 향상, 새로운 기술이나 전략의 습득, 리더십과 의사소통 능력의 향상 등을 위한 지속적인 교육이 시행되어야 한다.

4) 건강증진학교의 추진단계

학교건강증진 활동의 추진과정은 다음의 6가지 단계를 거치게 된다〈그림 2-3〉. 물론 학교가 처해 있는 상황에 따라 다른 단계에서 건강증진학교를 시작하는 것도 가능하다(State of Queensland, 2001).

(1) 준비단계(prepare)

전체 학교사회가 건강증진학교 전략에 대해 토론하거나 활동을 시작하기 전에 다음의 준비가 필요하다.

① 교장 및 핵심 인사의 지지를 획득

② 과정의 첫 단계를 관리하기 위한 소규모 추진 집단과 담당자(coordinator)를 확보

(2) 모두가 공유하는 비전 만들기

모두가 공유하는 비전을 만들기 위해 학교의 구성원들과 함께 "이상적인 학교"에 대한 비전을 개발한다.

(3) 우선과제의 선정

건강증진학교 추진을 위한 과제를 확인하고, 이 중 어느 것을 우선시 할 것인가를

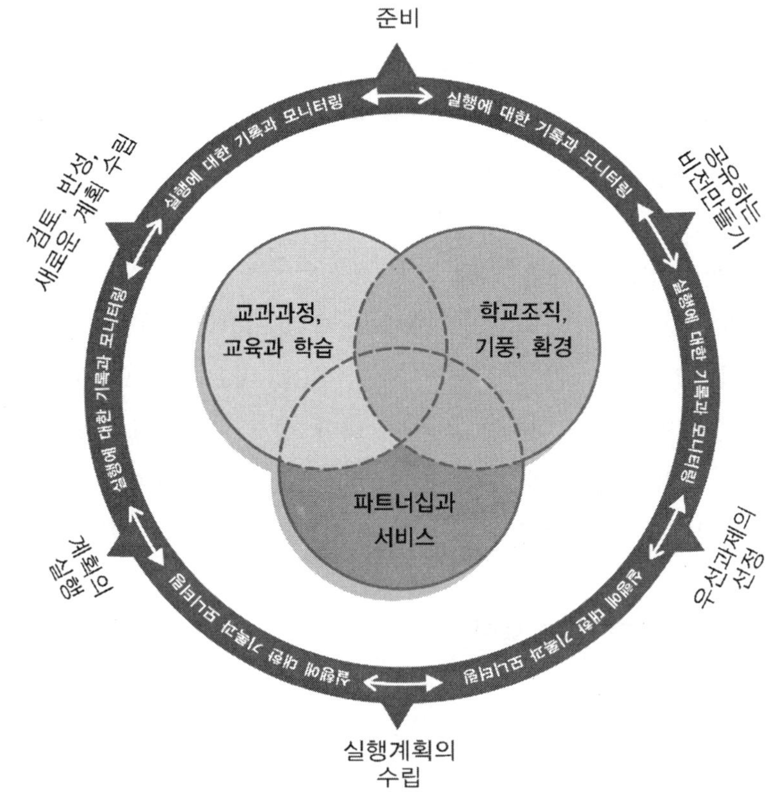

그림 2-3. 학교건강증진 활동의 추진단계

자료 : State of Queensland, 2001.

결정한다. 이 과정에서는 미국 CDC가 개발한 School Health Index 등이 도움을 줄 수 있다. 활동의 성공에 영향을 미칠 수 있는 모든 요인을 고려하여야 한다. 우선순위는 장기적 및 단기적으로 성취할 수 있는 것 모두를 확인한다.

(4) 실행계획(action plan)의 개발

바람직한 변화를 명확히 하고 이를 성취하기 위한 실행계획을 수립한다. 실행계획에는 목적, 기대하는 결과, 전략, 활동, 추진일정, 요구되는 자원, 주요 인물의 역할과 책임, 모니터링 과정이 포함되어야 한다.

(5) 계획의 실행

계획을 실행하면서 의도된 대로 성과가 나타나는지를 점검한다. 필요하면 계획을 수정하거나 변경할 수 있도록 준비되어 있어야 한다. 모든 것이 초기에 의도한 대로 진행될 수는 없다. 유연해질 필요가 있다.

(6) 검토하고, 반성하고, 미래를 위해 다시 계획함

건강증진학교가 얼마나 잘 추진되었는가에 대해 토의한다. 건강증진학교 활동이 학교를 얼마나 변화시켰는지를 알고 싶다면 사전, 사후 비교가 필요하다. 이를 위해 사업을 시작하기 전에 변화를 기대하는 것들에 대한 정보-기초 정보(baseline data)를 수집하고, 이를 사업의 종료 후에 수집한 정보와 비교하여야 한다. 건강증진활동과 무관한 요인들이 변화에 영향을 미칠 수 있다는 사실을 명심하여야 한다.

5) 건강증진학교 추진의 유의사항

Young(2005)은 건강증진학교 추진단계를 초기 실험단계(Initial experimental phase), 전략적 발전단계(Strategic development phase), 성숙단계(Establishment phase)로 구분하고, 각 단계별로 나타나는 현상을 아래와 같이 제시하였다.

(1) 초기 실험단계(Initial experimental phase)

① 주로 보건분야에 속하는 초기 혁신자들이 교육분야에서 의견을 같이하는 동료들과 함께 건강증진문제를 제기한다.
② 교육분야에서는 처음에는 건강문제를 사회적 모형보다는 생의학적 문제로 간주한다. 그 결과 보건과 교육분야 사이의 파트너십 부족을 초래한다.
③ 학교보건은 일차적으로 전통적인 예방모형 속에서 이루어진다.
④ 비정부기관이 특정 건강문제에 대하여 개별학교나 교육 당국과 함께 활동한다.
⑤ HIV나 AIDS, 약물남용과 같은 특정문제에 대하여 정치적 이유로 관심을 받게 되거나 자원을 제공받으면서 초기의 산발적이고 단기적인 발전이 나타난다.
⑥ 분야 내에 만연한 건강에 대한 생의학적 모형으로 인해 건강증진학교와 공통점을 지니고 있는 생태학교(Eco-Schools), 지역사회학교(Community Schools) 등

에 대한 구상을 인식하지 못한다.

⑦ 교육정책 입안자들이 건강증진학교 용어 중 일부를 채택한다. 하지만 초기단계에서는 용어의 채택이 사업의 실행을 통한 변화로 이어지지 않을 수 있다.

(2) 전략적 발전단계(Strategic development phase)

① 학교와 지역사회의 사회적 및 교육적 필요를 충족시키는데 있어 건강증진학교가 가지는 이점에 대해 교육분야에서 인식하기 시작한다. 당국자는 교사를 비롯한 직원의 훈련과 능력개발과정을 통해 역량을 구축하기 시작한다.

② 학교보건서비스가 건강증진의 역할을 포함한다.

③ 국가차원, 교육당국, 또는 권역수준에서 파트너십을 통하여 보다 전략적인 접근이 점차적으로 나타난다.

④ 보건분야가 교육분야의 자리에 예산을 제공한다.

⑤ 시행착오와 공동협력이 두 분야 사이의 적대감을 누그러뜨리고, 상호 이해를 서서히 증가시킨다. 우선순위, 가치, 용어, 개념이 명확해진다.

⑥ 교육분야의 예산이 투입되지만 공동으로 분담하는 자리가 확보된다.

⑦ 좀 더 복잡한 연구와 진행과정에 대한 모니터링 방법이 개발되고, 기대가 증가한다.

⑧ 학교보건과 관련된 양 분야의 연관관계를 묘사할 수 있는 모형이 개발된다.

(3) 성숙단계(Establishment phase)

① 초기에는 주로 보건분야에서 나타나던 국가 차원의 정책 선언이 교육분야에서도 시작된다.

② 건강과 관련된 특수한 구상에 대한 정책선언이 점차 교과과정에 대한 정책이나 학교급식 정책과 같은 건강증진학교의 맥락 속에서 나타난다.

③ 교육당국이 학교건강증진에 대해 더 많은 책임을 맡게 되고, 건강증진을 교육의 주류에 통합한다.

④ 개별 학교 차원에서는 학교건강증진이 제도화된다. 즉, 학교의 핵심가치에 건강증진이 포함되고, 일상적인 업무가 된다.

Jamison 등(1998)은 건강증진학교와 관련된 변화의 시작(initiation), 실행(implementation), 성숙(establishment)을 위해 유의하여야 할 사항을 제시한 바 있다. 이를 정리하면 다음과 같다.

(1) 시작단계에서 유의할 사항

변화의 시작을 위해 장점과 단점을 위주로 한 현재 상황의 분석이 선행되어야 한다. 다른 관계자들을 끌고 나갈 능력을 갖춘 전담 책임자(coordinator)의 헌신이 성패를 좌우하는 핵심요소 중 하나이다. 관리계층의 강력한 지지는 권위와 추진력을 제공한다. 명확한 목적과 목표를 정하고, 계획을 체계적으로 수립하는 것도 성공에 기여한다. 물론 가능성과 시간을 고려하고, 지역 및 전국단위의 교육상황과 방침을 고려하여 현실적으로 프로젝트를 운영하는 것도 도움이 된다. 삶의 터 접근의 유연한 추진과 학교의 기존 우선순위와 조화를 이루는 능력 역시 필요하다. 원활한 의사소통 기전을 마련하고, 이해관계자들과 협의하며, 이들에게 정보를 제공하는 것도 성공요인의 하나이다.

(2) 실행단계에서 유의할 사항

실행단계에서 가장 중요한 요인은 의사소통과 관리이다. 학교와 외부기관과의 의사소통을 위해 시간을 확보하는 것이 긴요하다. 교사를 비롯하여 학생, 수업을 담당하지 않는 교직원, 학부모와 외부 인사를 포함하여 모든 이해관계자를 실행과정에 포함시키는 것이 중요하다. 가시적인 성과와 특별한 이벤트가 동기부여를 위해 필요하다. 이러한 조치와 함께 시간이 흐르면 변화에 회의적인 사람들도 건강증진학교의 필요성에 대해 확신하게 된다. 새로운 기회나 경쟁적인 압력에 대응하기 위한 유연성 역시 요구된다.

(3) 성숙단계에서 유의할 사항

변화의 성숙은 학교의 발전계획과 결부된다. 변화를 위한 지속적인 활동은 전담책임자의 확보, 특히 인사이동이 있었을 때 교직원들에 대한 직무훈련과 지지가 있어야 가능하다. 마지막으로 진행 상태를 점검하고, 성공을 축하하기 위한 모니터링과 평가체계 역시 중요하다.

쉼터

Rivers 등(1999)이 제시한 건강증진학교의 촉진요인과 방해요인

① 촉진요인
- 스텝의 전념
- 학교 고위관리자의 지지
- 학생 건강에 대한 관심
- 건강증진학교의 구상과 활동에 대한 학생의 이해
- 외부의 재정지원

② 방해요인
- 시간과 자원의 부족
- 열악한 학교시설
- 교과과정에 대한 압박
- 다른 업무에 대한 부담
- 감사
- 효과적이지 못한 내부 의사소통 체계

자료 : Rivers 등, 1999.

5 건강증진학교의 효과

건강증진학교 운동이 전 세계적으로 관심을 끌고 있지만 건강증진학교의 효과에 대해서는 아직 연구가 더 필요하다. 이는 건강증진학교처럼 삶의 터 중심 접근을 채택하는 사업들의 경우 제4부 제2장에서 소개하는 것처럼 평가를 위한 적합한 이론적 모형이 부족하고, 평가의 원활한 진행을 위한 정보, 예산, 기간 등이 충분하지 않기 때문이다.

지금까지 알려진 건강증진학교의 효과를 요약하면 건강증진학교 프로젝트를 통해 모형의 필수 구성요소들이 작동한다는 것은 확인되나 이러한 과정 측면에서의 성공이 건강수준 향상이라는 결과로 이어지는 가에 대해서는 추가 연구가 필요하다는 것이다(Green and Tones, 2010).

제 3 장 건강증진직장

학습목표

- 건강증진직장이 무엇인지 이해한다.
- 건강증진직장의 필요성을 인식한다.
- 건강증진직장 접근방식의 특징을 이해한다.
- 건강증진직장의 활동내용과 추진과정을 이해한다.
- 건강증진직장의 성공에 영향을 미치는 요인을 이해한다.

학습내용

- 건강증진직장의 개념
- 건강증진직장의 추진동기
- 건강증진직장의 발전
- 건강증진직장의 틀: 모형과 실행단계
- 건강증진직장의 평가와 성공요인

1 건강증진직장의 개념

1) 건강증진직장의 용의

건강증진직장[15]은 영어로는 (Comprehensive) Workplace Health Promotion(세

15) 건강증진직장은 우리나라에서는 주로 직장건강증진이라고 불린다. 그러나 직장건강증진이라는 용어는

계보건기구[16], 캐나다[17], 미국[18], 유럽[19], 아일랜드[20])이 가장 널리 사용된다. 미국에서는 Health Promoting Workplace(Chu 등, 2000)라는 용어도 사용되는데, 건강증진학교를 표현하기 위해 Health Promoting School이라는 용어가 가장 널리 쓰이는 것과는 달리 Health Promoting Workplace는 흔히 사용되지는 않는다. 그러나 세계보건기구가 홈페이지의 동일한 페이지에서 Workplace Health Promotion과 Health Promoting Workplace를 혼용하여 사용하고 있듯이 양자가 별다른 구분이 없이 사용된다. 건강도시(Healthy City)와의 연관성을 강조하기 위해 Healthy Workplace (Burton, 2010 ; 아일랜드[21])라는 용어도 사용되나 이 역시 흔히 사용되지는 않는다.

2) 건강증진직장의 정의

근로자의 건강에 영향을 미치는 요인이 물리적 작업환경으로부터 생활습관과 같은 개인기술, 직장의 조직이나 문화와 같은 사회심리적 변수, 지역사회와의 관계 등으로 확대되면서 전통적인 산업보건의 개념에서 탈피하여 삶의 터 접근방식에 기반을 둔 건강증진직장 개념이 출현하였다. 세계 여러 국가와 기관에서 나름대로 건강증진직장의 정의를 내려왔는데, 이 중 대표적인 정의를 소개하면 다음과 같다.

직장에서의 건강증진사업을 지칭하는 뜻이 강하여 건강한 삶의 터인 직장이라는 의미는 약하다. 이 책에서는 삶의 터 사업의 호칭을 통일하기 위하여 건강증진직장이라고 표시하고자 한다.

16) http://www.who.int/occupational_health/topics/workplace/en/

17) The Health Communication Unit, 2004. http://www.thcu.ca/workplace/documents/intro_to_workplace_health_promotion_v1.1.FINAL.pdf

18) 미국 CDC. http://www.cdc.gov/workplacehealthpromotion/index.htm

19) European Agency for Safety and Health at Work, European Agency for Safety and Health at Work, http://osha.europa.eu/en/topics/whp/index_html

20) Health and Safety Authority, 2010. http://www.hsa.ie/eng/Publications_and_Forms/Publications/Safety_and_Health_Management/Section%2014%20Workplace%20Health%20Promotion.pdf

21) Health Promotion Agency for Northern Ireland. http://www.healthpromotionagency.org.uk/Resources/workwell/pdfs/WorkWell_Guide_Assesment_08.pdf

(1) 세계보건기구의 건강한 직장(healthy workplace) (Burton, 2010)

"건강한 직장은 모든 근로자의 건강, 안전, 그리고 복지(well-being)와 직장의 지속가능성(sustainability)을 보호하고 향상하기 위하여 근로자와 관리자가 협력하여 끊임없이 아래의 확인된 필요(identified need)를 개선해가는 직장이다 :

① 물리적 환경과 관련된 건강과 안전에 대한 문제

② 직장 조직과 문화를 포함한 사회심리적 작업 환경과 관련된 건강, 안전, 복지에 대한 문제

③ 직장의 개인적 건강자원

④ 근로자, 그들의 가족, 그리고 지역사회 구성원의 건강을 향상시키기 위하여 지역사회에 참여하는 방법"

(2) 세계보건기구 유럽지구의 건강증진직장 연맹[22)]

"건강증진직장은 직장의 조직과 근로 환경을 개선하고, 근로자의 참여를 향상시키며, 건강한 선택을 가능하게 하고, 개인적 발전을 장려함으로써 근로자의 건강과 복지(wellbeing)를 향상시키기 위한 기업가, 근로자, 사회의 결집된 노력이다."

(3) Shain과 Suurvali(2011)의 포괄적인 직장건강증진 (Comprehensive Work place Health Promotion, CWHP)

"포괄적인 직장건강증진은 근로자들의 자신의 복지를 향상하려는 노력과 함께 지지적인 관리(supportive management)를 실시하려는 기업가의 노력을 병행하여 근로자의 건강을 보호하고 향상시키려는 접근방법."

3) 건강증진직장의 특성

건강증진직장에 대한 정의를 분석해 보면 다음과 같은 특성을 지니고 있음을 알 수 있다.

---

22) http://osha.europa.eu/en/topics/whp/index_html

① 건강증진직장을 통해 보장하고자 하는 건강은 적극적인 건강의 개념을 반영하고 있다. 따라서 단순히 질병이 없는 상태가 아니라 육체적, 사회적, 정신적으로 완전한 상태를 지향한다(Burton, 2010).

② 전통적인 산업보건은 건강보호, 즉 물리적 환경으로부터의 안전과 근로자의 사고예방에 중점을 두었다. 최근에는 정보의 제공이나 기술훈련 등을 통해 건강한 개인행동을 장려하려는 교육적 · 행태적 접근이 유행하였다. 건강보호나 교육적 · 행태적 노력이 근로자의 전반적인 건강수준을 향상시키고 결근율을 낮추는 효과를 나타낸 것은 사실이다. 그러나 최근의 과학적 근거에 의하면 근로자의 건강문제를 안전사고나 직업병 등으로 제한하거나, 개인적 차원의 생활습관 개선에 의존하는 것보다는 삶의 터인 직장의 조직, 관리 방식과 업무 관행, 문화 등을 개선할 때 더욱 효과적으로 근로자의 건강수준을 향상할 수 있다(The Health Communication Unit, 2004). 따라서 건강증진직장은 조직차원의 업무와 문화 개선에 역점을 둔다.

③ 건강증진직장은 기업가가 단순히 보건과 안전에 관한 법적 기준을 충족시키는 것 이상을 의미한다. 기업가와 종업원들이 적극적으로 협력하여 근로자의 건강과 복지를 향상시킬 수 있도록 노력한다는 것을 의미한다. 이러한 과정에 근로자를 참여시키고 근로자들의 필요와 시각을 일상 업무와 조직, 문화에 반영하는 것이 중요하다.

④ 건강증진직장이 대상으로 하는 삶의 터가 생산조직인 직장인 점을 고려하여 건강증진직장의 효과평가는 근로자나 그 가족의 건강이나 복지뿐만이 아니라 업무효율, 생산성, 순익의 증가와 같은 경제적 이득을 포함한다.

2 건강증진직장의 추진동기

1) 건강증진직장의 편익

산업재해나 직업병에 의한 경제적 손실이외에 건강하지 못한 근로자의 결근, 전직, 조기사망에 의한 생산성 저하, 의료비 증가 등은 근로자 개인, 기업과 사회에 큰 부담이 되고 있다. 건강한 직장을 위한 투자는 기업의 입장에서 볼 때 경제적으로 이득이며, 기업의 사회적 책임이기도 하다. 또, 기업의 사회적 평판도 높이는 것으로 알려져 있다. 국가 입장에서도 기업가에 비해 약자인 근로자의 권익을 보호해준다는 점에서 국가의 기본 책무에 해당하며, 근로생산성 향상을 위한 중요한 수단도 된다. 이러한 건강증진직장이 가져다주는 보건학적, 경제적, 사회적 이득 때문에 직장건강증진 운동이 사회적으로 주목받게 되었다.

쉼터

건강증진직장의 효과

① 근로자에 미치는 효과
- 건강위험요인의 감소
- 스트레스나 건강에 영향을 미치는 요인에 대한 적응력 향상
- 자아 이미지와 자긍심의 향상
- 건강증진 및 사회적 지지 자원에 대한 접근성 향상
- 질병에 의한 결근이나 작업손실일수의 감소
- 유병률의 감소
- 건강수준의 향상
- 의료이용의 감소와 의료비 부담 감소

② 직장환경과 조직문화에 미치는 효과
- 안전하고 보다 지지적인 작업환경
- 직무만족과 동기 강화
- 작업 분위기 개선
- 유연하고 원활한 의사소통
- 조직헌신도 증가
- 전직률의 감소

③ 생산성에 대한 효과
- 질병에 의한 결근이나 작업손실일수의 감소
- 생산품이나 서비스의 질 개선
- 혁신과 창의성 증가
- 생산성 증가

④ 기업의 평판에 미치는 효과
- 기업의 사회적 이미지 증가
- 구직자에 대한 경쟁력 향상

자료 : ① European Network for Workplace Health Promotion, 2006.
② Health Promotion Agency for Northern Ireland.
http://www.healthpromotionagency.org.uk/Resources/workwell/pdfs/WorkWell_Guide_Assesment_08.pdf
③ Health and Safety Authority, 2010.
④ Center for Disease Control and Prevention. Benefits of Health Promotion Programs.
http://www.cdc.gov/workplacehealthpromotion/businesscase/benefits/index.html

쉼터

기업 입장에서 건강증진직장 운동이 필요한 이유 : 당근과 채찍

① 건강증진직장은 올바른 일이다 : 기업윤리

2008년 서울에서 열린 "작업장에서의 안전과 건강에 관한 제18차 세계총회(World Congress on Safety and Health)"에서는 작업장에서의 안전과 건강에 관한 서울선언(2008)을 발표하였는데, 이 선언에서는 안전하고 건강한 작업환경에 대한 권리는 인간으로서의 기본적인 권리에 해당한다고 밝히고 있다.

기업은 근로자의 건강을 위하여 법으로 정해진 최소 기준 이상의 노력을 해야 할 사회적 책임이 있다.

② 건강증진직장은 현명한 일이다 : 기업의 손익

근로자의 건강과 안전은 기업의 목적 달성과 이윤 창출에 공헌한다.

③ 건강증진직장은 법으로 규정된 일이다 : 법

건강증진직장의 활동 중 일부는 법으로 강제된 기업의 의무이다.

자료 : Burton, 2010.

2) 삶의 터로서 직장의 가치

건강증진직장은 근로자의 건강증진을 위하여 직장을 하나의 삶의 터로 간주하고 접근

한다. 그렇다면 직장은 건강증진을 위한 삶의 터로서 가치가 있을까? Goetzel 등(2008)은 직장이 가지고 있는 장점을 다음과 같이 소개하였다.

① 직장을 기반으로 한 프로그램은 일반적인 보건체계가 접근하기 어려운 대규모의 인구에 접근할 수 있는 경로이다.
② 직장에는 서로 밀접한 인간관계를 맺고 공통의 목적과 문화를 가진 사람들이 몰려있다.
③ 근로자들과의 의사소통은 비교적 분명하다.
④ 근로자들이 건강하지 못한 생활습관을 개선하려고 할 때에는 사회와 직장의 조직적 지원이 가능하다.
⑤ 건강에 유리한 행동을 조장하고, 불리한 행동은 배척하기 위한 정책이나 지침, 사업들을 직장에 도입하거나 조직의 규범으로 만드는 것이 가능하다.
⑥ 프로그램에 대한 참여를 촉진하기 위해 금전이나 기타 인센티브를 제공하는 것이 가능하다.
⑦ 기업가는 근로자들과 장기적인 관계를 형성하고 싶어 하기 때문에 사업이 장기적으로 진행될 수 있고, 그 결과 근로자들이 사업의 편익을 직접 느낄 수 있다.
⑧ 건강증진사업을 기존의 직장보건사업과 연관시켜 진행할 수 있다.
⑨ 직장의 관리 및 정보체계를 이용하여 사업의 진행을 분석할 수 있다.

직장이 삶의 터로서 가지고 있는 장점을 정리해보면 다음과 같다.

① 직장을 통한 사업은 많은 직장인들이 느끼는 기존의 보건사업에 시간적, 지리적 접근장벽을 낮춘다.
② 생활 터의 구성원들이 공통의 목적이나 문화를 지니고 있고, 서로 밀접한 관계를 맺고 있다.
③ 공통된 조직문화와 규범, 정책을 가지고 있어 조직문화나 정책의 개선을 통한 접근이 가능하다.
④ 사업을 위한 내부자원의 동원이 가능하다.
⑤ 법적으로 뒷받침된 많은 사업들과 연계할 수 있어 시너지 효과를 높일 수 있다.

3 건강증진직장의 역사적 발전

근로자의 안전, 건강, 복지를 향상시키기 위한 사회적 노력이 건강증진 운동과 접목된 것은 최근의 일이다. 1970년대에 직장건강증진의 개념이 싹트기 시작하였다. 초기의 직장에서의 건강증진은 단일 질병이나 위험요인의 관리나 개별 근로자의 특정한 건강행태를 개선하는데 치중하였다(Chu 등, 2000). 하지만 환경, 사회, 조직의 문제가 근로자의 건강에 미치는 영향을 간과하였다는 점에서 진정한 건강증진직장 운동이었다고 보기 어렵다. 1980년대 서구사회, 특히 미국의 직장에서의 건강증진활동은 "wellness programme"이 지배하였다. "wellness programme"은 확인된 근로자의 건강위험요인에 대해 광범위한 서비스를 포괄적으로 제공하는 프로그램이었다. 제공된 서비스에는 건강검진, 스트레스관리, 식당에서의 건강식 제공, 운동과 척추관리 프로그램, 건강정보에 대한 세미나 등이었다. 하지만 대부분의 "wellness programme" 역시 거시적인 환경, 사회, 조직의 문제가 근로자의 건강에 미치는 영향을 등한시한 채 개인의 건강행태 개선에 치중하였다(Chu 등, 2000).

근로자의 건강에 영향을 미치는 다양한 건강결정요인에 대한 이해가 증가하면서 1990년대에 이르러 여러 분야의 협력적 접근이 보다 강조되기 시작하였다. 이에 따라 직장에서의 건강증진도 보다 총체적이고 통합적인 방향으로 변화하기 시작하였고, 개인적 위험요인 뿐만 아니라 조직적, 사회적 요인에 대해서도 관심을 돌리기 시작하였다(Chu 등, 2000). 산업보건, "wellness programme", 직장에서의 건강증진프로그램 등이 통합되고, 건강을 지지하고, 강화하는 직장문화의 한 부분으로 자리를 잡기 시작하였다. 직장을 근로자 개인의 건강변화를 위한 편리한 장소로 활용하려는 사고에서 벗어나 진정한 의미의 건강증진직장, 즉 근로자와 관리자가 합심하여 직장을 건강에 유리한 삶의 터로 바꾸려는 운동이 시작된 것이었다.

세계보건기구는 1997년 "자카르타 선언(WHO, 1997a)"을 통해 삶의 터로서 직장에 대해 주목할 것을 요구하였다. "자카르타 선언"에서는 21세기 건강증진의 방향에 대해 결정하였는데, 요약하면 공중보건이 직면한 과제를 해결하기 위해서는 부문간 협력과 파트너십 구축이 중요하고, 직장, 학교, 병원, 도시, 시장 등의 삶의 터 접근이 전진을 위한 중요한 전략이라는 것이었다.

"자카르타 선언"이 협력과 삶의 터 접근을 중심으로 하는 21세기 건강증진 운동의 일반적 방향을 제시하였다면, 세계보건기구(1995a)의 "모든 사람에게 직장에서의 건강을 보장하기 위한 세계적 전략(Global Strategy on Occupational Health for All)"은 모든 근로자의 건강 향상을 위한 포괄적인 전략의 채택 필요성과 삶의 터로서 직장의 중요성을 보다 구체적으로 명시함으로써 건강증진직장 운동의 토대가 되었다. 세계보건기구는 이 전략을 통해 ① 건강증진, ② 산업보건 및 안전, ③ 인적 자원 관리, ④ 지속가능한 발전 등의 4가지 원칙을 제시하였는데 이러한 원칙이 지켜지려면 특정한 작업장에서 뿐만이 아니라 근로자에게 영향을 미치는 모든 영역에서의 주요 이해관계자의 협력과 참여가 필수적이었다.

세계보건기구의 "자카르타 선언"과 "모든 사람에게 직장에서의 건강을 보장하기 위한 세계적 전략" 이후 건강증진직장의 발전에 영향을 미친 중요한 국제적 사건을 정리하면 다음과 같다.

(1) 1997년 세계보건기구 유럽지구 건강증진직장 네트워크(European Network for WHP : ENWHP)의 룩셈부르크 선언(ENWHP, 1997)

1996년 결성된 세계보건기구 유럽지구의 European Network for WHP은 1997년 룩셈부르크에서 개최된 회의에서 앞에서도 기술한 바 있는 직장건강증진의 정의를 제시하였다.

> "건강증진직장은 직장의 조직과 근로 환경을 개선하고, 근로자의 참여를 향상시키며, 건강한 선택을 가능하게 하고, 개인적 발전을 장려함으로써 근로자의 건강과 복지(wellbeing)를 향상시키기 위한 기업가, 근로자, 사회의 결집된 노력이다."

(2) 1998년 European Network for WHP의 Cardiff Memorandum(ENWHP, 1998)

European Network for WHP는 Cardiff Memorandum을 통해 중소기업이 경제에 미치는 중요성을 강조한 후, 직장건강증진을 중소기업에 적용할 때의 차이점과 봉착하게 될 난관을 개관하고, 직장건강증진을 중소기업에 적용하기 위한 우선순위를 제시하였다.

(3) 2002년의 European Network for WHP의 바르셀로나 헌장(ENWHP, 2002)

European Network for WHP의 직장건강증진에 관한 제3차 유럽지역 컨퍼런스에서 발표된 바르셀로나 헌장에서는 가장 강력한 사회적 건강결정요인은 노동이라고 주장하며, 직장건강증진을 위한 산업보건과 공중보건 사이의 협력의 중요성을 강조하였다.

(4) 근로자의 건강에 관한 Stresa 헌장(WHO, 2006)

2006년 제7차 WHO Occupational Health Collaborating Centres 모임에서는 전통적이거나 새롭게 나타난 건강위험요인 이외에 사회적 불평등, 건강행태, 건강서비스에 대한 접근성 등이 근로자의 건강에 영향을 미친다고 기술하면서 근로자의 건강수준 향상을 위해서는 산업보건, 질병예방, 건강증진, 사회적 건강결정요인의 관리를 통합하고, 근로자의 가정과 지역사회에 대한 접근을 포함한 총체적 접근(holistic approach)이 필요하다고 주장하였다.

건강증진직장 운동의 역사가 짧다 보니 건강증진직장의 네트워크 구축이 시작된 것도 오래되지 않았다. 세계보건기구의 지역 중 건강증진직장 운동을 가장 먼저 시작하고 네트워크 구축도 가장 빨랐던 지역은 유럽지역으로 European Network for workplace health promotion[23]은 1996년 결성되었다. 네트워크 구성의 목적은 지속적인 경험의 교류를 통해 건강증진직장의 개념과 실행방안을 확대하는 것이었다. European Network for WHP은 이미 소개한 룩셈부르크 선언, Cardiff Memorandum, 바르셀로나 헌장 등을 통해 건강증진직장의 개념을 정립하고, 실행원칙과 전략을 마련하는 데 크게 기여하고 있다.

유럽지역 이외에도 서태평양지역에서도 1997년 건강증진직장 네트워크를 구성하였으며, 나머지 권역에서도 이를 뒤따랐다.

---

23) http://www.enwhp.org/

4 건강증진직장의 틀(framework)

1) 세계보건기구의 건강증진직장의 모형

세계보건기구에 의하면 건강증진직장은 ① 물리적 환경과 관련된 건강과 안전 문제, ② 직장 조직과 문화를 포함한 사회심리적 작업 환경과 관련된 건강, 안전 및 복지(well-being) 문제, ③ 직장의 개인적 건강자원, ④ 근로자, 그들의 가족, 그리고 지역사회 구성원의 건강을 향상시키기 위하여 지역사회에 참여하는 방법 등을 근로자와 관리자가 협력하여 끊임없이 개선해 나감으로써 모든 근로자의 건강, 안전, 복지를 보호하고 향상하며, 직장의 지속적인 발전가능성(sustainability)을 높이는 직장이다(Burton, 2010).

세계보건기구는 건강증진직장에 대한 정의를 기반으로 세계 모든 나라의 어떤 직장에서든 적용할 수 있는 건강증진직장 모형을 개발하였다(Burton, 2010).[24] 지금부터 이를 소개하도록 하겠다.

(1) 건강한 직장에 영향을 미치는 요소(Avenues of Influence for a Healthy Workplace) : 직장건강증진 운동의 활동 내용

정의에서 유추할 수 있듯이 직장의 건강수준에 영향을 미치는 요소는 다음의 4가지이다. 이 들 4가지 요소는 중복되는 경우도 있으며, 상호작용과정을 거쳐 영향을 미치기도 한다〈그림 3-1〉.

① 물리적 환경

② 사회심리적 환경

③ 개인 건강관리를 위한 자원

④ 기업의 지역사회 참여

---

24) 물론 이 말이 세계보건기구의 직장건강증진 모형을 모든 나라, 모든 기업에 그대로 적용할 수 있다는 의미는 아니다. 세계보건기구의 모형을 현장에서 적용할 때는 당연히 현실에 맞게 수정이 필요할 것이다.

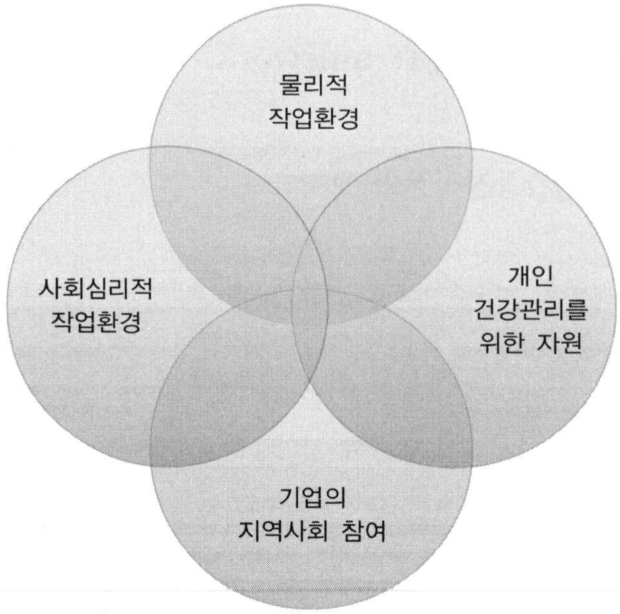

그림 3-1. 세계보건기구의 직장건강에 영향을 미치는 4가지 요소

자료 : Burton, 2000.

이 4가지 요소가 직장건강증진 운동의 활동 내용이 된다. 기업은 이 4가지 요소를 한꺼번에 모두 개선해야만 하는 것은 아니다. 어떤 요소를 우선적으로 개선할 것인가는 현황분석을 통해 결정되어진다. 각 요소의 정의와 각 요소에 해당하는 구체적인 문제, 해결을 위한 중재방안 등에 대해 살펴보면 다음과 같다.

① 물리적 작업환경

㉠ 문제의 예

- 화학물질(용해제, 농약, 석면, 일산화탄소, 이산화규소, 흡연 등)
- 물리적 요인(소음, 방사선, 진동, 고온, 마세입자 등)
- 생물학적 요인(B형 간염, 말라리아, HIV, 전염병 유행, 식품 및 수인성 세균, 안전한 음용수, 화장실, 위생시설의 부족 등)
- 인체공학적 요인(과도한 힘, 불편한 자세, 반복된 작업, 무거운 물건 들기, 정

적인 자세의 유지 등)
- 기계적 요인(크레인, 포크 트럭 등에 의한 기계적 재해)
- 에너지(감전사고, 추락)
- 운전(폭우 속의 운전, 익숙하지 않은 장소에서의 운전, 정비가 안 된 차량의 운전 등)

㉡ 물리적 요인에 대한 중재방안

전통적인 산업보건의 영역에 해당한다. 물리적 요인에 대한 대처는 위험요인의 제거, 근원(발생원)으로부터 통제, 근로자에 대한 영향의 최소화, 근로자 자신이 위험요인으로부터 자신을 보호하도록 지원하는 방안 등이 채택된다. 구체적으로는 위험물질의 제거나 치환, 안전장비의 설치나 장착, 행정적인 통제(안전지침의 숙지나 준수, 정비의 철저, 작업교대, 금연직장 등), 개인 보호장구의 지급 등과 같은 대책을 시행하게 된다.

② 사회심리적 작업환경

사회심리적 작업환경은 근로자의 정신적, 신체적 건강에 영향을 미치는 작업조직, 조직문화 등을 포함하며 흔히 직장/작업장 스트레스라고 불린다.

㉠ 문제의 예
- 작업의 잘못된 조직화(높은 업무 요구나 강도, 긴 업무시간, 낮은 의사결정의 범위, 상급자로부터의 잘못된 지시, 직무의 불명확성, 직무훈련 부족, 불충분한 의사소통 등)
- 조직문화(모든 근로자를 존중하는 정책과 관행의 부족, 괴롭힘과 집단따돌림, HIV 등을 이유로 차별, 인종이나 성, 성적 취향, 종교 등에 따른 차별, 건강한 생활습관에 대한 지지 부족 등)
- 지휘 및 통제 방식의 문제(상의, 협상, 쌍방 의사소통, 건설적인 피드백, 존경할만한 성과관리 등의 부족)
- 기본적인 근로자 권리의 보호 부족
- 교대 근무의 문제

- 업무와 일상생활의 병행을 위한 지원 부족
- 정신 보건이나 질병에 대한 인식이나 대처 부족
- 합병, 인수, 재정비, 불안한 노동시장이나 경제에 따른 실직의 공포

㉡ 사회심리적 요인에 대한 중재방안

물리적 요인에 대한 대처와 마찬가지로 위험요인의 제거, 근원(발생원)으로부터 통제, 근로자에 대한 영향의 최소화, 근로자 자신이 위험요인으로부터 자신을 보호하도록 지원하는 방안 등이 채택된다.

- 스트레스원의 제거나 조정 : 업무부담 감소를 위한 업무 재설계, 관리자들에 대한 의사소통과 리더십 교육, 작업장에서의 차별과 따돌림 금지, 작업장의 사회심리적 환경과 관련된 모든 법적 기준의 준수, 법적 기준을 보완하는 정책의 실시(출산 및 보육 휴가, 금연 환경 등)
- 근로자에 대한 영향을 최소화 : 상급자 및 동료로부터 지지서비스 제공, 교대일정의 선택, 근무시간 및 장소 선택의 유연성 보장, 미래의 조직변화에 대해 공개적이고 진실한 대화
- 근로자의 보호 : 근로자를 대상으로 스트레스 관리 기술에 대한 교육, 괴롭힘이나 따돌림을 당했을 때, 갈등이 발생했을 때 등을 조기에 인지할 수 있는 대책과 대응방안에 대한 교육을 실시

③ 개인 건강관리를 위한 자원

직장에서의 개인 건강관리를 위한 자원은 근로자가 자신의 신체적, 정신적 건강상태를 모니터링하고, 건강한 생활습관을 유지하거나 향상시킬 수 있도록 기업이 근로자에게 제공하는 환경적 지지, 보건의료서비스, 정보, 자원 및 기회 등을 의미한다.

㉠ 문제의 예

아래와 같은 직장의 환경이나 정보의 부족은 근로자들이 건강한 생활습관이나 건강을 유지하는 것을 어렵게 한다.

- 장시간의 근로시간과 적절한 휴식시간의 부족, 운동시설이나 장비 이용의 비용 때문에 나타나는 신체적 활동부족

· 직장에서의 건강한 식품에 대한 접근부족, 식사시간의 부족, 식품보관을 위한 냉장시설의 부족, 건강한 식사에 대한 지식 부족 등으로 인한 영양문제
· 흡연관련 직장환경
· 음주관련 직장환경
· 직무 스트레스, 업무량, 교대 등에 의한 수면이나 숙면 부족
· 일차의료에 대한 접근성 부족으로 인해 질병을 진단하고, 치료하지 못함
· STDs(Sexually Transmitted Diseases)에 대한 지식이나 대처자원의 부족으로 인한 높은 유병률

㉡ 중재방안

기업은 근로자가 건강한 생활습관을 개발하고 유지할 수 있도록 의료서비스나 정보의 제공, 훈련, 재정적 지원, 시설 지원, 관련 정책 등을 마련할 수 있다.

· 근로자를 위한 신체단련 장소의 제공이나 시설이용이나 장비구입을 위한 재정적 지원
· 업무과정을 변화시킴으로써 수동적인 이동보다 능동적인 이동을 장려
· 직장 내에서 건강한 먹을거리를 제공하거나 재정적으로 지원
· 휴식시간을 이용한 신체활동이 가능하도록 시간을 조정
· 금연직장 정책을 추진
· 건강한 생활습관을 촉진하기 위한 캠페인의 실시와 경쟁
· 음주와 약물에 대한 정보의 제공과 상담 실시
· 금연 프로그램을 실시
· 건강에 유리한 작업교대 제도의 시행, 충분한 숙면을 위한 지침 제공
· 건강검진과 지역사회에서 제공이 어려운 치료서비스의 제공
· STDs 예방을 위한 신뢰성 있는 정보와 자원의 제공

④ 기업의 지역사회 참여

기업이 자신이 속해 있는 지역사회에 대해 제공하는 활동, 전문성, 기타 자원을 의미한다.

㉠ 문제의 예

- 지역사회의 대기오염
- 수질오염
- 건강이나 안전에 대한 전문지식 부족
- 근로자나 가족을 위한 일차보건시설의 부족
- 여성이나 취약계층을 보호하기 위한 법규의 부족
- 근로자 가족의 문맹
- 홍수나 지진과 같은 자연재해
- 지역사회 비영리기업을 위한 기금의 부족
- 높은 HIV 유병률과 예방 및 치료서비스에 대한 접근장벽
- 작업장까지의 이동이나 여가활동을 위한 지역사회 기반의 부족과 취약한 안전성

㉡ 중재방안

- (중소기업 근로자와 비정규직을 포함하여) 근로자와 그 가족이 부담할 수 있는 일차보건서비스의 제공
- 법으로 규정되지 않았다 할지라도 여성이나 다른 취약계층을 보호하기 위한 직장의 방침을 제도화
- 근로자와 가족을 위한 문자해독능력 교육
- 중소기업을 위해 직장 건강 및 안전과 관련된 리더십 및 전문성 제공
- 기업이 배출한 오염물질에 대한 자발적인 관리
- 육체적, 정신적 장애를 지닌 근로자 고용정책의 실행
- 업무시간 중 근로자들이 비영리조직을 위해 자원봉사자로 활동할 수 있도록 허용하고 권장
- 대가를 바라지 아니하고 유망한 지역사회 단체에 대한 재정적 지원
- 법으로 규정된 한도 이내의 온실가스 배출과 탄소발자국을 최소화하기 위한 노력
- 근로자와 가족을 위한 지역사회에서 접근이 어려운 약품의 제공
- 자전거 도로, 보행로, 대중교통수단의 편의성과 안전성을 개선하기 위해 지역사회 기획가와 협력

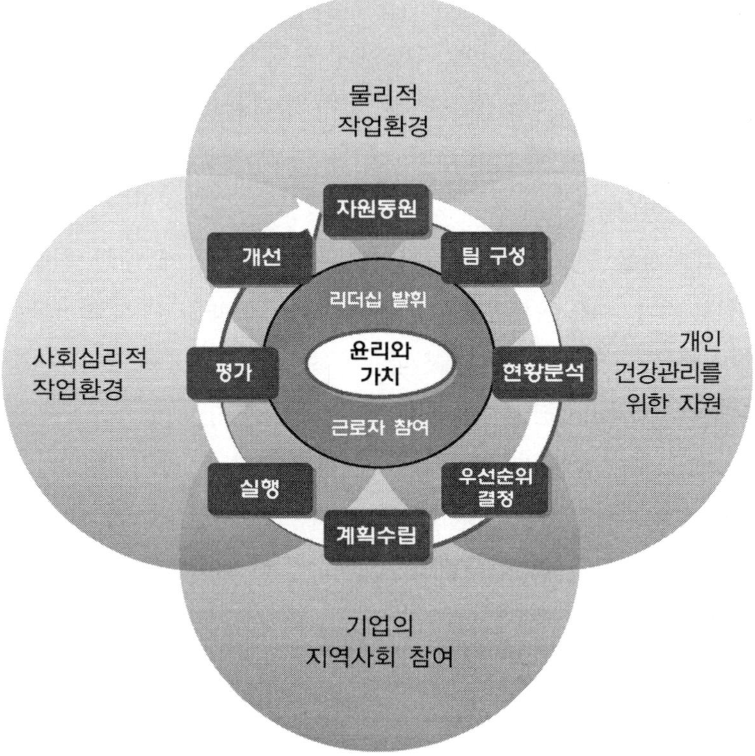

그림 3-2. 세계보건기구의 직장건강증진 모델 :
핵심가치, 영향요인, 과정

자료 : Burton, 2010.

(2) 건강증진직장 프로그램의 실행 단계

세계보건기구는 건강증진직장의 실행을 위한 8단계의 실행 단계도 제시하였다(Burton, 2000)〈그림 3-2〉. 실행단계는 기획, 실행, 검토, 개선의 과정을 순환적으로 거치면서 지속적으로 사업의 발전을 도모하도록 구성되어 있다.

〈그림 3-2〉의 중앙에는 직장건강증진 실행과정의 핵심원칙인 기업의 핵심가치와 윤리의식에 기반을 둔 리더십과 근로자의 참여가 표시되어 있다. 이 두 가지 원칙은 어느 특정단계에서만 작동이 필요한 것이 아니라 실행의 전 과정을 통해 작동하여야 한다.

건강증진직장을 실행하기 위한 8가지 단계에 대해 살펴보면 다음과 같다.

① **동원**(Mobilize)

직장건강증진 활동을 시작하기 전에 기업이나 지역사회의 핵심 이해관계자나 여론지도자의 관심을 활성화하고 지지를 획득하는 것이 필요하다. 만일 기업가, 상급관리자, 노조지도자, 비공식적 지도자 등으로부터 허가, 자원 사용, 지원 등이 필요하다면 사전에 약속을 받아야 한다.

주요한 이해관계자들을 변화에 동참시키려면 단순히 현황에 대한 설문조사 결과로는 부족하다. 사전에 누가 주요 인물이며 이들은 어떤 성향을 가지고 있는 가를 분석해 두어야 이들의 지지를 획득하기 용이해진다.

여기서 사용되는 동원(mobilize)이라는 단어는 단순히 기업가로부터 "OK" 사인을 받는 것을 의미하는 것이 아니다. 지지에 대한 확실한 근거는 최고위급이 서명하고, 모든 근로자와 그들의 대표들과 의사소통을 거쳐 포괄적인 정책을 개발하고 채택하는 것이다. 최고 리더는 변화를 위한 자원의 동원에 동참하여 지속적인 변화를 위해 필요한 인력, 시간, 기타 자원을 제공하여야 한다.

② **팀 구성**(Assemble)

주요 이해관계자의 관심과 지지를 획득(동원)하고 그들의 약속을 받았다면 건강증진직장을 추진할 팀을 조직하여야 한다. 기존에 보건 및 안전관련 위원회가 있다면 이를 활용하여도 무방하다. 그러나 법적 기준을 충족하기 위해 조직되어 있는 위원회는 담당업무의 내용이 명확하게 규정되어 있고, 이러한 업무를 우선적으로 수행하려는 경향이 있기 때문에 건강증진직장 활동보다 이를 우선시하는 문제가 발생할 수도 있다. 대기업과 같이 자원이 풍부하다면 새로운 위원회(건강증진직장 팀 : Healthy Workplace Team)를 조직하는 것이 바람직하며, 이 경우에는 기존의 위원회와 연관관계를 명확히 해야 할 것이다. 건강증진직장 팀에는 다양한 관계자 – 다양한 직급과 분야의 대표자, 보건 및 안전 전문가, 엔지니어, 의료서비스 전문가, 노조 대표 등이 참여하여야 한다. 어떤 경우라도 비관리직 근로자가 구성원의 절반 이상을 차지하여야 한다. 여성근로자의 목소리를 보장하기 위해 참여자의 성별 균형을 맞추는 것도 필요하다. 중소기업의 경우 가능하다면 외부의 전문가와 지지자를 포함시키도록 한다.

건강증진직장 팀의 조직과 함께 회의 장소, 근무시간 중의 회의 가능 시간, 예산, 집기 등과 같은 필요한 다른 자원도 확보하도록 한다.

③ 현황분석(Access)

건강증진직장 팀이 최초로 수행하여야 할 과업은 현황분석(Assess)이다. 두 가지 유형의 정보가 필요한데 첫째는 기업과 근로자의 현재의 상황, 두 번째는 기업과 근로자에게 바람직한 미래의 상황이나 결과(outcome)이다.

기업과 근로자의 현재 상황을 파악하고, 바람직한 미래의 모습을 파악하기 위해서 사용되는 방법과 조사해야 할 내용에 대해서는 WHO Regional Office for the Western Pacific(1999), Health Promotion Agency for Northern Ireland[25], The Health Communication Unit(2004), European Network for workplace health promotion[26] 등에서 발간한 보고서를 참조하면 도움이 된다.

④ 우선순위 결정

Burton(2000)의 보고서는 우선순위 결정을 위해 두 가지 기준을 적용할 것을 권장하고 있다. 첫째, 이해당사자들의 의견과 선호, 두 번째, 해당문제가 Maslow의 인간 욕구 7단계 중에서 차지하는 위치로서, 기본 욕구에 해당하는 문제일수록 우선순위가 높아져야 한다.

이외에 고려하여야 할 기준은 다음과 같다.

㉠ 문제 해결의 용이성

㉡ 근로자에 대한 위험의 정도

㉢ 문제 해결의 효과

㉣ 문제를 무시할 때 초래될 상대적 비용

㉤ 정치적 고려(국내나 지역사회의 정치적 상황 ; 기업 내의 권력 등 내부 정치)

우선수위 선정을 위한 기준을 정하고 나면 적절한 방법을 활용하여 우선순위를 결정하게 된다. 여기에서 제시된 우선순위를 정하는 기준 이외의 기준과 선정방법에 대한 소개는 보건사업기획(배상수, 2008) 등의 사업기획 교재를 참고하면 도움이 된다.

---

25) http://www.healthpromotionagency.org.uk/Resources/workwell/pdfs/WorkWell_Guide_Assesment_08.pdf

26) http://www.enwhp.org/fileadmin/downloads/questionnaire_01.pdf

⑤ 계획 수립(Plan)

다음 단계는 건강증진직장 계획을 수립하는 것이다. 대기업에서는 3~5년간에 걸친 큰 그림을 그리게 된다. 건강증진직장의 비전, 목적, 목표가 제시되고, 우선순위 과제별로 해결전략이 제시되어야 한다. 〈그림 3-1〉에 제시된 직장건강에 영향을 미치는 4가지 요소와 이들의 상호관계를 고려하여 해결방안을 마련한다. 중장기 계획을 수립한 후에는 연차별 실행계획을 수립한다. 연차별 사업계획에는 실행할 전략의 구체적인 내용, 일정, 필요한 자원의 확보 방안 등이 명시되어야 한다.

⑥ 실행(Do)

이미 계획에 실행의 책임자들이 명시되어 있으므로 실행계획을 집행하면 되는 단계이다. 다른 단계도 마찬가지이지만 근로자와 그들의 대표를 참여시키는 것이 계획의 성공적인 실행을 위해 중요하다. 관리자가 지지와 약속을 다시 보여주는 것도 역시 계획의 성공적인 실행에 도움이 된다.

⑦ 평가(Evaluate)

사업의 과정과 단기 및 중, 장기 결과에 대한 평가는 사업계획이 제대로 작동했는지, 실행이 되지 않거나 효과가 없는 것은 무엇인지, 성공을 저해하는 요인은 무엇이었는지 등을 알기 위해 필요하다. 직장건강증진 운동의 세부 활동을 평가하는 것도 필요하지만 프로그램의 전반적인 성공여부를 판단하는 것도 중요하다. 자세한 내용은 후술할 건강증진직장의 평가 기준을 참조하기 바란다.

⑧ 개선

평가결과를 바탕으로 계획을 수정하고, 필요하다면 새로운 사업을 추가하도록 한다. 주목할 만한 성공경험은 모든 이해관계자들에게 알려 다음 사업에 대한 지지를 획득하는데 도움이 되도록 한다.

건강증진직장의 각 실행단계마다 실행하여야 할 업무는 물론 개별 기업이 처한 상황에 따라 상이해 질 것이다. Burton(2010)은 세계보건기구의 건강증진직장 모형의 적용과정을 대기업과 중소기업을 구분하여 제시한 바 있다.

지금까지 세계보건기구가 제시한 건강증진직장의 실행 단계에 대해 설명하였다. 세계보건기구가 제시한 8단계는 사실 새로운 것은 아니며, 사업기획의 일반적인 단계와 대동소이하다. 아래에 다른 기관에서 제시한 건강증진직장의 실행단계도 제시하였는데, 세계보건기구의 모형과 큰 차이가 없음을 알 수 있다.

세계보건기구의 건강증진직장 모형을 요약하면 〈그림 3-2〉와 같다.

쉼터

The Health Communication Unit(2004)의 건강증진직장 실행 과정

① 관리자의 지지 획득
② 건강증진직장위원회의 구성
③ 현황분석
④ 건강증진직장계획의 개발
⑤ 세부프로그램 및 평가계획 개발
⑥ 관리자의 지지 획득
⑦ 실행
⑧ 평가

Element 1	Element 2	Element 3	Element 4	Element 5	Element 6	Element 7	Element 8
Obtain Management Support	Establish Health Workplace Committee	Conduct Situational Assessment	Develop Healthy Workplace Plan	Develop Program & Evaluation Plan	Obtain Management Support	Implement Plan	Genetate Evaluation Report
Components · Business Case	Components · Strategic Recruitment · Terms of Reference · Leadership	Components · Environmental Scan · Needs & Risk Assessment · Organizational Change Survey	Components · Vision · Mission · Values · Goals · Strategies · Key Audiences · Sustanability	Components · Objectives · Programs/ Activities – awareness – education & skill building – supportive environments – policies · Indicators · Evaluation · Methodology · Resources · Timeline · Responsibilities	Components · Plans · Presentation · Evidence	Components · Commuica-tion & Marketing · Capacity Building · Events · Interpersonal Activities · Monitoring · Conduct Evaluation – process – outcome – impact – ecomonic	Components · Key Result Areas · Indicators · Results · Implications · Recommen-dations

자료 : THCU, 2004.

쉼터

Health Promotion Agency for Northern Ireland의 건강증진직장 실행 과정

① 1단계 : 인식의 확대와 승인(Building awareness and commitment)
② 2단계 : 직장건강증진팀의 구성(Setting up a healthy workplace team)
③ 3단계: 현황분석(Needs assessment)
④ 4단계: 평가(Evaluation)
⑤ 5단계: 계획 작성(Planning)
⑥ 6단계: 실행(Action)

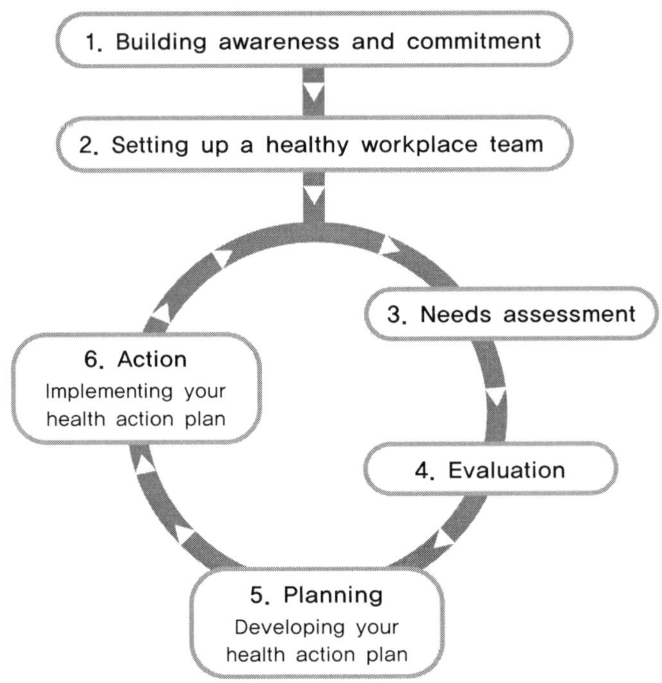

자료 : Health Promotion Agency for Northern Ireland.
http://www.healthpromotionagency.org.uk/Resources/workwell/pdfs/WorkWell_Guide_Assesment_08.pdf

2) 건강증진직장의 평가 기준

건강증진직장의 성공 여부는 근로자의 건강수준 향상 여부만 측정해서는 판단하기 어렵다. 오히려 삶의 터 접근이 가지고 있는 여러 가지 특성을 동시에 고려하여 건강증진직장의 성공여부를 판단하는 것이 적합하다.

Health Promotion Agency for Northern Ireland는 건강증진직장의 성공여부를 판단하는 7가지 기준을 제시한 바 있다.[27] 이 기준을 사용하여 건강증진직장이 제대로 진행되는지, 개선할 사항은 무엇인지 등을 평가할 수 있을 것이다.

(1) 리더십과 관리 관련

① 기준 1 : 건강증진직장은 고위관리자가 프로그램의 개발을 지지한다.

② 기준 2 : 건강증진직장은 건강한 작업환경을 만들고 지속적으로 향상시키기 위한 계획된 활동을 수행한다.

③ 기준 3 : 건강증진직장은 직장의 정책, 방침, 업무과정이 근로자의 신체적 및 정신적 안녕에 긍정적인 효과를 미칠 수 있도록 조직적 접근(organizational approach)을 취한다.

(2) 물리적 환경 관련

① 기준 4 : 건강증진직장은 근로자들이 일하기 즐겁고, 그들의 업무 수행을 실제적으로 지원해 주는 안전하고 건강한 환경을 모든 근로자들에게 보장한다.

② 기준 5 : 건강증진직장은 안전하고 건강한 직장을 보장하기 위해 근로자들을 참여시킨다.

(3) 근로자의 건강과 복지 관련

① 기준 6 : 건강증진직장은 직원에 대한 정보와 건강관리 기술의 제공, 그리고 그들의 건강 활동에의 참여 기회를 극대화함으로써 모든 근로자의 건강과 행복을

27) http://www.healthpromotionagency.org.uk/Resources/workwell/pdfs/WorkWell_Guide_Assesment_08.pdf

향상시킨다.

② **기준 7**: 건강증진직장은 근로자들의 참여를 통해 근로자들의 건강과 행복에 부응하는 프로그램을 개발한다.

European Network for WHP 역시 건강증진직장 프로그램의 질을 평가할 수 있는 기준을 개발하였다. 이를 소개하면 다음과 같다.[28)]

질적 수준이 높은 건강증진직장은 다음과 같은 기준을 충족하여야 한다.

① 건강증진직장 관리자는 아래의 문제에 대한 책임을 져야 한다.
  ㉠ 관리계층과 최고위층의 지지와 참여
  ㉡ 기업 정책에의 통합
  ㉢ 충분한 재정적, 물질적 지원
② 기획과 실행과정에 근로자가 참여하여야 한다.
③ 건강증진직장은 건강에 대한 총체적인 이해에 기반을 두어야 한다.
④ 건강증진직장은 정확한 분석에 기반을 두고 지속적으로 개선되어야 한다.
⑤ 건강증진직장은 숙련되게 조정되어야 하고, 정보는 정기적으로 모든 직원에게 제공되어야 한다.
⑥ 특정한 지표들을 근거로 건강증진직장의 편익이 평가되어야 한다.

European Network for WHP는 기업의 정책, 인적 자원, 조직, 사회적 책임, 건강증진직장의 기획, 실행, 평가 등으로 나누어 건강증진직장을 평가할 수 있는 구체적인 기준도 개발한 바 있다(European Network for Workplace Health Promotion, 1999).

3) 건강증진직장의 활동 유형

건강증진직장은 다양한 건강문제(세계보건기구의 직장건강에 영향을 미치는 4가지 요소: 4 Avenues of Influence for a Healthy Workplace)에 대해 다양한 차원의

28) http://www.enwhp.org/good-whp-practice/methods-tools-mogp/quality-criteria.html

전략(인지의 증가, 교육과 기술개발, 환경적 지지와 정책개발, 지역사회 활성화)을 적용함으로써 근로자의 건강수준을 향상시키고자 하는 노력이다.

이상적으로는 대상문제와 사용전략이 모두 포괄적인 것이 바람직하겠으나 국가, 지역사회, 기업이 처해 있는 정치적, 경제적, 사회적, 문화적 상황과 산업보건과 직장건강증진의 경험에 따라 각 기업이 실행하는 건강증진직장의 활동에는 차이가 발생하게 된다.

건강증진직장의 활동 유형을 대상문제와 추진전략에 따라 구분하면 다음과 같다〈표 3-1〉.

(1) 산업보건 및 안전 향상 유형

세계보건기구의 직장건강에 영향을 미치는 4가지 요소 중 물리적 요소를 개선하려는 활동을 위주로 하는 건강증진직장이다. 전통적인 산업보건의 영역에 해당하며, 이 유형의 활동만 가지고서는 엄밀한 의미에서의 건강증진직장이라 하기 어렵다.

(2) 건강행태 개선 유형

흡연, 음주, 신체적 활동부족, 식이 등 다양한 건강행태를 개선하기 위해 개인적 차원의 전략을 주로 제공하는 유형으로 1980년대 미국의 직장 "wellness programme"이 대표적이다. 이 유형 역시 엄밀한 의미에서의 건강증진직장이라 하기 어렵다.

(3) 조직 변화 유형

직장을 삶의 터로 보고 직장의 조직, 관리방식, 근무환경, 문화 등을 변화시킴으로써 근로자의 건강에 유리한 환경과 정책을 갖추려고 노력하는 유형이다. 이 유형부터 건강증진직장 운동이라 할 수 있다.

(4) 포괄적 접근 유형

①, ②, ③에 해당하는 활동을 포괄적으로 제공하는 건강증진직장으로서 진정한 의미의 건강증진직장 운동이라 할 수 있다.

표 3-1. 건강증진직장의 활동 유형

	산업보건 및 안전	건강행태 개선	조직 변화	포괄적 접근
관심문제	물리적 요인	건강행태	조직요인	직장건강에 영향을 미치는 4가지 요소 모두
대응전략	법적 규제 감시 교육, 훈련	교육, 훈련 위주. 일부 환경개선과 사회적 지지	환경적 지지와 정책개발 위주	포괄적 전략(인지향상, 교육/훈련, 지지적 환경, 정책개발 등)

4) 건강증진직장의 추진원칙

세계보건기구 서태평양지역은 1999년 건강증진직장을 위한 지역 지침서를 통해 건강증진직장 추진의 5대 원칙을 제시하였다(World Health Organization, Regional Office for the Western Pacific, 1999)

(1) **포괄성**(Comprehensive) : 개인 행태변화 뿐만이 아니라 건강하고 안전한 환경을 조성하는데 도움이 되도록 광범위한 개인 및 조직 차원의 중재를 포함하여야 한다.

(2) **참여와 역량강화**(Participatory and empowering) : 조직 내 모든 수준의 근로자들이 문제의 발견과 해결책 결정에 참여하여야만 한다.

(3) **다양한 사회부문과 전문분야의 협력**(Multisectoral and multidisciplinary cooperation) : 건강의 다양한 결정요인을 개선하기 위해서 광범위한 사회 부문과 다양한 전문 분야가 반드시 참여하여야 한다.

(4) **사회 정의**(Social justice) : 직장의 모든 구성원은 지위, 인종, 고용상태 등과 상관없이 모두 프로그램의 대상이 되어야 한다.

(5) **지속가능성**(Sustainability) : 변화는 장기간동안 지속될 수 있도록 조직문화와 관리의 관행에 포함되어져야 한다.

5 건강증진직장의 성공요인

모든 건강증진직장 운동이 성공하는 것은 아니다. 성공한 건강증진직장은 사업의 기획과 실행 과정에 어떤 특성을 가지고 있을까? 대부분의 전문가들은 다음의 요소가 건강증진직장의 성공에 영향을 미친다고 지적하고 있다(O'Donnell 등, 1997 : The Health Communication Unit, 2004 : Goetzel 등, 2008 : Health and Safety Authority, 2010).

1) 고위 관리자의 참여와 지지

고위 관리자의 열정적인 지지와 참여가 근로자들이 기업이 건강증진직장 운동에 진정으로 관심이 있다는 것을 이해하는데 절대적으로 필요하였다.

2) 기업 비전, 목적, 정책, 관행과의 통합

직장건강증진 활동은 단독으로 이루어지지 않고, 기업의 비전, 미션과 연관되고, 기업의 정책 및 업무의 관행에 포함되었을 때, 그리하여 조직의 문화로 만들려고 했을 때 전사적인 관심을 받을 수 있었고, 장기적으로 지속될 수 있었다.

3) 참여적인 기획과 실행

모든 수준의 근로자들이 참여하는 속에서 계획이 수립되고, 실행되고, 평가되는 직장건강증진 활동이 성공할 가능성이 높았다. 이를 위해 효과적인 정보제공과 의사소통 기전을 도입하였다.

4) 근로자의 필요에 부응하고, 이의 해결을 중시

성공한 건강증진직장은 근로자들의 필요, 선호, 태도를 그들의 특성별로 조사하여 조직의 필요, 전체 근로자의 필요, 특수 집단의 필요로 구분하고, 이들 각각에 적합한 대책을 마련한 특징이 있었다. 근로자들의 관심이 높은 건강문제에 대한 검진과 검진결과 이상자에 대한 적절한 관리는 근로자들의 건강증진직장 운동에 대한 관심과 참여를 높이는데 도움이 되었다.

5) 포괄적인 프로그램의 실행

근로자와 직장의 건강수준에 영향을 미치는 다양한 요인을 파악하고, 이를 종합적으로 해결하기 위해 다차원적인 전략을 구사하는 특징이 있었다.

6) 현장 자원과 프로그램의 효과적 활용

직장건강증진의 기획과 실행 과정에서 현장의 인적 자원, 물리적 자원, 조직 능력, 의사소통 경로 등을 적극 활용하는 특징이 있었다.

또 기존의 직장 보건사업이나 다양한 서비스, 프로그램과 연계하거나, 통합하여 실시된 경우에 성공 가능성이 높았다.

7) 개별 직장의 특성을 고려한 접근

직장건강증진의 기본 원칙과 접근 방법을 채택하면서도 개별 직장이 처해 있는 환경과 여건을 고려하여 접근하는 사업이 성공적이었다. 특히 중소기업의 경우 그들이 처한 어려움을 이해하고 접근하는 것이 중요하였다.

8) 참여 활성화를 위한 인센티브의 제공

프로그램 참여를 장려하기 위해 인센티브를 근로자에게 제공하는 프로그램이 성공적일 확률이 높았다.

9) 체계적이고 지속적인 효과 평가

명확한 과정지표와 결과지표를 가지고 지속적으로 효과를 평가하는 프로그램이 지속성이 있었다.

제 4 장 건강증진병원

학습목표

- 건강증진병원이 무엇인지 이해한다.
- 건강증진병원의 필요성을 인식한다.
- 건강증진병원 접근방식의 특징을 이해한다.
- 건강증진병원의 활동내용과 추진과정을 이해한다.
- 건강증진병원의 성공에 영향을 미치는 요인을 이해한다.

학습내용

- 건강증진병원의 개념
- 건강증진병원의 추진동기
- 건강증진병원의 발전
- 건강증진병원의 모형과 실행
- 건강증진병원 운동의 평가

보건의료제공자가 환자의 건강에 영향을 미친다는 사실은 의심할 여지가 없다. 병원은 가장 영향력이 큰 보건의료제공자이다. 따라서 병원을 건강증진을 위한 주요한 삶의 터로 간주하는 것은 당연하다. 세계보건기구를 비롯한 전문가/기관은 주요한 삶의 터의 하나로서 병원을 꼽는데 주저하지 않는다.

그럼에도 불구하고 삶의 터 중 건강증진 운동이 가장 더딘 곳이 바로 병원이다. 유럽에서 최초로 건강증진병원 운동이 시작된 것은 1980년대였으나 확산속도는 더디다. 우리나라의 경우 공공병원에 건강증진병원 프로젝트의 도입이 논의되기 시작된 것이

2008년부터로 학교나 직장과 비교하면 병원에서의 건강증진 운동은 때늦은 감이 있다. 이렇게 도입과 확산이 늦을 뿐 아니라 우리나라는 물론 일찍 건강증진병원을 시작한 국가에서도 대부분 사회적으로 합의된 건강증진병원 모형을 마련하지 못하고 있으며, 평가를 위한 체계적인 기준의 보급도 느리고, 추진의 결과에 대한 과학적 근거도 빈약하다. 따라서 국가 정책으로 건강증진병원의 도입과 확산을 지원하는 나라도 드물다.

하지만 건강증진운동에서 병원이 가지고 있는 가치와 잠재력을 생각할 때 건강증진병원의 발전을 위한 노력은 앞으로 더 강화되어야 한다. 이 장에서는 건강증진병원의 정의, 도입 필요성, 모형과 도입단계, 평가지표 등에 대해 살펴봄으로써 건강증진병원의 확산에 도움을 주고자 한다.

1 건강증진병원의 개념

1) 건강증진병원의 정의

건강증진병원(health promoting hospital)은 "양질의 포괄적인 의료 및 간호서비스만 제공하는 것이 아니라 건강증진의 목적을 포함한 조직의 정체성을 정립하고, 환자와 모든 직원의 적극적이고 참여적인 역할을 포함한 건강증진적인 조직구조와 문화를 개발하며, 건강친화적인 물리적 환경을 조성하고, 지역사회와 적극적으로 협력하는 병원이다(A health promoting hospital does not only provide high quality comprehensive medical and nursing services, but also develops a corporate identity that embraces the aims of health promotion, develops a health promoting organizational structure and culture, including active, participatory roles for patients and all members of staff, develops itself into a health promoting physical environment and actively cooperates with its community)"(WHO, 1998).

건강증진병원은 환자, 직원, 그리고 병원이 위치해 있는 지역사회의 건강을 향상시키기 위해 행동할 뿐만 아니라 "건강한 조직(healthy organizations)"이 되기 위해 노력하여야 한다. 이런 맥락에서 본다면 건강증진병원은 삶의 터 접근 방식을 통해 오타와 헌장 등에서 제시된 건강증진의 개념, 원칙, 전략을 병원의 조직구조와 문화에 융합시킴으로써 제공하는 서비스의 질을 개선하고, 환자와 직원, 지역사회의 건강수준을 향상시키고자 노력하는 병원이라 할 수 있다.

2) 건강증진병원의 용의

건강증진병원은 "health promoting hospital" 또는 "healthy hospitals"이라고 표현한다. 건강증진학교나 건강증진직장의 경우는 여러 가지 용어를 혼용하여 사용하는데 비해 건강증진병원은 거의 대부분 "health promoting hospital"을 사용한다. 'healthy'는 정적인 의미를, 'health promoting'은 동적인 의미를 지니고 있어(Pelikan 등, 2001), 건강증진병원을 건강한 조직(healthy organizations)이 되기 위해 지속적으로 노력하는 병원이라고 생각한다면 "health promoting hospital"이 더 적합한 표현이라고 할 수 있다.

3) 건강증진병원의 특성

건강증진병원은 오타와 헌장, 건강증진병원에 관한 부다페스트 선언(INHPH, 1991)의 원칙에 근거를 두고 삶의 터 접근을 통하여 병원을 보다 건강친화적인 조직으로 방향을 재정립(reorientation)하려는 노력이다.

그런데 다른 삶의 터와는 달리 병원은 건강증진병원 운동을 추진하기 전부터 환자의 건강향상을 조직의 기본미션으로 하고 있었다. 건강관리기관으로서 병원의 특성은 건강증진병원의 추진에 있어 긍정적, 부정적 영향을 모두 미친다.

긍정적 영향을 보면 건강문제에 관심을 불러일으키기기 쉽다는 것이다. 학교는 일차적인 미션이 교육이어서 건강에 관심을 가지게 하기 어려웠다. 반면에 병원은 이미 건강에 관심을 가지고 있는 조직이다. 문제는 병원이 추구하는 건강이 의학적 모델에 기초해 있고, 환자를 대상으로 한다는 데 있다. 이는 건강친화적인 조직으로 병원이 발전하는데 장애가 될 수 있다. 다양한 건강관련 전문가들을 인적 자원으로 보유하고 있다는 것도 장점이 될 수 있지만 이들의 지식 기반이 건강증진 운동이나 삶의 터 기반 활동에 적합하지 않을 수 있음에도 불구하고, 전문가라고 하는 권위 의식에 사로잡혀 있다는 것은 장애요인이라 할 수 있다.

따라서 건강증진병원은 삶의 터가 가져야 할 일반적 특성 이외에 보건의료서비스를 재정립하고 개혁하기 위한 특성[29]을 동시에 지니고 있다. 물론 양자의 특성은 상호 배타적이라 하기 어려우므로 이를 종합하여 건강증진병원이 가지고 있는 특성을 살펴보면 다음과 같다.

① **적극적 건강개념의 확산을 위해 노력**: 건강증진병원은 질병의 치료가 아닌 건강의 향상을 추구한다는 특성이 있다.

② **병원과 관련된 주요이해관계자 모두에 대한 관심**: 환자의 건강만이 아니라 직원, 지역사회 주민의 건강에 대해 높은 관심을 가지고 있다.

③ **병원 조직의 변화를 위한 노력**: 삶의 터 접근의 기본적 특성이 개인만이 아니라 조직의 문화와 특성을 변화시키려 하는 것이다. 건강증진병원도 예외가 아니다. 건강증진병원은 병원 기능을 건강증진을 중심으로 재조정하고, 건강증진의 개념과 전략을 조직 및 업무추진체계 전반에 수용하기 위해 노력한다. 또, 조직의 역량강화를 위해 다음과 같은 활동을 수행한다(Johnson, 2002).

㉠ 건강증진운동(좁게는 건강증진프로그램)을 실행하기 위한 하부구조의 구축

㉡ 건강증진운동(프로그램)이 지속될 수 있도록 조직 환경을 변경

㉢ 직원이나 환자, 나아가 지역주민의 건강문제해결 능력의 향상

④ **병원이 지니고 있는 다양한 자원과 건강서비스를 활용**: 병원은 이미 건강과 관련된 많은 자원과 서비스를 가지고 있다. 따라서 기존 자원의 인식을 바꾸고, 기존 서비스의 재설계를 통해 건강증진병원으로 나아가고자 한다(Pelikan 등, 1998).

⑤ **건강서비스의 질 향상을 도모**: 건강증진병원은 분절되고, 단편적인 의료서비스가 환자와 주민의 건강에 도움이 되지 않는다고 생각한다. 따라서 건강증진병원은 총체적이고(holistic), 지속적이며(continuous), 통합된(integrated) 서비스

---

29) 일차보건의료(WHO, 1978)나 새로운 공중보건(New Public Health)(Baum, 2008), 일차 의뢰수준 병원으로서의 역할(WHO, 1987), Ljubljana Charter on Reforming Health Care(WHO Regional Office for Europe, 1996), 만성질환관리를 위한 혁신적 모델(Wagner 등, 1996 ; Wagner, 1998 ; Barr 등, 2003) 등을 참고하기 바람

의 제공을 통해 건강서비스의 질을 향상하고자 한다(Pelikan 등, 2001).

⑥ **자립 및 자조의 강조** : 삶의 터 접근도 그러하지만 보건의료 개혁의 핵심 요소 중 하나가 환자나 주민의 자기관리 능력 강화이다. 건강증진병원은 환자의 자기관리 능력과 직원의 문제해결 능력 향상을 통해 지시나 지도가 아닌 자발적인 문제해결을 강조한다.

⑦ **지역사회 보건의료자원과 협력관계를 구축** : 강력한 일차보건의료체계를 구축하는 것은 지역주민의 건강수준 향상을 위한 효과적인 전략이다. 이러한 관점에서 세계보건기구는 일차의뢰기관으로서의 병원의 역할에 대해 주목해 왔다(WHO, 1987). 이러한 특성은 삶의 터 접근 방식에서 조직과 지역사회 자원과의 협력을 중시하는 것과 일맥상통한다. 병원과 지역사회 보건의료기관간의 업무의 분담과 전달체계 구축, 병원의 일차보건의료기관에 대한 지원 등을 건강증진병원은 중시한다.

⑧ **건강형평성의 강조** : 삶의 터 접근방식이나 보건의료 개혁 움직임 모두 모든 사람에 대한 차별 없는 대우를 중시한다. 따라서 건강증진병원은 건강형평성을 강조한다.

2 건강증진병원의 추진동기

1) 현대의료에 대한 비판과 보건의료개혁

건강증진병원의 추진 움직임이 나타나게 된 배경에는 현대의료의 효과에 대한 비판이 깔려 있다. 1980년대 서구의 많은 국가는 급격한 의료비의 상승에도 불구하고 의료접근성에 어려움을 겪는 취약계층이 존재하고, 의료기술의 발전에도 불구하고 비용-효과는 낮아지고 있으며, 지속성, 통합성, 포괄성이라는 관점에서 보면 의료의 질에는 여전히 문제가 있고, 전문가 위주의 의료체계에 환자가 종속되는 등의 문제를 해결하기 위해 보건의료개혁을 시도하였다(McKee and Bojan, 1998 ; Pelikan 등, 1998). 세계보건기구 유럽지역은 1996년 발표한 Ljubljana 헌장을 통해 보건의료개혁의 기본원칙 중 하나로 건강의 보호와 증진이 모든 사회의 최고 우선 관심사가 되어야 한다고 천명하고, 보건의료수급체계를 재정립할 것을 요구하였다(WHO Regional Office for Europe, 1996).

1980년대 보건의료개혁과정에서 병원은 논쟁의 중심에 서 있었다. 최신 기술과 전문 인력의 거대한 집합체였던 병원은 의료비 절감의 최우선 대상이었다. 환자들의 정보와 의사결정 참여에 대한 요구가 점점 높아질수록 과거의 온정주의 모형에 기초한 병원서비스는 비판의 대상이 될 수밖에 없었다. 건강보험이나 정부가 병원의 비용을 전적으로 부담하던 시대는 끝나가기 시작하였다. 보건의료 자원의 대부분을 소비하는 병원에 대해 서비스의 결과, 효율, 효과를 입증하라는 사회적 요구가 비등하였다. 소비자들의 병원 선택권 강화도 병원으로 하여금 시장의 요구에 더욱 귀를 기울이도록 하였다.

변화된 환경에 적응하기 위한 병원의 새로운 발전방향 중 하나가 바로 치료서비스뿐만이 아니라 건강증진, 질병예방, 재활서비스를 포괄적으로 제공하는 건강센터를 지향하는 것이었다(Garcia-Barbero, 1994). 건강증진병원은 이와 같이 현대 의료, 좁게는 현대의 병원에 대한 비판에 대응하기 위한 병원의 생존전략 중 하나였다.

2) 삶의 터로서 병원의 중요성

사회체계로서 병원이 가지고 있는 가치도 건강증진병원을 추진하고자 하는 강력한 동기가 된다. 병원 체계(system)가 지니고 있는 다음의 몇 가지 기능이 건강증진병원 추진의 계기가 된다(Pelikan 등, 2001).

① 병원은 많은 사람들의 건강과 생태계에 영향을 미친다.

병원을 찾는 환자나 방문자의 수는 급증하고 있다. 또 병원은 많은 근로자를 고용하는 산업 중 하나이다. 병원은 대체로 교통이 편리한 인구 밀집지역에 위치해 있다. 따라서 병원이 영향을 미치는 환자, 병원직원, 방문자, 그리고 지역주민의 수는 엄청나다.

그런데 병원은 아래와 같은 건강을 증진하는, 또는 질병을 발생시키는 특성을 지니고 있다.

㉠ **병원이 생태계에 미치는 영향** : 병원은 대량의 (유독성) 폐기물을 배출하고, 막대한 자원을 소모한다(Hancock, 1999).

㉡ **병원 건축과 공간**: 병원 건축물의 구조적, 기능적 측면, 대기 중 유해물질(흡연 등)이 환자, 병원직원, 방문자의 건강에 영향을 미친다.

㉢ **병원체계가 지니고 있는 사회심리적 특성**: 병원은 건강에 대해 높은 관심을 가지고 있는 사람들이 모인 조직이다. 따라서 건강잠재력을 향상시킬 수 있는 방법이나 건강행동에 관한 지식이나 정보를 제공하기 용이한 삶의 터이다.

② 병원자체가 건강한 삶의 터가 아니다. 병원의 직원들은 수많은 건강위험에 노출되어 있다.

역설적으로 병원만큼 직원이 건강위험에 심하게 노출되어 있는 삶의 터도 드물다 (Naidoo and Wills, 2009). 따라서 병원직원의 건강에 대해 높은 관심이 필요하다.

③ 병원은 건강서비스의 제공기관, 교육기관, 연구기관이다.

병원이 가지고 있는 기존 기능에 건강증진의 원칙을 접목할 수 있다면 건강증진병원이 될 수 있다. 건강증진이나 질병예방을 위한 새로운 서비스가 기존의 병원서비스에 추가하여 제공될 수 있고, 기존서비스를 보다 건강지향적으로 재설계할 수 있다. 만성질환 관리를 위해 시도되고 있는 치료과정에 대한 환자와 가족의 적극적인 참여는 삶의 터 접근의 역량강화 원칙과 부합된다.

교육기관으로서 병원의 특징은 미래의 보건인력에게 건강증진의 개념과 원칙을 전수할 수 있는 좋은 기회를 제공한다. 병원을 기반으로 한 건강증진 관련 연구도 가능하다.

④ 병원은 변화의 옹호자이자 주체가 될 수 있다.

병원은 건강문제 해결과 관련하여 보건의료계 내에서만이 아니라 주민의 존경과 신뢰를 받는 기관이다. 병원이 지역사회와 보건의료체계에서 차지하고 있는 위상을 고려할 때 병원은 건강정보의 제공, 지역의 학교, 직장, 다른 보건기관과 협력하여 교육, 상담, 훈련과 같은 특별한 프로그램의 조직, 지역보건계획에의 참여 등을 통해 변화의 옹호자이자 주체가 될 수 있는 가능성이 높다. 그리고 병원의 위상을 고려할 때 조그만 변화도 큰 성과를 거둘 가능성이 높다.

⑤ 건강증진병원을 통해 병원을 학습하는 조직으로 바꿀 수 있다면 변화하는 환경에서 병원의 생존확률을 높일 수 있다.

경쟁의 격화, 병원에서 제공되는 서비스에 대한 비판의 증가와 사회적 감시의 강화 등으로 인해 병원은 서비스의 질을 향상시키기 위한 다양한 정책을 도입하고 있다. 그런데 만일 건강증진병원을 통해 병원을 학습하는 조직과 내부 협력이 강화된 조직으로 바꿀 수 있다면 – 실제 건강증진병원은 그 특성 상 학습하는 조직이며 협력하는 조직이어야 하는데 – 이는 좁게는 병원이 시도하는 다양한 질 관리 정책을 정착시키는데 도움이 될 것이고, 넓게는 병원이 환경에 대해 전략적으로 판단하고 행동하는데 도움이 됨으로써 복잡하고 동태적인 환경에서 병원이 생존하는데 도움을 줄 것이다.

3 건강증진병원의 역사적 발전

병원과 건강증진이 처음으로 관련을 맺게 된 것은 1970년대 말부터이다. 미국 병원협회는 병원에서의 건강증진서비스 개발을 권장하는 성명서를 발표하였는데 이때부터 미국 병원에서는 건강증진과 질병예방서비스를 부가적인 전문서비스로서 제공하기 시작하였다(Pelikan 등, 1998 ; Pelikan 등, 2001).

오타와 헌장에 기반을 둔 건강증진병원은 1980년대 후반부터였다. 1987년 세계보건기구는 "Hospitals and Health for All"이라는 보고서를 통하여 신공중보건의 원칙에 따라 보건서비스를 재정립하고(reorient), 보다 건강증진지향적(health promoting)으로 변화시켜야 한다고 강조하였다(WHO, 1987).

1988년 세계보건기구 유럽지역은 병원에서의 건강증진이 가능한 가에 대한 최초의 국제적 자문을 시행하였다. 이 결과를 바탕으로 "건강과 병원(Health and Hospital)"이라고 명명된 최초의 건강증진병원 시범사업이 비엔나의 Rudolfstiftung병원에서 1989년부터 시작되었다(Pelikan 등, 1998 ; Pelikan 등, 2001).

시범사업의 경험을 바탕으로 주로 유럽 병원이 참여한 "국제 건강증진병원 네트워크(International Network of Health Promoting Hospitals)"가 1990년에 창립되었다.

유럽에서의 건강증진병원의 대두와 병행하여 1987년부터 캐나다에서, 그리고 1991

년부터 호주에서도 건강증진병원 사업이 시작되었다(Pelikan 등, 2001).

국제 건강증진병원 네트워크는 1991년 “부다페스트 선언(Budapest Declaration on Health Promoting Hospitals)”이라고 불리는 최초의 정책 선언을 발표하였는데 이 선언문에 건강증진병원의 비전, 정의, 개념, 대상 집단, 전략 등이 포함되었다(INHPH, 1991). 이 내용을 기초로 “유럽 건강증진병원 시범병원사업(European Pilot Hospital Project of Health Promoting Hospitals)”이 1993년 시작되었다. 시범사업에는 11개 유럽국가의 20개 병원이 참여하였고, 1997년 사업이 종료되었다. 이 시범사업을 통해 적어도 유럽지역에서는 건강증진병원이 타당하고, 수용가능하며, 실행가능한 개념이라는 확신을 얻게 되었다.

1995년부터 유럽 건강증진병원 네트워크의 공식적인 전략으로서 국가 및 권역 건강증진병원 네트워크가 조직되기 시작하였다(Pelikan 등, 2001). 국가 및 권역 건강증진병원 네트워크에서는 국제 네트워크의 비전, 개념, 전략을 참조하여 자신의 상황에 맞게 수정하였다. 2001년 5월까지 국제 건강증진병원 네트워크에는 29개국이 참가하였으며, 22개국 유럽국가가 권역 네트워크에 참여하였다.

1997년 건강증진병원 운동의 확산을 촉진하고, 국가 및 권역 네트워크의 발전을 도모하기 위해 “비엔나 헌장(Vienna Recommendations on Health Promoting Hospitals)”이 발표되었다(INHPH, 1997). 같은 해에 세계보건기구 본부와 협력하여 유럽 이외의 지역(호주, 캐나다, 극동, 남아메리카 등)에 건강증진병원을 확산하고자 하는 제안이 이루어졌다.

국가 및 권역 네트워크의 발전을 위한 노력과 병행하여 특수한 주제를 다루거나 특정한 병원유형을 위한 건강증진병원의 개념을 발전시키기 위한 국제 건강증진병원 네트워크의 노력도 강화되었다.[30] 예를 들어 1993~1995년의 “금연병원(Tobacco Free Hospitals)” task force, 1998년부터 “정신건강증진서비스(Health Promoting Mental Health Care Services)” task force, 1999년부터 병원의 질 관리를 위한 task force가 운영되었다(Pelikan 등, 2001).

30) 국제 건강증진병원 네트워크 가입 병원은 금연병원이어야 하고, 환자, 직원, 지역사회의 건강문제를 개선하거나 조직을 변화시키는 사업이나 활동을 적어도 3가지 이상을 수행하여야 한다(Groene and Jorgensen, 2005).

4 건강증진병원의 틀(framework)

1) 건강증진병원 모형

(1) 건강증진병원의 기본 원칙

비엔나 헌장(INHPH, 1997)에 의하면 건강증진병원은 Health for All, 오타와 헌장, Ljubljana 헌장, 부다페스트 선언의 틀 안에서 다음과 같은 기본 원칙을 준수해야 한다.

① 인간의 존엄, 형평성과 연대, 전문가 윤리, 다양한 인구집단 사이에 존재하는 필요, 가치, 문화의 차이 등에 대한 인식을 높여야 한다.

② 질 관리, 환자와 가족, 그리고 직원의 복지, 환경의 보호, 학습조직이 될 수 있는 잠재력의 실현을 지향하여야 한다.

③ 단순히 치료서비스를 제공하는 것이 아니라 건강에 대한 총체적 접근법을 중시해야 한다.

④ 환자와 가족에게 최선이 되는 방법으로 보건의료서비스를 제공하고, 치유과정을 촉진시키고, 환자의 역량강화에 중점을 두어야 한다.

⑤ 자원은 효율적이고, 비용 효과적으로 사용하고, 건강향상에 대한 기여에 비례하여 배분되어야 한다.

⑥ 다른 수준의 보건의료체계 및 지역사회와 가능한 밀접하게 협력하여야 한다.

(2) 건강증진병원의 전략

한편 비엔나 헌장에서는 건강증진이 건강지향적인 시각, 목적, 구조를 지닐 수 있도록 다음과 같은 실행전략을 채택할 것을 제시하였다(INHPH, 1997).

① 참여의 촉진과 지지의 획득

㉠ 병원 전반에 걸쳐 모든 전문집단의 적극적인 참여와 외부의 전문가들과 연대를 굳건히 하는 것을 포함한 참여적이고 건강지향적인 과정을 장려

ⓛ 환자의 건강잠재력에 맞추어 그들의 적극적이고 참여적인 역할을 장려하고, 환자의 권리를 옹호하며, 환자의 복지를 향상하고, 환자와 가족을 위하여 건강지향적인 병원 환경을 조성

ⓒ 건강에 유해한 요소나 사회심리적 위험요인을 감소하는 것을 포함하여 모든 직원에게 건강한 작업 환경을 조성

ⓡ 일상적인 의사결정에서 건강을 우선시하는 원칙을 적용하는 것을 포함하여 병원관리자의 건강 향상에 대한 지지를 획득

② 의사소통, 정보, 교육의 향상

㉠ 병원직원들의 삶의 질 향상에 기여할 수 있도록 원내 의사소통과 병원 문화를 향상시킴

ⓛ 직원과 환자사이의 의사소통이 존경과 인간가치를 바탕으로 이루어지도록 개선

ⓒ 환자와 가족을 대상으로 한 정보, 의사소통, 교육 프로그램과 기술훈련의 양과 질을 향상시킴

ⓡ 공통된 병원정체성을 개발함으로써 건강증진병원의 원칙을 병원의 일상 업무에 통합시킴

ⓜ 지역사회의 보건 및 사회서비스, 지역사회기반의 건강증진활동이나 자원봉사 집단과 병원 사이의 의사소통과 협력을 강화하고, 이를 통해 보건의료분야 내의 다양한 제공자와 활동가 사이의 연계를 최적화함

ⓑ 결과를 측정하고 행정관리 목적으로 사용할 수 있는 정보체계를 개발

③ 조직개발(organizational development)과 프로젝트 관리의 방법과 기술을 활용

㉠ 병원을 학습조직으로 전환하기 위해 병원의 기존 업무 방식을 변화시킴

ⓛ 교육, 의사소통, 사회심리적 기술과 관리 같은 건강증진에 필요한 훈련과 기술을 직원들에게 제공 ; 프로젝트 리더들에게 관리와 의사소통을 위한 훈련을 제공

④ 경험을 통한 학습

㉠ 참여 병원들이 문제해결을 위한 다양한 접근방식을 통해 학습이 가능하도록

국가 및 국제적 수준에서 건강증진병원 프로젝트의 실행 경험을 교류

㉡ 건강증진병원은 권역, 국가, 국제적 차원의 정보교환과 의사소통에 헌신하여야 함

(3) 건강증진병원의 활동

건강증진병원의 활동은 환자, 직원, 지역사회의 3가지 영역(Pelikan 등, 2003), 환자, 직원, 조직, 지역사회의 4가지 영역(Pelikan 등, 1998), 또는 환자, 직원, 조직, 물리적 환경, 지역사회의 5가지 유형으로 구분된다(Johnson, 2002). 〈그림 4-1〉

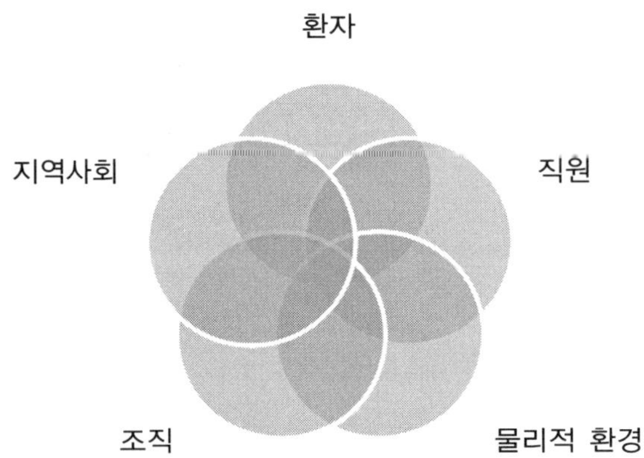

그림 4-1. 건강증진병원의 활동 영역

자료 : Johnson, 2002

각 영역별로 건강증진병원의 활동 예를 살펴보면 다음과 같다.

① 환자대상

환자는 개인의 교육수준, 문화적 배경, 사회계층 등에 따라 다양한 위험요인과 질병을 보유하고 있다. 따라서 일률적인 접근보다는 환자의 특성에 맞춘 접근이 필요하다.

과거에는 환자는 의료진의 처방에 순응해야 하는 수동적 존재라고 인식하였다. 그러나 최근에는 환자가 자기 건강관리의 주체로서, 만성질환을 극복하고 삶의 질을 개선하려는 욕구가 있으며, 의료진과 충분한 의사소통을 통해 자신의 질병치료에 참여하고자 하는 존재라고 생각한다. 따라서 건강증진병원에서는 환자의 자가관리능력을 향상

시킬 수 있도록 환자에게 건강관련 정보를 제공하고, 자가관리 방법을 교육하며, 환자와 협의하여 치료 및 관리계획을 수립하여 환자의 선택권을 보장하는 등의 활동을 하게 된다.

㉠ 환자/가족의 일반적인 자가관리 능력 향상 프로그램

- 건강정보 제공
- 환자의 사회심리적 필요를 충족시켜주기 위한 방문 또는 비전문가 지지서비스
- 병원에 입원했을 때 서비스 안내
- 질병이나 입원에 따른 스트레스나 불안에 대한 심리적 지지서비스

㉡ 치료과정에서의 협력을 위한 환자 역량강화 프로그램

- 진단 및 치료와 관련된 정보제공 : 입 · 퇴원 교육
- 치료과정에의 참여를 위한 교육 및 상담 : 환자의 참여이유와 참여방법, 치료대안들에 대한 소개 등
- 환자가 진단과정에 참여하기 위해 필요한 정보의 제공
- 치료과정의 결정에 참여하기 위해 필요한 정보의 제공

㉢ 특정질환의 관리를 위한 교육, 훈련 프로그램

- 당뇨병 : 생활요법, 혈당의 자가측정, 인슐린 투여 방법, 합병증의 조기발견 등에 대해 환자 및 가족 대상의 교육, 사회적 지지, 동기부여 상담 등
- 기관지천식, 만성 기관지염 : 천식환자의 발작에 대한 대처요령 등
- 알코올중독자 교육프로그램
- 심장병환자 재활 프로그램 등의 임상재활 프로그램
- 암환자 삶의 질 향상 프로그램 등

㉣ 건강생활실천을 위한 환자 교육, 훈련 프로그램 : 모유수유, 절주, 금연, 스트레스 관리, 영양(건강한 식품/식사 선택) 등

㉤ 환자와 가족을 지지하기 위한 프로그램

- 환자와 가족 모임
- 질환별 자조모임
- 정신적, 사회적, 경제적 지원
- 장기 입원환자를 위한 프로그램 : 병원 내의 학교와 종교시설, 인터넷 카페, 체력훈련장, 놀이방

② 병원직원 대상

병원과 같은 전문조직의 경우 직원들의 건강이 조직의 성과에 큰 영향을 미치게 된다. 그런데 진료 등 병원의 업무 과정에는 갖가지 위험요소가 있다. 병원은 직원들이 자신의 노력 대비 보상이 미흡하다고 여기는 경우가 빈번하여 우수한 인력을 확보하기가 어렵다. 따라서 병원의 조직적 특성이나 물리적 환경을 변화시켜 직원의 건강을 향상시키고, 업무 만족도도 향상시킬 필요가 있다. 건강증진병원에서는 직원의 건강관리를 위한 프로그램, 업무관련 사고나 재해를 감소시키기 위한 프로그램, 직원의 역량강화를 위한 교육이나 훈련프로그램이 시행된다.

㉠ 병원직원의 일반적인 건강수준 향상 프로그램

- 직원의 삶의 질과 건강상태에 대한 정기적인 평가
- 충분한 휴식과 영양(건강식)의 제공
- 사회적 네트워크의 구축
- 건강생활실천 훈련 : 걷기, 에어로빅, 요가, 명상 동아리
- 금연, 스트레스관리, 건강문제 상담서비스 등

㉡ 병원직원을 신체적 건강위험요인으로부터 보호

- 신체적 질환에 대한 건강교육
- 직업병에 대한 교육
- 작업과 관련된 올바른 자세 교육과 훈련
- 사고, 오염, 감염 예방 및 관리 방법 교육과 훈련
- 건강검진과 예방접종의 실시

㉢ 병원직원을 정신적 건강위험요인으로부터 보호

- 스트레스 관리와 직장 내 폭력 등에 대한 상담과 훈련

③ 병원조직 대상

건강증진병원은 병원서비스와 역할, 기능, 환경을 건강증진의 개념에 맞게 변화시키고, 질 높은 인적 자원을 개발하며, 병원의 정책 수립에 다양한 이해관계자를 참여시키기 위한 다양한 정책과 제도를 도입하고 있다.

㉠ 병원을 안전한 삶의 터로 변화시킴

- 화학적, 물리적 위험요인의 관리 정책 : 유해물질(방사능 물질 포함), 소음, 병

원감염관리를 위한 대책 수립, 금연병원정책의 실시, 적절한 작업복이나 보호장구의 제공

- 인체공학에 따른 시설이나 기구의 설치, 병원건물과 병동을 직원의 활동에 편리하게 개선하는 것 등
- 병원 내에서의 우발적인 사고에 대한 분석과 예방, 응급상황에 대한 대처 방안 마련
- 정신적 위험요인의 관리 정책 : 스트레스나 야근 등에 의한 스트레스 관리, 여가 시설의 제공, 근무지에서의 폭력이나 성희롱 등에 대한 제재 규정 등
- 사회적 위험요인의 관리 정책 : 교대제나 격무에 따른 사회생활의 어려움을 해소하기 위한 보육시설 운영, 통근수단과 사택 제공, 휴가나 여가활동 공간 지원, 근무 특성에 따라 24시간 이용할 수 있는 편의시설 운영 및 관련업체와의 협력체계 구축

ⓛ 병원을 직원과 환자에 대해 지지적이고, 역량강화를 지원하는 삶의 터로 변경

- 직원들의 건강생활습관 지원 : 지역의 건강관련 시설 이용할인, 운동시설 등
- 직원 개인의 상황(장단점, 가족상황 등)에 맞는 업무 및 책임 분배
- 직원과 관리자의 전문적인 발전 및 경력개발을 위한 교육 및 훈련 : 리더십 강화, 의사소통과 동기강화 기술, 파트너십 구축과 강화를 위한 교육과 훈련
- 직원의 사회활동 지원
- 환자에 대한 정보제공 강화 정책과 수단 도입 : 건강증진센터, 정보센터, 교육·상담센터 등의 설치, 퇴원환자를 위한 재가관리 지침 개발, 위급한 경우 응급서비스 이용지침 개발 등

ⓒ 직원 및 지역사회의 의사결정 참여 활성화 정책

- 아이디어 제안 제도
- 직원중심의 권한부여
- 소비자 참여 정책 및 프로그램

ⓔ 환자의 권리를 존중하는 관행을 확립

- 환자권리헌장 도입
- 환자와 가족의 휴식 공간 확보와 건강하고 맛있는 식단제공
- 다양한 문화에 대한 수용성 증가 : 각국 언어로 진행되는 상담과 정보제공, 통

역 등 언어장벽 해소, 사회복지서비스와의 연계, 식사, 종교 활동 등과 관련된 문화와 일상관행의 존중

㉤ 환자를 위한 병원 환경 조성

- 쾌적하고, 안전하며, 기능적인 환경 조성 : 공기정화, 조명, 표지판 등
- 병원 내 도난 및 사고 감소를 위한 시설과 장치
- 장애 없는 환경(barrier free environment) 조성

④ 지역사회 대상

건강증진병원은 자기 병원뿐만이 아니라 지역사회의 건강에도 관심을 가지는 병원이다. 따라서 건강증진병원은 퇴원환자를 포함한 지역주민의 건강을 향상시키고, 건강정책을 옹호하며, 쾌적하고 안전하며, 건강친화적인 지역사회 환경을 조성하고, 지역사회 내의 건강증진활동을 활성화시키고, 다양한 지역사회 자원과의 협력을 강화하기 위한 제반 활동을 수행하게 된다.

㉠ 지역주민에 대한 접근장벽 제거

- 건강관리, 병원이용과 관련된 정보제공
- 서비스 제공시간 조정

㉡ 퇴원 후 환자의 지속적 관리

- 일차의료제공자 등 지역사회 보건의료서비스 제공자의 역량을 강화시키고, 협력체계를 구축
- 퇴원 환자를 의뢰한 기관과 정보 교류

㉢ 지역사회 주민의 만성질환관리 능력과 건강생활습관 향상

- 주민과 병원 방문객, 지역사회 환자를 대상으로 건강교육 및 정보제공(강연회, 소책자, 포스터, 진열장, 스티커, 비디오 제작 및 배포, 웹사이트와 지역의 대중매체 이용), 건강정보센터 운영
- 병원 내 훈련코스 개설
- 자가관리 및 환자지지그룹에 대한 지원
- 천식예방
- 사고예방 : 교통사고, 영유아를 위한 안전한 음식섭취, 임신 중 건강관리, 화상예방, 아이 들고 흔들지 않기, 아동의 안전한 수면, 독극물 중독 예방

- 정신보건서비스 등

㉣ **지역사회의 환경 보호**

- 병원이 배출하는 대기오염, 폐기물, 폐수, 소음 등의 감소 : 재활용품 수거, 오염수 분리배관시스템, 생화학적 오염물질 배출 감소 및 처리, 방사성물질관리위원회 조직 등
- 에너지 절약 운동과 온실가스배출 감소 협약 추진
- 병원 방문객이나 직원들을 대상으로 대중교통, 자전거 이용이나 카풀 권유

㉤ **지역사회 주민을 위한 병원시설 개방**

㉥ **지역사회 발전을 위한 참여**

- 병원자료를 이용한 지역사회 진단과 지역보건정책 및 계획 수립에 참여
- 학교, 기업을 대상으로 한 건강증진활동
- 지역의 다른 건강증진사업(건강도시, 건강증진학교, 건강증진직장 등)과의 협력
- 지역사회의 다른 기관과 협력 : 전문가 협회, 보건소, 환자 자조그룹, 대학이나 연구소 등
- 소수자 보호 : 저소득층이나 취약계층에 대한 식사제공

㉦ **건강정책의 옹호** : 대중매체 출현 등을 통해 건강정책을 옹호, 건강한 공공정책과 법안 마련을 위한 활동

건강증진병원의 활동을 정리하는 차원에서 Pelikan 등(2005)이 제시한 건강증진병원의 핵심전략(활동)을 소개하도록 하겠다. 그들은 건강증진병원의 활동 대상을 환자, 직원, 지역사회로 구분하고, 활동목적을 ① 자가관리를 위한 역량강화, ② 치료와 관리과정에서의 협력을 위한 역량강화, ③ 건강증진적인 삶의 터 조성을 위한 역량강화, ④ 질환이나 건강문제관리를 위한 특정 건강증진서비스나 프로그램의 제공, ⑤ 건강행태 개선을 위한 특정 건강증진서비스나 프로그램의 제공, ⑥ 지역사회 발전을 위한 건강증진활동의 수행 등으로 분류한 후 건강증진병원의 18개 핵심전략(활동)을 제시하였다〈표 4-1〉.

표 4-1. 건강증진병원을 위한 18개 핵심전략

활동의 목적	환자대상	직원대상	지역사회대상
자가관리를 위한 역량 강화	자가관리/유지/재생산을 위한 병원 내에서의 환자 역량강화	자가관리/유지/재생산을 위한 병원 내에서의 직원 역량강화	적절한 병원 이용을 통한 지역사회의 자가관리/재생산 역량강화
치료와 관리과정에서의 협력을 위한 역량강화	치료과정에서 의료제공자와 협력하기 위한 환자의 역량강화	치료과정에서 환자와 협력하기 위한 직원의 역량강화	퇴원환자의 치료와 건강관리에 협력하기 위한 지역사회 보건의료 전문가의 역량강화
건강증진적인 삶의 터 조성을 위한 역량강화	병원을 환자를 지지하고, 그들의 건강향상과 역량강화가 가능한 삶의 터로 변환	병원을 직원을 지지하고, 그들의 건강향상과 역량강화가 가능한 삶의 터로 변환	병원을 지역사회의 건강향상과 역량강화가 가능한 삶의 터로 변환
질환이나 건강문제관리를 위한 특정 건강증진서비스나 프로그램의 제공	(퇴원 후) 만성질환의 관리를 위한 환자의 역량강화	직업성 질환의 관리를 위한 직원의 역량강화	만성질환 관리를 위한 지역사회 주민의 역량강화
건강행태 개선을 위한 특정 건강증진서비스나 프로그램의 제공	(퇴원 후) 건강생활습관을 위한 환자의 역량강화	건강생활습관을 위한 직원의 역량강화	건강생활습관을 위한 지역사회 주민의 역량강화
지역사회 발전을 위한 건강증진활동의 수행	환자의 필요를 충족시키기 위해 건강증진적이고 역량강화가 가능한 지역사회 하부구조의 구축에 참여	직원의 필요를 충족시키기 위해 건강증진적이고 역량강화가 가능한 지역사회 하부구조의 구축에 참여	일반 주민들을 위한 건강증진적이고 역량강화가 가능한 지역사회 하부구조의 구축에 참여

자료 : Pelikan 등, 2005.

2) 건강증진병원 프로젝트의 추진과정

건강증진병원 프로젝트의 추진과정은 삶의 터를 기반으로 하는 건강증진학교나 건강증진직장 프로젝트의 추진과정과 큰 차이가 없다. 건강증진병원의 추진과정을 간략하게 정리하면 다음과 같다.

(1) 1단계 : 건강증진병원에 대한 인식의 확대와 승인

많은 건강증진병원 프로젝트가 단지 시범적으로 한, 두 개 사업을 특정부서의 책임아래 실행하다 곧 중단해 버린다. 이는 올바른 추진방향이 아니다. 건강증진 활동을 병원의 특정 부서에만 위임해서는 성공하기 어렵다. 건강증진 활동이 병원 내 모든 사람의 책임이라고 각인되어야 하며, 실제로 환자와 구성원들이 건강증진 활동에 기여할 수 있어야 한다. 따라서 건강증진병원의 초기 과정은 모든 직원이 프로젝트의 성공을 지지하고 헌신할 필요가 있다는 것을 인식시키고, 참여를 활성화시키는 단계이다. 병원 구성원 모두의 지지와 헌신이 필요하지만 병원 최고 경영자, 이사진, 고위 관리자들의 지원 약속은 프로젝트의 성공을 좌우하는 중요한 요인이라는 것은 다시 설명할 필요가 없다.

(2) 2단계 : 건강증진병원 추진 팀의 구성

명확한 역할과 책임을 부여받은 건강증진병원 추진 팀을 구성하는 단계이다. 프로젝트 총괄책임자와 세부사업 책임자를 임명하고, 다양한 관계자들로 구성된 운영위원회를 조직한다. 운영위원회에 누구를 참여시킬 것인가는 병원의 여건에 따라 달라지겠지만 대체로 다음의 직군을 대표하는 직원들은 빠지지 않고 참여하도록 해야 한다(Groene, 2006).

① 선임 간호사
② 선임 및 신임 의사
③ 선임 관리자
④ 인사 담당자
⑤ 의료기사나 일반 행정직원

(3) 3단계 : 자료수집과 현황분석(Needs assessment)

다양한 직급의 직원들이 자료의 수집과정에 참여하여야 한다. 한 사람이 다른 관련 인력의 참여 없이 작성한 자기 평가는 가치가 크지 않다. 오히려 다른 사람들의 학습 경험을 박탈하고, 참여의식을 떨어뜨릴 수도 있다. 병원의 현황파악을 위한 자료는 정규 정보체계, 조사, 감사 자료 등을 이용하여 확보할 수 있다. 또 건강보험자와 같은 외부의 제3자로부터 정보를 제공받을 수도 있다. 환자의 건강증진서비스에 대한 필요는 전자의무기록을 통해 분석할 수도 있다. 병원관리를 위해 사용되는 데이터베이스를 통해서도 병원의 건강증진 관련 지표를 생성할 수 있다. 그러나 이런 자료들은 추가적인 자료수집의 부담을 들어주는 장점이 있는 반면 프로젝트의 목적에 부합되는 자료가 부족하거나 가공이 쉽지 않은 단점도 있다. 건강증진병원의 활동 추진에 필요한 다양한 정보는 환자나 직원에 대한 조사를 통해 획득해야 할 경우가 많다. 하지만 신뢰성과 타당성을 갖춘 조사는 비용이 많이 든다는 점에서 자주 사용하기 어렵다. 따라서 기존의 환자나 직원에 대한 정규조사에 필요한 항목을 포함시켜 놓은 것이 바람직하다.

수집된 자료를 토대로 문제점을 발견하기 위해서는 비교할 수 있는 척도가 있어야 한다. 만일 서비스 제공의 기준(standards)이 정립되어 있다면 병원의 문제점을 발견하기 용이할 것이다. 이러한 기준이 없는 경우에는 유사한 병원의 상황을 참조하고, 전문가의 의견을 구하여야 할 것이다.

(4) 4단계 : 실행계획의 작성, 실행, 평가, 개선

건강증진병원 프로젝트는 단 한차례의 계획에 의해 완결될 수 없다. 기획에서 흔히 이야기하는 plan-do-check-act(PDCA) cycle을 거치면서 순환적으로 발전하게 된다.

① **기획**(Plan) : 활동이나 실행과정을 계획한다. 이를 통해 프로젝트가 의도하는 바가 무엇인지를 명확히 하고, 변화가 필요한 영역을 찾으며, 사업을 추진할 때 비용-효과가 가장 큰 문제를 확인할 수 있게 된다.

② **실행**(Do) : 소규모로 프로젝트의 가능성을 검토한 후 계획대로 프로젝트를 진행시킨다.

③ **검토**(Check) : 결과를 검토하고 성공과 실패의 원인을 분석한다. 장기적인 결과에 대해 예측해 보고, 원래 의도한 결과가 나타났는지에 대해 판단한다.

④ **반응**(Act) : 변화를 수용할 것인지, 포기할 것인지, 프로젝트를 다시 진행할 것인지, 어떤 부분을 수정할 것인지 등에 대해 결정한다.

3) 건강증진병원의 평가기준

병원에서의 건강증진 활동 평가기준(standards)을 설정하기 위하여 유럽 건강증진병원 네트워크에서는 2001년 실무작업반을 구성하였다. 실무작업반은 첫째, 건강증진의 기본 틀을 구축하기 위한 병원관리의 정책과 방향, 둘째, 환자의 건강증진을 위한 병원조직과 직원의 역할, 구체적으로는 환자의 필요에 대한 인지, 환자의 역량강화를 위한 교육과 상담, 중재 프로그램, 지속적인 돌봄을 위한 다른 영역과의 협력, 셋째, 건강한 직장을 위한 활동을 평가할 수 있도록 아래의 5개 영역으로 구분된 핵심 기준을 개발하였다

(Groene and Garcia−Barbero, 2005 : WHO Regional Office for Europe, 2004).

① 관리 정책(Management Policy)
② 환자 사정(Patient Assessment)
③ 환자 정보와 개입(Patient Information and Intervention)
④ 건강한 직장의 조성(Promoting a Healthy Workplace)
⑤ 지속성과 협력(Continuity and Cooperation)

9개 국가의 36개 병원에서 시범 평가를 거쳐 수정된 기준이 2003년 제 11차 국제 건강증진병원 컨퍼런스에 제출되었다(Groene and Garcia−Barbero, 2005). 이후 건강증진병원의 기획과 평가에 도움을 주기 위한 자기평가(self−assessment) 도구도 개발되었다(Groene, 2006).

유럽 건강증진병원 네트워크에서 개발한 평가기준은 〈표 4−2〉와 같다(WHO Regional Office for Europe, 2004).

표 4−2. 유럽 건강증진병원 네트워크에서 개발한 건강증진병원 평가기준

관리 정책
기준 1. 병원은 건강증진에 대한 명문화된 정책을 지니고 있어야 한다. 정책은 전반적인 건강수준의 향상을 목적으로 하는 질 관리체계의 일부로서 실행되어야 한다. 정책은 환자, 환자의 가족, 직원을 대상으로 한다. 목표 : 병원의 질 관리체계의 한 부분으로 건강증진에 관한 조직의 활동 틀을 기술 세부기준 1.1 병원 조직은 정책의 실행, 평가, 정기적인 검토 과정에 대한 책임을 명확히 하고 있다. 1.2 병원은 정책의 실행, 평가, 정기적인 검토 과정을 위한 자원을 배정하고 있다. 1.3 직원들은 건강증진정책에 대해 인지하고 있고, 새로운 직원 교육과정에 포함되어 있다. 1.4 병원은 건강증진활동의 질을 모니터링하기 위한 자료의 수집과 평가과정을 보장한다. 1.5 병원은 직원들이 건강증진활동을 수행하는데 적합한 능력을 보장하고, 필요한 경우에는 추가적인 역량의 습득이 가능하도록 지원한다. 1.6 병원은 건강증진활동의 실행을 위해 필요한 자원, 공간, 기기 등을 포함한 하부구조를 보장한다.

환자 사정

기준 2. 병원은 의료전문가들이 환자와 협력하여 건강증진활동의 필요에 대하여 체계적으로 사정할 수 있도록 보장한다.

목표 : 환자의 치료를 지원하고, 예후를 향상시키며, 환자의 건강과 복지를 향상시킴

세부기준

2.1 모든 환자들을 대상으로 그들의 건강증진의 필요성을 사정하기 위한 절차가 보장되어 있다.
2.2 질병분류군에 따른 건강증진을 위한 특별한 필요성을 사정하기 위한 절차가 보장되어 있다.
2.3 환자의 건강증진의 필요성에 대한 사정은 병원과 최초로 접촉했을 때 이루어진다. 이 기록은 보관 · 검토되고, 환자의 상태변화나 요구에 따라 수정된다.
2.4 환자의 평가는 사회적, 문화적 배경을 고려하고, 이에 대해 민감하게 반응할 수 있도록 보장되어 있다.
2.5 다른 파트너로부터 제공된 정보가 환자의 필요를 확인하는데 사용된다.

환자 정보와 개입

기준 3. 병원은 환자들에게 그들의 질병과 건강상태에 대한 중요한 정보를 제공하고, 건강증진 개입이 치료과정 전반에 걸쳐 제공된다.

목표 : 환자가 치료계획에 대해 인지하도록 보장하고, 치료과정에 적극적인 파트너가 될 수 있도록 역량을 강화하며, 치료과정 전반에 걸쳐 건강증진활동이 통합될 수 있도록 조장한다.

세부기준

3.1 건강증진의 필요에 대한 사정을 기반으로 환자는 자신의 건강에 영향을 미치는 요인에 대한 정보를 제공받고, 필요한 건강증진활동 계획은 환자와의 협력을 통해 동의를 획득한다.
3.2 환자는 그들의 현재 상태, 치료과정과 그들의 건강에 영향을 미치는 요인에 대하여 명확하고, 이해하기 쉬우며, 적합한 정보를 제공받는다.
3.3 병원은 모든 환자에게 그들의 사정된 필요에 따라 건강증진활동이 체계적으로 제공될 수 있도록 보장한다.
3.4 병원은 환자에게 제공된 정보와 건강증진활동이 문서화되어 있고, 기대/계획된 결과가 달성되는 가를 포함하여 평가되도록 보장한다.
3.5 병원은 모든 환자, 직원, 그리고 방문객들이 건강결정요인에 대한 일반적인 정보에 접근할 수 있도록 보장한다.

건강한 직장의 조성

기준 4. 관리를 통해 병원을 건강한 작업장으로 발전시키기 위한 여건을 확보하고 있다.

목표 : 건강하고 안전한 작업장 조성과, 직원을 위한 건강증진활동을 지원함.

세부기준

4.1 직원을 대상으로 한 건강증진활동을 위한 기술의 개발과 훈련을 포함하여 포괄적인 인적 자원 개발 전략이 보장되어 있다.

4.2 직원들에게 건강하고 안전한 작업장이 될 수 있는 정책의 수립과 실행이 보장되어 있다.

4.3 작업환경에 영향을 미치는 의사결정에 직원의 참여가 보장되어 있다.

4.4 직원들이 건강문제에 대하여 인지하고, 관심을 유지할 수 있는 절차가 확보되어 있다.

지속성과 협력

기준 5. 병원은 다른 분야, 다른 기관, 다른 단계의 보건서비스와 지속적으로 협력하기 위한 계획된 접근방법을 가지고 있다.

목표 : 유관한 제공자와 협력을 보장하고, 환자의 치료과정 전반에 걸쳐 건강증진활동을 최적화하기 위한 협력을 시작함

세부기준

5.1 병원은 건강증진활동이 현재의 서비스 제공 및 치료계획과 조화를 이루도록 보장한다.

5.2 병원은 지역사회에 존재하는 기존의 보건 및 사회서비스 제공자, 유관기관 및 집단을 확인하고, 협력한다.

5.3 병원은 환자가 퇴원한 후에도 필요한 기간 동안 적합한 활동과 처치를 제공받을 수 있도록 보장한다.

5.4 병원은 환자 기록과 정보가 환자의 치료 및 재활을 의뢰받은 파트너들에게 제공될 수 있도록 보장한다.

4) 건강증진병원의 유형

건강증진병원이 수행하여야 할 활동은 매우 광범위하다. 모든 건강증진병원이 이론상의 활동을 전부 다 수행하는 것은 아니다. 실제 건강증진병원이 어떤 활동을 하는가

는 병원 내부의 정치역학, 병원의 건강증진병원 추진 역사, 병원 외부의 법과 정책, 문화, 시장여건, 소비자의 기호 등에 따라 상이해진다.

보수적인 관점의 건강증진병원은 환자에 대한 교육적 수단에 크게 의존한다. 혁신적으로 건강증진병원을 추진하게 될수록 건강증진병원의 관심분야는 확대되고, 조직의 문제나 지역사회의 문제를 시정하려 할 것이다.

Johnsen과 Baum(2001)은 문헌고찰과 호주에서의 건강증진병원 프로젝트에 대한 자료를 바탕으로 건강증진병원을 아래의 4가지 유형으로 구분하였다〈표 4-3〉.

(1) 건강증진프로젝트를 실행하는 유형(Do a health promotion project)

이 유형의 병원은 병원 전체 조직이나 직원들의 역할을 건강증진을 지향하는 방향으로 변경하고자 하지 않는다. 건강증진 프로젝트는 병원의 일상 업무와는 별개로 형편에 따라 시행된다. 따라서 건강증진 프로젝트는 건강증진적인 삶의 터를 지향하거나, 지역사회의 건강수준 향상을 위해 병원의 역할을 재정립하겠다는 전략적인 접근과는 거리가 있다. 건강증진병원은 단순히 몇 가지 건강증진 프로젝트를 시행하는 병원이 아니라 건강증진을 조직의 핵심가치로 하는 병원이라는 점에서 이 유형의 병원을 진정한 의미의 건강증진병원이라 할 수는 없다. 하지만 이 유형은 건강증진병원의 발전단계에서 시작단계가 될 수는 있다. 고위관리자로부터 건강증진병원에 대한 지지와 승인을 획득하지는 못하였으나 건강증진병원을 추진하고자 하는 관심이 있는 직원들은 이 유형으로부터 출발할 수 있을 것이다. 그러나 조직 변화가 뒤따르지 않는다면 이 유형은 오래 지속되기 어렵다.

(2) 건강증진을 특정 부서나 직원에게 위임한 병원(Delegate health promotion to a specific department or staff)

이 유형의 병원은 건강증진을 담당하는 또는 지역사회를 대상으로 하는 부서나 직원을 가지고 있다. 하지만 건강증진이 특정 부서나 직원의 업무로 한정된다면 건강증진은 부수적인 업무로 여겨지게 되고, 전체 직원들의 역할에 건강증진을 통합하거나 지역사회에서 병원의 역할을 재정립하려는 시도는 나타나지 않는다. 이 유형의 병원에서 건강증진은 여전히 “그들의 일”이라는 생각이 지배적이다.

표 4-3. 건강증진병원의 4가지 유형

	유형 1	유형 2	유형 3	유형 4
특징	건강증진프로젝트의 실행	건강증진을 특정 부서나 직원에게 위임	건강증진적인 삶의 터가 됨	건강증진적인 삶의 터가 되고, 지역사회의 건강을 향상시킴
주체		건강증진 활동은 특정 부서나 직원의 책임임. 전체 조직의 역할에 통합되지 못함	병원차원의 건강증진 프로그램	병원차원의 건강증진 프로그램
활동 대상	형편에 따라(ad hoc) 다음을 대상으로 한 활동을 수행 - 환자와 가족 - 직원 - 조직 - 물리적 환경 - 지역사회	활동은 다음을 대상으로 할 수 있음 - 환자와 가족 - 직원 - 조직 - 물리적 환경 - 지역사회	활동은 삶의 터에 집중함 - 환자와 가족 - 직원 - 조직 - 물리적 환경	활동은 삶의 터와 지역사회를 포괄함 - 환자와 가족 - 직원 - 조직 - 물리적 환경 - 지역사회 직원은 원내 또는 다른 분야의 사람들과 협력함
설명	병원전체 조직이나 직원의 역할에 대한 방향 재설정이 없음. 최고관리계층의 지지가 없을 때 건강증진병원의 시작단계가 될 수 있음	특정부서가 건강증진을 담당하며, 병원의 전체적 기능과 역할에 통합되지 못함. 건강증진병원의 발전단계(developmental phase)에 해당됨	건강증진은 병원 의사결정의 전 과정에서 고려됨. 지역사회에 영향을 주기 위해 자원을 사용하지는 않으나 병원은 건강지향적인 삶의 터로 변함	병원은 건강지향적인 삶의 터이며, 지역사회의 건강에 책임을 지고, 향상시키려고 노력함

자료 : Johnsen and Baum, 2001.
Groene and Garcia-Barbero, 2005.

(3) 건강증진적인 삶의 터(Being a health promotion setting)를 지향하는 병원

병원을 건강증진적인 삶의 터로 만들기 위해 집중하는 병원이다. 환자와 그 가족, 직원, 병원조직과 물리적 환경 등의 변화를 위한 다양한 프로그램과 활동을 통해 병원 조직 전체가 건강증진에 헌신한다. 하지만 병원이 지역사회의 건강을 향상시키는데 기여하겠다는 소명의식은 가지고 있지 않다.

(4) 건강증진적인 삶의 터이면서 지역사회의 건강을 향상시키고자 하는 병원(Being a health promotion setting and improving the health of the community)

이 유형의 병원은 병원을 건강증진적인 삶의 터로 재정립하는 것과 함께 지역사회의 건강수준도 향상하겠다는 소명의식을 지니고 있다. 따라서 환자와 그 가족, 직원, 병원 조직과 물리적 환경 등의 변화를 위한 프로그램과 활동 이외에 지역사회를 위한 다양한 건강 활동을 수행한다. 따라서 이 유형의 병원은 지역사회 자원과의 협력을 중시한다.

건강증진적인 삶의 터이면서 지역사회의 건강을 향상시키고자 하는 병원이 되는 것은 매우 어려운 일이다. 그러나 건강증진병원 운동이 궁극적으로 지향하고자 하는 것은 바로 이런 유형의 병원이다. 그리고 이런 유형의 병원이 되어야 진정한 삶의 터를 기반으로 한 건강증진병원이라 할 수 있다. 따라서 건강증진병원 운동은 삶의 터를 변화시키기 위한 노력과 지역사회의 건강을 향상시키기 위한 노력이 균형을 이루는 병원이 되어야 한다.

5 건강증진병원 운동의 평가

이 장을 시작하면서 기술하였듯이 병원은 그 잠재력에도 불구하고 삶의 터 중 가장 건강증진운동이 더디게 진행되는 곳이다. 그 동안 진행된 건강증진병원 프로젝트를 분석한 논문들을 보면 건강증진병원은 아직 성과가 뚜렷하지 않다(Whitehead, 2004). 따라서 직장건강증진처럼 건강증진에 투자하는 것이 비용-효과가 높다는 경제적 논리를 내세우기 힘들다. 이런 까닭에 병원이 건강증진병원 운동을 추진하도록 하려면 끊임없는 사회적 요구가 있어야 한다. 유럽에서 1980년대 건강증진병원 운동이 활기를 띠게 된 것은 병원 개혁에 대한 요구가 매우 높았기 때문이었다. 병원은 의료비 급증과 비인간적인 치료의 주범이었다. 일차의료를 강화하고, 거시적인 건강결정요인들을 고려하고, 기술이 지배하는 것이 아니라 환자나 주민의 요구에 부응하는 의료체계를 만들겠다는 보건의료체계 개혁 논쟁을 통해 병원은 포괄적이고, 전인적인, 그리고 환자를 중시하는 서비스를 제공할 것과 지역의 일차 의료기관과 협력할 것을 요구받았다. 그러나 보건의료체계를 개혁하기 위한 사회적 움직임이 약화되면서 병원을 건강증진병원으로 전환하려는 병원의 동기도 약화되었다.

건강증진병원의 추진 목적은 환자와 직원, 지역사회 주민의 역량을 강화하고, 환경을 보호하며, 조직과 지역사회를 건강친화적으로 변화시키고, 보건의료체계를 합리화시켜 환자, 직원, 지역사회 주민의 건강수준을 향상시키겠다는 것이다. 따라서 건강증진병원 운동은 병원과 지역사회라는 두 가지 삶의 터를 대상으로 한다. Vang(1995)이 주장하였듯이 건강증진병원은 활동을 병원의 개혁을 위한 활동과 지역사회를 개혁하기 위한 활동으로 균등하게 배분할 필요가 있다. 하지만 건강증진적인 병원을 만들기 위한 노력보다 지역사회의 건강을 위해 헌신하겠다는 병원은 정말 찾아보기 어렵다. 건강증진병원 운동은 아직 자신의 삶의 터를 건강하게 만드는 데에만 관심이 있는 운동이며, 이런 의미에서 제3부 제1장 삶의 터 접근에서 설명한 바 있는 지역사회의 구성요소인 삶의 터(병원)에서의 건강증진활동이 지역사회라고 하는 배경이 되는 삶의 터를 대상으로 한 건강증진 활동으로 발전해 나아가지 못하고 있다.

지역사회의 건강증진에 기여하지 않는다 하더라도 건강증진병원 운동이 진정한 삶의 터 접근으로 나아가고 있는 가에 대해서도 비판이 있다(Whitehead, 2004). 대부분의 건강증진병원은 병원의 조직을 건강친화적으로 변경시키는 방향으로 활동을 전개하기보다는 특정한 환자를 대상으로 한 건강증진프로그램을 시행하는 것으로 만족한다. 그리고 이렇게 시행되는 프로그램은 대부분 교육, 상담, 훈련의 형태로서 개별 환자를 겨냥한다. 이 장에서 소개한 건강증진병원의 활동 예 중 가장 많은 것이 바로 환자에 대한 교육, 상담, 훈련 프로그램이라는 것을 통해 이러한 사실을 간접적으로 확인할 수 있다. 이는 개인적 접근과 거시적 접근을 조화시키겠다는 건강증진 운동의 기본 취지에 맞지 않는다. Johnsen과 Baum(2001)이 건강증진병원의 첫 번째 유형으로 분류한 단순히 건강증진프로젝트를 실행하는 유형(Do a health promotion project)이 인기를 끄는 이유는 이러한 유형이 현재의 병원의 존립 방식, 즉 개별 환자를 치료하는 방식에 가장 유사하기 때문이다.

병원 밖이 아닌 안에 대해서만 관심을 가지고, 병원의 조직 변화보다는 환자에게 제공되는 건강증진 프로그램에만 관심을 가지는 건강증진병원의 노력은 최근 "건강한 병동(health-promoting ward)" 만들기 운동으로 이어지고 있다. 하지만 Johnsen과 Baum(2001)이 지적하였듯이 이러한 접근방법은 사업의 도입을 위한 수단으로서만 가치가 있으며, 전체 병원의 조직과 문화를 바꾸는 사업으로 발전하지 못한다면 곧 생명력을 잃어버리게 될 것이다.

건강증진병원 운동에서 부딪히는 최대 난관 중 하나는 의료전문가의 제한된 시각과 기술이다. 병원이 현대의료를 대변하는 최고의 전문가들이 모인 조직이기는 하지만 치료와 건강증진에 필요한 태도, 지식, 기술은 동일한 것이 아니다. 병원의 전문가에게 건강증진은 낯선 개념이며, 사용해야 할 기술도 익숙한 것이 아니다. 따라서 모든 직원들이 건강증진에 대해 관심을 가지고, 자신의 일이라고 생각하는 방향으로 건강증진병원 운동을 추진하기 보다는 일부 사람이나 조직에게 이를 전담시키는 경향이 나타난다. 오랫동안 치료의학적 시각에 젖어 온 병원과 직원들을 변화시키는 것은 쉬운 일이 아니다. 전문가 양성 교육과정의 변화, 끊임없는 직무교육도 필요하지만 건강증진병원의 필요성을 병원이 인식할 수밖에 없도록 사회 분위기와 보건정책의 틀을 변경하는 노력도 병행되어야 한다.

급성병원 위주의 병원체계도 건강증진병원 운동 도입을 방해하는 요인의 하나이다. 개념상으로 볼 때 건강증진은 모든 사람에게 필요하지만 급성질환자들은 병원에 머무는 기간이 짧고, 그들의 발병원인을 고려할 때 병원이 적합한 건강증진활동의 장소라고 보기는 어렵다.

이 장에서 건강증진병원의 평가를 위한 지표로 세계보건기구 유럽지역에서 개발한 평가지표를 소개하였다. 이 지표는 병원의 총체적 질 관리(Total Quality Management) 틀을 기반으로 하여 개발되었다(Groene 등, 2005 : WHO Regional Office for Europe, 2004). 건강증진운동의 관리를 병원의 질 관리와 연결시킬 때 더 효과적이었다는 주장도 있지만 총체적 질 관리는 업무절차에 대한 관리방법이라는 점에서 건강증진의 기본 구상에 적합하다 보기는 어렵다. 실제 세계보건기구 유럽지역에서 제시한 지표를 보면 환자관리 영역의 지표에 비해 조직이나 지역사회 변화를 위한 지표는 구체성이 상당히 결여되어 있음을 알 수 있다. 건강증진병원을 평가하기 위한 적절한 지표가 없기 때문에 운동의 확산도 추동력을 얻기 어려운 것이 현실이다. 따라서 삶의 터 접근이라는 맥락아래 건강증진병원의 평가지표를 개발하기 위한 노력이 계속되어야 한다.

제5장 건강도시

학습목표

- 건강도시의 필요성에 대해 이해한다.
- 건강도시와 건강증진의 관계에 대해 이해한다.
- 건강도시의 정의와 건강도시가 갖추어야 할 특성에 대해 이해한다.
- 건강도시의 추진단계와 추진전략에 대해 이해한다.
- 건강도시의 평가방법에 대해 이해한다.

학습내용

- 건강도시의 정의와 특성
- 건강도시의 유래와 현황
- 건강도시 추진과정의 특징과 단계
- 건강도시의 평가방법

이 장에서는 삶의 터에 기반을 둔 건강증진 운동의 마지막 유형으로서 건강도시에 대해 소개하고자 한다. 세계보건기구의 삶의 터 기반 건강증진 운동 중 가장 먼저 시작된 것이 건강도시 운동이었다. 건강도시 운동은 쾌적하고 살기 좋은 도시를 만들고자 하는 도시공학자, 환경보호주의자, 생태학자 등의 노력과 힘을 결집하면서 가장 활발하게 추진되는 삶의 터 기반의 건강증진 운동이다.

도시는 주민들의 삶의 터이면서 지금까지 소개한 학교, 직장, 병원 등의 외부 환경이기도 하다. 따라서 건강도시 운동은 지역사회의 여러 삶의 터에서의 건강증진활동에도 영향을 미치게 된다. 이 책에서 지금까지 소개한 다양한 건강증진사업과 활동은 결국 건강한 도시를 만들고자 하는 노력의 일환이라고도 할 수 있다. 그만큼 건강도시의 의의가 크다고 할 수 있다.

우리나라에서 건강도시 운동이 시작된 역사는 짧지만 건강도시를 추진하는 지방자치 단체의 비율은 어느 나라에도 뒤지지 않는다. 하지만 우리나라의 건강도시 사업은 진정한 의미의 건강도시 운동과는 거리가 있다는 비판도 만만찮다.

이 장에서는 건강도시의 정의와 특성, 추진과정 등에 대해 살펴봄으로써 우리나라 건강도시 사업의 발전에 보탬이 되고자 한다.

1 건강도시의 정의와 특성

1) 건강도시의 정의

건강도시(healthy city)[31]란 무엇일까? 단어 그대로 해석하면 건강도시는 건강수준이 일정 수준 이상에 도달한 도시인 것처럼 여겨진다. 오타와 헌장(WHO, 1986)에 따르면 건강은 개인적, 사회적, 경제적으로 생산적인 생활을 가능하게 하는 자원이다. 따라서 시민들이 생활에 필요한 모든 활동을 제대로 수행하고, 그들의 잠재력을 최대한 발휘할 수 있으려면 시민들의 건강수준이 적정수준 이상이어야 한다. 그러므로 건강도시란 높은 건강수준과 삶의 질을 보장하는 도시여야 한다고 생각할 수 있다.

하지만 건강도시를 반드시 건강수준이 일정수준 이상인 도시라고 생각하는 것은 옳지 않다. 세계보건기구는 건강도시를 "시민들의 상호협조 하에 시민들이 삶의 모든 기능을 수행하고, 그들의 잠재력을 최대한 발휘할 수 있도록 물리적, 사회적 환경을 지속적으로 창조하고 개선하며, 지역자원을 확충하는 도시"라고 정의하고 있다(WHO, 1998). 이 정의는 지구상의 모든 건강도시들이 인용하고 있을 정도로 널리 받아들여지고 있다. 세계보건기구의 건강도시에 대한 정의는 건강도시를 도시의 건강이나 생활수준에 따라서가 아니라 건강도시를 추진하고자 하는 의지, 즉 건강도시의 추진 노력에 따라

31) 도시라는 명칭이 가진 지리적 위치나 규모의 제한성을 탈피하기 위해 최근에는 건강한 지역사회(healthy community), 건강한 마을(healthy village)이라는 용어도 사용되고 있다.

정의하고자 하는 것이다. 즉, "시민들의 상호협조 하에… 물리적, 사회적 환경을 지속적으로 창조하고 개선하며, 지역자원을 확충하는 도시"라는 말은 건강도시가 현재의 생활여건이나 건강수준이 일정 수준 이상이라는 것 보다는 건강을 도시의 주요 문제로 자각하고, 건강을 향상시키기 위해 시민들이 노력하는 도시라는 의미를 중시하고 있는 것이다. 이렇게 건강도시는 결과가 아니라 건강도시를 추구하는 과정을 중시하여 정의하는 것이 더욱 적합하다는 인식이 보편화되고 있다. 세계보건기구 유럽지구에서는 건강도시는 건강을 자각하고 이를 향상시키기 위해 노력하는 도시이며, 따라서 현재의 건강수준에 상관없이 어떤 도시든 건강도시가 될 수 있다는 점을 명확히 선언한 바 있다(WHO Regional Office for Europe, 1997). 결과가 아니라 과정을 중시하는 건강도시의 정의를 채택한다면 건강도시의 가장 큰 특징은 건강의 중요성을 인식하고, 그것을 개선하려고 하는 시와 시민의 노력이다. 즉, 어느 도시든지 현재의 건강수준이나 환경상태에 관계없이 건강도시를 향한 추진 의지만 있다면 건강도시라고 할 수 있다.

쉼터

건강도시란 무엇인가?

건강도시는 결과가 아니라 과정에 의해 정의된다.

- 건강도시는 일정한 건강수준에 도달한 도시가 아니다.
- 건강도시는 건강을 자각하고 이를 향상시키기 위해 노력하는 도시이다. 따라서 현재의 건강수준에 상관없이 어떤 도시든 건강도시가 될 수 있다.
- 건강도시가 되기 위해 필요한 것은 건강에 대한 전념(commitment)과 건강도시를 만들기 위한 과정과 구조이다.
- 건강도시는 끊임없이 물리적 사회적 환경을 창조하고 향상시키며, 시민들이 생활에 필요한 모든 기능을 수행하고, 그들의 잠재력을 최대화할 수 있도록 하기 위해 시민들의 상호협조가 가능하도록 하는 지역사회 자원을 확대하는 도시이다.

자료 : WHO Regional Office for Europe, 2006.

2) 건강도시의 특성

건강도시가 갖추고 있어야 할 특성을 세계보건기구 유럽지구에서 정리한 바 있는데,

아래와 같다(WHO Regional Office for Europe, 1997).

① 주거의 질을 포함하여 양질의 깨끗하고 안전한 물리적 환경
② 안정되고 장기적으로 지속 가능한 생태계
③ 강력하고 상호 협조적이며 통합적이고 비 착취적인 지역사회
④ 삶, 건강 및 복지에 영향을 미치는 결정에 대한 시민의 높은 참여와 통제
⑤ 모든 시민을 위한 기본적인 욕구(음식, 물, 주거, 소득, 안전, 고용)의 충족
⑥ 광범위하고 다양한 만남, 상호교류, 대화를 가능하게 하는 폭넓은 경험과 자원에의 접근성
⑦ 다양하고 활기 넘치며 혁신적인 경제
⑧ 역사적, 문화적 및 생물학적 유산, 타 집단과 개인과의 연계를 조장
⑨ 위의 특성을 유지시키고 촉진시키는 도시 구조와 행정체계
⑩ 모든 시민에 대한 최적 수준의 공중보건서비스 및 치료서비스 보장
⑪ 높은 건강수준 : 적극적 건강, 낮은 이환율

위에 제시된 11가지의 건강도시의 특성을 종합한다면 건강도시란 지속적으로 개발 가능한 건강공동체라고 할 수 있다(Hancock, 1993). 지속적으로 개발가능한 건강공동체는 친목적인 공동체, 생활 가능한 환경, 번영하는 경제라는 3가지 요소를 균형 있게, 통합적으로 추구하는 공동체인데, 건강도시가 추구하는 건강한 사회는 이 3가지 요소가 균형을 이루어야 하기 때문이다. 사회적 통합과 공동체를 유지하기 위해서 경제활동의 편익은 형평성 있게 분배되어야 한다. 지역사회는 모든 사람이 자신의 기본적 필요를 충족시킬 수 있도록 경제활동을 보장하여야 한다. 경제활동은 사회적으로 형평을 이루어야 할 뿐만 아니라 반드시 생태학적으로 지속가능하여야 한다. 또한 지역사회는 살기에 적합한 거주 환경을 필요로 한다. 다시 말해 주택, 도로, 교통체계, 기타 도시의 하부구조, 도시설계, 토지이용 등과 같은 거주 환경의 질이 높아야 한다〈그림 5-1〉.

따라서 건강도시란 살기에 적합하고, 지속적으로 개발가능하고, 형평성이 있으며, 통합적이고, 환경의 질이 높은 수준을 유지하고, 적절하게 번영하기 위해 노력하는, 그리고 때로는 상충하는 이들 가치간의 균형을 추구하는 공동체라는 특성을 지니고 있다고 할 수 있다.

물론 위에서 언급된 건강도시의 특성은 모든 도시에 획일적으로 요구되는 것은 아니

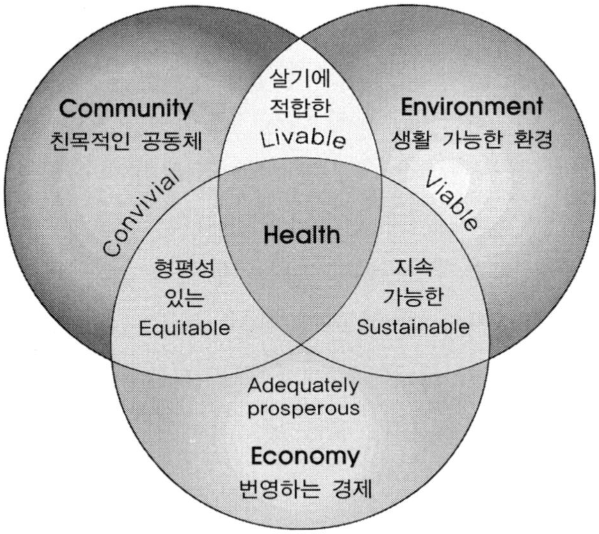

그림 5-1. 건강도시의 기본 틀

자료 : Hancock, 1993.

다. 개별 도시가 처해 있는 상황, 즉 도시의 역사, 문화, 규범, 하부구조, 시민의 요구에 따라 건강도시는 특성에 차이가 있게 마련이다.

2 건강도시의 유래와 현황

1) 건강도시 운동의 배경

건강도시 운동의 배경에는 크게 두 가지 흐름이 존재한다. 첫째는 도시를 사람이 살기에 적합하게 만들자는 새로운 도시건설 운동이다. 둘째는 오타와 헌장 등이 촉발한 건강증진사업의 확산이다.

먼저 새로운 도시건설이 건강도시 운동에 미친 영향을 살펴보자. 산업혁명 이후 무질서하고 불균형적이며 통제 불가능한 방식으로 도시가 성장하여 시민들의 건강에 악영향을 미치게 되었다. 슬럼가를 양산하여 전염병의 확산을 초래하였고, 안전하지 못한 도시 환경은 사고를 증가시켰다. 비인간적인 도시 환경은 인간의 소외와 스트레스,

정신병, 자살의 증가로 귀결되었다. 이러한 도시화의 부작용에 대한 반발로 종합적인 도시계획 수립의 필요성이 강조되고, 현대적 생활요소들(주택, 직장, 쇼핑, 여가 공간 등)을 재설계하여 쾌적하고 인간위주로 도시를 건설하자는 New Urbanism 등이 나타나게 되었다(한국보건산업진흥원, 2005). 새로운 도시건설 운동은 성장과 개발위주의 도시에서 지속가능한 개발 및 자연과 인간의 공존과 상생의 패러다임으로 시각 전환을 요구하고 있는데, 이러한 시각은 1992년 "환경 및 개발에 관한 리오 회의", 1996년의 이스탄불에서 열린 "인간주거에 관한 회의(Conference on Human Settlements : Habitat Ⅱ or the City Summit)에서 재확인되었다(Kenzer, 1999). 많은 사람들이 건강도시하면 떠올리는 쾌적하고 살기 좋은 도시, 녹색 도시와 같은 이미지는 바로 새로운 도시건설 운동과 연관되는 것이다.

쉼터

건강도시에 대한 시민의 생각

2009년 한림대학교 사회의학연구소와 중랑구는 건강도시에 대한 구민 및 공무원들의 인식을 파악하기 위해 구민 및 공무원을 대상으로 Focus Group Interview를 실시하였다.

참가자들이 건강도시에 대한 이미지로 가장 먼저 연상하는 것은 **녹지 공간, 깨끗한 환경 등 자연친화적인 도시**였다. 활기찬 도시, 약자를 배려하는 도시, 주민간의 우호적 교류, 사회참여, 문화생활 등 활발한 사회활동 참여가 이루어지면서 형평성이 있는 도시를 거론한 사람도 있었다. 또 다른 시각으로는 운동하기, 술 적게 마시기 등을 통한 건강장수 도시를 연상하는 사람도 있었다.

심층면접조사 참여자의 건강도시에 대한 이미지

구분	여성	남성	저소득층	공무원
떠오르는 것	·장수 ·깨끗한 환경 ·(생기가 느껴지는) 활기찬 것 ·깨끗함	·운동 ·(담배꽁초 없는) 깨끗한 환경 ·친환경도시라고 하면 틀리나요?	·시골, 신선한 공기, 깨끗한 물, 빌딩 없는, 차가 없고 한적한 곳 ·힘 있는 자가 약자를 배려해주는 것	·녹색 공간 / 깨끗한 주거환경 ·정신건강 ·고소득 / 가치관의 성립 ·주민간의 우호적 교류 ·문화생활 공간

추진 핵심 사항	· 사회적 참여 분위기 조성 · 지속성 · 가시화 할 수 있는 주제를 선정하여 실천	· 주차문제 해결 / 좁은 보도 · 담배 안 피고, 침 안 뱉고 · 운동 하나 갖기 캠페인 · 술집 줄이기	· 개발에만 너무 집착하지 말아야 함 · 뚝방길 중간 중간 사다리 같은 것을 설치하면 좋을 거 같아요.	· 건강한 주민 · 전신건강 · 합리적 사고
중랑구와 건강 도시의 매칭	· 참여도 별로 없고 관리도 잘 안 되고 있어요.	· 중랑구가 건강도시 아닌가요? 공원체육시설 등 · 가족끼리 산책할 수 있는 나들이 길도 많아졌어요.	· 중랑천은 좋지요.	
다른 구 사업	· 골목에 늘어진 전선 없는 것-강남 · 자치센터 프로그램의 다양성	· 송파구(녹지, 공원이 많고, 어디든 자전거도로가 다 이어져 있음)		

자료 : 배상수 등, 2009.

건강한 생활에 물리적 환경이 중요한 영향을 미친다는 생각은 자연스럽게 도시 공간 및 시설계획으로 이어지게 된다. 그러나 쾌적한 공간 및 시설 만들기 위주의 건강도시 사업은 주민의 적극적 참여와 역량 강화가 없이도 추진이 가능하다.32) 이는 곧 설명할 건강증진에서 촉발된 건강도시 운동과 차이를 보일 수 있다.

한편 건강증진이 건강도시 운동에 미친 영향은 다음과 같다. 1986년 캐나다의 오타와에서 열린 제1차 국제 건강증진회의 이후 2005년까지 6차례 개최된 국제 건강증진회의에서는 다음과 같은 원칙을 일관되게 중시해왔다.

① 첫째, 건강에는 다양한 결정요인이 영향을 미친다. 건강수준 향상을 위해서는 건강결정요인의 개선이 필요하다.

② 둘째, 건강에 영향을 미치는 다양한 요인을 개선하려면 건강한 정책과 지지적 환경 만들기가 필요하다.

③ 셋째, 건강한 정책과 지지적 환경 만들기와 같은 건강증진사업은 전문가들의 힘

32) 제2부 제5장 지역사회 수준의 변화에 대한 이해 중 지역사회 개발 이론을 참조하기 바람.

만으로는 이루어 질 수 없고, 지역사회의 역량강화가 전제되어야 한다. 따라서 건강증진사업은 개인기술 개발 이외에도 시민참여, 민관협력, 네트워크 형성을 중시한다.

④ 넷째, 건강한 세상은 투자 없이는 이루어 질 수 없다. 건강이 인간의 권리임을 인식하고, 도시의 지도자들은 건강 향상에 전념하여야 하며, 자원투자의 우선적 대상으로 선정하여야 한다.

첫째와 둘째에서 살펴본 것처럼 다양한 건강결정요인의 개선을 위해 건강증진 역시 도시의 정책과 환경의 개선을 중시한다. 그러나 건강증진 기반의 건강도시 운동은 건강증진의 세 번째 원칙이 반영되어야 진정한 건강도시라고 생각한다. 즉, 형평성, 참여, 지역사회 역량강화 등을 건강도시의 특성으로 중시하는 것이다.

요약하면 건강도시 운동은 건강증진이 제시한 건강에 대한 접근방법의 전환과 새로운 도시 만들기 운동이 제안한 도시계획 방법이 결합되어 나타난 움직임이다. 다만 전자를 중시하는가, 아니면 후자를 중시하는가에 따라 지역사회 역량강화 중심의 건강도시와 사회계획에 의한 건강한 환경 만들기 중심의 건강도시로 구분할 수 있다.

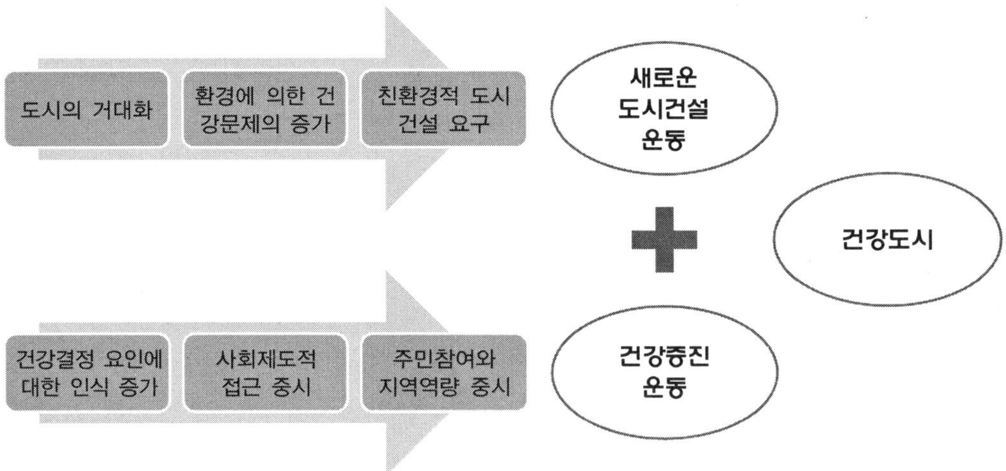

그림 5-2. 건강도시 운동의 배경

2) 건강도시의 역사

1980년대 초반 캐나다의 토론토 시는 북아메리카에서 가장 건강한 도시가 될 것을 결정하였다. 토론토 시의 미션 결정에 중요한 역할을 하였던 Trevor Hancock 박사는 건강한 도시가 의미하는 바를 명확하게 하기 위해 1984년 "Healthy Toronto 2000"이라는 워크숍을 개최하였다. 이 워크숍에서 Trevor Hancock과 Leonard Duhl 박사는 Healthy Community 모델을 제창하였는데 이것이 건강도시 운동의 효시가 되었다(Healthy Toronto 2000 Sub-committee, 1988 ; Kenzer, 1999).

1986년 세계보건기구 유럽사무국은 "Healthy Toronto 2000"과 오타와 헌장의 영향으로 건강도시 프로젝트를 제안하였는데 그 의도는 "모든 인류에게 건강"을 보장하기 위한 일차보건의료의 원칙과 전략을 도시에서 적용할 수 있는 방안을 개발하고, 지방정부의 의제로 만드는 것이었다. 11개 도시가 건강도시 프로젝트에 참가하였다. 이후 건강도시 프로젝트가 본격적으로 추진되기 시작하여 유럽을 필두로 오스트레일리아, 캐나다, 미국, 서태평양지역 등지에 지역 및 국가 네트워크가 결성되기 시작하였다. 1991년 세계보건기구 총회에서는 건강도시를 선진국이나 개발도상국 모두에서 도시 건강문제를 해결할 수 있는 수단으로 지목하였으며, 1996년 세계보건의 날을 맞이하여 "더 나은 삶을 향한 건강도시"를 주제로 선정한 바 있다. 현재는 전 세계 20여개의 국가 및 지역 네트워크와 7,500개 이상의 도시(마을)에서 건강도시 사업을 추진하고 있다(WHO Regional Office for Europe, 2003).[33]

그러나 지역별로 건강도시 운동에 참여하는 열기에는 차이가 있어 도시의 외형적 성장이 일단락되고 시민의 삶에 대한 관심이 높으며, 건강도시 활동의 역사도 오래된 유럽지역에서 건강도시 운동이 가장 활발하였고, 미국과 캐나다도 관심이 높다. 최근에는 개발도상국의 도시도 건강도시 운동에 적극 참여하기 시작하였는데, 서태평양 지역의 건강도시 확산 속도는 매우 빠르다.

---

33) http://www.ohcc-ccso.ca/en/origins-of-the-healthy-communities-movement-and-the-ohcc

3) 건강도시 네트워크

건강도시 운동에 참여하고 있는 도시들은 자신의 도시를 건강도시로 발전시키는데 필요한 정보를 획득하고, 전문적인 기술지원을 받으며, 건강도시의 정치적 영향력을 확장하기 위하여 건강도시 네트워크를 구성하고 있다. 최초의 건강도시 네트워크는 유럽지역에서 만들어 졌는데, 앞서 기술한 바와 같이 11개 도시가 결성하였다. 세계에서 가장 먼저 결성되고, 지금도 건강도시 운동의 중추적 역할을 담당하는 유럽 건강도시 네트워크와 우리나라가 속해 있는 서태평양 건강도시 네트워크, 그리고 우리나라의 건강도시 네트워크에 대해 살펴보면 다음과 같다.

(1) 유럽 건강도시 네트워크[34)]

유럽 건강도시 네트워크는 참여를 지원하는 도시들에 의해 5년 단위로 새로이 구성된다. 각 사업기마다 중점 과제를 선정하고 있는데, 환경의 변화를 반영한 새로운 과제는 세계의 건강도시 운동 방향에 큰 영향을 미치고 있다.

① 제1기 네트워크(1987~1992)에는 35개의 도시가 참여하였다. 다양한 단체들과 기관들이 서로 협력할 수 있는 구조를 개발하도록 강조하였고, 처음으로 건강 개념을 도시차원의 지역 개발에 반영하였다.

표 5-1. 유럽 건강도시 네트워크의 연혁

기수	참여도시 수	주요 과제
제1기(1987~1992)	35개	도시의 기획과정에 건강개념 반영
제2기(1993~1997)	39개	건강한 공공정책, 형평성, 지속 가능한 개발을 포함한 종합적인 건강계획
제3기(1998~2002)	55개	파트너십, 형평성, 건강의 사회적 결정요인, 지속 가능한 개발 및 사회발전
제4기(2003~2008)	79개	건강한 노화, 건강영향 평가, 건강한 도시기획
제5기(2009~2013)	182개(예정)	모든 지역 정책에서의 건강고려, 건강 형평성

자료 : http://www.belfasthealthycities.com/

34) http://www.belfasthealthycities.com/who-european-healthy-cities-network.html

② 제2기 네트워크(1993~1997)에는 39개의 도시가 참여하고, 1기보다는 사업의 실행에 더 높은 관심을 가져 모든 이의 건강 달성을 위한 건강한 보건 정책(healthy public policy)과 함께 형평성이나 지속가능한 개발을 목표로 하는 종합적인 건강 계획을 강조하였다.

③ 제3기 네트워크(1998~2002)부터 국가 단위로 운영 중이던 네트워크의 전략적 기능을 강화시키기 위해 Network of the European National Health Cities Network(NETWORK)를 결성하고, 국가 단위의 네트워크는 NETWORK를 통해 WHO와의 파트너십을 형성하게 되었다. 각국의 네트워크 조직은 NETWORK를 통해 정보와 경험을 공유하고, 지지체계를 확립하며, 새로운 전략도 개발하고, 건강도시 결과나 아이디어를 널리 알릴 수 있게 되었다. 제3기 네트워크에는 55개의 도시가 참여하였다. 한편 제3기 네트워크는 사업 목표로 통합적인 기획에 초점을 두고 파트너십, 형평성, 지속 가능한 개발 및 사회발전을 강조하였다.

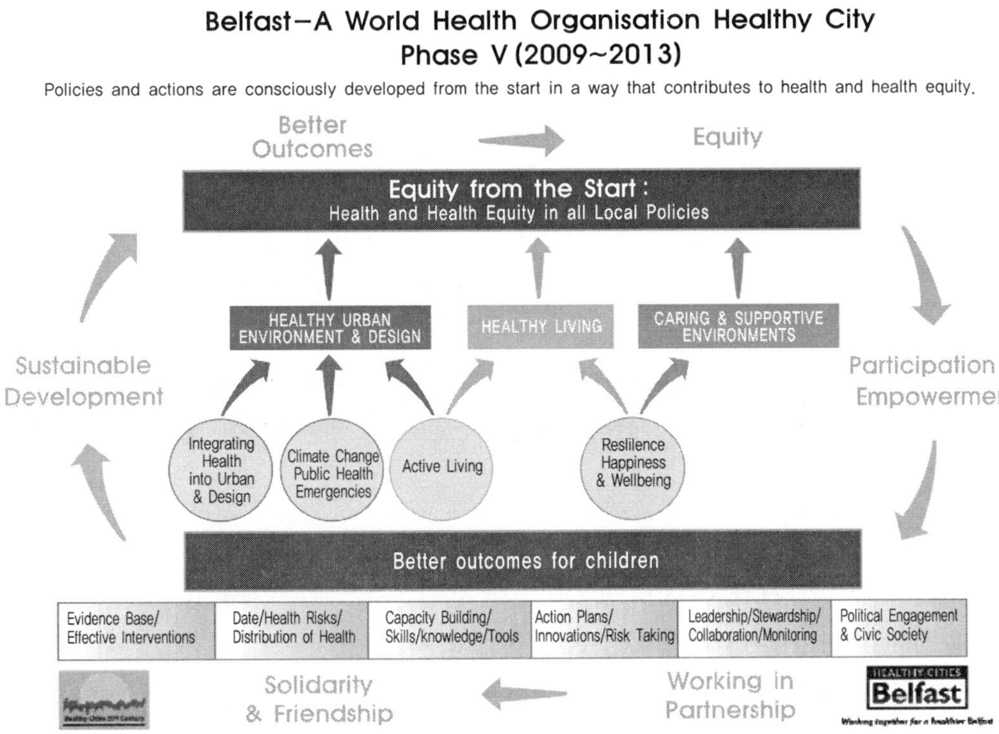

그림 5-3. 유럽 건강도시 제5기 네트워크(2009~2013)의 틀

자료 : http://www.belfasthealthycities.com/phase-v-2009-2013.html

④ 제4기 네트워크(2003~2008)에는 79개의 도시가 WHO/Europe Healthy Cities Network에 참여하였으며, 52개 나라에 국가차원의 건강도시 네트워크가 형성되어 여기에 173개의 도시가 참여하였다. 제4기 네트워크의 주요 과제는 건강증진에 대한 투자의 증가, WHO 지역 사무소와의 파트너십 활성화, 건강영향평가(Health Impact Assessment), 환경의 중요성을 강조하는 건강한 도시기획(Healthy Urban Planning), 건강한 노년생활(Healthy Aging) 등이다.

⑤ 제5기 네트워크(2009~2013)의 주제는 모든 지역 정책에서의 건강과 건강 형평성이다. 이 최우선 과제에 더하여 돌보고 지원하는 환경, 건강한 생활, 건강도시 환경과 설계라고 하는 세 가지 핵심주제를 선정하였다.

(2) 서태평양 건강도시연맹[35)]

서태평양 지역에서는 1980년 말에 이미 일본, 호주와 뉴질랜드에서 건강도시 프로젝트가 시작되었다. 캄보디아, 중국, 라오스, 몽골, 필리핀, 말레이시아, 대한민국, 베트남이 이후에 참여하였다. 1999년 세계보건기구 서태평양 지역사무소에 따르면 100여 개의 도시가 건강도시 프로젝트에 착수하고 있었다.

서태평양 지역 내에 건강도시사업에 대한 관심이 고조되자, 2003년 10월에 세계보건기구가 협력하고 있는 10개 도시가 건강도시연맹(Alliance for Healthy Cities : AFHC)을 발족하고, 건강도시 헌장을 발표하였다. 서태평양지역 건강도시연맹은 세계보건기구의 "건강도시 및 도시정책 연구를 위한 협력센터(WHO Collaborating Center for Healthy Cities and Urban Policy Research)"가 주관하고 있다. 연맹의 역할은 회원도시 간에 정보 교환을 통한 경험의 공유, 건강도시 프로젝트의 실행과 혁신 촉구, 건강도시 프로젝트 추진을 위한 기술자문, 국제적 네트워킹을 통한 상호협력 및 지식, 기술의 개발 등이다.

건강도시연맹에는 시 정부, 국가 기관, NGO, 민간 기관, 학술기관과 국제기관 등이 가입할 수 있는데, 2004년 10월 말레이시아 쿠칭 시에서 열린 제1회 건강도시연맹 회의에 26개 도시가 가입을 하였고, 2006년 66개, 2008년 120개, 2012년 현재 9개국의 110여개 도시(정식회원)와 다수의 준회원으로 회원이 급격하게 증가하였다(Nakamura,

---

35) http://www.alliance-healthycities.com/index.html

2009).[36]

(3) 우리나라 건강도시 네트워크

우리나라에서는 1996년 과천시가 가장 먼저 건강도시 프로젝트를 시작하였다. 그러나 과천시 건강도시 프로젝트는 시 차원의 사업으로 본격화되지 못한 채 대학과 보건소 사이의 기술용역 수준에 머물렀다. 실질적인 건강도시 추진은 2002년 창원시에서 시작되었으며, 2003년부터 서울시가 건강도시 사업을 시작하였다.

2004년 창원시, 원주시, 서울시, 부산진구가 서태평양 건강도시연맹에 정회원으로 가입한 이후 2012년 현재 총 63개 도시가 정회원으로 가입하였다.[37]

2006년 1월 18일 세계보건기구 서태평양지역 건강도시연맹에 가입한 국내 건강도시들은 창원시에서 모여 “건강도시 네트워크”를 결성하고, 향후 건강도시 발전을 위하여 상호 협력하기로 결정하였다. “건강도시 네트워크”는 2006년 9월 “대한민국 건강도시 협의회”로 발전하였는데, 2012년 현재 60개 도시가 정회원(준회원 8개 기관 별도)으로 참여하고 있다.[38]

2002년 창원시에서 건강도시 프로젝트가 실시된 지 10년, 2004년 서태평양지역 건강도시연맹에 4개 도시가 가입한 이후 8년이라는 짧은 기간 동안에 건강도시 프로젝트를 수행하는 지방자치단체의 비율이 40%를 넘고, 서태평양 건강도시연맹 회원도시의 약 60%를 차지할 정도로 우리나라에서 건강도시는 붐을 이루고 있다.

3 건강도시 운동의 추진과정과 평가

1) 추진과정의 특징

건강도시는 일정한 건강수준에 도달한 도시가 아니라 건강을 자각하고 이를 향상시

---

36) http://www.alliance-healthycities.com/htmls/members/index_members.html

37) http://www.alliance-healthycities.com/htmls/members/index_members.html#korea

38) http://www.khcp.kr/hb/main

키기 위해 노력하는 도시로서 결과가 아니라 과정에 의해 정의된다고 하였다. 그럼 건강도시 추진과정의 특징은 무엇일까? 건강도시 운동에 참여하고 있는 도시들을 분석하여보면 추진과정에 있어 다음과 같은 공통점을 지니고 있다.

(1) 건강을 위한 전념(commitment to health)

건강도시는 건강에 대한 결단과 전념을 특징으로 한다(WHO Regional Office for Europe, 1997). 건강은 모든 사람이 사회적 및 경제적으로 생산적인 삶을 영위할 수 있도록 해 주는 수단이므로 건강도시에서 건강은 도시 행정 및 정책의 최우선 과제가 되어야 한다. 세계보건기구(2005)는 방콕헌장에서 건강증진을 위해서는 건강을 위한 투자가 중요하다는 것을 선언한 바 있다. 건강에 대한 투자를 소비로 간주하여서는 안된다. 인간자본은 사회발전을 가능하게 하는 중요한 자본이며, 인간자본을 형성하는 중요한 수단이 하나가 건강이다. 따라서 건강에 대한 투자는 사회 발전을 가능하게 하면서 궁극적으로는 시민의 삶의 질을 향상시키는 사회적 투자로 간주되고, 높은 우선순위를 부여 받아야 한다. 대부분의 건강도시는 건강을 위해 전념하고, 건강도시 사업의 원칙과 전략을 준수하겠다는 그들의 의지를 시장이나 시의회와 같은 시의 최고위급 의사결정기구를 통해 명백하게 천명하고 있다.

(2) 건강도시에 대한 비전과 추진계획 수립

모든 건강도시가 시의 사회적, 물리적 환경을 건강에 유리하게 개선하여 시민의 건강수준을 향상시키겠다는 목표를 가지고 있지만 각각의 시는 역사적 배경이나 현재의 상황, 추진 동력이 매우 다양하다. 따라서 건강도시를 추진하는 대부분의 시는 건강도시 운동의 방향을 가시화하고, 추진력을 결집하기 위해 시민 모두가 공유하는 건강도시 비전을 수립하고 있다. 또, 사업의 목표와 실행계획, 평가를 위한 건강도시 추진계획을 수립하고 있다.

(3) 지역사회 역량강화를 통한 공식적, 비공식적 협력의 활성화

건강도시는 시민의 건강수준을 향상시킬 수 있는 가장 중요한 자원은 바로 시민, 그 자신들이라 생각한다. 따라서 건강도시는 시민들이 자신과 가족, 그리고 이웃의 건강을 지지하고, 향상시킬 수 있는 능력을 배양하는데 높은 가치를 부여한다. 건강도시 운동은 행정 당국자나 전문가에 의해 추진되는 것이 아니라 지역사회와 주민이 건강도시를 시작하고, 형상화하며, 추진하는 책임을 맡아야 한다. 주민과 지역사회는 건강도시에 대한 그들의 관심을 높이고 건강도시 만들기 과정에 직접 참여할 수 있는 기회와 권리, 자원을 부여받아야 한다. 이러한 맥락에서 많은 건강도시가 추진과정에서 지역사회 역량강화를 중시하고 있다.

지역사회 역량강화의 첫 단계는 시민들의 건강문제에 대한 관심을 증대시키는 것이다. 건강도시는 건강문제에 대한 시민의 관심을 높이고, 건강문제를 공론의 장으로 이끌어 내고자 노력하고 있다. 그리하여 시의 정책결정, 서비스와 상품의 생산과 소비, 도시 기반의 조성과 환경 개선 등 시민의 생활에 영향을 미치는 모든 영역에 걸쳐 지역사회와 시민의 참여를 강화하려하는 것이다.

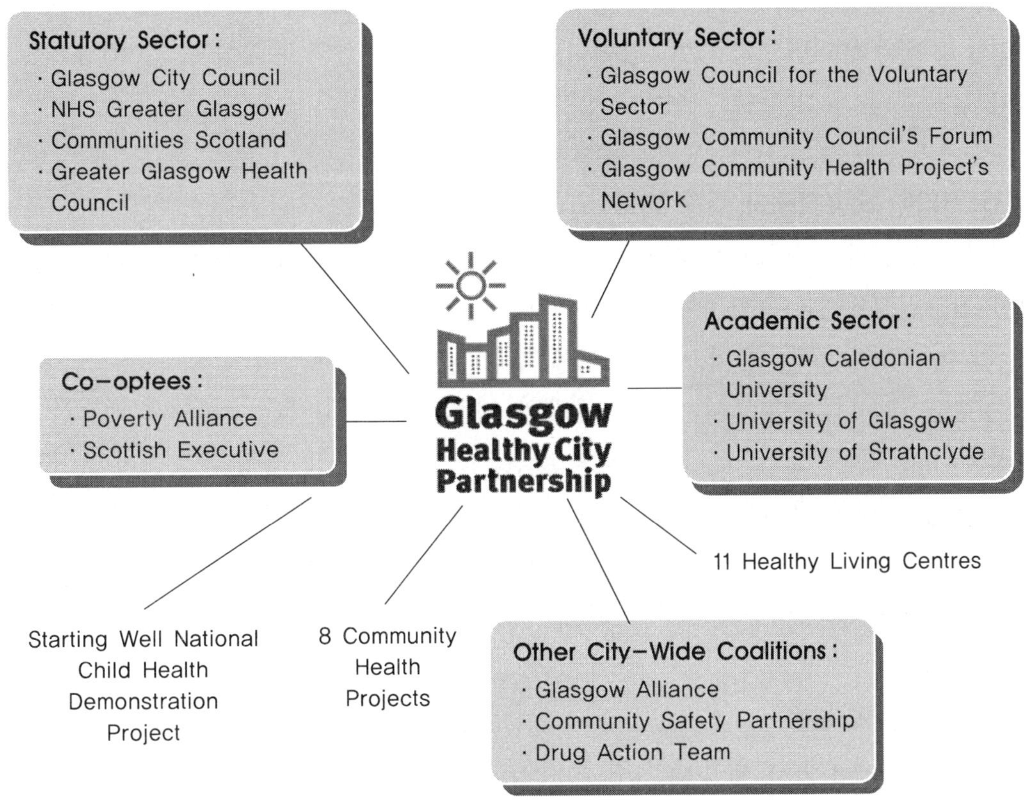
Statutory Sector :
· Glasgow City Council
· NHS Greater Glasgow
· Communities Scotland
· Greater Glasgow Health Council
Voluntary Sector :
· Glasgow Council for the Voluntary Sector
· Glasgow Community Council's Forum
· Glasgow Community Health Project's Network
Academic Sector :
· Glasgow Caledonian University
· University of Glasgow
· University of Strathclyde
Co-optees :
· Poverty Alliance
· Scottish Executive
Glasgow Healthy City Partnership
11 Healthy Living Centres
Starting Well National Child Health Demonstration Project
8 Community Health Projects
Other City-Wide Coalitions :
· Glasgow Alliance
· Community Safety Partnership
· Drug Action Team

그림 5-4. 글래스고우시의 건강도시 추진을 위한 파트너십 구축

자료 : Laird G, 2005.

건강도시 운동의 조직체계, 업무 형태와 우선순위는 지역사회 역량강화를 촉진하고 지원하는 방향으로 이루어져야 한다. 이를 위해 건강도시 운동은 다음과 같은 방법을 도입하고 있다.

① 정보에 대한 접근성 보장
② 캠페인과 대중매체의 활용
③ 지역사회 현황분석에 대한 시민 및 지역조직 참여와 결과의 공개
④ 지역사회 조직에 대한 실제적 지원
⑤ 각종 위원회에 시민 및 지역조직 참여 증가
⑥ 건강도시 사업에 대한 시민의 접근성 제고 : 근린활동의 증가
⑦ 지역사회의 다양한 활동에 대한 스폰서

역량이 강화된 지역자원은 공식적, 비공식적 연대와 협력을 통해 건강도시 추진의 강력한 옹호세력이 되고 있으며, 자원의 효율적 활용, 사업의 유연성 확보, 건강도시 사업의 질적 수준 향상 등에 기여하고 있다.

(4) 건강한 공공정책의 수립 유도

건강은 보건의료서비스의 제공과 이용만으로 확보될 수 없다. 따라서 건강도시는 다양한 건강결정요인의 포괄적이고 종합적인 관리 노력을 특징으로 한다. 시의 교육, 환경, 복지, 교통, 주택, 문화, 산업, 조세 정책 등이 모두 시민의 건강에 직 · 간접적으로 영향을 미친다. 건강도시는 시의 정책과 행정의 모든 영역과 수준에서 건강을 의사결정의 주요 기준으로 삼고, 모든 의사결정이 건강에 미치는 영향을 고려하며, 관계자들이 건강에 대한 책임을 지도록 유도하기 위해 노력하고 있다. 이를 위한 방안으로 대부분의 건강도시가 다양한 관계자가 참여하는 정책협의 기전과 사업추진 조직을 구성하고 있으며, 건강영향평가[39]를 도입한 도시도 있다.

(5) 삶의 터의 활용

건강도시를 추진하기 위한 도시의 노력은 건강증진을 위한 지원적 환경(supportive

39) 건강영향평가에 대해서는 제1부 제4장을 참조하기 바람.

environment)을 건설함으로써 촉진될 수 있다. 지원적 환경이 구축되어야 하는 대상은 바로 시민들이 삶을 영위하고 있는 공간, 즉 삶의 터라고 할 수 있다.

삶의 터는 건강도시 활동의 대상이 되는 사람들이 거주 또는 활동하는 장소로서, 건강도시를 위한 자원이 투입되는 곳이며, 사람들 스스로 건강증진을 위한 동기의 부여와 활동이 이루어지는 공간이다. 따라서 삶의 터는 단순히 건강도시 사업이 시행되는 장소가 아니다. 삶의 터는 사업장소라는 수동적인 의미를 넘어서 사업의 주체와 자원이 존재하는 건강도시 사업의 주체이다. 삶의 터를 통해 우리는 건강도시 사업에 참여할 시민과 조직을 만날 수 있으며, 특정 인구 집단에 접근할 "문지기"를 발견할 수 있고, 삶의 터가 보유하고 있는 의사결정과 홍보 기전, 그리고 자원을 활용할 수 있다.

실제로 많은 건강도시에서 삶의 터를 활용하여 건강도시 운동을 추진하고 있다.

(6) 건강형평성 향상을 위한 노력

건강도시가 건강형평성에 관심을 가지는 이유는 취약계층의 건강수준을 향상시키는 것이 인간의 자율성과 삶의 질을 보장하려 하는 건강도시의 기본 취지와 부합하기 때문이며, 취약계층이야말로 도시 건강수준을 가장 현저하게 저하시키는 집단이므로 이들을 표적 집단으로 하는 것이 도시의 건강수준을 향상시킬 수 있는 효과적 전략이 될 수 있고, 또 취약계층의 건강문제야말로 건강도시와 같은 사회 환경적 접근이 아니고는 해결하기 어렵기 때문이다.

(7) 건강도시 사이의 협력 강화

건강도시 운동을 추진하는 많은 도시는 건강도시 활동의 경험을 공유하고, 관련 인력의 역량을 강화하기 위해 국가, 또는 지역 건강도시 네트워크에 가입하여 활동하고 있다. 건강도시 사이의 협력은 건강도시 네트워크를 통한 공식적인 활동 이외에도 각 도시가 개최하는 다양한 행사에 다른 건강도시를 초청하거나 자발적으로 참여함으로써도 이루어진다.

이상과 같은 건강도시 추진과정의 특성은 대부분의 건강도시에서 동시에 발견되지만 일률적인 것은 아니다. 건강도시 운동에는 그 나라와 도시의 역사, 문화, 규범, 경제상태, 정치와 행정의 관행, 건강문제와 보건체계, 도시계획의 전통이 반영되어 있기

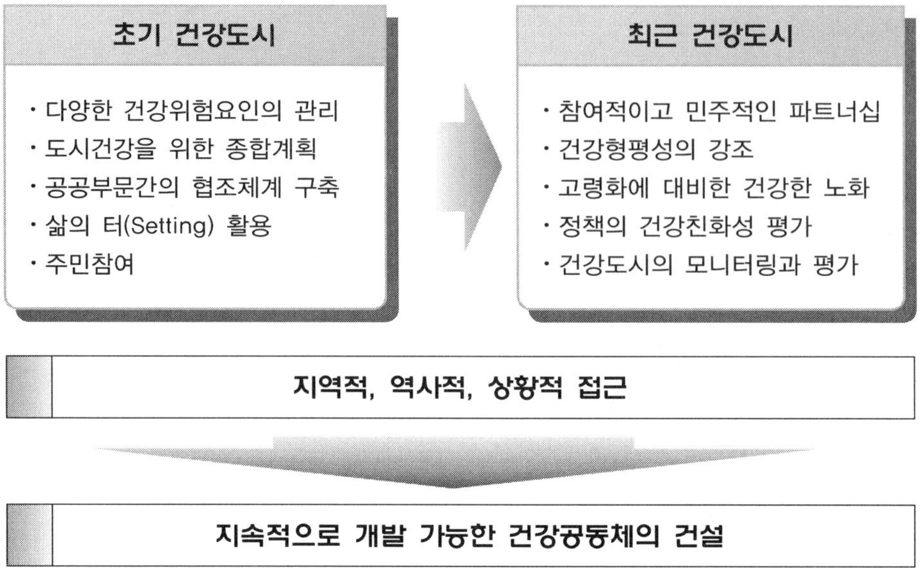

그림 5-5. 건강도시 추진과정 특성의 변화

때문이다(WHO Regional Office for Europe, 1994a ; Werna 등, 1998).[40] 따라서 건강도시의 추진과정은 개별 도시가 처해 있는 상황에 따라 차이가 있을 수밖에 없지만 그렇다고 공통점을 전혀 발견할 수 없는 것은 아니다. 최근의 건강도시와 초기의 건강도시를 비교해 보면 다음과 같은 사실을 알 수 있다. 초기의 건강도시가 다양한 건강위험요인을 관리하기 위한 종합적인 도시발전 계획의 수립과 공공부문 사이의 협력을 강조하였다면, 최근의 건강도시는 다양한 지역자원과의 파트너십, 건강형평성, 건강노화, 건강영향성 평가 등을 중시하고 있다.

2) 추진단계

건강도시를 만들기 위한 사업을 건강도시 프로젝트라고 표현한다. 세계보건기구는 건강도시 프로젝트의 목표를 아래와 같이 제시하였다(WHO, 1995c).

---

40) 1998년 아테네에서 열린 국제 건강도시 회의에서는 30여개 국가에서 자국의 건강도시 개발 경험을 소개한 바 있는데, 여기에서도 접근방식이 매우 다양함을 확인할 수 있음(http://www.euro.who.int./healthy-cities).

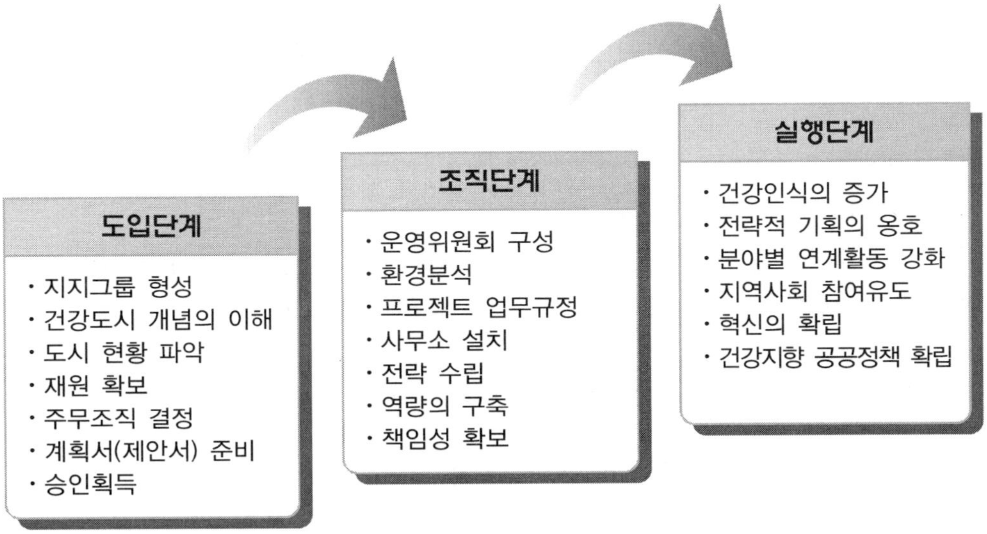

그림 5-6. 세계보건기구의 건강도시 추진 단계

자료 : WHO Regional Office for Europe, 1997.

① 건강도시계획 작성과 실행에 있어 정치적 동원(political mobilization)과 지역사회 참여

② 보건분야 이외의 부처와 기관을 포함하여 시 및 국가당국의 도시발전을 위한 건강문제의 중요성에 대한 인식제고

③ 도시문제를 해결하기 위한 시 정부의 역량 향상과 빈곤지역의 생활수준 향상을 위한 지역사회 및 지역사회기반 조직과의 파트너십 형성

④ 다른 도시와 정보와 기술을 공유하기 위한 건강도시 네트워크의 형성

한편, 세계보건기구 유럽지역 사무국은 건강도시 프로젝트를 추진하기 위한 단계를 도입과정, 조직과정 및 실행과정으로 구분하고, 〈그림 5-6〉 및 〈표 5-2〉와 같이 총 20단계를 제시한 바 있다(WHO Regional Office for Europe, 1997).

3) 건강도시 프로파일

건강도시 프로젝트의 추진을 위해서는 도시 현황에 대한 파악이 필요하다. 시의 현황은 건강도시의 필요성에 대한 관심의 제고, 추진과제와 우선순위의 결정, 사업결과

표 5-2. 세계보건기구가 제시한 건강도시 추진 20단계

1. 지지그룹 형성	프로젝트 추진을 적극 지원하는 그룹 만들기 – 부서장, 기관장, 시의회의 지지가 필요하며, 소속 기관(단체)의 최고의사결정자의 지지가 필요함
2. 건강도시 개념의 이해	포럼, 세미나, 학술대회 등을 개최하여 지역주민과 여론 지도자의 관심을 촉구
3. 도시 현황 파악	주요 건강문제와 지역 특성의 파악 : 강문제, 사회문제, 환경문제 등과 (물적 · 인적) 지역자원의 파악 우선순위의 결정
4. 재원 확보	사업비 확보(예산편성 등)
5. 주무조직 결성	건강도시프로젝트 추진 부서를 설치
6. 계획서(제안서) 준비	사업계획서 작성과 추진방침 수립
7. 승인획득	시 의회의 승인, 건강도시연맹의 승인
8. 운영위원회 구성	건강도시위원회의 조직
9. 환경 분석	건강도시 프로젝트 추진상의 강점, 취약점, 기회, 위험요인 등 상황을 분석
10. 프로젝트 업무규정	지역계획과 사업내용의 확정
11. 사무소 설치	건강도시 조직의 설치 및 담당인력 배치, 사무 공간 확보 등
12. 전략 수립	삶의 터 단위로 건강문제 해결을 위해 우선 개선해야 할 환경요인을 찾아내어 개선하고, 구성원의 건강문제에 대한 인식을 변화시킬 방안을 강구하며, 건강생활을 실천화할 수 있도록 계획을 수립
13. 역량의 구축	담당자 학습(직무보수교육 등), 지역주민 대상 사업설명회
14. 책임성 확보	공공과 민간 간 신뢰 구축, 사업추진의 과학적 객관적 근거확보 등
15. 건강인식의 증가	건강(환경 조성의) 중요성 강조, 기본권으로서 건강문제 인식, 건강불평등에 대한 의식 변화 등
16. 전략적 기획의 옹호	사회운동으로 확산하기 위한 단위프로그램을 개발하여 보급
17. 분야별 연계 강화	환경, 사회복지 관련 시민단체와 연계
18. 지역사회 참여유도	주민 주도형 사업이 될 수 있도록 권한을 광범위하게 위임
19. 혁신의 확립	끊임없이 문제를 개선하도록 독려함
20. 건강지향 공공정책 확립	주민 발의에 의해 건강정책이 수립되도록 하고, 시정 의 모든 분야에서 '시민의 건강'을 중요하게 고려하도록 정책을 변화시킴

자료 : WHO Regional Office for Europe, 1997

의 모니터링과 평가 등에 두루 사용된다.[41)]

그동안 세계보건기구 유럽지구 등을 비롯한 건강도시 지원기관이나 각 건강도시들은 시의 현황을 평가하기 위한 수단으로 건강도시 지표(indicator)와 프로파일(profile)을 개발, 제시해왔다(WHO Regional Office for Europe, 1994b ; 1998b). 여기서 건강도시 지표란 "건강과 건강결정요인에 대한 측정수단(measures of health and of the factors which influence health)"을 말하며, 건강도시 프로파일이란 "시의 건강수준 및 건강결정요인에 대한 양적, 질적 핵심 정보를 모아 그 정보를 해석하고 분석한 정보(include both indicators and other health-related measures with an analysis of the information)를 의미한다.

기존에 개발된 건강도시 프로파일을 살펴보면 건강도시 프로파일에는 사망수준이나 질병과 같은 전통적인 건강수준 측정 지표 이외에도 생활양식, 물리적, 사회적, 경제적 환경에 대한 정보가 포함되어 있다. 즉, 건강도시 프로파일은 시의 주요 건강문제와 건강결정요인을 포괄하도록 고안되어 있다. 한편 최근의 건강도시 프로젝트의 발전방향을 고려한다면 건강도시 프로파일에 지역사회 참여와 건강형평성에 관한 지표도 포함시키는 것이 바람직하다.

따라서 건강도시 프로파일은 인구, 건강 수준 및 삶의 질, 건강결정요인, 지역사회 참여, 형평성 및 건강도시 활동의 6가지 영역으로 구분될 수 있다(배상수 등, 2009).

① 인구(population statistics)

② 건강 수준 및 삶의 질(health and wellbeing status)

③ 건강결정요인(health determinants)

㉠ 건강행태(health behaviors) : 생활 습관 및 보건의료이용행태(life style & health utilization behavior)

㉡ 물리적 환경(physical environment)

㉢ 사회적 환경(social environment)

㉣ 경제 상태(economic factors)

④ 지역사회 참여(community participation)

41) 건강도시 프로젝트의 평가지표는 크게 도시의 현황을 판단하기 위한 "현황분석 지표(need assessment indicator)", 프로젝트 과정의 적합성을 판단하기 위한 "과정지표(process indicator)"와 사업의 결과를 평가하기 위한 "결과지표(outcome indicator)"로 나누어진다.

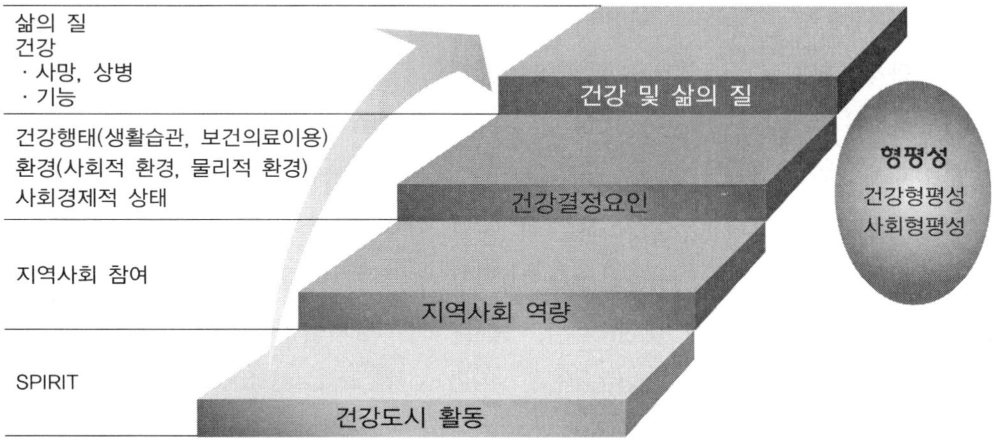

그림 5-7. 건강도시 프로파일의 기본 구성 틀

⑤ 형평성(health inequalities)

⑥ 건강도시 활동(healthy city activities) : 후술할 SPIRIT 지표를 활용

건강도시 프로파일의 각 영역에 포함될 지표는 명료하여 주민이나 이해관계자의 이해가 용이하여야 하며, 지역의 건강문제나 건강도시 추진과정에 미치는 영향이 커서 지표로서의 중요성이 높아야 한다. 또, 측정가능성이 높고, 자료의 수집이 용이하며, 지속적인 모니터링이 가능하고, 다른 지역과의 비교가 가능하여야 한다. 이러한 점을 고려하면 각 영역별 지표를 선정할 때에는 국민건강조사나 지역사회 건강조사, 기타 국가나 지방자치단체의 정기적인 주민조사에 포함된 지표나 행정자료를 이용하여 산출할 수 있는 지표를 우선시하는 것이 바람직하다.

쉼터

건강도시 프로파일에 포함될 지표의 선정 기준

- 명료성
- 중요성
- 측정가능성
- 자료수집의 용이성
- 지속적인 관리가능성
- 다른 주요 평가지표와의 비교 가능성

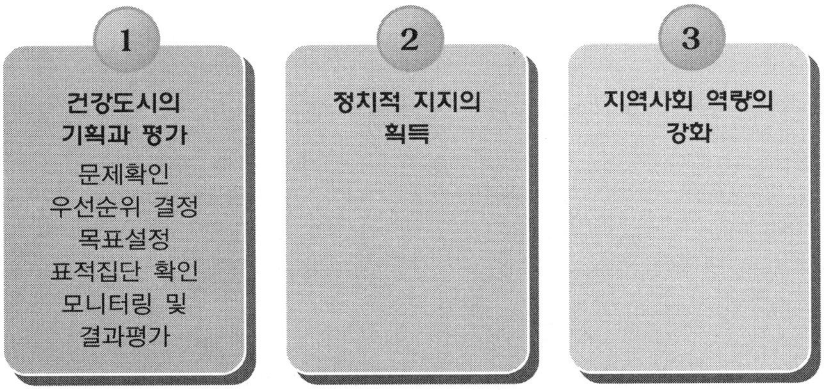
1
건강도시의
기획과 평가
문제확인
우선순위 결정
목표설정
표적집단 확인
모니터링 및
결과평가
2
정치적 지지의
획득
3
지역사회 역량의
강화

그림 5-8. 건강도시 프로파일의 활용

일반적으로 건강도시 프로파일은 전문가 집단이 주도하는 경우가 많지만 프로파일의 작성에는 시민을 포함한 다양한 이해관계자가 참여하여야 한다. 왜냐하면 건강도시 프로파일은 정치가, 전문가, 시민 간에 유용한 커뮤니케이션 경로를 형성하고, 건강 문제에 대한 열린 토론이 용이하게 하는데 도움을 주어야 하기 때문이다(WHO Regional Office for Europe, 1994b). 즉 프로파일의 내용이 전문가들뿐만 아니라 정책 결정자와 대중에게 유용해야 하므로 참여적 과정을 통해 프로파일을 작성하는 것이 중요하다.

건강도시 프로파일은 크게 두 가지 방향으로 활용된다.

첫째는 시의 건강수준과 건강결정요인, 그리고 관련 자원들에 대한 정확하고, 편견이 없는 최신 정보를 제공함으로써 건강문제를 확인하고, 우선적으로 개선되어야 할 분야를 찾고, 고위험 집단을 확인하며, 목표를 설정하고, 문제의 해결방안과 사업의 표적 집단을 확인하며, 사업의 진행과 결과의 측정 지표 개발 등에 활용될 수 있다. 요약하면 사업기획과 평가에 전통적으로 필요한 정보를 제공함으로써 건강도시 프로젝트에 도움을 준다.

둘째는 건강도시 프로파일의 공개를 통해 시민, 정책당국자, 보건관계자, 기타 이해집단들의 건강에 대한 관심을 증가시키고, 토론을 활성화시키는데 사용된다. 이는 건강도시 프로젝트에 대한 정치적 지지를 획득하는데 도움이 되고, 나아가 지역사회 역량강화에도 기여할 것이다.

쉼터

세계보건기구 유럽지구가 제시한 건강도시 프로파일의 작성 목적

- 시민의 건강에 관한 정확하고, 최신의, 편견이 없는, 독립적인 정보의 제공
- 시의 건강결정요인에 대한 정확하고, 최신의, 편견이 없는, 독립적인 정보의 제공
- 건강에 미치는 영향이라는 관점에서 건강관련 정보를 분석함
- 건강을 향상시키기 위한 행동과정을 확인
- 건강도시의 기획 과정에 지역사회 참여를 유발
- 모든 유관 조직들이 건강수준 향상을 위한 행동을 취하도록 격려
- 건강도시 사업과 건강수준 향상을 모니터링하기 위한 목표치를 제공.

자료 : WHO Regional Office for Europe, 1994b.

쉼터

서울특별시 중랑구의 건강도시 프로파일의 작성 목적

- 건강수준 향상을 위해 우선적으로 추진하여야 할 문제나 영역의 확인
- 중랑구의 건강수준 향상을 위한 변화를 촉진하기 위한 자극제
- 건강수준 향상의 목표치 설정
- 건강도시 사업을 모니터링하기 위한 지표와 목표치 선정
- 건강도시 기획과정에 주민 참여를 유도
- 모든 유관집단들로 하여금 건강수준 향상을 위한 행동을 수행하도록 고무시킴

자료 : 배상수 등, 2009

4) 건강도시 프로젝트의 모니터링

건강도시 지표와 프로파일에 대해서는 그동안 많은 경험이 축적되어 온 반면에 건강도시 프로젝트의 모니터링과 과정평가를 위한 지표는 그동안 상대적으로 개발이 등한시 되어왔다. 2006년 서태평양지역 건강도시연맹은 Lee 교수가 개발한 SPIRIT 점검표를 건강도시의 평가에 활용할 것을 권장하였다. SPIRIT은 건강도시 프로젝트의 핵심전략들이 충실히 구현되고 있는가를 평가함으로써 건강도시 프로젝트가 건강도시의

철학과 원칙에 맞게 추진되고 있는 가를 평가하고자 하는 점검표이다.[42]

쉼터

SPIRITS 점검표에 의한 Healthy Cities의 과정 평가

SPIRITS CHECKLIST (Version 2, May 30, 2008)

Setting approach, Sustainability
Political commitment, Policy & community Participation
Information, Innovation,
Resources, Research
Infrastructure, Intersectoral
Training

Section 1 : Basic Information of the City/Province/district

(1) 국가 :
(2) 도시 :
(3) 시작 년도 :
(4) 시 면적 : km^2
(5) 인구 수 :
평가기간은 평가시점부터 3년 전임.

Section 2 : Healthy Setting Approach

(6) 도시는 setting approach(삶의 터 접근)를 통하여 건강증진활동을 시작하였는가? 만약 그렇다면, 활동 유형, 활동 내용, 지난 3년간의 일정에 대한 자세한 정보를 기입하시오. 아래의 삶의 터 중 세 곳에서 전체 이해당사자들의 폭넓은 참여가 있어야 함

삶의 터	활동 여부		활동명	활동내역	참여자	일정
(a) 보육시설과 학교	예	아니오				
(b) 직장	예	아니오				
(c) 경로당	예	아니오				
(d) 식당	예	아니오				
(e) 시장/쇼핑몰	예	아니오				
(f) 병의원	예	아니오				
(g) 기타 : (명기해 주십시오)	예	아니오				

42) www.alliance-healthycities.com/docs/SPIRITS_CHECKLIST_Ver2.doc

(7) 삶의 터를 통한 건강증진 활동이 건강도시 프로그램에서 ① 어떤 역할을 하고 있으며, ② 영향력은 얼마나 되는지에 대해 적어도 한 가지 예를 드시오.

Section 3 : Sustainability

(8) 도시는 건강도시 프로그램의 지속적 발전을 위한 전략적 계획을 개발하여 왔는가? 만약 그렇다면, 건강도시 프로그램의 지속성을 유지하기 위해 사용한 계획을 자세히 기입하시오.
예_____ 아니오______
건강도시 프로그램의 연속성을 지속하기 위한 자세한 계획(적어도 하나 이상)

(9) 도시는 건강도시의 개념에 대한 주민들의 이해를 높이기 위한 세미나 혹은 워크숍을 개최하여 왔는가? 만일 그렇다면, 적어도 하나 이상의 대규모 프로그램을 자세히 기입(프로그램 주제와 내용, 대상자와 참가자, 일시 등)하고 프로그램이 건강도시 개념의 이해를 어떻게 촉진시켰는지 설명하시오.
예_____ 아니오______

(10) 도시는 건강도시 프로젝트 종사자들의 기술을 장려하고 역량을 개발하기 위하여 지속적 교육 프로그램을 개최하여 왔는가? 만일 그렇다면, 적어도 하나 이상의 프로그램을 자세히 설명(프로그램 주제와 내용, 대상자와 참가자, 일시 등)하시오.
예_____ 아니오______

(11) 건강 및 환경과 관련된 이슈에 대해 사회 일반의 합의를 도출하기 위해 도시의 지도자들은 다양한 부문의 이해당사자들 및 지역사회 리더들과 협력하고 있는가? 만일 협력하고 있다면 협력 부문과 대상자, 협력의 내용, 기간 등에 대해 자세하게 기술하시오.
예_____ 아니오______

(12) 도시는 세미나 / 워크숍을 통하여 다른 도시들과 건강도시 경험을 공유해왔는가? 만일 그렇다면, 적어도 하나 이상의 프로그램을 자세히 설명(프로그램 주제와 내용, 대상자와 참가자, 일시 등)하시오.
예_____ 아니오______

(13) 도시는 국가, 국제 건강도시 조직에 가입해 왔는가? 만약 그렇다면, 가입조직, 가입 시기, 역할 등에 대해 자세하게 기입하시오.
예_____ 아니오______

Section 4. Political commitment

(14) 건강이 도시의 공공정책에서 가장 높은 우선순위를 차지하고 있는가? 만약 그렇다면, 도시의 전략적 기획의 중요 부문에 건강도시 프로그램이 포함되어 있는가? 만약 그렇다면, 적어도 한 가지 공공정책 예를 제시하시오.

(15) 건강도시 개념이 주택공급, 실업과 같은 정치적 관심을 받을 가능성이 더 높은 다른 정책들과 결부되어 왔는가? 건강도시 개념이 그러한 문제에 대한 의사결정에 어떻게 영향을 미쳤는지 적어도 한 정책의 예를 기입하시오.

(16) 도시는 건강한 공공정책을 수립하는데 있어 건강도시에 대한 전문 기술을 갖추고 있는 모든 이해당사자, 전문가, 학계 인물들을 포함하여 왔는가? 전문가들의 모임이나 토론 기록과 같은 참여 정도를 기입하시오. 적어도 둘 이상의 이해당사자/전문가/학계 집단의 참여에 대해 자세하게 기술하시오(회의록, 보고서 등을 첨부).

(17) 또는 (18) 또는 (19)

(17) 폭넓은 정책 자문과 정기적 검토를 위한 기전이 있는가? 그렇다면, 자문과 검토의 기전을 기입하시오.

(18) 도시는 건강도시 프로그램의 정책과 실행에 대해 정기적으로 검토를 받아왔는가? 그렇다면 어떻게 받아왔는가?

(19) 도시는 도시 내 기존 관련 사업을 검토하여 건강도시 활동과 통합시켜 왔는가? 자세하게 기입하시오.

Section 5. Policy & community Participation

(20) 도시는 더 나은 건강수준과 삶의 질을 위한 도시 계획에 지역사회의 참여를 장려하였는가? 적어도 한 가지 이상의 지역사회 지도자 그룹의 참여 예를 구체적으로 기입하시오(참여 집단, 참여 유형과 내용, 기간 등).

(21) 건강도시 프로그램의 핵심 이해당사자들은 이 분야에 관심을 보이고 그들의 지식을 활용하였는가? 건강도시 프로그램 개발에서 그들의 지식이나 기술의 기여에 대해 적어도 한 가지 이상의 자세한 예를 기입하시오.

(22) 도시는 그들의 도시개발계획에서 도시 거주자들의 역사적, 문화적, 생물학적 유산과의 유대를 장려하는가?

Section 6. Information

(23) 도시는 다음에 대해 city health profile을 개발하여 왔는가?

삶의 터	개발 여부		지표의 예	수집 주기	수집 기간
(a) 도시의 주요 건강 문제	예	아니오			
(b) 건강의 경제적, 사회적 결정요인 분석	예	아니오			
(c) 보건의료전달체계	예	아니오			
(d) 고위험 인구집단	예	아니오			
(e) 다른 관계자들이 조직한 기존의 건강증진프로그램	예	아니오			
(f) 지역사회의 건강 인식	예	아니오			
(g) 일차보건의료의 수준과 표준	예	아니오			

Section 7. Innovation

(24) 도시는 city health profile에 근거한 구체적인 프로그램을 개발하여 왔는가? 만약 그렇다면, 적어도 매년 추적 조사를 하는 한 가지 이상의 영역을 포함한 자세한 프로그램을 제시하시오.

(25) 도시는 다양성을 존중하며 사업을 시행하고 있는가? 예를 제시하시오.

(26) 도시는 시민들을 위한 건강한 생활양식 개발에 민간 부문을 참여시키는 것과 같은 건강을 증진시키기 위한 수단을 검토하고 있는가? 한 가지 이상의 노력에 기술하시오.

Section 8. Resources, Research

(27) 필요 사정과 결과 측정을 위한 틀이 개발되어 왔는가? 만약 그렇다면, 틀을 제시하시오.

(28) 시민의 건강 위험 인식을 조사하기 위한 어떤 조사 · 연구들이 수행되어 왔는가? 만약 그렇다면, 조사 · 연구에 관하여 상세히 기입하시오.

(29) 시는 건강도시 연구에 전문가들을 고용시켜 왔는가? 적어도 한 가지 이상의 연구에 대해 포함된 연구자들과 연구 사업의 특성을 기입하시오.

(30) 연구를 위해 배정된 충분한 자원이 있는가? 예산 세목을 제시하시오.

(31) 시는 건강도시 사업을 위한 전담직원(겸직이나 파트타임도 가능)을 채용하기 위한 자원을 투입하고 있는가? 예산의 세목을 제시하시오.

Section 9. Infrastructure and Intersectoral

(32) 운영위원회(steering committee)는 모든 부문의 지역 이해관계 대표자들로 구성되어 있는가? 위원 자격과 그들이 대표하는 부문, 지위를 기입하시오.

(33) 운영위원회 구성원들은 건강도시 프로그램에서 적극적인 역할을 하고 있는가? 회의록, 고위관계자의 모임 참석여부, 우선순위 및 의사결정에 대한 참여 정도 등에 대해 자세히 기술하시오.

(34) 실무위원회/기술위원회(working/technical committee) 구성원들은 전통적 사업보다 지역사회의 필요를 반영하는 구체적인 사업을 활발히 수행하고 있는가? 적어도 한 가지 이상의 예를 제시하시오.

(35) 기존 부서 내에 배치되지 않고 건강도시 프로그램을 위해 특별히 임명된 직원(겸직이나 파트타임도 가능)이 있는가? 조직 구조를 제시하시오.

(36) 사회 변화의 주도자, 촉매자 역할, 네트워킹과 조정, 기획과 관리, 연결과 중재역할을 할 사업 코디네이터가 있는가?
예_____ 아니오_____

(37) 사업 코디네이터는 시의 행정관료인가?
예_____ 아니오_____

(38) 사업 코디네이터는 기존 조직에 새로운 사업을 투입할 수 있는가? 예를 기술하시오.

Section 10. Training

(39) 각계각층을 위한 다양한 보건 교육과 건강증진 훈련 과정이 있는가? 훈련 과정을 적어도 한 가지 이상 기입하시오.

교육명	목적과 목표	대상자	구체적 내용

(40) 도시는 전문가, 관리자, 일반 대중들을 위한 훈련을 제공할 수 있는 기관을 확인해왔는가? 확인된 기관명과 그 기관에서 제공 가능한 교육 프로그램을 기입하시오.

(41) 건강도시 프로그램의 핵심 관계자들은 국내·외의 건강도시, 삶의 터 접근, 건강증진 관련 회의나 세미나에 참가하는가? 참가하였다면 그 내용을 자세하게 기술하시오.

자료 : www.alliance-healthycities.com/docs/SPIRITS_CHECKLIST_Ver2.doc

5) 건강도시 프로젝트 평가의 유의사항

건강도시는 건강증진의 철학과 원칙에 의거하여 추진되므로 건강도시 프로젝트 평가의 방법 역시 제4부 제2장 건강증진의 평가에서 다루어질 내용을 참조하면 된다. 여기서는 건강도시 프로젝트의 평가와 관련하여 명심하여야 할 유의사항 몇 가지만 설명하고자 한다.

이미 여러 차례 기술한 것처럼 건강도시는 건강을 자각하고 이를 향상시키기 위해 노력하는 도시이다. 따라서 건강도시 프로젝트의 평가를 위해서는 프로젝트 실행 이후 향상된 시민의 건강수준이나 삶의 질에 못지않게 시가 건강도시 프로젝트의 추진을 위해 어떻게 노력하고 있는가가 평가의 대상이 되어야 한다.

시민의 건강수준이나 삶의 질 변화는 건강도시 프로파일을 추적 관리함으로써 파악할 수 있다. 우리나라의 건강도시를 보면 대부분의 도시가 사업 초기에 건강도시 프로파일을 제시하나, 프로파일의 구성영역이 건강도시의 전체 면모를 포괄하지 못하고, 또 건강도시 선포를 위해 일회적으로 건강도시 프로파일을 제시할 뿐 지속적으로 모니터링하지 않는다는 문제가 있다(정길호 등, 2009 ; 배상수 등, 2006).

건강도시 프로젝트의 평가를 위해서는 먼저 건강도시 개념에 입각하여 건강도시 프로파일의 개념 틀을 마련하여야 한다. 세계보건기구나 다른 건강도시들이 사용하고 있는 건강도시 프로파일을 참조하되, 그 동안의 건강도시 개념의 역사적 변천과 발전을 고려하여 기존 틀을 보완하고, 해당 도시가 특히 강조하고자 하는 문제나 전략을 추가시키도록 한다. 프로파일의 구성영역별로 측정해야 할 지표는 명료성, 중요성, 측정가능성, 자료수집의 용이성, 지속적인 관리가능성, 다른 주요 평가지표와의 비교 가능성 등과 같은 지표 선정의 기준을 참조하여 선정하도록 한다. 이렇게 작성된 건강도시 프로파일은 주기적으로 측정하게 되면 시민의 건강수준이나 삶의 질 변화를 판단할 수 있다.

건강도시를 만들기 위한 시의 노력은 건강도시 프로파일에서 주로 측정하는 건강수준이나 삶의 질 지표처럼 객관적이지도 않으며, 기존 자료를 통해 측정할 수 없는 경우도 많다. 그러나 이 역시 건강도시에 대한 철학과 원칙을 이해함으로써 측정 틀을 만들 수 있는데, 앞서 제시한 SPIRITS이 그 예이다. SPIRITS의 장점은 건강도시 프로젝트의 준비 및 추진과정이 건강도시의 원칙에 따라 이루어지는 가를 평가할 수 있는 지표로 구성되어 있다는 것이다. 단점은 이렇게 원칙에 의거하여 준비되고, 추진되는 과정이 실제 어떤 활동으로 이어지는 가를 측정하기에는 부족하다는 것이다.

정리해 보면 건강도시 프로젝트의 구조나 과정에 대한 평가는 SPIRITS을 지역에 맞게 수정하여 사용한다면 가능하고, 결과 평가는 건강도시 프로파일을 이용하여 측정 가능하다. 하지만 건강도시 프로젝트의 산출을 평가할 수 있는 체계적인 지표는 지금까지 개발되지 못하고 있다. 건강도시 프로젝트 평가에 필요한 구조, 과정, 산출, 결과로 이어지는 논리적 모형을 완성하기 위해서는 프로젝트 활동의 산출을 평가하기 위한 지표가 보완되어야 한다.

건강도시 프로젝트 활동에 의한 산출은 다음과 같은 내용을 평가한다면 가능하다.

(1) 건강도시 관련 예산의 증가

좁게는 건강도시 프로젝트에 투자된 예산, 넓게는 건강을 위해 시가 투자한 예산의 절대적 크기와 유사한 상황에 있는 다른 시와의 비교, 예산의 연도별 변화를 측정한다.

(2) 건강도시 사업의 분석

건강도시 프로젝트가 목적과 목표를 달성하기 위한 의미 있는 사업을 추진하고 있는지를 분석한다. 건강도시 프로젝트의 시행 이후 다음과 같은 사항이 나타났는지를 중점적으로 분석하도록 한다. 우리나라의 경우 많은 도시들이 기존에 시행되던 사업들을 포장하여 건강도시 프로젝트를 수행하고 있다고 강변하고 있다(보건복지가족부와 건강증진사업지원단, 2009). 아래와 같이 사업을 분석하게 되면 이런 폐단을 줄일 수 있다.

① **건강한 정책 형성**: 건강한 공공정책 형성을 위해 어떤 노력을 기울이고 있으며,

건강영향평가 등 제도화된 조치가 이루어졌는가? 실제 가시화된 결과, 즉 시의 정책, 조례에 반영된 사항이 있는가?

② **지지적 환경의 조성**: 시의 환경을 시민의 건강에 유리하게 만들기 위하여 어떤 노력을 기울이고 있으며, 실제 가시화된 결과가 있는가? 환경 개선의 혜택을 받는 인구의 규모와 비율은 얼마나 되는가?

③ **보건의료체계의 변화**: 보건의료 현장에서 단순한 질병치료가 아니라 건강증진적 접근이 이루어지도록 보건의료인의 인식과 태도를 변화시키기 위한 노력이 이루어지고 있는가? 환자치료에 혁신적 만성질환관리 모형이나 건강증진병원 모델 등을 도입한 보건의료기관의 수나 비율은 얼마나 되는가? 보건의료기관의 변화를 촉진하기 위한 제도가 시행되고 있는가?

(3) 지역사회 활동의 강화

건강도시 프로젝트는 전담조직이나 일부 행정조직에 의해 이루어지는 것이 아니라 시의 모든 이해관계자에 의해 추진되어야 한다. 특히 시민의 적극적인 참여가 필수적이다.

① **부문간 협력의 강화**: 모든 행정부서에서 건강을 우선 관심사로 하기 위해 어떤 노력을 기울이고 있으며, 제도화된 조치가 이루어졌는가? 부문간 협력에 따른 가시화된 결과가 있는가?

② **시민참여의 강화**: 시민들이 시의 건강문제를 인식할 수 있도록 건강도시 프로파일이나 보건지표를 공표하고 있는가? 건강도시 프로파일이나 보건지표를 접촉하였거나 이해하는 시민의 비율은 어떻게 되는가? 건강도시 프로파일이나 보건지표를 기반으로 시민의 이해를 돕고, 지역사회의 주요 건강문제나 문제의 해결방안을 모색하기 위한 공론의 장을 마련하였는가? 건강도시사업 계획과 평가에 시민의 참여 기전이 보장되고 있는가? 실제 계획과 평가 과정에 참여한 시민은 누구인가? 이들의 공헌은 무엇인가? 건강도시 프로젝트에 참여하는 시민단체나 시민은 누구인가? 그 수는 얼마나 되는가? 이들의 실제 활동은 무엇이며, 참여자의 만족도는 어떠한가?

(4) 건강형평성의 향상

도시가 지닌 건강불평등은 건강형평성 향상을 도시의 중점과제로 삼고 노력할 때 해결이 가능하다. 따라서 건강도시 프로젝트의 평가에는 프로젝트를 통해 저소득층의 건강문제를 우선적으로 해결하고자 노력하고 있는가를 평가할 필요가 있다. 평가를 통해 다음과 같은 사항을 고려하도록 한다. 건강형평성을 파악하기 위한 지표가 있으며, 지속적으로 관리되고 있는가? 건강도시 프로젝트의 목표에 건강형평성 향상이 포함되어 있는가? 건강도시 프로젝트의 중점사업에 건강형평성 향상을 위한 어떤 사업이 포함되어 있는가? 전체 프로젝트 예산 중 건강형평성 향상을 위한 예산의 비율은 얼마인가? 저소득층의 건강수준 향상을 위해 보건사업만이 아닌 포괄적 사업이 시행되고 있는가?

제 4 부

건강증진의 기획과 평가

제1장 건강증진을 위한 기획모형

학습목표

- 건강증진활동의 기획을 위해 이론이 필요한 이유를 이해한다.
- 건강증진활동의 기획을 위해 주로 사용되는 이론을 이해한다.
- 기획과정에서 행동변화이론을 어떻게 활용하는지를 이해한다.
- 기획이론을 활용하여 건강증진기획프로그램을 기획할 수 있다.

학습내용

- Precede-Proceed 모형
- MAPP 모형

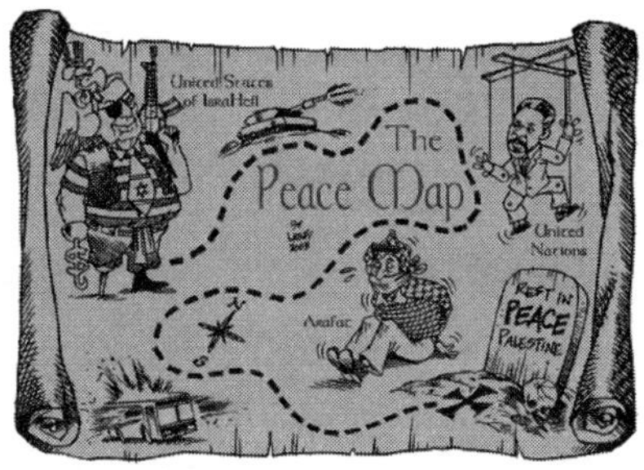

건강증진 분야의 이론은 기획이론과 행동변화이론으로 구분된다는 것을 제2부 제1장에서 학습하였다. 행동변화이론이란 개인이나 집단, 사회의 행동변화를 위해 행동의 원인을 파악하고, 변화의 방법을 안내해 주는 이론들이다.

반면에 기획이론이란 프로그램의 기획, 실행, 평가를 도와주는 이론이다. 프로그램 기획에 담겨야 할 내용뿐만이 아니라 기획의 과정과 단계 역시 안내해 준다. 한 마디로 기획이론이란 건강증진 프로그램의 기획과 평가를 위한 로드맵이라 할 수 있다.

잘 알려진 건강증진분야의 기획이론으로는 Precede-Proceed 모형[1)]과 MAPP 모

1) model이나 framework와 같은 용어가 뒤따를 때는 Precede-Proceed로 표기하며, 그렇지 않고 독

형, 그리고 사회적 홍보(social marketing) 등이 있다. 제4부 제1장에서는 이 중에서 Precede-Proceed 모형과 MAPP 모형에 대해서 살펴보고자 한다.

1 Precede-Proceed 모형

1) 기본 개요

"보건 프로그램의 기획 및 평가를 위한 Precede-Proceed 모형(The Precede-Proceed Model of Health Program Planning & Evaluation)"이라는 긴 이름을 가지고 있는 이 모형은 1974년 Lawrence W. Green이 최초로 개발하였다. 당시는 비용효과 또는 비용편익 분석을 통해 보건 프로그램의 효과를 입증하기 위해 노력하던 시기였다. 따라서 천식환자의 응급실 이용을 감소시키기 위한 교육 프로그램의 효과를 분석하기 위해 개발되었던 최초의 모형은 비용-편익 평가 모델(cost-benefit evaluation model)이라고 불렸다(Green, 1974). PRECEDE라는 이름이 처음 사용된 것은 모형이 개발된 지 6년이 지난 1980년 Green과 Kreuter가 "Health Promotion Planning: An Educational and Ecological Approach"의 제1판을 발간하면서부터였다. 1991년 Green과 Kreuter는 그들의 저서 제2판에서 건강증진 프로그램의 시작과 진행에는 광범위한 환경적, 정책적, 조직적 요인이 중요하다는 사실을 발견하고 Precede 모형을 Proceed 모형으로 발전시켰다(Green and Kreuter, 1991).

Precede-Proceed 모형은 건강 및 삶의 질을 평가하고, 이를 향상시키기 위한 건강증진 및 공중보건프로그램을 기획, 실행, 평가하는데 필요한 포괄적인 틀을 제공한다. Precede-Proceed 모형은 건강행태를 개인과 환경, 모두에 의해 영향을 받는 것으로 생각하므로 이 모형에는 교육적 진단(PRECEDE)과 환경적 및 생태학적 진단(PROCEED)이라는 두 부분이 포함된다.

PRECEDE란 "Predisposing, Reinforcing, and Enabling Constructs in Edu-

립적으로 사용할 때는 PRECEDE, PROCEED와 같이 모든 글자를 대문자로 표시한다. http://lgreen.net/hpp/Endnotes/Chapter1Endnotes.html#History of the Model

cational Diagnosis and Evaluation"의 머리글자를 딴 것이다. PRECEDE 부분은 용어에서 짐작할 수 있듯이 건강증진프로그램의 중재방안 개발에 앞서 필요한 현황분석 부분에 해당한다. 구성요소들은 의학적 진단이 치료계획을 세우는데 필요한 것처럼 교육적 진단이 건강증진 중재법을 계획하는데 필요하다는 가정에서 나온 것이다.

PROCEED란 "Policy, Regulatory, and Organizational Constructs in Educational and Environmental Development"의 머리글자를 딴 것으로, 환경적 요인의 건강에 대한 영향을 고려하기 위해 PRECEDE에 Policy, Regulatory, and Organizational Constructs를 추가하였다. PROCEED 부분은 "proceed"라는 단어에서 짐작할 수 있듯이 중재방안의 개발로 나아가기 위한 부분으로 프로그램의 실행과 평가를 지원한다.

Precede-Proceed 모형은 건강증진 프로그램을 기획함에 있어 몇 가지 기본적인 가정을 전제하고 있다.

① 건강을 증진시키는 개인의 행태와 활동들은 대개 자발적인 것이기 때문에 건강증진에 대해 연구하고, 변화를 추진하기 위해서는 변화의 대상이 되는 사람들을 참여시켜야만 한다. 따라서 PRECEDE-PROCEED는 처음부터 모든 이해관계자들을 포함시킨 참여적 과정을 통해 진행되어야 한다.

② 건강은 삶의 질로 정의되는 인간의 행복과 복지의 필수 요소로, 개인과 지역사회 전체의 삶을 더 좋거나 나쁘게 만드는 많은 요인들 중의 하나이다. 따라서 직접적으로 연결되어 있는 것 보다 훨씬 많은 것에 영향을 미치고 영향을 받는다.

③ 건강은 신체적 안녕이나 질병의 부재 이상의 것이다. 건강결정요인은 복합적이어서, 건강은 개인과 지역사회의 경제적, 사회적, 정치적, 생태학적, 물리적 요인들의 영향을 받는다. 지역사회 건강지표에는 다음과 관련된 지표가 포함되어야 한다.

- 가정의 안정(contributes to the stability of families)
- 아동 양육 및 지원(nurtures and supports children)
- 평생 교육 조성(fosters lifelong learning)
- 시민에게 의미 있는 일거리를 제공(provides meaningful work for its citizens)
- 민주적 과정에 참여(invites involvement in the democratic process)
- 도움을 필요로 하는 사람들을 돌봄(cares for those who need help)

- 자연환경의 보호와 유지(protects and sustains the natural environment)
- 예술의 장려(encourages the arts)
- 인종적 문화적 다양성을 소중하게 여기고 조장(values and encourages racial and cultural diversity)
- 안전과 신체적 안녕을 유지 증진하기 위한 노력(works to promote and maintain safety and physical well-being for its members)

④ 건강은 지역사회의 관습이나 태도, (물리적, 사회적, 정치적, 경제적) 환경, 역사에 의해 영향을 받기 때문에 건강은 본질적으로 지역사회의 이슈이다. 건강증진을 위해서는 지역사회의 환경과 정책 변화가 중요하고, 여러 부문의 협조와 참여적 접근이 필요하다.

이런 맥락에서 Precede-Proceed 모형은 건강관련 행태와 환경을 파악하여, 행태와 환경에 영향을 미칠 수 있는 중재방안을 설계하고 평가하는 것을 목적으로 하고 있다.

2) Precede-Proceed 모형의 기본 틀

Precede-Proceed 모형은 9개의 단계로 이루어져 있다. 처음 다섯 단계는 교육적이고 환경적인 이슈를 다루는 것으로(PRECEDE), ① 사회적 진단, ② 역학적 진단, ③ 행태 및 환경적 진단, ④ 교육 및 생태적 진단, ⑤ 행정 및 정책 진단이 그것이다. 나머지 네 단계는 건강증진 프로그램의 수행 및 평가에 관련된 것으로(PROCEED), ⑥ 프로그램 수행, ⑦ 과정평가, ⑧ 영향평가, ⑨ 결과평가로 이루어져 있다〈그림 1-1〉.

(1) PRECEDE

PRECEDE는 5단계로 이루어져 있다. Precede-Proceed 모형은 활동이 아니라 결과에 초점을 두고 건강증진의 변화과정을 설계하고자 한다. 따라서 PRECEDE에서는 원하는 결과로부터 그 결과에 도달하기 위해 중재가 필요한 위치와 중재 방법, 그리고 중재를 성공적으로 시작하기 위해 다루어야 하는 행정적, 정책적 과제 순으로 진단을 진행한다.

쉼터

Precede와 Proceed

- "precede" means to go before. "proceed" means to go on. Let your companion precede you through the door, then proceed to follow her.
- precede는 어떤 대상이 순서가 있을 때 순서가 앞쪽이라는 의미로 "(어떤 사건이) 먼저 일어나다", "(중요도나 순서가) 우선이다"와 같은 의미이다. "A precede B."라고 할 때 주어 A가 목적어 B보다 먼저라는 뜻이 된다(예 Classical music is preceded rock music).
- 반면 proceed는 멈추지 않고 앞으로 나아간다는 뜻에서 "이미 시작된 일을(이) 계속 진행하다(되다)", "(먼저 다른 일을 한 후에) 계속해서(이어서) …을 하다", "(특정방향으로) 나아가다, 이동하다"와 같은 의미이다.

Migraine is a type of recurring headache that involves blood vessels, nerves, and brain chemicals. Sensations such as visual changes, called auras, may *precede* a migraine.

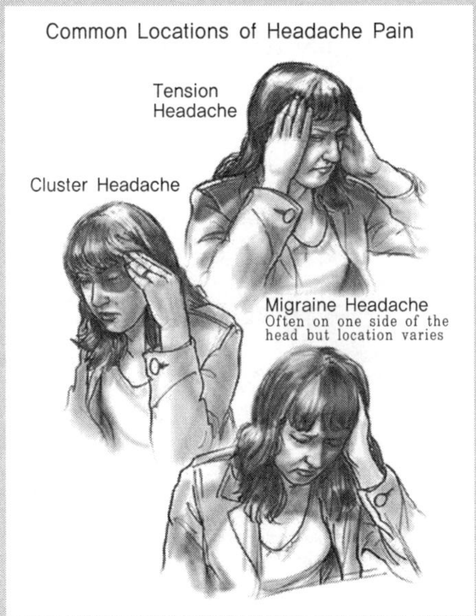

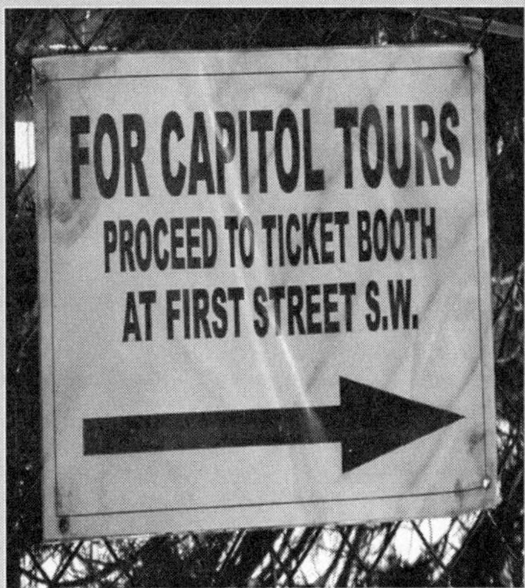
FOR CAPITOL TOURS
PROCEED TO TICKET BOOTH
AT FIRST STREET S.W.

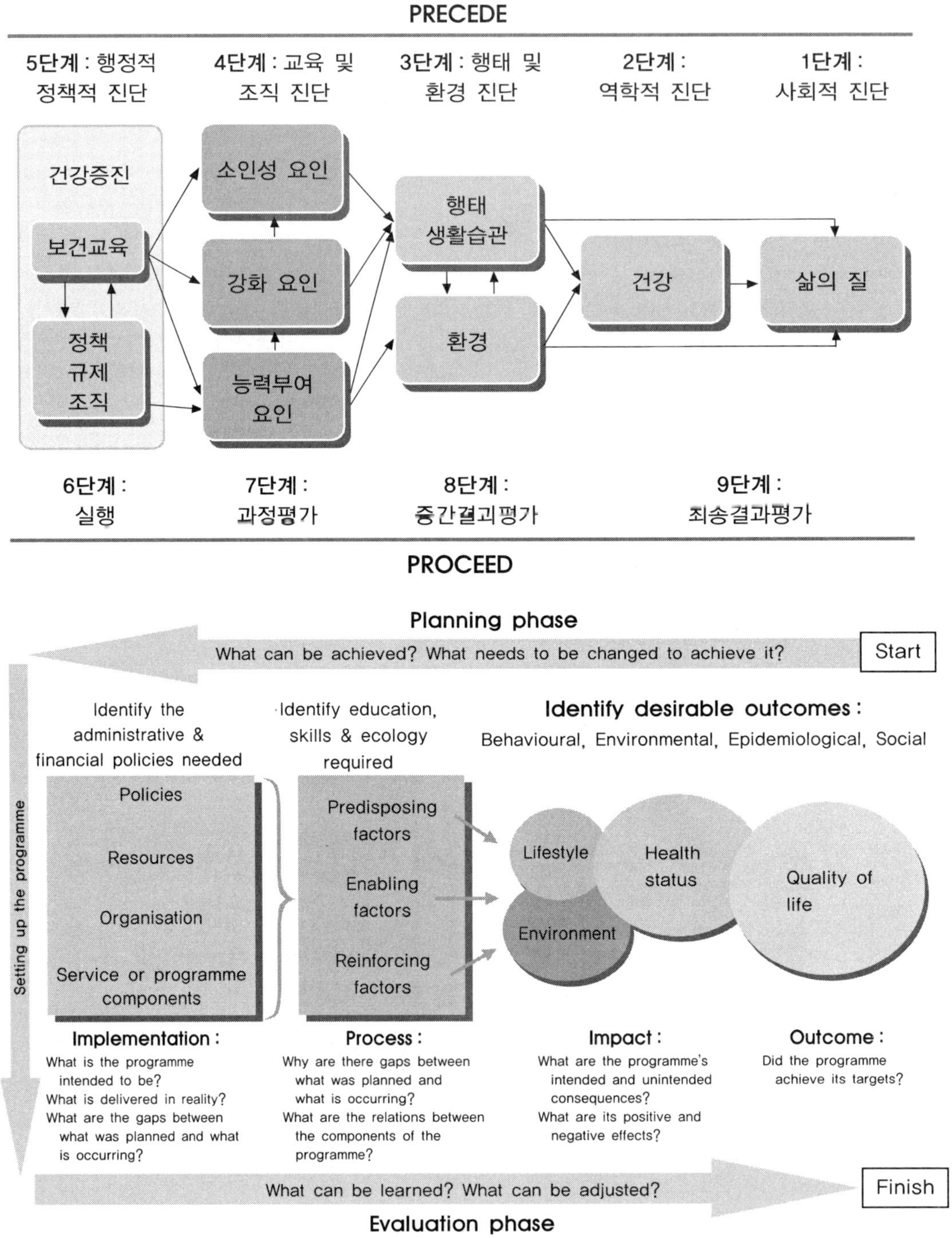

자료 : Green L. http://www.lgreen.net/precede.htm

그림 1-1. Precede-Proceed 모형의 기본 틀

① 1단계 : 사회적 진단(Social Assessment)

1단계에서의 초점은 삶의 질을 측정하는 것이다. 여기서 삶의 질이란 개인이나 지역사회가 주관적으로 정의한 문제와 우선순위이다. 따라서 사회적 진단은 지역사회가 최종적으로 원하고 필요로 하는 것을 확인하는 단계이다. 대상인구의 일반적인 희망이나 관심 문제를 확인함으로써 시작한다. 지역사회는 어떤 문제를 가장 중요하다고 생각하는가? 특정 부분의 삶의 질을 개선하거나 유지하는 것인가? 일반적인 삶의 질을 개선하는 것인가? 개인이나 지역사회가 겪고 있는 사회적 문제들은 삶의 질에 대한 실제적이고도 정확한 지표가 될 수 있다. 사회적 진단을 위한 사회적 지표(social indicators)로 다음과 같은 것들이 사용된다.

- 결석이나 결근
- 성취
- 미적 정서
- 소외
- 안락함
- 범죄
- 혼잡
- 차별
- 행복
- 적대감
- 위법
- 폭동
- 자긍심
- 실업
- 투표참여
- 복지

시민이 원하고 필요로 하는 것을 아는 방법은 시민들에게 아래와 같은 다양한 방법을 활용하여 직접 물어보는 것이다. 수집된 자료는 시민들이 우선순위를 결정하는데 도움을 주도록 지역사회에 제시된다.

- 지역사회 조사(Community surveys)
- 관심집단 면접(Focus groups)
- 전화조사(Phone interviews)
- 대면조사(Face-to-face interviews)
- 공공장소에서의 설문조사(Questionnaires in public places)
- 참여관찰법

사회적 진단은 2단계에서 이루어지는 역학적 진단, 즉 건강수준 측정보다 선행하는데, 이는 건강은 삶의 질을 향상하기 위한 도구 중 하나이기 때문이다.

사회적 진단은 대상자의 관심을 확인함으로써 반응이 높은 효과적인 사업의 기획과 실행이 가능하도록 도와준다.

② **2단계 : 역학적 진단**(Epidemiological Assessment)

1단계에서 확인한 사회적 문제에 영향을 미치거나 원인이 되는 건강문제를 확인하고 우선순위를 결정한다. 역학적 진단을 위해서는 직접 조사를 하거나 이차적 자료를 활용하는 것이 필요하다. 주요 관심 지표는 다음과 같다.

- 손상
- 불편
- 출산
- 유병
- 사망
- 생리적 위험요인

역학적 진단의 결과는 사업의 우선순위 결정, 사업 목적과 목표의 설정, 신뢰성 있고 타당한 사업지표의 산출 등에 활용된다.

③ **3단계 : 행태 및 환경 진단**(Behavioral and Environmental Assessment)

3단계에서는 2단계에서 선정된 건강문제에 연관된 건강관련 행태나 환경적 요인을 확인한다. 여기에서 행태(behavior)는 주로 명확하고, 관찰 가능하며, 흔히 측정할 수 있는 습관적인 행동(action)이다. 개인이나 지역사회의 건강, 다른 문제들을 위험에 빠뜨릴 수 있는 행태들이 이미 잘 알려져 있다. 여러 행태가 집합적으로 모이면 생활양식(lifestyle)을 이룬다. 몇몇 생활양식은 개인이나 지역사회의 건강과 다른 문제들을 위험에 빠뜨릴 수 있다.[2)]

주요 행태지표는 다음과 같다.

- 치료순응도
- 소비행태
- 적응
- 예방적 행동
- 자가관리
- 의료이용

환경(environment) 문제는 자연적, 물리적 환경뿐만 아니라 사회적 환경, 정치적 환경, 경제적 환경도 해당된다.

3단계에서 선정되는 행태나 환경 요인들은 지역사회 차원의 중재에 의해 변화될 수 있어야 한다. 다시 말해 행태적, 환경적 요인들은 우리가 중재를 통해 변화시키고자 하는 것으로 이 영역의 변화는 모형의 1단계에서 확인된 최종 결과의 달성에 기여하게 된다. 행태 및 환경 진단의 결과는 중요성, 변화 가능성에 따라 요인을 정리하여 사업의 우선대상을 결정하는데 사용되며, 구체적인 목표의 설정에도 활용된다.

④ **4단계 : 교육 및 생태학적 진단**(Educational and Ecological Assessment)

교육 및 생태학적 진단에서는 3단계에서 우선순위를 부여받은 행태나 환경적 요인들에 변화를 유발하고 유지시킬 수 있는 선행 및 강화요인을 파악해낸다. 지방 섭취를 줄인다거나 규칙적으로 운동을 하거나 매년 유방암검진을 받는 등의 행태는 소인, 강화, 가능요인에 의해 결정된다. 건강행태에 영향을 미치는 요인들을 위와 같은 세 가

2) 매체에서 자주 언급되는 고위험 생활양식의 예로 운동 부족, 고칼로리 식습관, 스트레스 과다를 들 수 있다. 그러한 생활양식은 당뇨를 포함한 비만과 관련된 심장마비, 뇌졸중, 심혈관계 질환 및 다른 문제들을 야기할 수 있다.

지 범주에 맞게 구분하고 중요도를 매기기 위해 개인, 개인 간, 지역사회 수준의 행태 이론을 사용할 수 있다. 각각의 요인들은 각기 다른 중재법을 요하므로, 요인들을 범주에 따라 나누는 것은 지역사회의 요구를 해결하기 위한 방법을 고려하는 데 유용하다. 영향을 미치는 인자의 세 가지 유형은 다음과 같다.

㉠ 소인요인(predisposing factors)이란 건강하거나 위험한 행태, 생활양식, 환경 상태를 채택하도록 지지하거나 방해하는 지적, 감정적 기질이다. 지식, 태도, 신념, 가치, 변화에 대한 자세 등이 있다. 이러한 요인들은 교육적 중재에 의해 영향을 받을 수 있다.

㉡ 가능요인(enabling factors)은 인간으로 하여금 기질에 따라 행동하는 것을 가능하게 하는 요인들로 자원의 가용성(availability of resources), 서비스에 대한 접근성(accessibility of services), 지역사회나 정부의 법률, 정책, 우선순위, 문제해결을 위한 진념(commitment) 정도, 문제해결에 필요한 기술 습득 등이 있다.

㉢ 강화요인(reinforcing factors)은 행태를 지속시키는 데 기여하는 요인들이다. 가족, 동료, 교사, 고용인, 보건서비스 제공자, 대중 매체, 지역사회 리더, 정치가,

표 1-1. 청소년 흡연에 영향을 미치는 소인, 강화, 가능요인

	흡연의 감소	흡연의 증가
소인요인	금연에 대한 부모의 태도	흡연을 즐기는 태도
	금연 가족력	부모나 가족의 흡연
	흡연의 위험성에 대한 지식	흡연 위험에 대한 지식부족
		금연방법에 대한 지식부족
가능요인	동료집단의 압력에 대한 거부 능력	흡연을 권장하는 동료압력
	금연학교와 같은 학교정책	금연 기술의 부족
	담뱃값 인상	저렴한 담배 값
	담배판매 제한	쉽게 구할 수 있는 담배
강화요인	친지의 금연 격려	가족이나 동료의 흡연 격려
	친구들이 흡연을 용납 안 함	
	흡연에 대한 벌	

의사결정자와 같이 주로 영향력 있는 사람들의 태도가 문제가 되는데, 사회적 지지, 칭찬, 보상 등이 포함된다.

3단계에서 선정된 행태는 소인, 가능, 강화요인의 영향을 받으며, 환경적 요인은 가능 요인과 관련이 깊다.

교육적 및 생태적 진단의 결과는 구체적 목표의 설정과 전략의 개발에 활용된다.

⑤ **5단계 : 행정 및 정책 진단**(Administrative and Policy Assessment)

프로그램이나 중재의 개발과 실행에 영향을 미칠 수 있는 조직적, 행정적 능력과 자원을 평가하여 중재방안을 개발하는 단계이다. 따라서 프로그램과 중재방안의 개발을 위한 "최선의 방안(best practice)"과 그 출처도 확인하여야 한다.

행정적 진단과제에는 조직 구조, 절차(procedure), 조직문화, 중재에 필요한 자원의 가용성이 포함된다.

㉠ 조직 구조는 계층적, 민주적, 협력적으로 나누어질 수 있다. 조직 구조는 중재방안에 적절한 형태여야 하며, 필요시 수정할 수 있도록 융통성이 있어야 한다.

㉡ 조직 절차는 실제 조직이 업무를 수행하는 방식이다. 중재가 성공적이려면, 조직 절차가 목적을 중심으로 이루어져야 한다.

㉢ 조직은 사회적 집단으로 그들 자신의 문화를 형성한다. 조직문화는 종종 직원들이 다른 이들과 상호작용하는 방법, 프로그램 참가자들을 다루는 방식, 일과 미션을 바라보는 방식에 영향을 미친다.

㉣ 중재에 이용할 수 있는 자원에는 돈 뿐 아니라 시간, 인력, 기술, 공간이 있다. 재원조달 방안을 마련하고, 적절한 인력을 찾는 것이 이 단계에서 중요한 과제가 될 것이다.

정책 진단과제는 중재에 영향을 미칠 수 있는 내·외부의 규칙(rule) 및 규제(restriction)와 관련이 있다.

㉠ 내부 정책(internal policies)

- 직원(staff members) : 조직의 정책에 따라 직원은 지시를 받는 고용인(employee), 조직 업무에 기여하는 동료(colleague), 일에 공동으로 관여하는 협

력자(collaborator)로 취급받을 수 있다. 독창력과 주도력을 발휘할 수 있는 행동의 자율성 정도는 조직의 내부 정책에 달려 있다.

- 참여자(participants) : 조직정책이 participant를 "고객(clients)"으로 간주하는가, "협력자(partner)"로 간주하는가? 협력자를 대등하게 존중하는가? 권위적으로 행동하는가?
- 업무 수행방식 : 많은 조직은 업무 수행방식을 제안하거나 지시하는 정책을 가지고 있다.
- 협력 : 가능한 많은 조직과 협력하는 것이 필요하다.
- 전문가 윤리 : 많은 조직들은 직원들이 기밀, 부적절한 관계, 직위 남용, 불법 행위 보고 등을 통제하는 직업윤리 강령을 충실히 지키길 기대한다.

㉡ **외부 정책**(external policies)**과 규제**(regulations)

- 자금 제공자의 요구 : 이는 중재 자체에 영향을 미치거나, 조직의 업무나 영역을 제한할 수 있다.
- 감독기관의 규제 : 조직은 상급단체의 지시를 따라야 한다.
- 법령이나 조례
- 명시되지 않은 지역사회의 관례 : 어떤 행동은 지역사회, 연합하고 있는 파트너 등에 용납되지 않을 수도 있다.

(2) PROCEED

PROCEED의 네 단계는 프로그램 수행과 평가에 관련되어 있다. 프로그램을 실행(6단계)하기 이전에 프로그램의 과정(7단계), 영향(8단계), 결과(9단계)를 평가할 계획을 마련해야 한다. 과정평가는 프로그램이 얼마나 계획에 맞게 수행되었는가를 평가하는 것이다. 영향평가는 행태나 환경 변화에 영향을 미치는 요인들에 나타난 변화를 점검하는 것이다. 마지막으로, 결과평가는 중재 프로그램이 건강과 삶의 질 지표에 얼마나 영향을 주었는지 평가하는 것이다.

⑥ 6단계 : 실행(Implementation)

5단계에서 개발된 중재 방안을 실행하는 단계이다.

⑦ 7단계 : 과정평가(Process Evaluation)

이 단계에서는 결과가 아니라 프로그램의 진행에 대해 평가한다. 즉, 계획한 것을 실제로 수행하였는지를 평가한다. 예를 들면, 1주일에 3일 운동프로그램을 보건소에서 제공하기로 계획하였다면 실제 그러한 서비스를 제공하고 있는가?

⑧ 8단계 : 영향평가(Impact Evaluation)

이 단계에서는 초기 성과를 평가하기 시작한다. 3단계에서 진단된 중재를 통해 변화시키고자 한 행태적, 환경적 요인들이 원하는 효과를 발휘하였는가?

⑨ 9단계 : 결과평가(Outcome Evaluation)

1단계와 2단계에서 확인한 결과가 나타나도록 중재가 작동하고 있는가?

원하는 최종결과를 달성하였더라도 Precede-Proceed 모형은 변화한 상황을 반영하여 1단계부터 다시 시작하게 된다. 이는 기획이 일련의 순환과정이라는 점을 상기할 때 당연하다(배상수, 2008). 만일 원하는 결과를 얻지 못하였거나, 진행 과정 중에 기획과 현실 사이에 틈을 발견하거나 중재가 목표로 한 결과를 달성하지 못할 것 같다면 그 시점에서 다시 문제를 분석하여야 한다. 모형의 PRECEDE 부분으로 되돌아가 무엇이 변화되어야 할지 결정하고 그에 맞춰 계획을 수정해야 하는 것이다.

3) Precede-Proceed 모형과 행태 변화이론의 관계

Precede-Proceed 모형의 각 단계는 앞에서 학습한 건강행태 변화와 관련된 개인, 개인간, 지역사회 이론을 적용하여 진행하는 것이 바람직하다. 이론을 활용하면 직감과 개인적 판단에 근거할 때보다 합리적인 결정을 내릴 수 있게 된다. 〈표 1-2〉에서 볼 수 있듯이 대부분의 이론은 3단계 : 행태 및 환경 진단, 4단계 : 교육적 및 생태적 진단, 5단계 : 행정 및 정책 진단에 주로 활용될 수 있다. 지역사회 조직화는 1단계 : 사회적 진단에도 활용가능하다. 거의 모든 행태이론은 2단계 : 역학적 진단에는 도움이 되지 않는데, 기술역학에서 배우는 내용들이 이 단계에서는 도움이 된다.

행태 이론은 특히 4단계 : 교육적 및 생태적 진단에 유용하다. 우리가 암 발병위험을 감소시키기 위한 중재 프로그램을 계획하고 있다고 하자. 이러한 프로그램은 행동이나 환경적 문제의 선행요인들에 영향을 미칠 수 있을 때에만 효과가 있다. 그리고 선행요인에 영향을 미치려면 우선 선행요인이 무엇인가를 파악하여야 한다.

행태 이론은 행동의 배후에 숨어 있는 소인요인(predisposing factors), 가능요인(enabling factors), 강화요인(reinforcing factors)이 무엇인가를 찾는데 도움을 준다. 예를 들어 건강믿음모형은 여성이 유방암 검진을 위한 mammogram을 받을 지 결정을 하는데 있어, 자신이 암에 걸릴 가능성, 암의 심각성 등과 같은 개인적인 신념이 영향을 미친다고 가정한다. 이러한 신념들이 소인요인에 속한다. 그 외 건강신념모형의 구성개념을 활용하면 암 검진의 이득이나 장애요인을 규명하는데 도움이 될 수 있다. 검진을 받으면 암에 걸리지 않을 것이라는 신념은 검진행동의 강화요인이 된다. 암 검진용 mammogram이 보험혜택을 받지 못하는 상황은 부정적인 방향의 가능요인이 된다. 이러한 각각이 요인들이 여성의 행태에 어느 정도 영향을 미치는 지 탐색함으로써 프로그램 기획가들은 암 발생의 민감성 같은 메시지를 전달하는 캠페인에 집중할 것인가, 아니면 보험 적용범위와 검진수가의 변화 같은 행정적인 중재 전략에 집중할 것인가 등을 결정하는데 도움을 받을 수 있다.

〈표 1-2〉는 앞 장에서 논의된 개인, 개인 간, 지역사회 수준의 이론들이 Precede-

표 1-2. Precede-Proceed 모형의 단계별 행동변화이론의 적용 가능성

이 론	사회진단	역학진단	행태/환경진단	교육/조직진단	행정/정책진단
지역사회 수준					
지역사회 조직화	X		X		
조직변화				X	X
혁신의 확산				X	X
개인간 수준					
사회인지이론			X	X	
개인수준					
건강믿음모형				X	
범이론모형			X	X	
합리적 행동이론				X	
계획적 행동이론			X	X	
소비자 정보처리				X	

Proceed 모형의 어느 단계에 효과적으로 적용될 수 있는 가를 정리한 것이다.

4) Precede-Proceed 모형의 평가

Precede-Proceed 모형은 건강증진을 비롯한 보건사업의 기획 및 평가를 위해 개발되었지만 다른 지역사회 문제들에도 적용할 수 있다. 즉, Precede-Proceed 모형은 단지 건강 중재를 위한 모형으로서 뿐만이 아니라 일반적인 지역사회 문제의 중재를 위한 모형으로서도 가치가 있다. Precede-Proceed 모형을 일반적인 지역사회 문제의 해결을 위한 기획이론으로 사용하는 경우에는 2단계 : 역학적 진단은 생략할 수 있다.

Precede-Proceed 모형을 건강증진 프로그램의 기획 및 평가에 활용하는 이유는 무엇일까? 어떤 프로그램이든 논리적 모형이나 이론적 틀을 활용하면 문제의 발생 원인과 해결방안에 대한 체계적인 분석이 가능하고, 결과를 일반화하기 쉬운 장점이 있다. 이러한 일반적 이유 이외에 Precede-Proceed 모형을 사용하는 몇 가지 추가적인 이유가 있다. 첫째는 Precede-Proceed 모형은 참여적 기획 모형으로 지역사회를 참여시켜 지역사회 역사와 맥락을 더 잘 이해하고, 문제에 대해 좀 더 나은 아이디어를 이끌어 내고, 지역사회 주체의 문제 해결이 가능하도록 한다. 둘째, 생태학적 관점을 채택하여 다양한 수준에서의 진단을 포함하고 있으며, 프로그램의 실행에 영향을 미치는 요인도 확인하기 때문에 효과적인 중재방안을 제시해 준다. 셋째, PRECEDE를 통해 진단된 주요 문제와 과제가 해결되는지를 PROCEED의 과정평가, 영향평가, 결과평가 단계를 거쳐 체계적으로 점검할 수 있게 해준다. 넷째, 모형은 어떤 내용이나 방법이든 지역사회 필요에 맞는 구조를 채택하도록 자율성을 부여하고 있다. 마지막으로 Precede-Proceed 모형은 지난 수십 년 동안 건강증진을 비롯한 보건사업의 교육, 기획 및 평가에 가장 널리 활용되고 있는 모형이다.[3] 2001년 Laura A. Linnan과 동료들은 보건교육 전공의 대학원 또는 학부 과정을 운영하고 있는 253개의 대학을 대상으로 조사를 실시하였는데, 88%의 응답자가 Precede-Proceed 모형을 교육하고 있으며, 74.6%가 실제 사용하고 있다고 응답하여 보기로 제시된 10개의 기획모

3) Precede-Proceed 모형의 적용 사례는 다음 링크에 소개되어 있다.
http://www.lgreen.net/

형 중 가장 높은 활용도를 보여주었다. 또 연구에서의 유용성(86%) 및 실행에서의 유용성(90.8%)도 가장 높은 평가를 받았다. 이는 Precede-Proceed 모형을 사용하는 것이 다른 프로그램과 비교가 용이하다는 것을 의미한다.

그러나 Precede-Proceed 모형에도 당연히 단점이 존재한다. 첫째, 많은 자료를 요구하여 광범위한 조사와 자료보관이 필요하고, 단계별 분석을 위해 전문가에게 과도하게 의존하여야 하는 경우가 많다. 둘째, PROCEED 요소를 추가하였지만 기본적으로 행태중심 모형으로 건강의 사회-환경적 요인은 상대적으로 덜 중요시한다. 셋째, 긍정적인 건강 결과의 창출을 지향하기 보다는 문제 지향적인 기획모형이다. 따라서 문제해결을 위한 서비스 제공을 전형적으로 강조한다. 마지막으로 광범위한(broad brush) 접근 방법을 택한 것이 장점이기도 하지만 오히려 문제 해결의 초점을 흐리게 하기도 한다.

2 MAPP 모형

MAPP(Mobilizing for Action through Planning and Partnerships) 모형은 미국의 지역보건협의회(NACCHO : The National Association of County and City Health Officials)에서 질병 통제 및 예방센터(CDC : Centers for Disease Control and Prevention)와 함께 개발한 보건사업 기획모형이다. 1997년부터 2000년까지 지역 보건공무원, CDC 대표, 지역사회 대표, 학계의 전문가들로 구성된 작업반에서 모형의 개발 작업을 진행하였다. 앞에서 기술한 Precede-Proceed 모형이 MAPP 모형을 개발하는 이론적 토대가 되었다.

쉼터

NACCHO(The National Association of County and City Health Officials)

NACCHO는 미국의 지방 보건조직을 대표하는 전국 기구이다. NACCHO는 국가 보건정책을 향상시키고, 자원과 프로그램을 개발하며, 건강형평성을 추구하고, 효과적인 지역보건사업의 실천과 제도를 지원하는 등의 활동을 통해 모든 지역사회에서 모든 주민의 건강을 보호하고 향상시키고자 노력한다.

NACCHO의 활동분야는 다음과 같다.

① 지역보건 : 만성질환예방, 금연, 건강과 장애, 전염성질환의 예방과 관리, 예방접종, 사고예방, 모자보건, 청소년보건, 건강형평성
② 환경보건 : 기후변화가 건강에 미치는 영향, 식품안전, 환경보건 감시와 평가, 환경보건 측면에서의 형평성
③ 공공보건체계와 조직 : 신임과 질 향상, 지역보건 지표와 정보, 성과 기준, 공중보건 법률, 공중보건서비스의 지역화
④ 위기대응 : 인플루엔자의 범세계적 유행에 대한 대처, Medical Reserve Corps, Project Public Health Ready, and Strategic National Stockpile 등

자료 : http://www.naccho.org/about/

1) MAPP 모형의 틀[4)]

MAPP 모형에서는 보건사업의 기획단계를 다음과 같이 6단계로 제시하고 있다.

① 1단계 : 기획의 성공을 위한 조직화와 파트너십 형성
② 2단계 : 비전의 수립
③ 3단계 : 지역현황 평가(4 MAPP assessments)
- 지역사회의 건강수준 평가(community health status assessment)
- 지역사회의 핵심 관심사와 장점(community concern and strength assessment)
- 지역보건체계의 평가(local public health system assessment)
- 건강문제와 해결능력에 영향을 미치는 환경의 변화(forces of change assessment)

④ 4단계 : 전략적 과제의 확인
⑤ 5단계 : 목적과 전략의 개발

---

4) MAPP 모형에 대한 보다 자세한 내용은 아래 참고자료를 활용하기 바람.
http://www.naccho.org/topics/infrastructure/mapp/upload/MAPP_Handbook_fnl.pdf
http://www.naccho.org/topics/infrastructure/mapp/upload/mapp_field_guide2.pdf

⑥ 6단계 : 행동(Action)

- 기획–실행–평가

(1) 성공을 위한 조직화와 파트너십 형성 단계

지역사회에서 전략적 기획과정을 성공시키려면 조심스러운 준비가 필요하다. 1단계에서는 두 가지 상호 연관된 활동이 이루어진다. 첫째는 성공적인 기획을 위해 기획과정을 조직화하는 것이며, 두 번째는 기획과정을 함께 진행해 나갈 파트너를 모집하고, 동반자 관계를 강화하는 것이다. 1단계는 다음과 같은 과정을 거쳐 진행된다.

① MAPP 과정을 시작하여야 할 필요성을 확인

② 협력자의 확인과 조직화 : MAPP 과정은 지역사회 중심의 전략적 기획이기 때문에, MAPP 과정에는 가능한 많은 개인 및 조직들을 포함해야 한다.

③ 기획과정의 설계 : 기획의 목표, 단계, 일정, 담당사 등

④ 기획에 필요한 자원의 측정과 확보

⑤ 기획과정에 대한 준비상태의 평가 : 필요한 인력, 정보, 자원의 확보상태를 재확인

⑥ 기획과정을 어떻게 관리할 것인지를 결정 : 기획과정의 성패에 영향을 미치는 요인을 확인, 일정표, 작업관리표, 역할분담 등

(2) 비전의 수립

명백한 비전은 MAPP 과정 전체에 대한 목적과 방향을 제시하여 지역사회로 하여금 기획과정에 대한 열정을 불러일으키고, 지역사회의 총괄적인 건강목표를 제시하는데 기여한다. 그 결과 기획 업무를 집중할 수 있게 해 준다. 협력과 합의를 통해 지역사회 건강목표를 추구하기 위해서는 비전과 가치의 공유가 반드시 기획과정의 초기에 이루어져야 한다.

(3) 지역현황 평가(4 MAPP assessments)

MAPP 과정의 3번째 단계는 지역사회에 대한 평가이다. 지역의 관심사와 강점, 지역보건체계, 건강수준, 변화의 동력과 같은 4가지 분야에 대해 평가가 이루어진다. MAPP 모형은 지역사회 평가에 있어 과거의 기획 이론이 중점을 두었던 건강수준의 평가뿐만 아니라 건강문제의 해결을 위한 지역의 역량 평가에 역점을 두도록 유도하고

있다. 또한 SWAP 분석에서 사용되는 강점과 약점, 기회와 위협 분석 같은 전략적 기획의 요소도 포함하도록 하고 있다. MAPP 모형이 기획 이론으로서 관심을 받게 된 이유 중의 하나가 이와 같이 건강 문제와 해결 역량을 동시에 접근하고, 미래의 변화를 고려하여 전략적으로 접근하는 지역사회 평가 방식 때문이다.

지역사회에 대한 평가 단계에서는 다음의 네 가지 평가를 시행하게 된다.

① **지역사회의 핵심 관심사와 장점 평가** : 지역사회 주민이 중요하다고 느끼는 핵심 이슈에 대한 심도 있는 이해가 중요하다. 다음과 같은 질문을 통해 주민의 주요 관심을 확인한다. "우리 지역사회에서 가장 중요한 것은 무엇입니까?", "우리 지역사회의 삶의 질은 어느 정도 입니까?", "지역사회의 건강을 증진시키기 위해 우리 지역사회는 어떠한 자원을 가지고 있습니까?"

② **지역 보건체계에 대한 평가** : 지역사회의 공중보건에 공헌하는 모든 개인, 조직과 단체의 역량을 평가한다. 지역 보건체계의 역량을 다음과 같은 질문을 통해 확인할 수 있다. "우리 지역의 공중보건체계의 구성요소, 활동, 역량은 무엇이며, 어떠합니까?", "우리 지역사회에서 공중보건의 필수서비스 제공수준은 어느 정도 입니까?"

③ **지역사회의 건강수준 평가** : 지역사회에서 우선적으로 해결하여야 할 건강 및 삶의 질과 관련된 이슈를 확인하는 단계이며, 다음과 같은 질문을 통해 확인 할 수 있다. "주민들이 얼마나 건강한가?", "우리 지역사회의 건강수준은 어떠한가?"

④ **건강문제와 해결능력에 영향을 미치는 환경의 변화에 대한 평가** : 지역사회와 공중 보건 시스템의 운영에 영향을 미칠 수 있는 법적, 기술적, 기타 문제들을 확인하는 단계이다. "우리 지역사회의 건강이나 지역 공중보건체계에 영향을 미칠 수 있는 어떤 일들이 현재 진행 중이거나 앞으로 발생할 수 있습니까?", "이러한 일들로 인해 어떤 종류의 구체적인 위협이나 기회가 올 수 있겠습니까?"

(4) 전략적 과제의 확인

전략적 과제는 지역사회의 비전을 성취하는데 심각한 장애가 되는 문제이다. 따라서 전략적 과제의 해결을 위해 지역사회, 특히 지역보건체계는 전력을 집중하여야 한다. 전략적 과제는 현황분석의 결과를 토대로 선정되는데 대개 다음과 같은 특성을 지니고 있다.

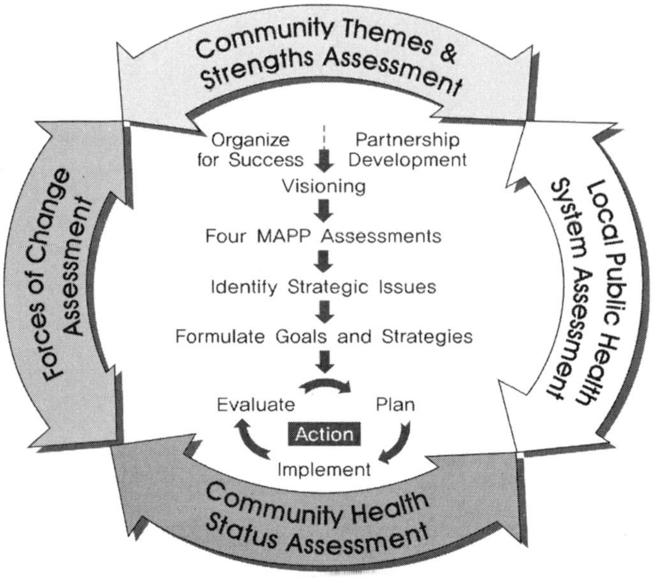

그림 1-2. MAPP 모형의 4가지 현황평가와 진행과정 6단계

자료 : NACCHO, 1994.

① 지역사회, 또는 지역보건체계의 최고위층에서 결정해야 하는 근본적인 문제이다.

② 과거의 업무 수행방식과 미래의 요구 사이의 차이, 필수보건서비스에 대한 필요와 현재의 공급 능력사이의 부조화, 지역보건체계와 다른 분야와의 역할 갈등, 지역사회의 요구와 이의 해결에 필요한 자원 사이의 괴리 등에 의해 야기되고, 지역사회가 해결하여야만 하는 긴장이나 갈등과 관련되어 있다.

③ 쉽게 해결할 수 있는 방법이 지금까지 제시되지 않은 과제이다. 만일 그런 해결방법이 있는 과제라면 이는 전략적인 차원이 아니라 프로그램 운영 차원에서 관심을 기울여야 한다.

④ 상급수준에서가 아니라 지역사회 수준에서 해결이 가능한 과제여야 한다.

(5) 목적과 전략의 개발

앞 단계에서 선택된 전략적 과제에 대해 목적을 정하고, 해결방안을 강구하는 단계이다. 목적과 전략의 개발은 다음 과정을 거친다.

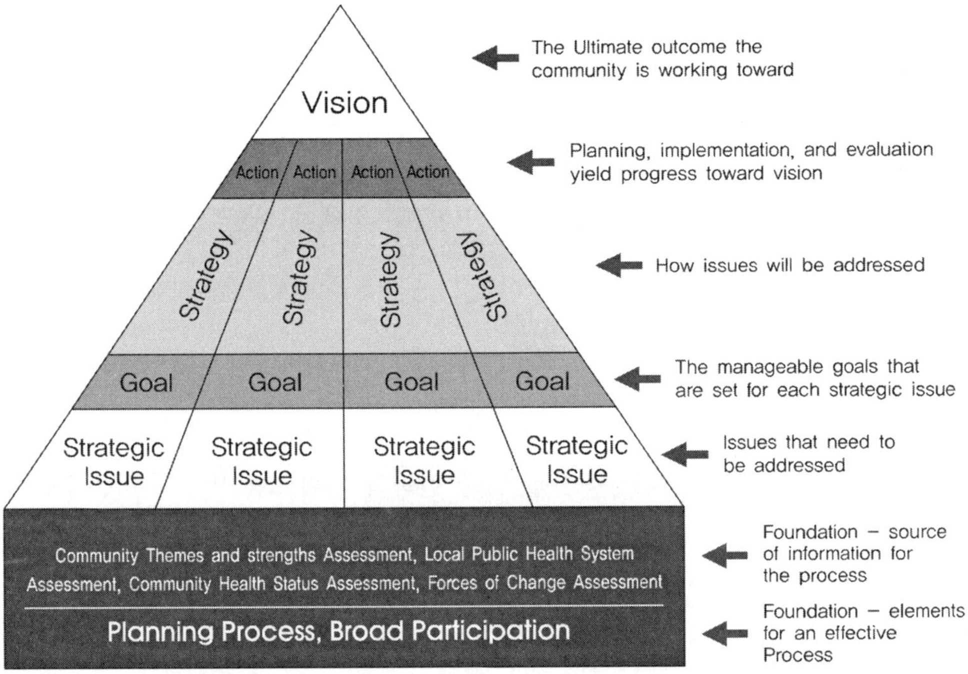

그림 1-3. MAPP 모형의 각 단계 사이의 관련성

자료 : NACCHO, 1994.

① 비전과 전략적 과제를 고려하여 목적을 설정한다.

② 목적을 성취하기 위한 전략의 대안들을 마련한다. 새로운 접근방법을 구상할 때에는 현재의 전략과 활동을 고려하여야 한다.

③ 부족한 자원, 미흡한 지역사회의 지원, 법이나 정책의 장애, 기술적 어려움 등 실행에 장애가 되는 요인들을 고려하여야 한다.

④ 필요한 구체적인 활동, 참여하여야 할 조직이나 개인, 필요한 자원, 실행 일정표 등을 포함하여 면밀한 실행계획을 수립한다.

⑤ 대안들 중에서 최선의 전략을 선택한다. 선택된 전략을 공식적, 비공식적 과정을 거쳐 수정한다.

⑥ 기획 보고서를 기술하고 채택한다.

(6) 행동(Action) 사이클 : 기획 – 실행 – 평가

행동 사이클은 상호 연관된 기획(Planning), 실행(Implementation), 그리고 평가(Evaluation)의 세 가지 활동으로 구성된다. 각각의 활동은 연속적이며, 상호 영향을 미친다. 행동 사이클이 MAPP 모형의 마지막 단계이지만 이는 결코 기획과정의 마지막을 의미하는 것은 아니다. 기획의 결과로 새로운 과제가 나타나며, 이는 다시 새로운 MAPP 과정의 시작으로 이어진다.

2) MAPP 모형의 특징

MAPP 모형은 지역사회의 건강증진을 위한 전략적 기획모형이다. 우리는 MAPP 모형을 활용하여 지역사회 주도의 건강증진 계획을 수립하고, 이를 통해 공중보건 문제에 대한 지역사회의 주인의식을 고취하는 것이 가능하다. MAPP 모형은 지역사회가 전략적 사고를 통해 보건문제의 우선순위를 결정하고, 문제를 해결하기 위한 자원을 확보하며, 목적을 달성하기 위한 전략을 개발할 수 있도록 도와준다. MAPP 모형은 한 기관을 표적으로 한 기획모형이 아니다. 지역보건체계 자체가 효율성과 효과성을 높일 수 있도록 지역사회 고유의 환경과 요구를 고려하고, 효과적인 파트너십을 형성하도록 유도한다. 결과적으로 우리는 MAPP 모형을 통해 건강한 지역사회와 좀 더 나은 삶의 질을 달성할 수 있을 것이다.

MAPP 모형은 다음과 같은 특징을 지니고 있다.

① 지역사회의 광범위한 참여를 요구한다.

MAPP 모형은 건강수준 향상을 위한 지역사회 차원의 전략적 계획을 수립하고 실행하는 것을 목적으로 하고 있다. 계획수립에 참여함으로써 생기는 "나의 계획"이라는 생각이 없이는 계획의 실행을 위한 지역사회의 헌신을 기대하기 어렵다. 따라서 수립된 계획이 실제로 실행되기 위해서는 지역사회의 건강과 전반적인 복지에 책임을 지고 있고, 일정한 역할을 수행하는 모든 관계자의 폭넓은 참여가 요구된다.

지역사회 구성원들은 MAPP 과정에 참여함으로써, 그들이 살고 있는 지역에 대한 이해가 높아지고, 그들의 삶의 질을 향상시키는 자신의 잠재력에 대한 인식도 향상될 것이다. 지역사회가 주도하는 과정은 또한 복잡한 문제에 대한 좀 더 혁신적이고, 효과적이고, 지속가능한 해결 방안을 도출해 낼 것이다.

② 지역보건체계의 설립과 강화에 초점을 두고 있다.

지역보건체계란 공중보건서비스의 수급에 기여하는 지역사회 내의 모든 실체를 의미한다. 지역보건체계에는 모든 공공, 민간 및 자발적 단체들이 포함된다.

MAPP 모형은 지역보건체계를 구성하는 각 요소보다는 전체 시스템의 강화에 초점을 맞추고 있으므로, 다양한 이해를 조정하고 협력을 통해 가장 효과적인 공중보건 활동을 결정할 수 있도록 도와준다. 지역보건체계를 구성하는 조직이나 기관 사이의 다양한 연결망은 MAPP의 수행과정을 통해 더 강화된다. 그 결과 파트너 사이의 이해와 인식이 향상되고, 더 활발한 협력이 가능해지며, 서비스의 중복을 줄일 수 있다.

지역보건체계의 장점과 개선이 필요한 사항에 대한 인식이 부족한 상태에서 MAPP 모형을 진행하게 되면 지역보건체계의 발전을 위한 합의를 도출하지 못하게 될 것이다. 지역보건체계의 개선을 위한 지역사회의 합의를 도출하는 것은 미래의 집단적 활동을 위한 발판이 된다.

③ 10가지의 필수적인 공중보건서비스를 중시한다.

MAPP 모형은 공중보건활동의 영역과 활동책임을 명백하게 하기 위해 10가지의 필수 공중보건서비스를 대상으로 지역보건체계의 활동을 평가한다. 필수 공중보건서비스는 기획과정에서 어떤 서비스를 보강하여야 하며, 누구와 협력하여야 하는지를 판단하는 기준으로 사용된다. 이는 지역보건체계의 효율과 효과를 향상시키기 위해서는 핵심적 서비스에 역량을 집중하여야 한다는 전략적 사고를 반영한다.

④ 변화를 예측하여 대비한다.

MAPP 모형은 지역의 건강문제와 해결역량이 고정되어 있다고 생각하지 않는다. 건강문제와 해결능력에 영향을 미치는 지역사회 환경의 변화에 대한 평가를 통해 지역보건체계가 외부 변화를 잘 예측하고, 반응할 수 있도록 준비시킨다.

표 1-3. 공중보건의 10가지 필수서비스

1. 지역사회 건강문제를 확인하기 위한 건강상태의 모니터링
2. 지역사회에서의 건강문제와 건강재해의 진단과 조사
3. 주민에게 건강문제(health issues)에 관한 정보전달, 교육, 능력강화
4. 건강문제를 해결하기 위한 지역사회 협력관계의 조성과 행동
5. 개인 및 지역사회의 건강노력을 지지하기 위한 정책과 계획의 개발
6. 건강을 보호하고 안전을 확보하기 위한 법과 규제의 강화
7. 필요한 개인의료서비스에 사람들을 연계하고, 다른 곳에서 이용할 수 없는 보건의료서비스의 제공을 보장
8. 전문적인 공중보건인력의 확보
9. 보건의료서비스의 효과성, 접근성, 질의 평가
10. 건강문제에 대한 새로운 통찰력과 혁신적인 해결책을 위한 연구

자료 : American Public Health Association, 1995.

제2장 건강증진프로그램의 평가

학습목표

- 건강증진프로그램에 대한 평가가 필요한 이유를 이해한다.
- 건강증진프로그램의 평가와 일반적인 보건사업의 평가 사이의 차이점을 이해한다.
- 가치가 평가에 미치는 영향을 고려할 수 있어야 한다.
- 건강증진프로그램의 평가를 위한 방법을 이해한다.

학습내용

- 건강증진프로그램의 평가 목적
- 건강증진프로그램의 평가 유형: 과정평가와 결과평가
- 건강증진프로그램의 평가 이론
- 건강증진프로그램의 평가모형
- 건강증진프로그램의 평가단계

평가란 사업에 관한 의사결정을 지원하기 위해 체계적으로 정보를 수집, 분석, 보고하는 과정이다(배상수, 2008). 여기서 "의사결정을 지원"한다는 것은 평가가 반드시 사업의 개선이라는 목적의식을 지니고 행해지며, 따라서 평가의 결과는 관계자들이 보다 효과적으로 행동할 수 있거나 의사결정을 할 수 있도록 활용되어야 한다는 것을 의미한다. 또, "체계적"이라는 말은 평가가 일회적이거나 단편적인 행위가 되어서는 안 되고 사업의 전 과정을 통해 지속적으로 진행되어야 하며, 평가의 대상도 자신이 관심이 있는 일부 활동에 국한되어서는 안 되며, 사업의 주요 측면을 모두 포함하여야 한다는 것을 의미한다.

대개의 경우 건강증진프로그램의 평가도 보건사업의 일반적인 평가 원칙과 절차에 따라 이루어진다. 그러나 건강증진프로그램은 효과가 나타나는데 시간이 오래 걸리고, 주체와 대상 사이에 상호작용이 심하며, 양자를 둘러싸고 있는 환경과의 연관성이 커서 과학적 평가방법으로만 접근해서는 곤란하다는 지적도 많다. 즉 보건사업 평가의 황금률(golden standard)로 여겨지는 무작위 통제방식(RCTs : randomized controlled trials)을 통한 효과나 효율의 측정이 건강증진프로그램의 평가에는 적합하지 않다는 것이다. 그렇다면 건강증진프로그램의 타당한(valid) 효과측정 방법은 무엇일까?

이 장에서는 먼저 건강증진프로그램의 목적과 유형에 대해 간단하게 소개한 후 건강증진프로그램이나 활동 평가가 가지고 있는 특징을 기반으로 건강증진프로그램의 평가를 위한 이론과 모형, 단계에 대해 살펴보고자 한다.[5)]

1 건강증진프로그램 평가의 목적

일반적인 보건사업과 건강증진프로그램의 평가 목적은 크게 다르지 않다. 다만 건강증진프로그램은 건강증진의 원칙상 프로그램의 효과와 효율에 대한 관심 못지않게 지역사회나 삶의 터, 대상자의 역량강화를 중시한다는 것이 특징이다. 건강증진프로그램 평가의 목적은 다음과 같이 정리할 수 있다.

① 프로그램의 실행을 개선하기 위해
- 프로그램이 보다 성공적으로 될 수 있도록 수정하기 위해
- 지속적인 질 향상의 기회를 찾기 위해

② 효과를 알기 위하여(목표를 달성하는지 알기 위해)
- 목적과 목표를 얼마나 잘 달성하는지, 프로그램이 지역사회에 얼마나 이득(benefit)을 제공하는지 알기 위해

5) 보건사업평가의 자세한 내용은 배상수(2008), 보건사업기획, 9장 사업평가를 참조하기 바람.

- 의도된 결과가 프로그램의 구성요소 때문에 발생하는가를 알기 위해, 즉 프로그램으로 인해 목표가 달성되었는지를 판단하기 위해

③ 효율을 높이기 위해
- 프로그램 개선 방안을 찾아 효율성을 높이기 위해
- 효과적인 프로그램은 지속하고, 비효과적인 프로그램은 중단하기 위해

④ 책임을 명확하게 하기 위해
- 프로그램 성공과 실패의 원인을 분석, 담당자의 책임을 분명히 하기 위해

⑤ 지역사회, 삶의 터, 구성원의 역량을 높이기 위해
- 참여자들의 건강문제에 대한 인식과 해결역량을 높이기 위해
- 지역사회나 삶의 터의 역량강화를 통해 개인의 건강관련 행동을 지원하고, 프로그램에 필요한 자원의 증가나 추가적 확보를 위해
- 프로그램에 대한 지지를 확보하여 지속성을 높이기 위해

⑥ 건강증진에 필요한 새로운 지식과 근거를 획득하기 위해
- 평가를 통해 건강증진에 필요한 새로운 지식이나 과학적 근거를 확보하기 위해

2 건강증진프로그램 평가의 유형

1) 과정평가(process evaluation)

프로그램을 실행하는 과정 중에 이루어지는 평가를 과정평가라고 한다. 과정평가의 목적은 첫째, 계획과 진행정도를 비교함으로써 목표 달성이 가능하도록 프로그램 내용을 조정하고, 둘째, 목표 달성을 저해하는 요인을 조기에 발견하여 시정하는 한편 목표달성을 촉진하는 요인은 강화하고자 하는 것이다.

과정평가를 통하여 평가하게 되는 내용은 간단히 요약하면 다음과 같다.

① 프로그램의 전략과 활동이 계획한 일정대로 실행되고 있는가?
프로그램 일정표와 비교하여 계획한 대로 진행되고 있는지를 평가한다.

② 자원(인력, 시설, 장비, 정보 등)과 예산은 제대로 지원되고 있으며, 효율적으로 활용되고 있는가?
㉠ 자원/예산의 양적 충분성이나 활용시기의 적절성
㉡ 자원의 질적 수월성
㉢ 자원/예산의 활용정도
㉣ 자원/예산관리체계의 적절성

③ 프로그램의 참여자/이용자는 적합한가? 프로그램이 건강수준의 형평성을 향상시키는데 기여하고 있는가?
㉠ 이용자의 특성은 무엇인가? 목표 집단이 프로그램에 참여하는가?
㉡ 이용의 형평성이 보장되고 있는가?

④ 제공된 서비스의 질과 대상자의 만족도는 어떠한가?
㉠ 서비스의 질 수준
㉡ 고객만족도

⑤ 프로그램을 더 효율적, 효과적으로 만들기 위해 변화시켜야 할 내용은 없는가?
㉠ 전략과 활동이 대상자에게 적합한가?
㉡ 전략과 활동이 목표의 달성에 기여하고 있는가?

⑥ 프로그램 목표를 수정할 필요는 없는가?

2) **결과평가**(outcome evaluation)

건강증진프로그램을 종료했을 때에는 효과를 측정함으로써 프로그램의 지속이나 확대 여부를 판단하는데, 이를 결과평가라고 한다. 결과평가는 다음과 같은 내용을 중심으로 진행한다.

① 프로그램이 목적과 목표를 달성하였는가?
② 프로그램에 의해 야기된 의도되지 않은 결과는 없는가?
③ 프로그램이 사회적 형평성의 달성에 기여하고 있는가?

④ 개인, 삶의 터, 지역사회의 역량이 강화되었는가?
⑤ 프로그램의 전략이 얼마나 효과적인가?
⑥ 프로그램의 가능한 대안은 무엇인가? 다른 대안과 비교할 때 프로그램이 얼마나 효과적인가?
⑦ 다른 상황 하에서도 프로그램이 효과적일까?
⑧ 프로그램을 지속하거나 확대할 필요가 있는가?

3 건강증진프로그램의 평가 이론

1) 실증주의와 RCTs

실증주의자들은 과학은 가치중립적이라고 생각한다. 따라서 과학자들도 주관적이라기보다는 객관적으로 행동한다고 간주한다. 우리는 사물이나 현상에 대한 객관적 관찰을 통해 인과관계를 검증할 수 있다. 실증주의자들은 연구는 정확한 자료의 수집을 통해 가능한데, 이러한 연구를 통해 일반적인 법칙에 도달할 수 있다고 생각한다. 실증주의 연구 방법의 핵심은 실험이다. 연구의 결과를 일반화하기 위해서는 표본의 대표성이 중요하다. 따라서 무작위로 추출된 표본에 대한 실험, 소위 randomised controlled trials(RCTs)를 통해 우리는 객관적 진실에 접근할 수 있다. 연구의 참여자는 연구자의 연구 설계에 따라 수동적으로 반응할 뿐이다.

실증주의는 과학적 연구에 있어서 가장 뿌리가 깊다. 의학 연구에 있어서도 주류를 이루고 있지만 건강증진 분야에서도 큰 영향을 미치고 있다. 1부에서 논의한 건강증진의 접근 유형 중 의학적 모형은 실증주의에 기반을 두고 있다. 1972년 Cochrane은 아직까지 의학기술의 평가와 정책개발에 있어 심대한 영향을 미치고 있는 고전 “Effectiveness And Efficiency : Random Reflections on Health Services”를 출판하였다(Cochrane, 1999). 이 책에서 그는 평가가 제대로 이루어지지 않은 상태에서 의학기술이 보급되고 않는 상황을 비판하면서 영국 NHS의 최우선 과제로 RCTs를 연구 방법으로 하는 효과 평가의 체계적 실행을 손꼽았다. Cochrane의 생각은 임상의학자

뿐 아니라 보건의료관리자나 정책당국자에게도 널리 영향을 미쳐 과학적 근거에 기반을 둔 보건사업(evidence-based health program), 과학적 근거에 기반을 둔 보건정책(evidence-based health policy)을 중시하는 계기가 되었다.

지금까지는 건강증진 역시 보건서비스의 한 영역으로 간주되어 RCTs를 핵심으로 하는 평가연구 방법이 주로 활용되고 있다.

2) 건강증진 연구에서 RCTs의 한계

RCTs는 연구자들이 경계하는 제1종 오류(Type 1 errors)를 피할 수 있는 훌륭한 방법이다. 하지만 과연 건강증진사업의 평가에서도 RCTs가 적합한 방법일까?

쉼디

통계적 오류의 유형

- **제1종 오류**(Type 1 errors) : 실제로 중재가 효과가 없었음에도 불구하고 효과가 있다고 판단하는 오류
- **제2종 오류**(Type 2 errors) : 실제로 중재가 효과가 있었음에도 불구하고 효과가 없다고 판단하는 오류
- **제3종 오류**(Type 3 errors) : 연구 설계가 너무 나빠서 성과를 거두지 못하였음에도 중재가 효과가 없다고 판단하는 경우
- **제4종 오류**(Type 4 errors) : 아무도 관심이 없고, 정책당국자들도 흥미를 보이지 않는 프로그램 평가를 수행한 경우. 평가를 위한 평가가 이 오류의 핵심임
- **제5종 오류**(Type 5 errors) : 개입이 통계적으로 유의한 효과를 산출하는 것으로 밝혀졌으나 변화가 너무 적어 실질적인 중요성이 없는 경우

자료 : Basch and Gold, 1986.

RCTs와 같은 실험연구는 무작위적으로 선정된 실험군과 대조군이 연구 설계의 근간을 이룬다. 건강증진사업은 개인을 대상으로 하기보다는 집단을 대상으로 하는 경우가 많다. 이 경우 RCTs를 적용하려면 사업집단과 대조군집단을 무작위로 선정하여야 하나 이는 쉬운 과제가 아니다. 특히 사업이 지역사회나 삶의 터의 결단에 의해 추진

된 경우에는 RCTs를 적용하는 자체가 평가결과의 타당성을 손상한다. 건강증진사업의 경우 대상 집단의 동기 자체가 결과에 영향을 미친다. 따라서 중재 결과의 객관적 평가를 위해 무작위적으로 사업집단과 대조집단을 배정하는 RCTs 방식은 집단의 동기를 무작위 할당하는 결과를 가져오기 때문에 건강증진사업의 평가에 있어서는 부적합하다 할 수 있다(Green and Tones, 2010).

RCTs 방식은 비교적 단순하고 명백한 결과를 측정하는데 효과적이나 복잡한 현상을 측정하는 데는 한계가 있다는 점도 건강증진사업의 평가에 RCTs가 적합하지 않다는 주장의 근거가 된다. 건강증진사업의 결과는 단순한 투입-산출 모형으로는 설명하기 어려우며, 복잡한 결과의 인과관계로 표현되고, 의도한 결과와 의도하지 않은 결과가 꼬인 실타래마냥 뒤엉켜 있기 때문이다. 특히 건강한 정책 형성 같은 사업의 효과를 RCTs 방식으로 평가하는 것은 아무리 평가 연구 설계를 정교한다고 해도 어렵다(Green and South, 2006).

건강증진사업의 경우 효능(efficacy)을 입증한다고 해도, 이것이 실제 효과(effectiveness)로 이어지기는 어렵다. 이상적 상황에서 측정된 사업의 효능이 현장에서 효과로 재현되려면 사업이 표준화가 가능하거나 실행이 단순하고, 모든 사업의 담당자가 사업의 실행에 필요한 적합한 능력을 갖추고 있어야 한다. 그러나 건강증진사업은 이렇게 만들기가 힘들다. 따라서 건강증진사업의 경우 효능이 있는 사업일지라도 상황에 따라 효과가 없는 것으로 나타나기도 한다.

보다 근본적으로 RCTs는 건강증진의 이념과 일치하지 않는다. 건강증진 활동은 사업대상자를 수동적 개체가 아니라 적극적인 참여자로 간주한다. 건강증진사업에 대한 평가를 비롯한 연구는 정치적, 사회적 변화를 견인하기 위한 도구이다. 따라서 사업의 과정에서 끊임없는 중간평가를 통해 사업을 개선하고, 대상자의 역량강화를 위해 노력하여야 한다. 또, 연구자들은 연구나 평가 결과를 바탕으로 사람들로 하여금 행동을 취하도록 격려한다. 그러나 RCTs는 건강증진의 이러한 역동성을 반영하기 어렵다.

이런 맥락에서 건강증진평가를 위한 세계보건기구 유럽지역 실무작업반(WHO European Working Group on Health Promotion Evaluation)(WHO Regional Office for Europe, 1998a)에서는 건강증진활동을 평가하기 위하여 무작위 통제 방식을 사용하는 것은 대부분의 경우에서 부적절하며, 잘못된 결론을 유도하고, 불필요한 비용을 초래한다고 비판하였다.

쉼터

건강증진 평가에서 RCTs 사용의 한계

- 건강증진프로그램의 복잡성을 반영하기 어렵다.
- 중재의 과정과 질에 대해 충분한 주의를 기울이지 않는다.
- 무작위 추출에 현실적인 어려움이 있다.
- 대조군(집단)의 오염
- 통계적 유의성이 반드시 사업의 실제적 효과와 같지 않다.
- 중재와 결과의 인과 고리를 밝혀 주기 어렵고, 중재와 결과 사이에 영향을 미치는 다양한 요소를 고려하기도 어렵다.
- 사업을 개선시켜 성공에 영향을 주는 과정평가를 반영하지 않는다.
- (아래와 같은) 건강증진의 이념과 부합되지 않는다.
  - 연구과정에 적극적인 개인과 지역사회의 참여를 지지
  - 역량강화에 대한 기여
  - 정치적 사회적 변화를 위한 도구로서 연구를 활용

자료 : Green and Tones, 2010.

3) 해석주의와 참여 연구

해석주의자들은 연구는 가치중립적이라는 생각을 거부한다. 연구는 현상을 수긍하거나 부정하려는 동기에서 시작되기 때문이다.

해석주의는 인간의 실제(reality)에 대한 해석방식에 대해 주목한다. 실제는 외부적으로 존재하기 보다는 사람들이 정의하는 것에 달려 있기 때문이다. 해석주의는 연역적 방식보다 귀납적 방식을 중시한다. 자료는 이론을 검증하기 위해 사용되는 것이 아니라 자료로부터 이론이 도출된다. 사회현상에 대한 이해는 자연현상에 대한 설명과는 상이하다. 자연현상은 법칙이 지배하지만 사회현상은 일반적인 법칙을 찾을 수 없다. 대신 인간 행동과 관련이 있으므로 주관적 경험이 연구의 대상이며, 개별 현상에 대한 질적 연구가 중시된다.

연구자는 언어, 문장, 행동 등으로부터 자료를 수집하고, 참여자들에게 그 의미에 대해 질문한다. 해석주의자들은 실증주의자와 달리 인간의 행동은 객관적으로 관찰될 수 없으며, 연구자와 연구 대상자의 상호작용을 통해 실제가 형성된다고 생각한다. 따라서 연구 대상은 단순한 객관적 존재가 아니라 연구자와 상호 협력하는 참여자이다. 연구자와 연구대상은 연구의 성격과 범위를 공동으로 결정하므로 양자의 긴밀한 협력관계가 필요하다. 연구자는 실질적이고 행동지향적인 결과에 대해 높은 관심을 가진다. 연구자들은 이러한 결과를 바탕으로 사람들로 하여금 행동을 취하도록 격려한다.

평가에 있어 이해관계자의 참여, 상이한 시각에 대한 이해와 협상을 통한 합의, 평가결과를 통한 인식이나 과제의 재해석 등을 중시하는 평가 연구의 최근 흐름은 바로 해석주의의 영향이다.

4) 건강증진프로그램 평가를 위한 대안적 방법

대부분의 건강증진프로그램은 필연적으로 복잡한 인과관계를 가지고, 많은 상이한 요소들로 구성되며, 장기간에 걸쳐 진행된다. 각자의 목표나 이해관계가 상이한 다수의 이해관계자가 관여한다. 사회경제적, 환경적 요인과 같은 프로그램의 배경이 결과에 영향을 미치고, 이에 따라 건강증진 활동이나 프로그램은 대상자에 대한 직접적인 결과뿐만이 아니라 배경을 변화시키기 위한 노력도 병행한다. 따라서 건강증진프로그램의 평가를 위해서는 RCTs와 같은 계량화된 실험연구 방법만으로는 부족하며, 프로그램의 배경을 고려하고, 참여자들의 주체적 역할을 반영할 수 있는 새로운 평가연구 방법이 필요하다.

실험 연구와 같은 소위 과학적 평가 방법에서는 평가하고자 하는 중재요소를 제외한 나머지 요소는 모두 통제하고자 한다. 이에 비해 건강증진 평가는 프로그램이나 활동에서 사용된 중재 기전과 배경과의 상호작용을 고찰하여야만 한다. 구체적으로 설명하면 중재가 어떻게 작동하는지?, 특정한 상황에서 중재가 작동한다면 그 이유는 무엇인지? 작동하지 않는다면 그 이유는 무엇인지? 등에 대한 이해가 필요하다. Pawson과 Tilley(1997)는 이 과정을 프로그램의 투입(inputs) – 결과(outcomes)라고 하는 연속적 관계가 어떤 기전에 의해 나타나는 가를 파악하기 위하여 블랙박스의 내면을 살펴보는 것과 같다고 기술하였다.

배경(context) + 기전(mechanisms) → 결과(outcomes)

Pawson과 Tilley(1997)는 이렇게 배경과 기전을 동시에 고려하는 평가방법을 실제 평가(realistic evaluation)라고 명명하였다. 실제 평가는 특정한 상황 속에서 인과관계가 어떻게 작동하였는지를 이해하는데 도움이 된다. 이러한 과정을 우리가 이해할 수 있다면 RCTs 평가방법의 약점으로 지적되고 있는 제2종 오류, 즉 사업결과의 일반화가 어렵다는 문제를 극복하고, 평가결과를 다른 상황에서 일반화시키는 데에 도움이 될 수 있다.

이런 맥락에서 세계보건기구(Rootman 등, 2001)는 건강증진프로그램의 평가를 위한 4가지 원칙을 아래와 같이 제시하였다.

① **참여**(Participation) : 모든 이해관계자가 평가에 참여하여야만 한다.

② **다학제성**(Multidisciplinary) : 평가는 여러 학문 영역에서 사용되는 양적 및 질적 방법을 결합하여야만 한다.

③ **역량**(Capacity) : 평가는 건강증진 문제의 해결이 가능하도록 모든 이해관계자의 역량을 구축하는데 도움이 되어야 한다.

④ **적합성**(Appropriate) : 평가는 건강증진활동의 복잡성과 장기간에 걸친 효과발생을 고려한 적합한 방법을 사용하여야 한다.

4 건강증진프로그램의 평가모형

건강증진프로그램은 프로그램이 실행되는 환경과는 아무런 상관없이 건강증진전문가들이 이용할 수 있도록 표준화된 키트로 제작되어 배포될 수는 없다. 건강증진프로그램의 특징은 프로그램 자체가 하나의 열린 체계(open system)와 같아서 이미 수차례 이야기한 바와 같이 프로그램과 환경(배경) 사이에 상호작용이 이루어지고, 관계자들의 참여에 의해 사업이 진화한다는 것이다. 따라서 건강증진프로그램의 평가는 이러한 측면을 반영하여야 한다.

1) 건강증진프로그램의 차원

Potvin 등(2001)은 건강증진프로그램을 다음의 3가지 차원으로 분류하고 구성요소를 제시하였다.

(1) 건강증진프로그램과 환경의 상호작용

Potvin 등(2001)에 의하면 환경이란 프로그램이 실행되는 사회체계를 의미한다. 우리가 앞에서 학습한 바 있는 삶의 터가 환경의 좋은 예이다. Potvin 등(2001)은 환경을 크게 두 가지 범주로 구분하였다. 첫째는 변화의 대상(Target of change)으로 여기에는 프로그램의 목표가 되는 환경 상태나 관계가 포함된다. 변화의 대상은 프로그램의 시작당시 상태와 결과 상태로 구분할 수 있다. 두 번째는 환경 조건(Environmental conditions)으로 프로그램의 구성요소 또는 변화의 대상에 속하지 않는 삶의 터의 제반 측면이 이에 포함된다. 환경 조건은 프로그램의 배경 또는 맥락을 이루면서 프로그램 참여자들과 프로그램 자체에 영향을 미친다.

(2) 프로그램의 구성요소(programme components)

Potvin 등(2001)은 건강증진프로그램의 구성요소를 목표(Objectives), 자원(Resources), 활동/서비스(Activities/ Services)의 세 가지 범주로 구분하였다〈그림 2-1〉.

목표는 환경의 변화와 관련되어 결정된다. 자원은 프로그램의 실행에 필요한 지식, 예산, 인력, 물리적 시설 등이다. 활동이나 서비스는 프로그램이 목표를 성취하기 위한 수단으로서 중재전략을 형성한다. 이 세 가지 구성요소는 논리적 인과관계를 가지고 있다.

(3) 프로그램의 진화(programme evolution)

프로그램은 시간이 경과함에 따라 변한다. 프로그램의 진화단계는 크게 개발단계, 실행단계, 소멸단계의 세 가지로 구분된다.

개발단계는 변화의 대상을 확인하고, 목표를 설정하며, 사회과학이나 행동과학을 이용하여 변화를 위한 이론적 틀을 만들고, 적합한 전략을 수립하고, 필요한 자원을 추정하는 단계이다. 이 단계에서 프로그램은 환경으로부터 정보를 획득하고 자원을 공급받는다.

두 번째 단계인 실행단계에서는 변화대상인 인구집단에게 활동과 서비스를 제공하게 된다. 프로그램과 환경 사이에 상호작용이 가장 광범위하게 일어나는 단계이다. 프로그램은 환경의 제반 요소를 대상으로 활동과 서비스를 진행한다.

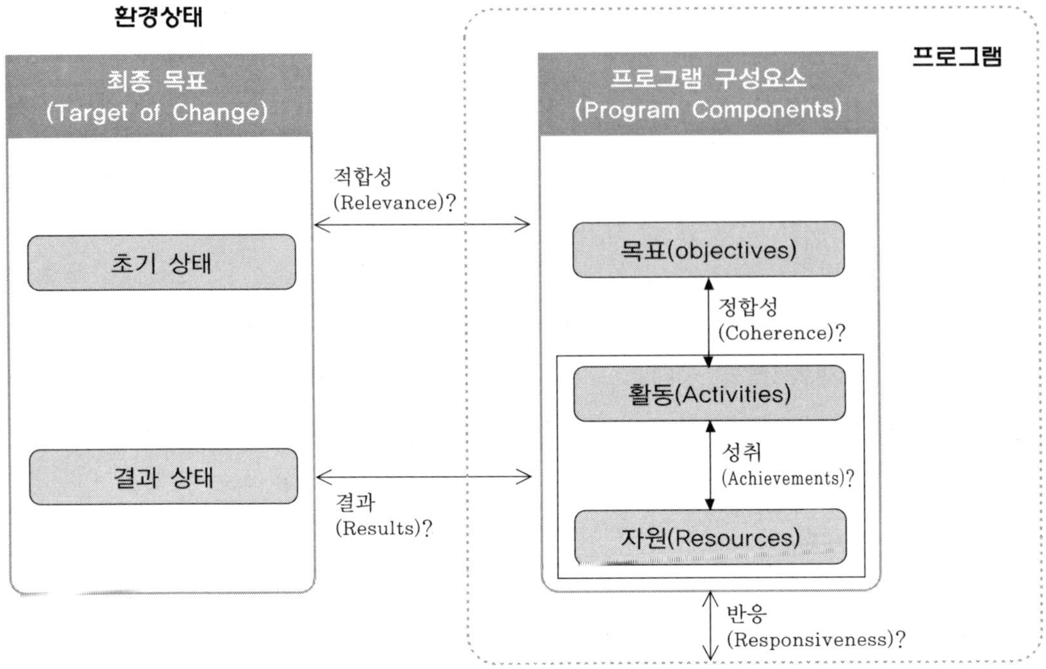

그림 2-1. 건강증진프로그램의 차원과 평가 의문사항

자료 : Potvin 등, 2001.

마지막으로 프로그램은 다른 사이클로 넘어가거나 원래의 목적을 달성하고 자원을 소진하여 소멸하게 된다.

하나의 평가를 통해 건강증진프로그램의 모든 차원과 구성요소를 평가할 수는 없다. 프로그램의 진화 단계상 어디에 해당하는가? 사람들이 평가를 통해 집중적으로 관찰하고자 하는 프로그램의 구성요소는 무엇인가? 프로그램과 환경의 상호작용에 대해 얼마나 중요하게 생각하는가? 등에 따라 평가의 범위가 달라진다.

2) 건강증진프로그램 평가를 알고자 하는 의문사항

Potvin 등(2001)은 위에서 기술한 건강증진사업의 차원을 고려할 때 건강증진프로그램의 평가는 다음의 5가지 의문사항에 대한 답을 제시하여야 한다고 주장하였다.

5가지 의문사항 중 두 가지는 프로그램의 구성요소와 관련된 의문사항으로서 다음과 같다.

① 프로그램의 구성요소, 즉 자원, 활동 및 전략이 목표달성에 적합한가? : 프로그램의 정합성(Coherence)
② 프로그램을 통해 수행된 활동과 서비스는 무엇을 성취하였는가? : 성취(Achievements)

나머지 세 가지는 프로그램과 환경의 상호관계에 대한 의문사항으로서 다음과 같다.
③ 프로그램 목표는 변화의 대상에 비추어 볼 때 적합한가? : 적합성(Relevance)
④ 프로그램의 구성요소는 외부 환경의 변화에 제대로 반응하는가? : 반응(Responsiveness)
⑤ 프로그램의 결과가 환경에 미친 영향은 무엇인가? : 결과(Results)

5가지 의문사항 중 연관성과 정합성은 프로그램의 개발단계에서, 성취와 반응은 실행단계에서 주로 관심을 가지는 의문사항이다. 다만 결과에 대한 궁금증은 프로그램의 특정단계에서만 나타나는 것은 아니다〈그림 2-2〉.

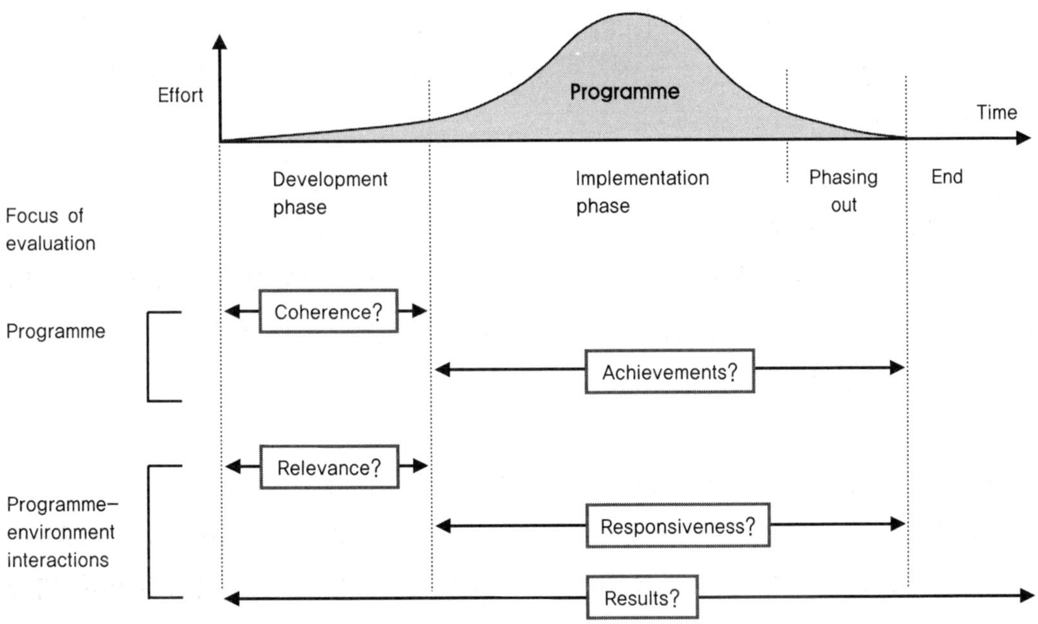

그림 2-2. 건강증진프로그램의 단계와 평가 의문사항

자료 : Potvin 등, 2001.

(1) 프로그램의 정합성(Coherence)

정합성에 대한 평가는 오로지 프로그램의 구성요소를 대상으로 이루어지며 프로그램의 개발단계에서 이루어진다. 정합성의 검토는 목표–활동/서비스–자원 사이에 논리적으로 모순되는 점이 없는가를 검토하는 것이다. 즉, 계획된 활동 및 전략이 목표달성을 위해 (기존 경험이나 유관 이론을 근거로 판단할 때) 논리적으로 타당하고, 양적, 질적으로 충분한가? 그리고 투입 예정된 자원이 계획된 활동 및 전략을 실행하는데 타당하고, 양적, 질적으로 충분한가? 등을 검토하게 된다. 프로그램 구성요소 사이의 논리적 인과관계가 타당한 가에 대한 판단은 프로그램의 논리가 사업계획에 구체적으로 기술된 경우에는 기술된 논리가 기존 지식과 일치하는지 여부를 판단하면 된다. 계획서에 프로그램의 수행 논리를 구체적으로 기술하지 않은 경우에는 평가자는 정합성 평가에 앞서 먼저 논리적 인과관계를 구체화하기 위해 노력하여야 한다. 어떤 경우이든 평가대상 프로그램이 목표 달성을 위해 가성하고 있는 논리가 타당한가는 이 책의 2부에서 학습한 행동변화를 위한 각종 이론을 이용하여 검토할 수 있다.

건강증진활동은 하나의 건강위험을 목표로 하는 경우는 드물고, 다양한 건강문제를 동시에 다루고자 한다. 따라서 하나의 행동변화 이론만을 기반으로 프로그램의 정합성을 검토하기 어려운 경우가 많다. 프로그램 자체가 환경과의 상호작용에 의해 변화하기도 하므로 정합성 평가를 위해서는 역동적인 프로그램의 실체를 제대로 파악하는 것이 선결과제이다.

(2) 성취(Achievements)

프로그램의 자원과 활동/서비스에 대한 평가로 사업이 활동계획(action plan)대로 제대로 이루어지고 있는가를 평가한다. 사업의 실행단계에서 행해진다.

성취에 대한 평가는 다음의 두 가지 측면에서 검토된다.

① 자원과 생산된 서비스/활동의 특성 : 질(quality) 문제

프로그램의 질은 자원의 가용성(availability), 접근성(accessibility), 기술적 질(technical quality)과 같은 프로그램 수행체계의 조직적, 구조적 특성에 의해 영향을 받거나 서비스를 이용한 표적 집단의 범위(coverage rate)나 이용자 만족도(clients satisfaction)와 같은 프로그램 결과의 일부 측면과 관련이 있다.

② 자원과 활동의 관계 : 생산성(productivity) 문제

생산성 분석은 단위 활동 수행에 필요한 자원의 양을 추정하는 것이다.

프로그램의 성취를 평가하기 위해서는 사업의 모니터링과 과정평가가 필요하다.

(3) 프로그램의 적합성(Relevance)

사업과 변화 대상간의 관계를 검토하는 것으로 사업 개발단계에서 행해진다. 표적 집단의 건강문제와 생활환경을 고려할 때 목표가 적합한 가를 검토하게 된다. 보건사업 기획 및 평가에서 사용되는 Need Assessment와 유사하다고 볼 수 있다. 건강증진프로그램의 개발자들은 주로 프로그램의 과학적 근거에만 관심을 가지며, Need Assessment에는 신경을 쓰지 않는다. 이것이 지역주민의 관심과 거리가 있는 프로그램이 개발되고, 결국 실패하게 되는 중요한 원인의 하나이다.

적합성 평가에서는 다음의 두 가지 측면을 주목한다.

① 지역 상황을 고려할 때 변화의 대상이 개입이 필요한 적절한 이슈인가?

② 사업 대상의 선정이 지역사회 주민집단에 비추어 볼 때 적합한가?

적합성 평가의 방법은 프로그램 목표의 선정과 기술과정, 그리고 표적 집단의 선정이 타당하였는가를 문헌고찰과 주요 이해관계자의 의견을 수렴하여 분석하는 것이다.

(4) 프로그램의 반응(Responsiveness)

반응에 대한 평가는 실행단계에서 이루어진다. 건강증진프로그램은 배경(context)의 영향을 받는다. 그럼에도 불구하고 대부분의 평가에서는 프로그램과 외부적 요인의 상호작용에 대해서는 배제하고, 마치 진공상태에서 프로그램이 실행된 것처럼 평가하려고 한다. 그리고 이렇게 평가된 결과가 다른 상황에서도 재현될 수 있다고 생각한다. 실증주의 평가연구가 이런 오류를 범하는 대표적인 예이다. 이런 오류에서 벗어나기 위해서 환경 상태가 프로그램의 다양한 구성요소를 어떻게 변화시켰는가를 확인하는 것이 프로그램의 반응을 평가하는 목적이다.

다음의 세 가지 측면을 주로 검토하게 된다.

① 환경 상태에 따른 프로그램 수행방식(programme delivery)의 변화

② 환경 상태에 따른 결과의 변화

③ 프로그램 수행방식에 따른 결과의 변화

반응 평가를 위해서는 프로그램 기획과정의 기록들을 프로그램 진행과정에서 산출된 사업일지나 비망록 등과 비교, 분석하게 된다. 또 프로그램 담당자들이 프로그램 실행 과정을 통한 학습을 바탕으로 프로그램의 논리모형을 어떻게 수정하였는가를 검토한다.

(5) 프로그램 결과(Results)의 분석

마지막으로 프로그램의 실행으로 초래된 환경의 변화를 측정하게 되는데 이것을 결과 평가라고 한다. 프로그램의 결과에는 기대한 결과와 예기치 않은 결과가 모두 포함된다. 많은 평가자들은 계획서에 기술된 기대한 결과에 대해서만 평가하려 하나 이는 잘못된 생각이다. 프로그램은 작지만 기대하지 않았던 결과에 의해 성공할 수도, 실패할 수도 있음을 명심해야 한다.

프로그램의 결과를 분석하기 위한 많은 교재들이 시중에 나와 있다. 이들은 대부분 관찰된 결과와 프로그램 사이의 타당성을 검증하는데 역점을 두고 있다.

결과분석을 위해 관심을 가져야 중요한 이슈의 하나는 사업결과의 측정 문제, 즉 평가지표로 무엇을 사용할 것인가 하는 문제이다. 건강증진프로그램의 성격을 고려할 때 과정지표, 영향지표, 결과지표 중 어느 것을 사용하느냐에 따라 프로그램의 평가가 상이해질 수 있다.[6)]

또 건강증진프로그램은 개인의 행태 변화만을 목적으로 하는 것이 아니며 (지역사회) 환경의 변화도 동시에 추구하고 있다. 따라서 지역사회 차원의 변화에 대한 논리적(투입-과정-결과) 분석도 병행되어야 한다.

5 건강증진프로그램 평가의 과정

건강증진프로그램 평가의 과정 역시 건강증진의 원칙을 준수하여야 한다. 따라서 평가에는 모든 이해관계자가 참여하여야 하며, 평가가 역량강화의 기회가 되어야 한다.

6) 이 문제에 대한 자세한 설명은 배상수(2008), 보건사업기획, 9장 사업평가를 참조하기 바람.

Rootman 등(2001)은 이러한 측면을 고려하여 건강증진프로그램의 평가를 위한 8가지 단계를 제시하였다.

1) 프로그램을 기술하는 단계

평가대상 활동, 프로그램, 정책에 대해 기술하는 단계이다. 논리적 모형을 이용하여 활동이나 프로그램, 정책의 목적과 목표, 수행과정과 구조를 명확히 하고, 다른 프로그램이나 활동과의 연관관계를 밝히는 단계이다.[7]

또 이 단계에서는 평가에 참여하거나 이를 감독할 주요 이해관계자를 결정하고,[8] 평가 작업반(evaluation task group)과 같은 참여기전을 마련하여야 한다.

2) 모든 이해관계자로부터 그들이 관심을 가지고 있는 이슈와 의문사항을 확인하는 단계

결과의 잠재적 사용자를 포함하여 모든 이해관계자가 관심을 가질 것 같은 이슈를 명확히 하고, 평가대상 활동이나 프로그램의 목적과 목표와 관련된 평가 의문사항을 구체화함으로써 평가의 목적을 결정하는 단계이다. 이러한 과정을 통하여 주요 이해관계자들의 평가대상 활동이나 프로그램에 대한 이해가 깊어지고, 그들의 역량도 향상된다.

평가 의문사항을 명확히 하지 않은 상태에서 평가를 시작하게 되면 평가 의도와 상관없이 지표의 측정 용이성에 따라 기술적으로 평가가 진행될 위험성이 높다.

3) 자료수집 과정에 대한 설계

평가 방법을 결정하고, 지표의 측정 목적과 측정 방법을 결정하며, 누가 평가를 시

---

7) 논리적 모형을 이용한 사업평가에 대해서는 배상수(2008), 보건사업기획, 부록 1 보건사업의 논리적 모형을 참조하기 바람.

8) 평가 작업에 참여하여야 할 주요 이해관계자를 결정하는 방법에 대해서는 배상수(2008), 보건사업기획, 제2장 이해관계자의 참여를 참조하기 바람.

행할지, 언제 자료를 수집할지 등을 결정하는 단계이다. 이 단계는 사업 평가나 연구 방법론 교과서에 기재되어 있는 방법론을 그대로 적용하면 될 것 같지만 평가의 과제나 의문사항, 평가결과의 사용자가 관심을 가지고 있는 항목을 고려하여 조정되어야 한다.

자료수집의 용이성과 실행가능성, 그리고 평가 결과의 타당성과 신뢰성은 시소의 양쪽 끝과 같다. 어느 한쪽을 크게 훼손하지 않으면서 균형을 잡을 수 있도록 절충이 필요하다.

우리는 수집할 자료의 종류와 관련하여 실증주의적 연구는 계량화된 자료를, 해석주의자는 질적 자료를 중시하리라는 것을 예상할 수 있다. 그러나 연구방법론에 대한 선호 보다 평가 의문사항에 답하기 위해 적절한 정보가 무엇인가에 따라 실제 수집되어야 할 자료가 결정되어야 한다. 의미 없는 질적 자료는 양적 자료보다 나을 것이 없다.

건강증진활동이나 프로그램은 복잡한 위계를 가진 다양한 목적과 목표를 가지고 있다. 이들 중 어떤 것을 중점적으로 평가할 것인가는 이해관계자의 관심과 관점을 고려하여야 한다. 또 한 가지 중요하게 고려하여야 할 사항은 논리적 모형을 이용하여 목표의 인과 사슬을 분석한 후 도구적 목표와 중간결과, 최종결과를 골고루 배분하는 것이다.

4) 자료수집

합의된 자료수집 방법과 절차에 따라 자료를 수집하는 단계이다. 자료의 수집과 관련된 윤리적 문제를 해결하기 위해서도 참여 연구가 바람직하다. 자료 수집대상자들이 사업의 참여자이고, 이들에게 평가의 결과가 환류 된다면 비밀 준수의 의무는 상당히 완화될 수 있기 때문이다.

5) 자료 분석과 해석

수집된 자료를 해석하고, 관찰된 결과를 기대치와 비교하는 단계이다. 이해관계자들은 통계적 분석 방법, 그리고 질적 자료의 해석 방법과 관련된 장, 단점을 이해할 수 있어야 한다.

6) 권고의 작성

모든 이해관계자가 참여하여 결과를 해석하는 단계이다. 발견된 결과의 장, 단기 의미를 명확히 하고, 필요한 변화에 대해 제시하며, 권고를 실행할 때와 하지 않았을 때의 비용과 편익을 제시한다.

7) 결과의 배포

건강증진활동에 있어서 정보는 지역사회와 개인의 역량을 강화하기 위한 강력한 도구의 하나이다. 모든 이해관계자에게 의미가 있고 유용한 형태로 결과를 배포하여야 한다. 배포 자료에는 결과보고 뿐만이 아니라 이 결과를 어떻게 활용할 수 있는가에 대한 지침도 포함시키도록 한다.

8) 행동 단계

많은 경우 평가결과가 사장되고, 필요한 조치로 이어지지 않는다. 평가결과에 근거하여 행동을 취해야 할 필요성이 있는 사람들이 위에서 기술한 평가과정에 참여하였을 때 행동을 취할 가능성이 높아진다.

6 건강증진프로그램 평가의 정리

건강증진프로그램은 실증주의를 기반으로 한 과학적 접근법과는 거리가 있다. 실증주의는 실험을 통해 프로그램의 내적 타당성을 높이려 노력한다. 그러나 건강증진은 행위자와 상황(context)이 결과에 영향을 미친다는 전제하에 환경과 프로그램의 상호작용 기전을 파악함으로써 프로그램의 외적 타당성을 높이려 노력한다.

또 건강증진사업은 다른 보건사업에 비해 목표의 인과관계가 복잡하고, 전략이 복합적이며, 결과가 나타나는데 오랜 시간이 소요된다. 건강증진의 주요 목표의 하나인 역량강화, 참여, 형평성 등은 더욱 그러하다(Minkler 등, 2008).

따라서 과학적 근거의 확보를 위해 통상 사용되는 RCTs 방식으로는 건강증진프로그램의 근거를 확보할 수 없으며, 프로그램과 환경 사이의 역동적 관계를 파악하여야 건강증진프로그램의 평가가 가능하다. 결론적으로 건강증진프로그램의 평가는 다른 보건사업과는 상이한 연구이론과 모델에 입각하여야 한다.

그러나 우리나라에서는 건강증진프로그램 역시 행정서비스의 평가방식인 성과평가를 그대로 답습하려 하고, 실증주의적 관점을 그대로 유지한 채 건강증진의 과학적 근거를 축적하려는 어리석음을 버리지 못하고 있다.

Potvin 등(2001)은 건강증진프로그램의 특성을 고려하여 ① 프로그램의 구성요소, 즉 자원, 활동, 및 전략이 목표달성에 적합한 가를 검증하는 정합성(Coherence), ② 사업목표가 지역사회의 문제를 제대로 반영하고 있으며, 표적 집단이 적절한가를 검토하는 적합성(Relevance), ③ 계획대로 사업이 수행되고 있는가를 평가하는 성취(Achievements), ④ 외부 환경의 변화를 사업이 제대로 수용하는 가를 평가하는 반응(Responsiveness), 그리고 ⑤ 사업이 목표를 달성하는 가를 평가하는 결과(Results) 등의 5가지를 건강증진프로그램의 평가 영역으로 제시하였다. 이들 요소를 두루 고려하는 평가체계를 설계하는 것이 쉬운 일은 아니지만 우리 모두가 노력하여야 할 과제이다.

Goodstadt 등(2001)은 건강증진평가의 적절한 수행을 촉진하기 위한 방안을 제언한 바 있다. 이 장은 이들의 제언을 소개함으로써 마무리하고자 한다.

① 건강증진활동이나 프로그램에 이해관계가 있는 모든 당사자들을 평가에 참여시키는 참여적 접근법을 강화하여야 한다.

② 건강증진활동이나 프로그램 예산의 최소 10%를 평가에 반영하여 참여적 평가와 평가결과의 확산 등에 사용하여야 한다.

③ 과정과 결과에 관련된 모든 정보가 평가에 사용되도록 담보하여야 한다.

④ 평가와 관련된 철학적, 이론적, 개념적 문제를 해결하기 위해 다양한 방법론을 병행하여 평가를 수행하는 한편 건강증진활동이나 프로그램의 평가에 적합한 방법론을 개발하기 위해 노력하여야 한다.

⑤ 건강증진활동이나 프로그램 평가의 전문가를 양성하기 위한 교육 및 훈련체계를

구축하여야 한다.

⑥ 컨퍼런스, 워크숍, 네트워크 또는 다른 방법을 통해 건강증진평가 방법과 관련된 정보를 공유할 수 있는 기회를 조장하고, 지원하여야 한다.

⑦ 건강증진평가에 필요한 정보를 지원하기 위한 구조를 강화하여야 한다.

참고문헌

강인규. (2008) 나는 스타벅스에서 불온한 상상을 한다. 서울: 인물과사상사.

김길용, 김은미, 배상수. (2009) 사회자본과 신체활동 행위변화단계, *보건교육 · 건강증진학회지*, 26(1): 63-80

김용학. (2004) 사회연결망 이론(개정판). 서울: 박영사.

박순우. (2011) 국민건강증진종합계획 2020 수립 과정 및 개선방안. 한국농촌의학 · 지역보건학회 춘계학술대회 연제집.

배경희. (2007) 단계변화이론(Stage of change theory) 및 적용. 보건복지부, 건강증진사업지원단, 한림대학교 사회의학연구소. 2007 건강증진전문인력교육 중앙집체교육 교재.

배상수. (2008) 보건사업기획(제2판). 서울: 계축문화사.

배상수, 이훈재, 장숙랑, 조희숙. (2006)「건강도시 성북」미래전략 연구. 성북구 보건소, 한림대학교 사회의학연구소.

배상수, 강경화, 김재용, 이기홍, 최용준. (2009) 건강도시 중랑 프로젝트. 서울특별시 중랑구 보건소, 한림대학교 사회의학연구소.

배상수, 박남수, 박재현, 신동수, 이용수, 이태진, 정혜주. (2011) 국민건강증진종합계획 2010 평가. 한림대학교, 건강증진사업지원단.

보건복지가족부. (2008) 2008년도 국가 건강증진사업.

보건복지부, 건강증진사업지원단. (2005) 2005년도 시 · 도 건강증진사업지원단 연찬회, 2005. 12.

보건복지가족부, 건강증진사업지원단. (2009) 2008년도 건강도시 현황.

보건복지부, 한국보건사회연구원. (2006) 새국민건강증진종합계획 수립.

보건복지부. (2011) 제3차 국민건강증진종합계획(2011~2020).

서미경, 김혜련, 서동우, 선우덕, 신윤정, 최은진, 최정수, 황나미. (2005) 새국민건강증진종합계획수립. 보건복지부, 한국보건사회연구원.

서미경, 서동우, 선우덕, 신윤정, 최은진, 최정수, 황나미. (2005) 국민건강증진종합계획 중간평가. 보건복지부 · 한국보건사회연구원.

소진광. (2004) 사회적 자본의 측정지표에 관한 연구. *한국지역개발학회지*, 16(1): 89-118.

유동근. (1986) 소비자 행동이론. 서울: 석정.

유석촌, 장미혜. (2006) 사회자본과 한국사회. 유석촌, 장미혜, 정병은, 배영(공편역). 사회자본 이론과 쟁점. 제2판. 서울: 도서출판 그린.

유석춘, 장미혜, 배영. (2002) 사회자본과 신뢰: 한국, 일본, 덴마크, 스웨덴. *동서연구*, 14(1).

윤가현, 김문수, 김정희, 남기덕, 도경수, 박권생, 박영호, 손영숙, 송인섭, 심응철, 유승엽, 윤영화, 이철원, 이현진, 조한익, 천성문. (2005) 심리학의 이해. 제3판. 서울: 학지사.

이규식, 서미경, 한달선. (2006) 국민건강증진종합계획 2010의 기획모형과 실제. *보건교육 · 건강증진학회지*, 23(2): 149-167

이상영, 서미경, 김동진, 홍미영, 한달선, 이규식, 문옥륜, 배상수, 김광기. (2009) 국민건강증진종합계획 2020 총괄전략 수립에 관한 연구. 보건복지부 · 건강증진사업지원단.

이종찬. (2009) 의학의 세계사. 서울: 몸과마음.

장미혜. (2009) 사회자본의 양극화와 한국사회. 서울: 한국보건사회연구소.

정길호, 김건엽, 나백주. (2009) 국내 건강도시 프로젝트 담당자를 대상으로 한 건강도시 관련 특성 조사. *농촌의학 · 지역보건*, 34(2): 155-167.

정승환, 정규언. (2006) 남양유업 천안신공장 금연캠페인 성공사례의 기업문화적 고찰. *고려대학교 산업개발연구소 경상논집, 29*(2).

최옥채, 박미은, 서미경, 진석균. (2007) 인간행동과 사회환경. 제3판. 서울: 양서원.

최은진, 서미경, 김동진, 정기혜, 강은정, 김혜련, 황나미, 정영철, 이상영, 채희란. (2010) 제3차 국민건강증진종합계획2020(HP2020)수립을 위한 세부전략에 관한 연구. 보건복지부 · 한국보건사회연구원.

한국보건산업진흥원. (2005) 건강도시 건설 및 운영을 위한 계획지침의 개발. 한국보건산업진흥원, 건강증진기금사업지원단.

홍성태. (1992) 소비자 심리의 이해. 서울: 나남.

健康・體力づくり事業財團. (2000) 地域における　健康日本２１実践の手引き. [On-line] Available at : http://www.kenkounippon21.gr.jp/kenkounippon21/jissen/index.html

健康・體力づくり事業財團. (2011) 健康日本２１

健康日本21 企画検討会, 健康日本21 計画策定検討会. (2000) 21世紀における国民健康づくり運動(健康日本 21)について.

健康日本21 評価手法検討会. (2003) 健康日本２１評価手法検討会中間報告.

健康日本21 評価手法検討会. (2004) 健康日本２１評価手法検討会報告.

厚生科學審議會　地域保健健康增進榮養部會. (2007) 健康日本21 中間評價報告書.

Aday L(ed). (2005) Reinventing public health: Policies and practices for a healthy nation. San Francisco: Jossey-Bass.

Ajzen I. (1985) From intentions to actions: A theory of planned behavior. In J. Kuhl J, Beckmann J(eds.). Action control: From cognition to behavior, Springer series in social psychology. Berlin: Springer.

Ajzen I. (1991) The theory of planned behavior. *Organizational Behavior and Human Decision Processes*, 50(2); 179-211.

Alberta Health Service. Determinants of health. What makes people healthy? [On-line] Available at:
http://www.chr.ab.ca/bins/content_page.asp?cid=5073-5101-10990-12286

Alter C, Hage J. (1993) Organizations working together. Thousand oaks, Calif: Sage.

American Institutes for Research. (2010) Healthy People 2020: A Resource for promoting health and preventing disease throughout the nation. [On-line] Available at:
www.healthypeople.gov/2020/.../HealthyPeoplePresentation_2_24_11.ppt

American Public Health Association. (1995) 10 Essential public health services. [On-line] Available at:
http://www.apha.org/programs/standards/performancestandardsprogram/resexxentialservices.htm

Aristotle. (1997) The politics of Aristotle. Peter L. Phillips Simpson(ed. and trans). North Carolina: The University of North Carolina Press.

Aspen Institute. (1996) Measuring community capacity building: A workbook-in-Progress for rural communities. Aspen Institute Rural Economic Policy Program. Aspen, Colo.: Aspen Institute.

Azjen I, Driver BL. (1991) Prediction of leisure participation from behavioral, normative, and control beliefs: an application of the theory of planned behavior. *Leisure Science*, 13: 185-204.

Bandura A. (1977a) Social learning theory. General Learning Press.

Bandura A. (1977b) Self-efficacy: Toward a unifying theory of behavior change. *Psychological Review*, 84: 191-215.

Bandura A. (1982) Self-efficacy mechanism in human agency. *American Psychologist*, 37: 122-147.

Bandura A. (1986) Social foundations of thought and action: A social cognitive theory. Englewood Cliffs, NJ: Prentice-Hall.

Bandura A. (1988) Organizational application of social cognitive theory. *Australian Journal of Management*, 13(2): 275-302.

Bandura A. (1989) Human agency in social cognitive theory. *American Psychologist*, 44: 1175-1184

Bandura A. (1997) Self-efficacy: The exercise of control. New York: WH. Freeman.

Bandura A. (1999) Moral disengagement in the perpetration of inhumanities. *Personality and Social Psychology Review*, 3(3): 193-209

Baric L. (1993) The settings approach-implications for policy and strategy. *Journal of the Institute of Health Education*, 31: 17-24.

Barnekow V, Buijs G, Clift S, Jensen B, Paulus P, Rivett D, Young I. (2006) Health-promoting schools: a resource for developing indicators. International Planning Committee of the European Network of Health Promoting Schools. [On-line] Available at: http://ws10.e-vision.nl/she_network/upload/pubs/Healthpromotingschoolsaresourcefordevelopingindicators.pdf

Barr VJ, Robinson S, Marin-Link B, Underhill L, Dotts A, Ravensdale D, Salivaras S. (2003). The Expanded Chronic Care Model : An integration of concepts and strategies from population health promotion and chronic care model. *Hospital Quarterly*, 7(1): 73-82

Basch C, Gold R. (1986) Type Ⅴ errors in hypothesis testing. *Health Education Research*, 1(4): 299-305

Baum F. (1989) Editorial: Community development and the new public health in Australia and New Zealand. *Community Health Studies*, 13(1): 1-4.

Baum F. (2008) The new public health. third Edition. Sydney: Oxford University Press.

Beattie A. (1991) Knowledge and control in health promotion: a test case for social policy and social theory. In Gabe J. Calnan M. Bury M(eds.). The sociology of the health service. London: Routledge.

Bennet J. (2003). Investment in population health in five OECD countries. OECD Health Working Reports. No.2.

Beyer JM, Trice HM. (1978) Implementing change: Alcoholism policies in work organizations. New York: Free Press.

Blakey C. (2009) Healthy People 2020: Building a healthier nation. Presented at Nevada Public Health Association Annual conference, September, 2009. [On-line] Available at: http://www.nphaonline.org/documents/conf%2009%20docs/Blakey%20Nevada%20PHA%209%2021%2009.pdf

Blaxter M. (2000). Medical sociology at the start of the new millennium. *Social Science & Medicine*, 51: 1139-1142.

Blenkinsop S, Eggers M, Schagen I, Schagen S, Scott E, Warwick I, Aggleton P, Chase E, Zuurmond M. (2004) Evaluation of the impact of the national healthy school standard. Final report. [On-line] Available at: http://www.wiredforhealth.gov.uk/PDF/Full_report_2004.pdf

Bogden J. (2006) CDC's coordinated school health program model. National Association of State Boards of Education. Available at: http://iom.edu/~/media/Files/Activity%20Files/PublicHealth/HealthLiteracy/10BogdenCDCSchoolHealthProgram.pdf

Boutilier M, Cleverly S, Labonte R. (2000) Community as a setting for health promotion. In Poland BD, Green LW, and Rootman I(eds.). Settings for health promotion: Linking theory and practice. Thousand Oaks, CA: Sage.

Bracht N(ed.). (1999) Health promotion at the community level: New advances. second edition. SAGE publications.

Brennan LK, Baker EA, Haire-Joshu D. Brownson RC. (2003) Linking perceptions of the community to behavior: Are protective social factors associated with physical activity? *Health Education Behavior*, 30: 740-55.

Burt R. (1992) Structural holes: The social structure of competition. Cambridge: Harvard University Press.

Burt R. (2001) Structural holes versus network closure as social capital. In Lin N, Cook K, Burt R(eds.). Social capital: Theory and research. Aldine Transaction.

Burton J. (2010) WHO Healthy workplace framework and model: Background and supporting literature and practices. WHO. [On-line] Available at: http://www.who.int/occupational_health/healthy_workplace_framework.pdf

Butterfoss F, Goodman R, Wandersman A. (1993) Community coalitions for prevention and health promotion. *Health Education Research: Theory and Practice*, 8(3): 56-63

Butterfoss F. Kegler M. (2002) Toward a comprehensive understanding of commuinty coalitions: Moving from practice to theory. In DiClemente R, Crosby R, Kegler M(eds.). Emerging theories in health promotion practice and research: Strategies for improving public health. San Francisco: Jossey-Bass.

Butterfoss F, Kegler M, Francisco V. (2008) Mobilizing organizations for health promotion: Theories of organizational change. In Glanz K. Rimer B. and Viswanath K(eds.). Health Behavior and Health Education: Theory, Research, and Practice. 4th edition. San Francisco: Jossey-Bass.

Calouste Gulbenkian Foundation. (1984) A national centre for community development(report of a working party). London: Gulbenkian Foundation.

Cancer Prevention Research Center. (1991) CPRC Measures. [On-line] Available at: http://www.uri.edu/research/cprc/measures.htm

Caplan R, Holland R. (1990) Rethinking health education theory. *Health Education Journal*, 49(1): 10-12.

Carter B. (1990) Health behavior as a rational process: Theory of reasoned action and multiattribute utility theory. In Glanz K, Lewis F, Rimer B(eds.). Health behavior and health education. Jossey-Bass.

Centers for Disease Control. (1997) Principles of community engagement: Part 2. [On-line] Available at: http://www.cdc.gov/phppo/pce/part2.htm

Champion V, Skinner C. (2008) The health belief model. In Glanz K, Rimer B, Viswanath K(eds.). Health behavior and health education. 4th edition. San Francisco: Jossey-Bass.

Chaskin RJ, Brown P, Venkatesh S, Vidal A. (2001) Building community capacity. New York: Aldine de Gruyter.

Chu C, Breucker G, Harris N, Stitzel A, Gan X, Gu X, Dwyer S. (2000) Health-promoting workplaces-international settings development. *Health Promot. Int.*, 15(2): 155-167.

Clark CC(ed.). (2002) Health promotion in communities: Holistic and wellness approaches. Springer Publishing Company.

Clift S, Jensen B. (2005) The health promoting school: International advances in theory, evaluation and practice. Copenhagen: Danish University of Education Press.

Cochrane A. (1999) Effectiveness and efficiency: Random reflections on health services. Hodder Arnold Publishers.

Cohen BE. (2006) Population health as a framework for public health practice: a canadian perspective. *Am J Public Health*, 96(9): 1574-1576.

Coleman J. (1988) Social capital in the creation of human capital. *American Journal of Sociology*, 94: s94-s121.

Coleman J. (1990) Foundations of social theory. Cambridge, MA: Harvard University Press.

Committee for the Study of the Future of Public Health, Institute of Medicine. (1988). The future of public health. Washington: National Academy Press.

Communities Scotland. (2005) National standards for community engagement. [On-line] Available at: http://www.communitiesscotland.gov.uk/stellent/groups/public/documents/webpager/otcs_008411.pdf

Counte M, Christman L. (1981) Hospital organization and health care delivery. Westview Press.

Critchley M. (1978) Butterworth's medical dictionary. London: Butterworth.

Dahlberg LL, Krug EG. (2002) Violence-a global public health problem. In Krug E, Dahlberg LL, Mercy JA, Zwi AB, Lozano R(eds.). World report on violence and health. Geneva, Switzerland: World Health Organization.

Dahlgren G, Whitehead M. (1991) Policies and strategies to promote social equity in health. Stockholm: Institute for Futures Studies.

Department of Health and Human Services(DHHS). (1999) Healthy People 2000: National health promotion and disease prevention objectives. U.S. Public Health Service(PHS).

DHSS. (1980) Inequalities and health: Report of research working group. [On-line] Available at: http://www.sochealth.co.uk/public-health-and-wellbeing/poverty-and-inequality/the-black-report-1980/

Dooris M. (2006) Health promoting settings: Future directions. *IUHPE-Promotion & Education*, 13(1): 4-6.

Downie RS, Tannahill C, Tannahill A. (1996) Health promotion: Models and values.

second edition. Oxford: Oxford Medical Publications.

Dubos R. (1987) Mirage of Health: Utopias, Progress and Biological Change. Rutgers University Press.

Duhl L, Hancock T. (1998) Promoting health in the urban context. WHO Healthy Cities Papers No.1. [On-line] Available at: http://www.euro.who.int/__data/assets/pdf_file/0013/101650/E87743.pdf

Eager K, Garett P, Lin V. (2001) Health Planning: Australian Perspectives. New South Wales: Allen & Unwin Academic.

ENHPS. (1997) The health promoting school-An investment in education, health and democracy. Report of first conference of the European Network of Health Promoting Schools. Copenhagen: WHO Regional Office for Europe. [On-line] Available at: http://www.euro.who.int/__data/assets/pdf_file/0013/120307/E72971.pdf

Europian Agency for Safety and Health at Work. Workplace health promotion. [On-line] Available at: http://osha.europa.eu/en/topics/whp/index_html

European Network for Workplace Health Promotion. (1997) The Luxembourg declaration on workplace health promotion in the European Union. Revised 2005 and 2007 [On-line] Available at: http://www.ver.is/whp/en/luxdeclaration.html

European Network for Workplace Health Promotion. (1998) The Cardiff Memorandum. [On-line] Available at: http://www.ver.is/whp/en/cardiffmemorandum.html

European Network for Workplace Health Promotion. (1999) Quality Criteria of Workplace Health Promotion. [On-line] Available at: http://www.enwhp.org/fileadmin/downloads/quality_criteria_01.pdf

European Network for Workplace Health Promotion. (2002) The Barcelona declaration on developing good workplace health practice in Europe. [On-line] Available at: http://www.enwhp.org/index.php?id=29

European Network for Workplace Health Promotion. (2006) The business case: Why companies should invest. [On-line] Available at: www.enwhp.org/whp/business-case.php

Federal/Provincial/Territorial Advisory Committee on Population Health. (1994) Strategies for population health: Investing in the health of Canadians. [On-line]

Available at: http://www.phac-aspc.gc.ca/ph-sp/pdf/strateg-eng.pdf

Feighery E, Rogers T. (1990) Building and maintaining effective coalitions. Palo Alto, CA: Health Promotion Resource Center, Stanford Center for Research in Disease Prevention.

Fielding J. (2009) Healthy People 2020: Improving our health futures. Presented at Public Health Institute Web Forum, October 2, 2009. [On-line] Available at: http://www.dialogue4health.org/webforums/PDFs_10_30_09/FIELDING02Oct2009.pdf

Fishbein M. (1967) Attitude and the prediction of behavior. In Fishbein M(ed.). Readings in attitude theory and measurement. New York: Wiley.

Fishbein M, Ajzen I. (1975) Belief, attitude, intention, and behavior: An introduction to theory and research. Mass.: Addison-Wesley.

Florin P, Mitchell R, Stevenson J, Klein I. (2000) Predicting intermediate outcomes for prevention coalitions: A developmental perspective. *Evaluation and Program Planning*, 23: 341-346.

Frankish CJ, Green LW, Ratner PA, Chomik T, Larsen C. (1996) Health impact assessment as a tool for population health promotion and public policy. Vancouver: Institute of Health Promotion Research, University of British Columbia.

Fukuyama F. (1995) Trust by Francis Fukuyama. Free Press.

Galea G, Powis B, Tamplin S. (2000) Healthy islands in the Western Pacific-international settings development. *Health Promotion International*, 15: 169-178.

Garcia-Barbero M. (1994) The health promoting hospitals movement. *Journal of European Private Hospitals*, April 1994: 33-36

Gibbon M, Labonte R, Laverack G. (2002) Evaluating community capacity. *Health and Social Care in the Community*, 10: 485-491.

Giddens A. (1990) The Consequence of modernity. Stanford, CA: Stanford University Press.

Goetzel R. (1997) Essential building blocks for successful worksite health promotion programs. *Manage Employee Health Benef*, 6: 1.

Goetzel R, Roemer E, Liss-Levinson R, Samoly D. (2008) Workplace health promotion: Policy recommendations that encourage employers to support health improvement programs for their workers. A prevention policy paper commissioned by Partnership for Prevention. December 2008.

Goodman R, Speers M, McLeroy K, Fawcett S, Kegler M, Parker E, Rathgeb Smith S, Sterling T, Wallerstein N. (1998) Identifying and defining the dimensions of community capacity to provide a basis for measurement, *Health Education & Behavior*, 25(3): 258–278.

Goodstadt M Hyndman B, McQueen D, Potvin L, Rootman I, Springett J. (2001) Evaluation in health promotion: Systhesis and recommendations. In Rootman I, Goodstadt M, Hyndman B, McQueen D, Potvin L, Springett J, Ziglio E(eds.). Evaluation in health promotion: Principles and perspectives. WHO Regional Publications European Series, No. 92. Denmark: WHO Regional Office for Europe.

Gott M, O'brien M. (1990) Attitudes and beliefs in health promotion. *Nursing Standard*, 5(2): 30–32

Government of Canada. (1974) A new perspective on the health of Canadians. LaLonde Report. [On-line] Available at: http://www.hc-sc.gc.ca/hcs-sss/alt_formats/hpb-dgps/pdf/pubs/1974-lalonde/lalonde-eng.pdf

Government of Canada. (1986) Achieving health for All: A framework for health promotion. [On-line] Available at: http://www.hc-sc.gc.ca/hcs-sss/pubs/care-soins/1986-frame-plan-promotion/index_e.html

Granz K, Rimer B, Viswanath K. (2008) Theory, research, and practice in health behavior and health education. In Glanz K, Rimer B, Viswanath K(eds.). Health behavior and health education. 4th edition. San Francisco: Jossey-Bass.

Gray G, Young I, Barnekow V. (2006) Developing a health-promoting school. International Planning Committee of the European Network of Health Promoting Schools. [On-line] Available at: http://www.schoolsforhealth.eu/upload/Developingahealthpromotingschool.pdf

Green J, South J. (2006) Evaluation. Maidenhead: Open University Press.

Green J, Tones K. (2010) Health promotion: Planning and strategies. second edition. London: Sage Publications Ltd.

Green LW. (1974) Toward cost-benefit evaluations of health education: Some concepts, methods, and examples. *Health Education Monographs*, 2(Suppl. 2): 34–64

Green LW, Iverson DC. (1982) School health education. *Annual review of public health*, 3: 321–338.

Green LW, Kreuter MW. (1990) Health promotion as a public health strategy for 1990s. *Annual Review of Public Health*, 11: 313–334

Green LW, Kreuter MW. (1991) Health promotion planning: An educational and environmental approach. 2nd ed. Mountain View, California: Mayfield Pub.

Green LW, Poland B, Rootman, I. (1999) The setting approach to health promotion. In Green L, Poland B, Rootman I(eds.). Settings for health promotion: Linking theory and practice. London: Sage.

Groene O(ed.). (2006) Implementing health promotion in hospitals: Manual and self-assessment forms. World Health Organization, Regional Office for Europe. [On-line] Available at : http://www.euro.who.int/__data/assets/pdf_file/0009/99819/E88584.pdf

Groene O, Garcia-Barbero M(eds.). (2005) Health promotion in hospitals: Evidence and quality management. World Health Organization, Regional Office for Europe. [On-line] Available at: http://www.euro.who.int/__data/assets/pdf_file/0008/99827/E86220.pdf

Groene O, Jorgensen S. (2005) Health promotion in hospitals—A strategy to improve quality in health care. *Eur J Public Health*, 15(1): 6–8. [On-line] Available at: http://eurpub.oxfordjournals.org/content/15/1/6.full.pdf+html

Grootaert C, Bastelaer T. (2002) Social capital: From definition to measurement. In Grootaert C, Bastelaer T(eds). Understanding and Measuring Social Capital: A multidisciplinary tool for practitioners. Washington DC : World Bank.

Grootaeat C, Narayan D, Jones VN, Woolcock M. (2004) Measuring social capital: An Integrated Questionnaire. Washington DC: World Bank.

Gurley L. (2010) Healthy People 2020: A methodological approach. Presented at 2010 National Conference on Health Statistics. August 18, 2010

Hancock T. (1993) Health, human development and the community ecosystem: three ecological models. *HEALTH PROMOTION INTERNATIONAL*, 8(1): 41–47.

Hancock T. (1999) Creating healthy and health promoting hospitals: A worthy challenge for the twenty-first century. *Int J. HCQ Ass*, 12(2): 8–19

Hawe P, Shiell A. (2000) Social capital and health promotion: a review. *Social*

Science & Medicine, 51: 871-885.

Health and Safety Authority. (2010) Workplace health promotion: Workplace health toolkit to assist small businesses. [On-line] Available at: http://www.hsa.ie/eng/Publications_and_Forms/Publications/Safety_and_Health_Management/Section%2014%20Workplace%20Health%20Promotion.pdf

Health Canada. (1998) Taking action on population health. [On-line] Available at: http://www.phac-aspc.gc.ca/ph-sp/pdf/tad-eng.pdf

Health Canada. (1999). A population health approach definition and guiding principles. Health Promotion and Programs Branch.

Health Canada. (2001) The population health template: Key elements and actions that define a population health approach. [On-line] Available at: http://www.phac-aspc.gc.ca/ph-sp/pdf/discussion-eng.pdf

Health Promotion Agency for Northern Ireland. Healthy workplace guide. Belfast: Health Promotion Agency for Northern Ireland. [On-line] Available at: http://www.healthpromotionagency.org.uk/Resources/workwell/pdfs/WorkWell_Guide_Assesment_08.pdf

Healthy Toronto 2000 Sub-committee. (1988) Healthy Toronto 2000. Toronto: Board of Health.

Henderson P, Summer S, Raj T. (2004) Developing healthier communities. London: Health Development Agency.

Hochbaum G. (1958) Public participation in medical screening programs: A socio-psychological study. Washington DC: Government Printing Office.

Illich I. (2000) Limits to medicine: Medical nemesis, the expropriation of health. Marion Boyars Publishers Ltd.

International Network of Health Promoting Hospitals. (1991) The Budapest Declaration on Health Promoting Hospitals. Copenhagen: WHO. [On-line] Available at: http://www.ongkg.at/fileadmin/user_upload/Grunddokumente/Budapest-Declaration.pdf

International Network of Health Promoting Hospitals. (1997) The Vienna Recommendations on Health Promoting Hospitals. Copenhagen: WHO. [On-line] Available at : http://www.hphnet.org/attachments/article/43/vienna_recom.pdf

International Planning Committee. (2002) Education and health in partnership : a European conference on linking education with the promotion of health in schools : conference report, Egmond aan Zee, Netherlands, 25-27 September 2002. Copenhagen : WHO Regional Office for Europe. (http://www.euro.who.int/document/E78991.pdf, accessed 21 November 2006).

International Union for Health Promotion and Education (1999a) The evidence of health promotion effectiveness: Shaping public health in a new Europe. Part 1. A core book. St. Denis, France: International Union for Health Promotion and Education.

International Union for Health Promotion and Education (1999b) The evidence of health promotion effectiveness: Shaping public health in a new Europe. Part 2. An evidence book. St. Denis, France: International Union for Health Promotion and Education.

Jamison J, Ashby P, Hamilton K, Lewis G, Macdonald A, Saunders L. (1998) The health promoting school: Final report of the ENHPS evaluation project in England. London: HEA.

Janz NK, Becker MH. (1984) The health belief model: A decade later. *Health Education Quarterly*, 11(1): 1–47.

Jensen B, Simovska V(eds.). (2002) Models of health pomoting shools in Europe. Copenhagen: International Planning Committee, European Network of Health Promoting Schools. [On-line] Available at: http://www.schoolsforhealth.eu/upload/ModelsofhealthpromotingschoolsinEurope.pdf

Johnson A. (2002) Health promoting health services. Presented at Hume region 2002 forum, November 21–22, 2002. [On line] Available at: http://www.health.vic.gov.au/healthpromotion/populations_settings/hume_reg2002_forum.htm

Johnson A, Baum F. (2001) Health promoting hospitals: a typology of different organizational approaches to health promotion. *Health Promot. Int*, 16(3): 281–287.

Kaluzny AD, Hernandez SR. (1988) Organization change and innovation. In Shortell SM, Kaluzny AD(eds.). Health cre management: A text in organization theory and behavior, 2nd edition. New York: Wiley.

Kar SB(ed.). (1989) Health promotion indicators and actions. New York: Springer.

Kawachi I, Colditz GA, Asherio A, Rimm EB, Giovannucci E, Stampfer MJ, Willet

WC. (1996) A prospective study of social networks in relation to total mortality and cardiovascular disease in men in the U.S. *J Epidemio Community Health*, 50: 245-51

Kawachi I, Kennedy BP, Glass R. (1999). Social capital and self-rated health: a contextual analysis. *Am J Public Health*, 89: 1187-1193

Kawachi I, Kennedy BP, Lochner K. (1997) Long live community: Social capital, income inequality and mortality. *Am J Public Health*, 87: 1491-1498.

Kearney S, Fawkes S. (2008) Health promoting hospitals & health Services. Presented at the VHA Annual Conference-Realising Reform, 2008.
[On-line] Available at:
http://www.vha.org.au/uploads/Sue%20Kearney%20Health%20Promoting%20Health%20Services.pdf

Kegler M. (2000) Assessing community change at multiple levels: the genesis of an evaluation framework for the California healthy cities project. *Health Education Behavior*, 27(6): 760-769

Kenzer M. (1999) Healthy cities: a guide to the literature. *Environment and Urbanization*, 11(1): 201-220. [On-line] Available at:
http://eau.sagepub.com/content/11/1/201.full.pdf+html

Kickubsch I. (1989) Approaches to an ecological base for public health. *Health Promotion International*, 4: 265-268.

Kickbusch I. (1996) Tribute to Aaron Antonovsky - 'what creates health'. *Health Promotion International*, 11: 5-6.

Kickbusch I. (2008) Adelaide revisited: from healthy public policy to Health in All policies. *Health Promotion International*, 23(1): 1-4.

Kickbush I, O'Byrne D. (1995) Community as the focus for health and health changes, *Promotion & Education*, 2(4): 17-20.

Kindervatter S. (1979) Non-formal education as an empowering process. Amherst, MA: Center for International Education, University of Massachusetts.

Kindig D, Stoddart G. (2003) What is public health. *Am J Public Health*, 93(3): 380-383.

Kolbe J. (1993) Developing a plan of action to institutionalize comprehensive school health programs in the United States. *Journal of School Health*, 63: 1.

Kreuter M, Lezin N. (2002) Social capital theory: Implications for community-based health promotion. In DiClemente R. Crosby R. Kegler M(eds.). Emerging theories in health promotion practice and research. San Francisco: Jossey-Bass.

Kretzmann JP, Mcknight JL. (1993) Building communities from the inside out: A path toward finding and mobilizing a community's assets. ACTA Publications.

Labonte R. (1993) Health promotion and empowerment: Practice frameworks. Issues in Health Promotion Series #3 Toronto: Centre for Health Promotion/ ParticipACTION, University of Toronto.

Labonte R. (1994) Health Promotion and empowerment: Reflections on professional practice. *Health Education Quarterly*, 21: 253-268.

Labonte R. (1998) A community development approach to health promotion: a background paper on practice tensions, strategic models and accountability requirements for health authority work on the broad determinants of health. Edinburgh: Health Education Board of Scotland.

Laird G. (2005) Health improvement planning in Glasgow: a partnership approach. Presented at seminar for capacity building for healthy cities & their partners, 10 March 2005, Seoul, Republic of Korea.

Laverack G. (1999) Addressing the contradiction between discourse and practice in health promotion. PhD thesis. Melbourne: Deakin University.

Leadbetter R. (2000) Asclepius. [On-Line] Accessible at: http://www.pantheon.org/articles/a/asclepius.html

Lin N. (2001) Social capital: a theory of social structure and action. Cambridge: Cambridge University Press.

Lindström M, Hanson BS, Östergren PO. (2001) Socioeconomic differences in leisure-time physical activity: the role of social participation and social capital in shaping health related behaviour. *Social Science & Medicine*, 52(3): 441-51.

Lister-Sharp D, Chapman S, Stewart-Brown S, Sowden A. (1999) Health promoting schools and health promotion in schools: two systematic reviews. *Health Technol Assess*, 3(22). [On-line] Available at: http://www.hta.ac.uk/fullmono/mon322.pdf

Litwin G, Barnes L. (1968) Organizational climate: Explorations of a concept. Graduate School of Business Administration, Harvard University.

Mattessich P, Monsey B. (1997) Community building: what makes it work: a review of factors influencing successful community building. Wilder Publishing Center.

McAlister A, Perry C, Parcel G. (2008) How individuals, environments, and health behaviors interact: Social cognitive theory. In Glanz K. Rimer B. Viswanath K (eds.). Health behavior and health education. 4th edition. San Francisco: Jossey-Bass.

McBride T, Midford R. (1996) Assessing organisational support for school health promotion. *Health Education Research*, 11(4): 509-8

McCall D, Rootman I, Bayley D. (2005) The International School Health Network: an informal network for advocacy and knowledge exchange. *Promotion & Education*, 12(3-4): 173-177.

McKee M, Bojan F. (1998) Reforming public heath services. In Saltman R, Figueras J, Sakellarides C(eds.). Critical challenges for health care reform in Europe. Buckingham: Open University Press.

McKeown T. (1979) The role of medicine: dream, mirage or nemesis? Oxford: Blackwell.

McLeroy KR. (1996) Community capacity: What is it? How do we measure it? And what is the role of the prevention centers and the CDC? Paper presented at the Sixth Annual Prevention Centers Conference. National Centers for Disease Control and Prevention, Atlanta.

McLeroy KR, Bibeau D, Stexkler A, Glanz K. (1988) An ecological perspective on health promotion programs. *Health Education Quarterly*, 15: 351-377

McNamara C. (2006) Clearing up the language about organizational change and development: a collaborative and systems approach to performance, change and learning. Minneapolis: Authenticiy Consulting, LLC.

Ministry of Health Promotion, Ontario, Canada. (2010) School health guidance document. [On-line] Available at: http://www.mhp.gov.on.ca/en/healthy-communities/public-health/guidance-docs/SchoolHealth.pdf

Minkler M, Wallerstein N, Wilson N. (2008) Improving health through community organization and community building. In Glanz K. Rimer B. Viswanath K (eds.). Health behavior and health education. 4th edition. San Francisco: Jossey-Bass.

Modeste N. Tamayose T. Marshak H. (2004) Dictionary of public health promotion and education: terms and concepts. 2nd edition. Jossey-Bass.

Montano D, Kasprzyk D. (2008) Theory of reasoned action, theory of planned behavior, and the integrated behavioral model. In Glanz K. Rimer B. Viswanath K (eds.). Health behavior and health education. 4th edition. San Francisco: Jossey-Bass.

Montano D. (1986) Predicting and understanding influenza vaccination behavior-Alternatives to the health belief model. *Medical Care*, 24(5): 438-453.

Moya E. (2009) Secretary's Advisory Committee on national health promotion and disease prevention objectives for 2020. [On-line] Available at: www.conceptsystems.com/files/all/hp_2020-ev__moya_071609.pdf

Mullen PD, Evans D, Foster J, Gottlieb N, Kreuter M, Moon R, O'Rourket, Strecher V. (1995) Setting as an important dimension in health education/promotion policy, programs and research. *Health Education Research*, 22: 329-345.

Mullen PD, Hersey JC, Iverson DC. (1987). Health behavior models compared. *Soc Sci Med*, 24: 973-98.

Naidoo J, Wills J. (2009) Foundations for health promotion. 3rd edition. Edinburgh: Bailliere Tindall.

Nakamura K. (2009) A Network of cities expands a movement for better urban health. 건강도시 성북 국제 컨퍼런스 발표 자료.

National Association of County and City Health Officials(NACCHO). (1994). Achieving healthier communities through MAPP(Mobilizing for Action through Planning and Partnerships). [On-line] Available at: http://www.naccho.org/topics/infrastructure/mapp/upload/MAPP_Handbook_fnl.pdf

National Association of County and City Health Officials(NACCHO). A strategic approach to community health improvement. [On-line] Available at: http://www.naccho.org/topics/infrastructure/mapp/upload/mapp_field_guide2.pdf

National Association of County and City Health Officials(NACCHO). About NACCHO. [On-line] Available at: http://www.naccho.org/about/

Nichols D. (2007) Healthy People-An update. [On-line] Available at: www.ent-s-t.com/OFP_Office.../FamilyPlanning08.03.07%20(2).ppt

Norton B, McLeroy K, Burdine J, Felix M, Dorsey A. (2002) Community capacity: Concept, theory, and methods. In DiClemente R, Crosby R, Kegler M(eds.).

Emerging theories in health promotion practice and research: Strategies for improving public health. San Francisco: Jossey-Bass.

Novick L, Morrow C. (2007) Defining public health : Historical and contemporary developments. In Novick L, Morrow C, Mays G(eds.). Public health administration: Principles for population-based management. Second edition. Jones and Bartlett Publishers.

Nutbeam D. (1998) Health promotion glossary. *Health Promotion International*, 13: 349-364.

O'Donnell M (1989). Definition of health promotion: Part III: Expanding the definition. *American Journal of Health Promotion*, 3(3): 5

O'Donnell M, Bishop C, Kaplan K. (1997) Benchmarking best practices in workplace health promotion. *Art of Health Promotion*, 1(1): 1-8.

Parsons C, Stears D, Thomas C. (1996) The health promoting school in Europe: Conceptualising and evaluation the change. *Health Educ J*, 55: 311-321.

Parsons T. (1951) Illness and the role of the physician: a sociological perspective. *American Journal of Orthopsychiatry*, 21: 452-60.

Pawson R, Tilley N. (1997) Realistic evaluation. London: Sage.

Pelikan J, Dietsher C, Krajic K, Nowak P. (2005) Eighteen core strategies for health promoting hospitals. In Groene O, Garcia-Barbero M(eds.) Health promotion in hospitals: Evidence and quality management. World Health Organization, Regional Office for Europe. [On-line] Available at: http://www.euro.who.int/__data/assets/pdf_file/0008/99827/E86220.pdf

Pelikan J, Garcia-Barbero M, Lobnig H, Krajic K. (1998) Pathways to a Health Promoting Hospital: Experiences from the European Pilot Hospital Project 1993-1997. Werbach-Gamburg: G. Conrad Health Promotion Publications. Available at: http://lemon.at/tl_files/lemon/publikationen/buecher/Pelikan_et_al_1998_Pathways_Hospital.pdf

Pelikan J, Krajic K, Dietscher C. (2001) The Health Promoting Hospital(HPH): Concept and development. *Patient Education and Counselling*, 45(4) : 239-243. [On-line] Available at: http://www.hph-hc.cc/Downloads/HPH-Publications/HPH-Concepts-and-Developments-PEC-2001.pdf

Poland B. (2007) Settings for health promotion: Promising directions in unpacking & addressing how place matters. Presented at Candian/International Symposium on Settings for Health and Learning, June 2-4, 2007.

Poortinga W. (2005) Social capital: An individual or collective resource for health? *Social Science & Medicine*, 62: 292-302.

Portes A. (1995) The economic sociology of immigrant. New York: Russell Sage.

Portes A. (1998) Social capital: Its origins and applications in modern sociology. *Annual Review of Sociology*, 24: 1-24.

Potvin L, Haddad S, Frohlich K. (2001) Beyond process and outcome evaluation: a comprehensive approach for evaluating health promotion programmes. In Rootman I, Goodstadt M, Hyndman B, McQueen D, Potvin L, Springett J, Ziglio E(eds.) Evaluation in health promotion: Principles and perspectives. WHO Regional Publications European Series, No. 92. Denmark: WHO Regional Office for Europe.

Prestby J, Wandersman A. (1985) An empirical exploration of a framework of organizational viability: Maintaining block organizations. *The Journal of Applied Behavioral Science*, 21(3): 287-305

Price C, Tsouros A(eds.). (1996) Our cities, our future: Policies and action plans for health and sustainable development. Copenhagen: WHO Healthy Cities Project Office.

Prochaska J, Redding C, Evers K. (2008) The transtheoretical model and stage of change. In Glanz K. Rimer B. Viswanath K(eds.). Health Behavior and Health Education. 4th edition. San Francisco: Jossey-Bass.

Public Health Agency of Canada. (2001) The Population Health Template: Key elements and actions that define a Population Health Approach.
[On-line] Available at :
http://www.phac-aspc.gc.ca/ph-sp/phdd/pdf/discussion_paper.pdf

Public Health Agency of Canada. (2003) What makes canadians healthy or unhealthy?
[On-line] Available at:
http://www.phac-aspc.gc.ca/ph-sp/determinants/determinants-eng.php#unhealthy

Public Health Services. (1980) Promoting health/Preventing disease. Objectives for the nation. Rockville, MD.: Public Health Service (DHHS).

Putnam R. (1993) The prosperous community: Social capital and public life. *The*

American Prospect, 13: 35–42.

Putnam R. (2000) Bowling Alone: The collapse and revival of American community. N.Y.: Simon and Schuster.

Putnam R. (2001) Social capital: Measurement and consequences. *Canadian Journal of Policy Research*, 2: 41–51.

Raphael D, Brown I, Renwick R, Rootman I. (1997) Quality of life: What are the implications for health promotion? *American Journal of Health Behavior*, 21: 118–128

Raphael D, Bryant T. (2002) The limitations of population health as a model for a new public health. *Health Promotion International*, 17(2): 189–199.

Raphael D, Renwick R, Brown I, Rootman, I. (1996) Quality of life indicators and health: Current status and emerging conceptions. *Social Indicators Research*, 39: 65–88.

Rasmussen V. (2005) The European Network of Health Promoting Schools – from Iceland to Kyrgyzstan. *Promotion & Education*, 12(3–4): 169–172.

Rimer B, Glanz K. (2005) Theory at a Glance: A guide for health promotion practice. Second edition. National Institutes of Health, U.S. Department of Health and Human Services.

Rimer B. (1990) Perspectives on intrapersonal theories in health education and health behavior. In Glanz K, Lewis F, Rimer B(eds.). Health Behavior and Health Education. Jossey–Bass.

Rissel C. (1994) Empowerment: the holy grail of health promotion. *Health Promotion International*, 9(1): 39–47.

Rivers K, Aggleton P, Chaise E, Downie A, Milvihill C, Sinkler P, Tyrer P, Warwick I. (1999) Learning lessons: a report on two research studies informing the national healthy school standard. London: Department of Health and Department for Education and Employm 1rt45ent.

Rootman I, Goodstadt M, Potvin L, Springett J. (2001) A framework for health promotion evaluation. In Rootman I, Goodstadt M, Hyndman B, McQueen D, Potvin L, Springett J, Ziglio E(eds.). Evaluation in health promotion: Principles and perspectives. WHO Regional Publications European Series, No. 92. Denmark; WHO Regional Office for Europe.

Rootman I. Goodstadt M. Hyndman B. McQueen D. Potvin L. Springett J. Ziglio

E(eds.) (2001). Evaluation in health promotion: Principles and perspectives, WHO Regional Publications, European Series, No. 92. Denmark; WHO Regional Office for Europe.

Rose R. (2000) How much does social capital add to individual health? A survey of Russians. *Social Science & Medicine*. 51: 1421–1435.

Rosenstock IM. (1960) What research in motivation suggest for public health. *American Journal of Public Health*, 50: 295–301.

Rosenstock IM. (1966) Why people use services. *Milbank Memorial Fund Quarterly*, 44: 94–124.

Rosenstock IM. (1976) Historical origins of the health belief model. In Becker M(ed.). The health belief model and personal health behavior. Charles B. Slack.

Rosenstock IM. (1990) The health belief model: Explaining health behavior through expectancies. In Glanz K, Lewis F, Rimer B(eds.). Health behavior and health education. Jossey–Bass.

Ross MG. ([1955], 1967). Community organization : Theory, principles, and practice. New York : Harper & Row.

Rothman J. (1979) Three models of community organization in practice. In Cox FM, Erlich JL, Rothman J, Tropman JE(eds.). Strategies of community organization: A book of readings. Itasca, IL: Peacock.

Sallis J, Owen N, Fisher E. (2008) Ecological Models of Health Behavior. In Glanz K, Rimer B, Viswanath, K(eds.). Health Behavior and Health Education. 4th edition. San Francisco: Jossey–Bass.

Schools for Health in Europe Network. (2009) Better schools through health: the third european conference on Health Promoting Schools. 15–17, June 2009. Vilnius, Lithuania. [On–line] Available at: http://ec.europa.eu/health/ph_determinants/life_style/mental/docs/vilnius_resolution.pdf

Schultz J, O'Brien AM, Tadesse B. (2008) Social capital and self–rated health: Results from the US 2006 social capital survey of one community. *Social Science & Medicine*, 68: 606–617.

Seedhouse D. (1997) Health promotion, philosophy, prejudice and practice. Chichester: John Wiley.

Shain M, Suurvali H. (2001) Investing in comprehensive workplace health promotion. Centre for Addiction and Mental Health(CAMH) and the National Quality Institute(NQI).

Smith MK. (2001). 'Community' in the encyclopedia of informal education. [On-line] Available at: http://www.infed.org/community/community.htm.

Smith W. (1849) Dictionary of Greek and Roman Biography and Mythology. 아래 사이트에서 재인용. [On-Line] Accessible at: http://www.theoi.com/Ouranios/Asklepios.html

St Leger L. (1997) Health promoting settings: from Ottawa to Jakarta. *Health Promotion International*, 12(2): 99-101.

St Leger L. (2006) Health promotion and health education in schools-Trends, effectiveness and possibilities. North VIC: Royal Automobile Club of Victoria (RACV) ltd. [On-line] Available at: http://www.racv.com.au/wps/wcm/connect/fadf2a004da9bb7aa2c9fa54a1b45993/Health+Promotion+and+Health+Education+in+Schools.pdf?MOD=AJPERES&CACHEID=fadf2a004da9bb7aa2c9fa54a1b45993

Standing Conference for Community Development. (2001) Strategic framework for community development. Sheffield: SCCD. [On-line] Available at: http://www/cdx.org.uk/files/u1/sframepdf.pdf

State of Queensland, Queensland Health. (2001) A toolbox for creating healthy places to learn, work and play. [On-line] Available at: http://www.health.qld.gov.au/healthyschools/

Steckler A, Goodman RM, Kegler MC. (2002) Mobilizing organizations for health enhancement. In Glanz K, Rimer B, and Lewis F(eds.). Health behavior and health education: Theory, research, and practice. Third edition. San Francisco: Jossey-Bass.

Stewart-Brown S. (2006) What is the evidence on school health promotion in improving health or preventing disease and, specifically, what is the effectiveness of the health promoting schools approach? Health Evidence Network report. Copenhagen : WHO Regional Office for Europe. [On-line] Available at: http://www.euro.who.int/document/e88185.pdf

Stewart Burgher M, Rasmussen B, Rivett D. (1999) The European Network of Health Promoting Schools: the alliance of education and health. Copenhagen: WHO

Regional Office for Europe.

Sukkumnoed D, Al-Wahaibi S. (2005) Health impact assessment and the globalization challenges. Manuscript presented at the 6th Global Conference on Health Promotion. Bangkok Thailand. August, 2005.

Tannahill A. (1985) What is health promotion? *Health Promotion Journal*, 44: 167-168.

Taylor L, Gowman N, Quigley R. (2003) Influencing the decision-making process through health impact assessment. London: Health Development Agency.

Terry D, Gallois C, McCarnish M. (1993). The theory of reasoned action and health care behavior. In Terry D, Gallois C, McCarnish M(eds.). The theory of reasoned action: its application to aids-preventive behavior. New York: Pergamon Press.

The Health Communication Unit. (2004) An introduction to comprehensive workplace health promotion. Toronto: Centre for Health Promotion, University of Toronto. [On-line] Available at:
http://www.thcu.ca/workplace/documents/intro_to_workplace_health_promotion_v1.1.FINAL.pdf

The Secretary's Advisory Committee on National Health Promotion and Disease Prevention Objectives for 2020. (2008) Phase I report: Recommendations for the framework and format of healthy people 2020. [On-line] Available at:
http://www.healthypeople.gov/HP2020/advisory/PhaseI/PhaseI.pdf

Tones K, Tilford S. (1994) Health education: Effectiveness, efficiency, equity. 2nd edition. London: Chapman & Hall.

United Nations. (2011) The Millennium Development Goals Report. New York. [On-line] Available at:
http://www.un.org/millenniumgoals/11_MDG%20Report_EN.pdf

Uphoff N. (2000) Understanding social capital: Learning from the analysis experience of participation. In Dasgupta P, Seragelden I(eds.). Social capital: A multifaceted perspectives. Washington D.C.: World Bank.

U.S. Department of Health and Human Services. (2000) Healthy People 2010: A Systematic approach to health improvement. [On-line] Available at:
http://www.healthypeople.gov/Document/html/uih/uih_2.htm

U.S. Department of Health and Human Services. (2010) HHS News. December 2, 2010.

Vang, J. (1995) What does health gain orientation mean for hospital management. *Health Promoting Hospitals Newsletter*, 6: 1–3.

Veenstra G. (2000). Social capital, SES and health: An individual–level analysis. *Social Science & Medicine*, 60: 2059–2071

Velicer WF, Fava JL, Prochaska JO, Abrams DB, Emmons KM, Pierce J. (1995) Distribution of smokers by stage in three representative samples. *Preventive Medicine*, 24: 401–411.

Velicer WF, Prochaska JO, Fava JL, Norman GJ, Redding CA. (1998) Detailed overview of the transtheoretical model. [On–line] Available at: http://www.uri.edu/research/cprc/TTM/detailedoverview.htm

Wagner EH. (1998) Chronic disease management: What will it take to improve care for chronic illness? *Effective Clin Pract*, 1(1): 2–4.

Wagner EH. (2004) Chronic disease care: Insights from managed care in the United States will help the NHS. *BMJ*, 328: 177–178

Wagner EH, Austin BT, von Korff M. (1996) Organizing care for patients with chronic illness. *Milbank Q*, 74: 511–44.

Wallis A. (1998) Social capital and community building: Part two. *National Civic Review*, 87(4): 317–336.

Warren R. (1963) The community in America. Stokei, Illinois: Rand McNally.

Weber M. ([1922], 1978) Economy and society: An outline of interpretive sociology. 2 vols. Translated and edited by Roth G and Wittich C. Berkeley: University of California Press.

Weinstein N, Sandman P, Blalock S. (2008) The precaution adoption process model. In Glanz K. Rimer B. Viswanath K (eds.). Health behavior and health education. 4th edition. San Francisco: Jossey–Bass.

Wendel M, Burdine J, McLeroy K, Alaniz A, Norton B, Felix M. (2009) Community capacity: Theory and application. In DiClemente R, Crosby R, Kegler M(eds.). Emerging theories in health promotion practice and research. Second edition. San Francisco: Jossey–Bass.

Wenzel E. (1997) A comment on settings in health promotion. *Internet Journal of Health Promotion*, [On–line] Available at: http://www.monash.edu.ac/health/IJHP/1997/1/index.htm

Werna E, Harpham T, Blue I, Goldstein G. (1998) Healthy city projects in developing countries–an international approach to local problems. Lodon: Earhsean.

Whitehead D. (2004) The European Health Promoting Hospitals (HPH) project: how far on? *Health Promotion International*, 19(2): 259–267.

Whitelaw S, Baxendale A, Bryce C, Machady L, Young I, Witney E. (2001) 'Settings' based health promotion: a review. *Health Promotion International*, 16(4): 339–353.

Whitt AJ. (1993). The information needs of lesbians. *Library and Information Science Research*, 15(3): 275–289

Whitt M. (1993) Fighting tobacco: a coalition approach to improving your community's health. Lansing, Mich.: Michigan Department of Public Health.

WHO EURO, CEC, CE. (1993) The European Network of Health Promoting Schools. A Joint WHO/EURO Communication of the European Communities and Council of Europe Project. Copenhagen: WHO EURO

Wilkinson R, Marmot M. (2003) Social determinants of health: The solid facts. 2nd edition. WHO. [On–line] Available at: http://www.euro.who.int/DOCUMENT/E81384.pdf

Winslow CEA. (1920) The untilled fields of public health. *Science*, n.s. 51: 23.

Wood K, Maforah F, Jewkes R. (1998) "He forced me to love him": putting violence on adolescent sexual health agendas. *Social Science & Medicine*, 47(2): 233–242.

World Health Organization. (1978) Declaration of Alma–Ata. International Conference on Primary Health Care, Alma–Ata, USSR, 6–12 September 1978. [On–line] Available at: http://www.who.int/hpr/NPH/docs/declaration_almaata.pdf

World Health Organization. (1986) Ottawa Charter for Health Promotion: First International Conference on Health Promotion. [On–line] Available at: http://www.who.int/hpr/NPH/docs/ottawa_charter_hp.pdf

World Health Organization. (1987) Hospitals and Health for All: Report of a WHO Expert Committee on the role of hospitals at the first referral level. WHO Technical Report Series 744. Geneva: WHO. [On–line] Available at: http://hinfo.humaninfo.ro/gsdl/healthtechdocs/documents/s17390en/s17390en.pdf

World Health Organization. (1988) Adelaide recommendations on healthy public policy. WHO/HPR/HEP/95.2. Geneva: WHO. [On–line] Available at:

http://www.who.int/hpr/NPH/docs/adelaide_recommendations.pdf

World Health Organization. (1991) Sundsvall statement on supportive environments for health. WHO/HPR/HEP/95.3. Geneva: WHO. [On-line] Available at: http://www.who.int/hpr/NPH/docs/sundsvall_statement.pdf

World Health Organization. (1995a) Global strategy on occupational health for all. [On-line] Available at: http://www.who.int/occupational_health/globstrategy/en/

World Health Organization. (1995b) Development communication in action. Report of the Inter-agency meeting on advocacy strategies for health and development: HED/92.5. Geneva: WHO.

World Health Organization. (1995c) Building a healthy city: a practitioners guide. Geneva: WHO. [On-line] Available at: http://whqlibdoc.who.int/hq/1995/WHO_EOS_95.10.pdf

World Health Organization. (1996) Promoting health through schools. The World Health Organization's Global School Health Initiative. Prepared for WHO/HPR/HEP by S. Cohen and C. Vince-Whitman, Education Development Center, Inc., Newton, Mass., U.S.A. Geneva: WHO.

World Health Organization. (1997a) The Jakarta declaration on leading health promotion into the 21st century. HPR/HEP/4ICHP/BR/97.4. Geneva: WHO. [On-line]Available at: http://www.who.int/hpr/NPH/docs/jakarta_declaration_en.pdf

World Health Organization. (1997b) Promoting health through schools: Report of a WHO expert committee on comprehensive school health education and promotion. WHO Technical report series 870. Geneva: WHO.

World Health Organization. (1998) Health promotion glossary. WHO/HPR/HEP/ 98.1. [On-line] Available at: http://www.who.int/hpr/NPH/docs/hp_glossary_en.pdf

World Health Organization. (2002) Innovation care for chronic conditions(ICCC): Building block for action. Geneva: WHO.

World Health Organization. (2005) The Bangkok charter for health promotion in a globalized world. [On-line] Available at: http://www.who.int/healthpromotion/conferences/6gchp/hpr_050829_%20BCHP.pdf

World Health Organization. (2006) Stresa declaration on workers health. 7th Meeting of the WHO Collaborating Centres in Occupational Health, Stresa, Italy, 8-9 June 2006. [On-line] Available at:

http://www.who.int/occupational_health/Declarwh.pdf

World Health Organization. Milestones in health promotion: Statements from global conference. Copenhagen. [On-line] Available at:
http://www.who.int/healthpromotion/milestones.pdf

World Health Organization, Regional office for Europe. (1993) Health for All targets: The health policy for Europe. [On-line] Available at:
http://whqlibdoc.who.int/euro/hfas/EURO_HFAS_4_(chp1-chp4).pdf

World Health Organization, Regional office for Europe. (1994a) Action for health in cities. Copenhagen: WHO EURO. [On-line] Available at:
http://www.euro.who.int/__data/assets/pdf_file/0018/101448/wa30094ac.pdf

World Health Organization, Regional Office for Europe. (1994b) City health pofiles: How to report on health in your city. [On-line] Available at:
http://www.euro.who.int/__data/assets/pdf_file/0009/101061/wa38094ci.pdf

World Health Organization, Regional Office for Europe. (1996) Ljubljana charter on reforming health care. Copenhagen: WHO Regional Office for Europe. [On-line] Available at:
http://www.euro.who.int/__data/assets/pdf_file/0010/113302/E55363.pdf

World Health Organization, Regional Office for Europe. (1997) Twenty steps for developing a healthy cities project. Third edition. Copenhagen: WHO Regional Office for Europe. [On-line] Available at:
http://www.euro.who.int/__data/assets/pdf_file/0011/101009/E56270.pdf

World Health Organization, Regional Office for Europe. (1998a) Health promotion evaluation: Recommendations for policy-makers. Report of the WHO European working group on health promotion evaluation. Copenhagen: WHO Regional Office for Europe.

World Health Organization, Regional Office for Europe. (1998b) City health profiles: a review of progress. [On-line] Available at:
http://www.euro.who.int/__data/assets/pdf_file/0010/101062/E59736.pdf

World Health Organization, Regional Office for Europe. (1999a) Health 21: The Health for All policy framework for the WHO European region. European Health for All Series No. 6. Copenhagen: WHO. [On-line] Available at:
http://www.euro.who.int/__data/assets/pdf_file/0010/98398/wa540ga199heeng.pdf

World Health Organization, Regional Office for Europe. (1999b) Health impact assessment: Main concepts and suggested approach. [On-line] Available at: http://www.who.dk/document/PAE/Gothenburgpaper.pdf

World Health Organization, Regional Office for Europe. (2003) Healthy cities around the world: An overview of the healthy cities movement in the six WHO regions. 2003 International Healthy Cities Conference, Belfast, Northern Ireland, United Kingdom, 19-22 October 2003. [On-line] Available at: http://www.euro.who.int/__data/assets/pdf_file/0015/101526/healthycityworld.pdf

World Health Organization, Regional Office for Europe. (2004) Standards for health promotion in hospitals. Copenhagen: WHO Regional Office for Europe. [On-line] Available at: http://www.euro.who.int/__data/assets/pdf_file/0006/99762/e82490.pdf

World Health Organization, Regional Office for Europe. (2006) What is the healthy cities approach? [On-line] Available at: http://www.euro.who.int/en/what-we-do/health-topics/environment-and-health/urban-health/activities/healthy-cities/who-european-healthy-cities-network/what-is-a-healthy-city

World Health Organization, Regional Office for the Western Pacific. (1999) Regional guidelines for the development of healthy workplaces. [On-line] Available at: http://www.who.int/occupational_health/publications/wproguidelines/en/index.html

Wurzbach ME. (2002) Community health education and promotion. A guide to program design and evaluation. Gaithersburg. MD: Aspen.

Young I. (2005) Health promotion in schools-a historical perspective. *Promotion & Education*, 12(3-4): 112-117.

Young TK. (1998) Population health: Concepts and methods. N.Y.: Oxford University Press.

찾아보기

저자 약력

배 상 수

- 1983년 서울대학교 의과대학 졸업(의학사)
- 1985년 서울대학교 보건대학원 졸업(보건학석사)
- 1990년 서울대학교 대학원 보건학과 졸업(보건학박사)
- 일본 국제협력지원단(JICA) 초청으로 오카야마대학과 후생성 산하 공중위생원에서 지역보건 연수
- 한림대학교 의과대학 사회의학교실 주임교수·사회의학연구소장·보건대학원장 역임
- 대한보건협회, 한국농촌의학·지역보건학회, 대한예방의학회, 한국보건행정학회 임원으로 활동 중
- 보건복지부 국민건강증진정책심의위원, 한국건강증진재단 이사, 서울특별시 건강생활실천협의회 위원장 및 건강증진사업지원단 단장, 보건복지부 건강증진전문인력교육 대표교수 등을 역임

건강증진의 이론과 접근방법 값 27,000원

2012년 9월 15일 제1판1쇄 발행
2020년 2월 15일 제1판5쇄 발행

저 자 : 배 상 수
발 행 인 : 주 영 일
발 행 처 : 계 축 문 화 사

서울특별시 종로구 통일로12길 16-17
우편번호 03029
TEL : 735-2257·738-9746
FAX : 723-9025
E-mail : gyechuk@hanmail.net
홈페이지 : http://gyechuk.co.kr
1973. 10. 31 등록번호 제300-1973-8호
ISBN 978-89-5629-272-4 93510

판권소유